南京大学连云港高新技术研究院研究专著项目

World Medicinal Botanicals

世界植物药

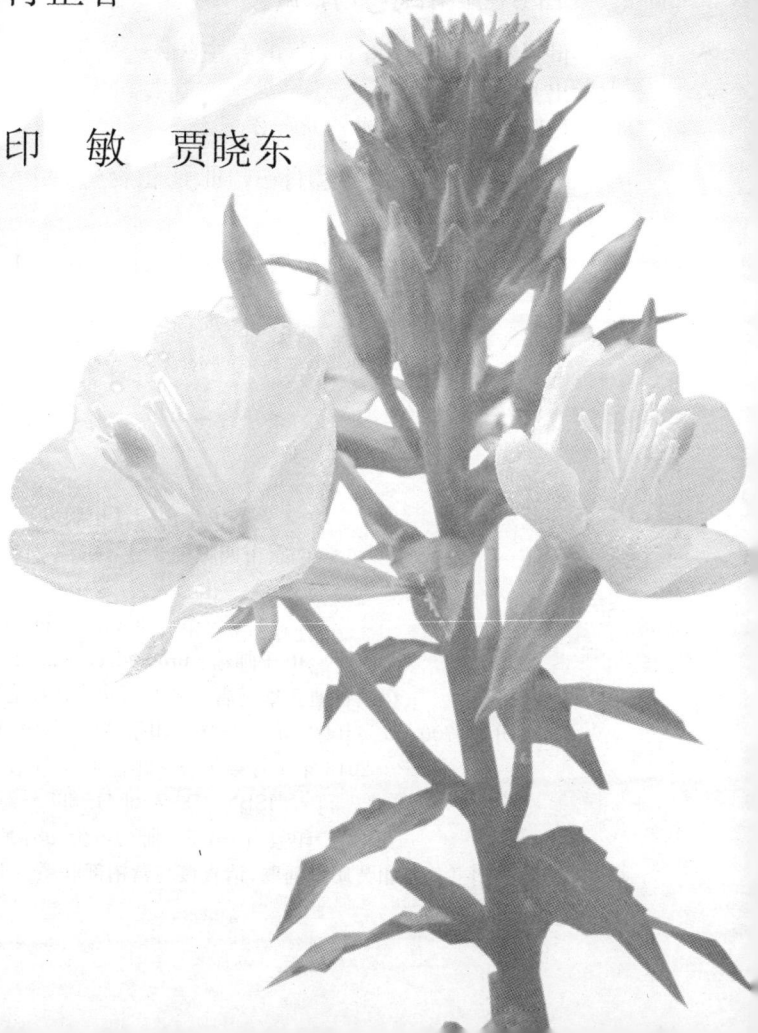

主编·袁昌齐　肖正春

主审·潘少明

编委·单　宇　印　敏　贾晓东

东南大学出版社
·南京·

内 容 提 要

　　本书是一部全面系统地介绍世界植物药的实用性著作,也是一部将植物药知识和历史典故与风俗趣闻相结合的科普读物。书中专题论述了世界传统医学体系与植物药的应用;按亚洲、欧洲、非洲、美洲及大洋洲顺序,介绍了各洲植物药的应用现状、特点和具有代表性的植物药种类;专题介绍了美国的草药食品补充剂;重点记述了世界重要植物药565种,每种均附有彩照。书中还以表格形式列出世界常用药435种,每种均记述了其植物名、英文名、拉丁名、科名、原产地、使用地、有效成分及功效。

　　本书内容丰富、生动、实用,既可供医药、食品保健、园林、轻化工等有关方面的科研、教学、生产人员参考,亦可供广大读者,尤其是医药爱好者参阅。

图书在版编目(CIP)数据

　　世界植物药/袁昌齐,肖正春主编. —南京:东南
大学出版社,2012.12
　　ISBN 978-7-5641-3987-2

　　Ⅰ.①世… Ⅱ.①袁…②肖… Ⅲ.①植物药—介绍
—世界 Ⅳ.①R282.71

　　中国版本图书馆 CIP 数据核字(2012)第 302129 号

东南大学出版社出版发行
(南京市四牌楼 2 号　邮编 210096)
出版人:江建中
网　　址:http://www.seupress.com
电子邮箱:press@seupress.com
全国各地新华书店经销　兴化市印刷有限公司印刷
开本:700 mm×1000 mm　1/16　印张:30　彩插:4.5 印张　字数:705 千
2013 年 1 月第 1 版　2013 年 1 月第 1 次印刷
ISBN 978-7-5641-3987-2
印数:1—3 000 册　定价:98.00 元
本社图书若有印装质量问题,请直接与营销部联系。电话(传真):025-83791830

序

    传统医学是世界各族人民长期和自然及疾病作斗争的产物,有着很丰富的内容。

    中国人民在中医药要继承、发展和创新的思想指导下正沿着现代化的道路奋勇前进。与此同时,随着改革开放,我国与世界各国在经济、文化、贸易等各方面的交流日益频繁。

    "中国需要了解世界",世界各国在应用植物药方面和我国有哪些异同? 有哪些特点? 有哪些经验可以借鉴?

    "他山之石,可以攻玉",历史经验告诉我们:我们要发展得更好,必须要善于吸取各种有益的经验。

    《世界植物药》一书的面世,介绍了世界传统医学体系与植物药的应用,介绍了各大洲植物药的现状、特点和重要种类,介绍了美国草药改良补充剂和世界主要植物药的情况,内容丰富,图文并茂。相信将对我国的医药研究、生产、教学、经营、检验、外贸等有关人员有所裨益。

    欣慰之余,乐为之序。

中国工程院院士
中国医学科学院药用植物研究所名誉所长
2012 年 10 月于北京

序

　　随着 21 世纪的到来，人类的疾病谱由以传染性疾病为主转变为人们的身心疾病和现代工作、生活压力引起的疾病。人们越来越关注亚健康状态及其危害，渴望提高生命质量和生存质量，要求健康长寿。单纯的治疗疾病已转变为预防、保健、治疗与康复结合的模式。因此，回归自然，应用和研究传统医学和植物药已成为当今人们关注的热点。

　　世界传统医学体系有着悠久的历史，其实践经验和理论基础极其丰富。目前，传统医学在广大发展中国家和地区中仍然在广泛应用，即使在欧美工业发达国家，植物药在保障健康生活方面也发挥着重要的作用。我们在关注中医药体系和本国植物药资源的同时，还应放眼世界，"他山之石，可以攻玉"，学习和借鉴世界医学体系和植物药的实践、科研成果和应用，对于我国的植物药研究和经济开发也有着重要意义。

　　为了更全面、深入、广泛地掌握世界植物药的信息和知识，迫切需要出版系统介绍世界植物药的书籍。但目前，国内的此类书籍极缺，《世界植物药》一书提供了许多世界植物药的信息和资料，适应当前的急切需求，对于我国植物药的应用、生产和开发研究必将起到良好的推动作用。

　　《世界植物药》一书内容新颖丰富，资料准确可靠，收集了世界植物药 1 000 多种，涵盖了世界重要的代表植物药，图文并茂，有彩图 565 幅。本书既是一部系统介绍世界植物药的实用性著作，也是一部将植物知识和历史典故与风俗趣闻相结合的科普读物。

　　我很高兴见到《世界植物药》一书的出版，并热情向读者推荐。

南京野生植物综合利用研究院院长
2012 年 12 月

前　言

在回归自然、追求绿色生活的热潮中，植物药的研究、应用与开发日益受到人们的关注。在人类悠久的历史长河中，世界不同地区和民族都积累了丰富的植物药用的实践经验。近年来，世界上很多国家特别是发达国家对继承本地区植物药应用经验极为重视，加强了应用现代科学技术对植物药的深入研究，取得了很大的进展。了解世界传统医学体系及植物药的应用，对掌握国际植物药市场需求、拓宽我国植物药的开发应用和出口都有积极作用。

中国加入WTO后，与世界各国的贸易和交流日益频繁，我们需要对世界植物药领域有更深入的了解。目前，国内关于世界植物药方面的书籍和资料还不多。2004年笔者曾出版《欧美植物药》一书，受到了读者欢迎。本书在此基础上极大地增加和丰富了世界各地的植物药种类。

本书是一部全面系统地介绍世界植物药的实用性著作，也是一部将植物药知识和历史典故、风情习俗相结合的科普读物，具备了科学性与实用性相结合，知识性与趣味性相结合的特点。书中专题论述了世界传统医学体系与植物药的应用；按亚洲、欧洲、非洲、美洲及大洋洲顺序，分别介绍了各洲植物药的应用现状、特点和代表性的植物药种类；专题介绍了美国的草药食品补充剂；重点论述了世界重要植物药565种（书中仅涉及极少数世界广泛应用的中药种类），每种均记载有植物名、拉丁学名、科名、英文名、别名、植物形态、生态分布、历史趣闻、采收、化学成分、药理作用、临床应用等内容，每种均附有彩照。书中还以表格形式列出世界常用植物药435种，每种均记述了植物名、英文名、拉丁学名、科名、原产地、使用地、有效成分及功效。本书内容丰富、生动、实用，对借鉴和吸收国外植物药研发经验，探寻新的植物药开发利用思路有一定的参考作用，既可供医药、食品保健、园林、轻化工等有关方面的科研、教学、生产人员作参考，亦可供广大读者，尤其是医药爱好者参阅。

南京大学连云港高新技术研究院在精心打造科技成果转化平台的同时，努力培育高新技术产业。为积极推动我国天然药物资源的开发利用，将《世界植物药》专著列为研究院的研究专著项目，给予了支持和赞助。

本书在成书过程中得到江苏省中科院植物研究所以及钦佩、李萍、李惠军等教授的支持，在此表示衷心感谢。特别感谢肖培根院士和张卫明院长为本书作序。

书中的不足和错漏之处，敬请批评、指正。

目 录

第一章 世界传统医学体系与植物药的应用

在人类历史的长河中,由于各地的民族性(文化、宗教、风俗、习惯等)、地域性(民族居住地域的自然条件、气候类型、植物区系、自然资源等)和传统性(民族历史、人文条件等)的不同,人们在与大自然的和谐共生中积累了极其丰富又各有异同的医药应用经验,世界各地区形成了各自不同的传统医药体系。了解世界各地传统医学体系和植物药的应用,对于启发思路和开发我国的医药资源,掌握国际医药市场需求,拓宽我国中草药的应用和出口贸易都有积极意义。依据不同地区民族性、地域性和传统性的特点,对世界各个传统医药体系作了如下区划,见表 1-1。

表 1-1 世界传统医学体系的分布地区和代表国家

体系类别	分布地区	代表国家
亚洲医学		
中医学	东亚	中国
和汉医学	东亚	日本
韩医学	东亚	朝鲜、韩国
东医学	东南亚	越南、缅甸、泰国、印度尼西亚
印度医学	南亚	印度、巴基斯坦、孟加拉、尼泊尔、斯里兰卡
阿拉伯医学	西亚	土耳其、叙利亚
阿拉伯-伊斯兰医学	北非、中东、南欧	埃及、伊拉克、沙特、阿联酋、希腊
西非-南非体系医学	中、西及东部非洲	坦桑尼亚、扎伊尔、尼日利亚、埃塞俄比亚、南非
拉丁美洲传统医学	南美	墨西哥、智利、巴西、秘鲁、危地马拉
欧美及大洋洲传统医学	欧洲、北美、大洋洲	美国、加拿大、英国、德国、法国、俄罗斯、澳大利亚

1 亚洲传统医学体系

1.1 东亚及部分东南亚地区传统医学体系

以中药学传统理论为指导,理论系统完整,实践经验丰富。代表性国家有中国、日本、朝鲜、韩国、越南、新加坡、菲律宾等,约有植物药 10 000 种,大部分为寒温带、温带和亚热带植物,少数为热带植物。代表性的种类,如人参、五味子、甘草、党参、当归、贝母、大黄、何首乌、桂皮、枸杞、红花、麻黄、菊花、黄芪、黄连、山药、牡丹、芍药、桑等。鉴于我国介绍本地区医药体系的图书、文献很多,故本书不再赘述。

1.2 南亚地区传统医学体系

以印度传统医学理论为指导,有完整的理论体系[以阿育吠陀(Ayuveda)理论为主]和医学体系,有丰富的实践经验。代表性国家有印度、巴基斯坦、尼泊尔、锡金等,约有植物药 2 500 种,大部分为亚热带和热带植物。代表性的植物药种类有:香桃木 *Myrtus communis*(叶:收敛、滋补、抗菌),蒜 *Allium sativum*(鳞茎:抗菌、降血压、降血糖),蓖麻 *Ricinus communis*(种子:泻下、消肿、止痛),丁香 *Eugenia caryophyllata*(花蕾:抗菌、驱虫、助消化),肉豆蔻 *Myristica fragrus*(种仁:抗炎、止泻),圣罗勒 *Ocimum sanctum*(地上部分:解热、降血糖),印车前 *Plantago indica*(种子:缓泻),毛喉鞘蕊苏 *Coleus forskohlii*(根、叶:用于消化系统疾病,降血压),倒地铃 *Cardiospermum halicacabum*(根、叶、种子:驱蛇、止痛、调经),姜黄 *Curcuma longa*(根茎:活血、通经、止痛),没药 *Commiphora molmol*(胶树脂:活血、止痛、消肿、生肌),小豆蔻 *Elettaria cardamomum*(种子:消食、止呕、解酒),相思子 *Abrus precatorius*(种子:避孕、堕胎、结膜炎),石榴 *Punica granatum*(树皮、果壳:驱绦虫、收敛、利尿),印度獐牙菜 *Swertia chirata*(全草:助消化、通便、促进胆汁分泌),檀香 *Santalum album*(心材:散寒、止痛,治心胸闷痛),香茅 *Cymbopogon citratus*(叶:助消化、解痉、解热),姜 *Zingiber officinale*(根茎:镇吐、抗菌、消炎),印度楝 *Azadirachta indica*(叶:用于气喘、湿疹、糖尿病,治风湿),印度橘 *Aegle marmelos*(果实:收敛、止泻,治痢疾),印防己 *Anamirta cocculus*(叶、果:杀寄生虫、抗菌、收敛),穿心莲 *Andrographis paniculata*(全草:免疫促进剂、杀菌、消炎,治腹泻痢疾),假马齿苋 *Bacopa monnieri*(地上部分:治癫痫、精神疾病、神经痛),齿叶乳香树 *Boswellia serrata*(树皮、树胶:含嗽治疗口腔黏膜疾病),紫铆 *Butea monosperma*(树皮、树胶:助消化,治痢疾、腹泻,含嗽治口腔疾病),鹰叶刺 *Caesalpina bonducella*(种子:解热、壮阳),白花酸藤子 *Embelia ribes*(果实:驱虫、利尿),杂色刺桐 *Erythrina variegata*(树皮、叶:消炎、止月经痛、解热),木苹果 *Feronia limonia*(果、叶:收敛、止血,治腹泻、痢疾),积雪草 *Centella asiatica*(地上部分:扩张末梢血管、镇静、利尿、抗风湿),菖蒲 *Acorus calamus*(根茎:治消化系统及神经系统疾病),睡茄 *Withania somnifera*(根:称"印度人参",滋补、镇静、安神),胡椒 *Piper nigrum*(果实:助消化、刺激消化道和促进循环作用),昂天莲 *Ambroma angusta*(根、叶:行血、化瘀、消肿),荜茇 *Piper longum*(果穗:镇痛、镇静、解热、降血脂)。

2 阿拉伯-伊斯兰传统医学体系

北非、中东和南欧地区以阿拉伯传统医学为主,有比较丰富的医药实践经验。

阿拉伯医学体系对亚、欧、北美医学发展有着重要的影响。这一地区气候干燥,土壤贫瘠,约有植物药 1 000 种,大部分为荒漠草原或旱生药用植物,主要有:催吐萝芙木 *Rauvolfia vomitoria*(根:泻下、镇吐、降血压),毒毛旋花子 *Strophanthus kombe*(种子:强心、利尿,治箭毒),欧派利吞草 *Anacyclus pyrethrum*(根:治牙痛、咽喉痛、增加唾液分泌),尖叶番泻 *Cassia angustifolia*(叶:通便、健胃、消食),短叶布枯 *Agathosma betulina*(叶:兴奋、利尿,治消化系统疾病),阿拉伯咖啡 *Coffea arabica*(种子:强心、利尿、兴奋),阿米芹 *Ammi visnaga*(果实:解痉、止喘,治心绞痛),散沫花 *Lawsonia inermis*(叶、树皮:治咽喉痛、痢疾、肝脏疾病),香茅 *Cymbopogon citratus*(全草:活血、止痛、解热,治感冒发热),骆驼蓬 *Peganum harmala*(根:兴奋、壮阳;种子:治眼疾、催乳),罂粟 *Papaver somniferum*(乳汁:止痛、解痉、麻醉),阿拉伯金合欢 *Acacia arabica*(树皮:收敛、驱虫、止血),白柳 *Salix alba*(树皮:消炎、镇痛、解热),巧茶 *Catha edulis*(藤、叶:兴奋、滋补、增进食欲),瓜尔豆 *Cyamopsis tetragonoba*(豆荚、种子:稳定血糖、降血脂),胡芦巴 *Trigonella foenum-graecum*(种子:治妇科疾病、糖尿病),海枣 *Phoenix dactylifera*(果实:消食、止咳、补虚),藏红花 *Crocus sativus*(柱头:用于经闭、痛经、腹痛),曼陀罗 *Datura stramonium*(花:定喘、祛风、麻醉、镇痛),莨菪 *Hyoscyamus niger*(种子:止痛、解痉、平喘、止咳),大阿米芹 *Ammi major*(种子:助消化、利尿、平喘,治白癜风),黑种草 *Nigella sativa*(种子:利尿、平喘)。

伊斯兰医学体系主要影响伊朗、土耳其、沙特等中东地区,有植物药约 1 000 种。中东地区是东方传统医药的发祥地之一,也是一些世界重要农作物的养殖地区。据报道,中东亚美尼亚地区约有民族植物药 1 500 种,目前应用的有 150 种,其中 60 种大量采自野生。古希腊人用大茴香 *Illicium henyi* 根作良好的避孕药和早期堕胎药,伊朗人因石榴有避孕效果用其做结婚礼品,其作用已得到科学证实。中东地区分布的乳香 *Boswellia caterii* 民间用于固齿、助消化、利尿、泻下,没药 *Commiphora myrrha* 民间用于消炎、抗菌和降脂。地中海主产的油料作物——油橄榄的叶有止血、防腐、杀菌作用,做茶剂有利尿、抗疟作用,从叶中分离的成分——橄榄苦甙有强抗菌、抗真菌和抗氧化作用,有益于心血管疾病和神经系统疾病的治疗。中东地区分布的代表性植物药有洋葱 *Allium cepa*(鳞茎:抗菌、降脂),红花 *Cathamus tinctorins*(花:通经活血),葛缕子 *Carum carvi*(种子:助消化、解痉),阿魏 *Ferula assafoetida*(油树脂:驱风、解痉、祛痰),散沫花 *Lawsonia inermis*(叶、树皮:治咽喉痛、痢疾、肝脏疾病),罂粟 *Papaver sommiferum*(乳汁:止痛、解痉、麻醉),骆驼蓬 *Peganum harmala*(根:兴奋、壮阳,种子:治眼疾、催眠),大马士革玫瑰 *Rosa x damascene*(花、精油:镇静、抗抑郁,用于芳香疗法),甜杏 *Prunus dulcis*(种子:止咳、平喘、通便),蓖麻 *Ricinus communis*(种子:致泻),牙刷树 *Salvadora persica*(根:洁牙、护牙),番泻叶 *Senna alexandrica*(叶:通便、健胃、消食),

芝麻 *Sesamum indicum*（种子:通便、滋补），阿米糙果芹 *Trachyspermum ammi*
（果:驱风、助消化、止喘），葫芦巴 *Trigonella fornum-graecum*（种子:治妇科疾病、
糖尿病），葡萄 *Vitis vinifera*（种皮、种子:抗氧化）。

3 西非-南非传统医学体系

以黑非洲传统医学为主,有丰富的民间医学实践,包括了东非、西非和南非地
区,代表性国家有坦桑尼亚、扎伊尔、南非等。地处热带沙漠、草原及赤道雨林和温
带草原地区,面积广阔,四周环海,气候多样,植被丰富,有植物药约 1 000 种,多为
热带植物,如:毒扁豆 *Physostigma venenosum*（用于箭毒），没药 *Commiphora mol-
mol*（胶树脂:抗菌、消炎、收敛），金合欢 *Acacia senegal*（树胶:赋形剂），丁香 *Eu-
genia caryophyllata*（花蕾:抗菌、驱虫、助消化），油橄榄 *Olea europaea*（叶、油:促
进循环、利尿、降血糖），香荚兰 *Vanilla planifolia*（全株:清热、解毒），芦荟 *Aloe
vera*（叶:润肤、助消化、致泻），阿拉伯咖啡 *Coffea arabica*（种子:兴奋、利尿），苏丹
可乐果 *Cola acuminata*（种子:抗抑郁、抗疲劳,治腹泻），钩果草 *Harpagophytum
procumbens*（块根:消炎、镇痛,用于消化疾病），依兰 *Cananga odorata*（花:镇静、
解毒、抗菌），上升山蚂蟥 *Desmodium adscendens*（茎、叶:止喘、解痉），蓖麻 *Rici-
nus communis*（种子:泻下），白粉藤 *Cissus populnea*（种子渣:用于创伤），干酪鸡骨
常山 *Alstonia boonei*（乳汁:解箭毒），非洲肾果 *Pygeum africana*（果皮:消炎），育
亨宾 *Pausinystalia yohimbe*（树皮:催欲、提高性功能）。

4 拉丁美洲传统医学体系

以拉美传统医学为主,民间医药有悠久的历史和独特的优势。代表性国家有
巴西、墨西哥、秘鲁、智利等,民族众多,多为热带地区,自然条件优越,雨量充沛,气
候潮湿,是植物资源最丰富的地区。约有植物药 5 000 种以上,仅墨西哥就有 2 500
多种,大部分为南美热带植物。近代,已从中发现了许多新药,如:金鸡纳 *Cincho-
na ledgeriana*（树皮:解热、抗疟），吐根 *Cephaelis ipecacuanha*（根、根茎:催吐,治
阿米巴痢疾），巴拉圭茶 *Ilex paraguariensis*（叶:兴奋、利尿、镇痛,治糖尿病），南
美防己 *Chondrodendron tomentosum*（根、根茎:治箭毒、缓泻、利尿、调经），古柯
Erythroxylum coca（叶:增强体力、止痛、镇吐），卡披木 *Banisteriopsis cappi*（树
皮:致幻、致泻、催吐），洋茴香 *Pimpinella anisum*（种子:利尿、驱风、助消化），钟花
木 *Tabebuia spp.*（茎内皮:消炎,治感染性疾病、癌症），旱金莲 *Tropaeolum majus*
（叶、花、种子:抗菌、祛痰,治创伤），竹芋 *Maranta arundinacea*（根、茎:解箭毒、助
消化,治便秘），过江藤 *Lippia citriodora*（叶:药茶,助消化、提精神），波尔多树

Peumus boldo（叶：滋补，治胆结石、肝病），巴西可可*Theobroma cacao*（种子：神经系统兴奋剂），皂树*Quillaja saponaria*（内皮：祛痰清肺、止咳），凤梨*Ananas comosus*（果实、叶：助消化、镇静、利尿），三齿拉瑞阿*Larrea tridentata*（地上部分：抗癌），绒毛薯蓣*Dioscorea villosa*（根茎：调经、消炎），鳄梨*Persea americana*（叶、树皮：收敛、驱风、止咳、调经；果：降胆固醇、解蛇毒），巴西人参*Pfaffia paniculata*（根：免疫调节、解毒、抗癌），巴西晃晃木*Liriosma ovata*（根、树皮、木材：滋补、壮阳，治咽喉痛、腹泻），牙买加苦木*Picrasma excelsa*（树皮：助消化、抗疟，治痢疾），牙买加毒鱼豆*Piscidia erythrina*（根皮：镇静、止痛、解痉），古巴香脂树*Copaifera spp.*（油树脂：防腐、利尿、兴奋），南美牛奶藤*Marsdenia condurango*（树皮、乳汁：滋补、助消化、抗癌），狭叶胡椒*Piper angustifolium*（叶：杀菌、利尿、收敛），绒毛钩藤*Uncaria tomentosa*（根皮、茎皮：用于哮喘、糖尿病、癌症），药喇叭*Ipomoea purga*（根：泻下、致呕），秘鲁拉坦尼*Krameria triandra*（根：收敛、抗菌、保护牙齿），秘鲁香树*Myroxylon pereirae*（油树脂：抗菌、祛痰），魔根*Lophophora williamsii*（全株：致幻、解热，治神经痛），欧洲红豆杉*Taxus baccata*（种子：治风湿、泌尿系统疾病；枝叶：提取紫杉醇、抗癌），玛卡独行菜*Lepidium meyenii*（根（称南美人参）：滋补、消除疲劳、增强性功能）。

5　欧美及大洋洲传统医学体系

以欧洲传统医学为主，习惯上以应用现代医学为多，民间传统医学方式很少，其中澳大利亚原居民有较好的民间医学基础，使用植物药约 1 500 种，大部分为温带和寒温带植物。其中，欧美主要植物药有：母菊*Chamomilla recutita*（花序：镇痛、消炎），药蜀葵*Althaea officinalis*（根、叶：治胃溃疡、肠道疾病），颠茄*Atropa belladonna*（叶、根：解痉、扩瞳，治消化性溃疡），山金车*Arnica montana*（花、根茎：消炎，治扭伤、肌肉疼痛），药用聚合草*Symphytum officinale*（地上部分、根：治胃溃疡、呼吸系统疾病、扭伤、创伤、骨折），黑莓*Rubus fruticosus*（叶：止血；浆果：治咽喉痛、消肿），水飞蓟*Silybum marianum*（花序：保肝、治肝炎；种子：治肝硬化），黑接骨木*Sambucus nigra*（花序、果：治流感、感冒、胸部疾病），药用鼠尾草*Salvia officinalis*（叶：收敛、杀菌、健胃、止血），锐齿山楂*Crataegus oxyacantha*（花、枝、果：用于心绞痛、动脉硬化、降血压），百里香*Thymus vulgaris*（地上部分：用于呼吸系统疾病），三色堇*Viola tricolor*（地上部分：解痉、解热、消炎），薰衣草*Lavandula officinalis*（花序：抗菌、消毒、镇静、祛风），贯叶连翘*Hypericum perforatum*（地上部分：抗焦虑，治抑郁症），缬草*Valeriana officinalis*（根、根茎：催眠、镇静），金盏菊*Calendula officinalis*（花序：消炎、解痉、收敛），忽布*Humulus lupulus*（雌花序：镇静、催眠、解痉），小白菊*Tanacetum parthenium*（地上部分：消炎、解热、治偏头痛），蓍草 *Achillea millefolium*（地上部分：解痉、收敛、杀菌、解热），穗花黄荆 *Vitex agnus-castus*（浆果：用于经前综合征），熊果 *Arctostaphylos uva-ursi*（叶：治尿道炎、膀胱炎），大荨麻 *Urtica dioica*（根：治前列腺增生），迷迭香 *Rosmarinus officinalis*（叶：滋补、兴奋、止痛、消炎），紫锥菊 *Echinacea purpurea*（地上部分：免疫促进剂，治感冒），糙枝榆 *Ulmus rubra*（茎内皮：解热、治感冒、下痢、创伤），锯齿棕 *Serenoa repens*（浆果：治前列腺增生），椴树 *Tilia spp.*（花、苞片：解痉、发汗、止痛），美洲花椒 *Zanthoxylum americanum*（树皮、果：治关节炎、风湿痛），北美金缕梅 *Hamamelis virginiana*（树皮：收敛、消炎），北美黄连 *Hydrastis canadensis*（根、根茎：抗菌、消炎），月见草 *Oenothera biennis*（种子油：降血脂），总状升麻 *Cimicifuga racemosa*（根、根茎：用于妇科疾病、骨质疏松），黄矮百合 *Chemaelirium luteum*（根：用于子宫及卵巢疾病），匍匐特那树 *Turnera diffusa*（叶：壮阳、滋补），欧洲越橘 *Vaccinium myrtillus*（浆果：改善视力），波希鼠李 *Rhamnus purshiana*（树皮：治便秘、腹泻），绒毛钩藤 *Uncaria tomentosa*（茎皮：抑肿瘤、抗艾滋病），大果越橘 *Vaccinium macrocarpon*（浆果：用于泌尿系统感染），卡瓦胡椒 *Piper methysticum*（根茎：用于失眠、紧张），欧洲七叶树 *Aesculus hippocastanum*（种子：治静脉炎、静脉曲张），北美山梗菜 *Lobelia inflata*（地上部分：祛痰、催吐），旱芹 *Apium graveolens*（茎：驱风、止痛、降血压；种子：镇静、利尿、降血压），侧花黄芩 *Scutellaria laterifolia*（地上部分：用于痛经），欧洲荚蒾 *Viburnum opulus*（树皮：解痉、止痛经），苦艾 *Artemisia abrotanum*（地上部分：利胆、消炎、调经、驱蛔虫），神香草 *Hyssopus officinalis*（花枝：治咳嗽、哮喘），阿江榄仁树 *Terminalia arjuna*（树皮：强心、降血压、降血脂），香蜂花 *Melissa officinalis*（地上部分：解痉、发汗、驱风、抗病毒），圆当归 *Angelica archangelica*（根、茎、叶、种子：温热滋补，用于消化不良、急性腹痛），粉色西番莲 *Passiflora incarnata*（地上部分：镇静、安定），银杏 *Ginkgo biloba*（改善循环功能、增强记忆、预防中风），葛缕子 *Carum carvi*（种子：助消化、解痉），白果槲寄生 *Viscum album*（叶、枝、浆果：降血压、止痛、抗癌），垂序商陆 *Phytolacca americana*（根：用于风湿关节痛、呼吸道感染、创伤），欧当归 *Levisiticum officinale*（根：滋补、利尿、抗菌、促进血液循环），海巴戟 *Morinda citrifolia*（果皮：提高免疫力、抗癌），海茴香 *Crithmum maritimum*（地上部分：消积食、治泌尿结石），琉璃苣 *Borago officinalis*（花：治抑郁症；种子：含大量 γ-亚麻酸，治痛风和风湿），赝靛 *Baptisia tinctoria*（根：消炎、免疫促进剂）。

大洋洲主要植物药有：蓝桉 *Eucalyptus globulus*（叶：抗菌、止咳、祛痰、消炎），沉香 *Aquilaria gallocha*（木材：止痛、止咳、利尿，治水肿），互生白千层 *Melaleuca alternifolia*（叶、小枝：杀菌、消炎），东方狗牙花 *Ervatamia orientalis*（汁液：外用消炎，治肌肉酸痛），香荔枝 *Annona squamosa*（嫩枝：治感冒；树皮、果：治腹泻、痢疾），积雪草 *Centella asiatica*（地上部分：滋补、利尿、促进血液循环），蒲

桃 *Syzygium cuminii*（果实:降血糖、收敛、利尿），阿拉伯胶树 *Acacia senegal*（树胶:赋形剂），香荚兰 *Vanilla planifolia*（全株:清热、解毒），澳洲鸡骨常山 *Alstonia spp.*（茎皮、根皮:解热、抗疟,治腹泻）。

世界传统医药的实践经验极其丰富,随着国际交往的日臻加强和科研工作的不断深入,各个传统医学体系在理论、应用、品种等方面的交流、渗透必将进一步加强,从中发掘防治疾病的新药和食品补充剂等已经成为重点和热点。一些有远见的跨国公司已将目光瞄准植物资源丰富的大国和地区,如巴西的热带雨林,中国、印度以及拉丁美洲。许多公司在秘鲁、尼加拉瓜、哥伦比亚等国设立了植物新资源开发研究基地。南非与美国合作投资 1 亿多美元在南非建立植物新资源开发机构。尼日利亚拿出 4 000 万美元设立新植物原料基金。日本也大力开展天然药物研究,仅津村"顺天堂"公司 1 年的产值就相当于中国中药年出口的总额。我国一些科研机构与美国一些大公司合作,从中国上千种植物原料药中筛选出具有抗癌、抗病毒效果的新型植物成分,如从太平紫杉树皮中提取的抗癌新药"紫杉醇",以喜树为原料的"喜树碱"系列衍生物已被美国 FDA 正式批准为抗癌新药。还有以银杏、缬草、锯齿棕、贯叶连翘、卡瓦胡椒、白毛茛、大蒜、芦荟等植物提取的有效成分为原料制造的保健品和"绿色化妆品"已相继问世。美国科学家对中药材黄芩、穿心莲、冬虫夏草等很感兴趣,这些天然药物的提取物可能成为美国市场上的新畅销品。

目前,中国医药市场上经销的一些西方草药及其制品,如紫锥菊、红豆杉、卡瓦胡椒、贯叶连翘、玛卡、马黛茶、欧洲七叶树等;有些医药生产单位在借鉴国外经验的基础上生产了一些植物药制品,如银杏、水飞蓟、穿心莲等;有些机构引种栽培了一些重要的西方草药,如紫锥菊、鞘蕊苏、红豆杉、锯齿棕等,并开展了药物与保健食品的开发研究;有些生产单位已经生产了一批适销对路的植物提取物,出口或内销。

在各国植物药中,有些种类我国有分布,但未充分利用,或因治疗病种有别,或因药用部分及使用方法不同;有些西方植物药在我国有近缘种分布,均可借鉴其用途进一步研究。有些原产国外的草药,我国可有条件地引种栽培,以增加我国植物药资源。所有这些都为我国开发利用植物药资源提供了有益的借鉴和补充。笔者编著出版的《欧美植物药》(东南大学出版社,2004)一书,收载了欧美常用植物药410 种。据初步统计,其中中国原产或有分布的有 62 种,占 15.1%,已引种归化的76 种,占 18.5%,二者合计 138 种,占总数的 33.6%。这些欧美植物药在我国虽然广泛分布或种植(见表 1-2),但尚未药用或很少药用,值得研究和开发利用。

表1-2　中国普遍分布而药用很少的西方草药

植物名	药用部位	主要功能	国内分布
金盏菊 Calendula officinalis	头状花序	抗菌、消炎、抗病毒、皮肤病用药	各地庭院栽培
三色堇 Viola tricolor	地上部分	消炎、解热、治创伤	各地庭院栽培
飞蓬 Erigeron canadensis	地上部分	治腹泻、痢疾、痔疮、利尿	为常见杂草,分布几乎遍及全国
药用聚合草 Symphytum officinale	地上部分	治胃溃疡、便秘综合征、呼吸系统疾病	各地栽培作饲料
葛缕子 Carum carvi	果实	解痉	东北、华北、西北、川西、西藏
椴树 Tilia spp.	花、苞片	解痉、发汗、镇痛、催眠	我国有35种,南北均产
红车轴草 Trifolium pratense	花序	利尿、镇静、抗炎、止咳、防治乳腺炎	全国大部分地区有栽培
问荆 Equisetum arvense	地上部分	止血,治关节炎、尿路感染及前列腺炎	东北、华北、华东、西南等地
紫苜蓿 Medicago sativa	地上部分	治关节炎、癌症、坏血病、泌尿及消化系统疾病	河北、山东、江苏、福建、台湾、湖北野生,有栽培

在国外有些植物的药用部位与我国有别,举例如表1-3。有些草药在国外的治疗病种与我国的治疗病种不同,举例如表1-4。这些都可以互相借鉴。

表1-3　同一种植物药用部位不同的功效比较

植物名	国内:(药用部位)主要功效	国外:(药用部位)主要功效
牛蒡	(种子)疏风散热,解毒利咽	(根)抗菌,利尿,清除体内废物(如重金属)
蒲公英	(全草)清热解毒,消肿散结	(叶)治胆结石,降血压
夏枯草	(花果穗)清火明目,消肿散结	(地上部分)治咽喉痛、腹泻、肠道炎症
覆盆子	(果实)固精补肾,明目	(叶)催产,治痢疾
骆驼蓬	(全草)治咳嗽、风湿、肿毒	(根)兴奋,壮阳
	(种子)治咳嗽、淋病、关节麻木	(种子)治眼疾,催乳

表1-4　同一种植物相同药用部位的功效比较

植物名	药用部位	主要功效	
		国内	国外
马鞭草	地上部分	活血散瘀,解毒	滋补,治焦虑、紧张、抑郁症
牛蒡	种子	疏风散热,解毒、利咽	治肾结石,清除体内废物
问荆	地上部分	清热明目,利尿,止血	治尿路综合征、前列腺疼痛
贯叶连翘	地上部分	止血消肿,清热解毒	抗焦虑、紧张、疲劳乏力,抑郁症
荆芥	地上部分	祛风发汗,解热透疹	祛痰,治子宫梗阻、不孕症

植物名	药用部位	主要功效	
		国内	国外
积雪草	地上部分	清热利湿,解毒消肿	滋补壮阳,促进毛发生长
活血丹	地上部分	利湿通淋,散瘀消肿	滋补,利尿,活血
胡芦巴	种子	补肾,祛痰,止痛	降血糖,降胆固醇,抗癌
印车前	种子	清热利尿,渗湿通淋,明目祛痰	润滑缓泻,治肠道疾病,降血糖,降血脂
蓍草	地上部分	止痛,消肿毒,泄泻,蛇伤	止血,止喘,治气管炎,感冒
土木香	根	治腹痛,呕吐,痢疾,疟疾	祛痰,止咳,治气管炎,消化不良

　　国外一些有疗效的草药及其制剂在国内也有丰富的资源,可以借鉴外国经验,开发本国的产品。从欧美重要的、疗效确切的常用植物药中选择同科属近缘植物进行替代品和新用途的研究是开发我国植物药资源的好途径。借鉴国外经验,我国在薯蓣属、萝芙木属、小檗属等许多植物中研制出不少新药,取得了很好的效果。国外在一些科属的草药研发中积累了很好的经验,值得重视的属有荨麻属、七叶树属、升麻属、接骨木属、黄荆属、槲寄生属、钩藤属、巴戟天属、类叶牡丹属、白千层属、山梗菜属等。

　　多年来,已有大量国外草药在我国引种成功,或已大量栽培和生产。西亚草药,如蓖麻、丁香、肉豆蔻、姜黄、相思子、石榴、姜、香茅、穿心莲、胡椒、荜茇等。北非、中东草药,如尖叶番泻、阿拉伯咖啡、罂粟、阿米芹、葫芦巴、番红花、曼陀罗、莨菪等。西非、南非草药,如油橄榄、香荚兰、芦荟等。欧美草药,如母菊、药蜀葵、颠茄、药用聚合草、黑莓、水飞蓟、三色堇、薰衣草、西洋参、毛地黄等。国际上,目前适销的一些草药,可以在我国扩大引种栽培,并按 GAP、GMP 等规范加工生产,既可在国内研究应用,也可推向国际市场。值得引种栽培的西方植物药,除已引种的紫锥菊、水飞蓟等外,还有如小白菊(治偏头痛)、圣罗勒(降血糖)、神香草(用于呼吸道感染)、山金车(改善循环功能)、母菊(消炎、抗过敏)、大果越橘(抗泌尿系统感染)、缬草(催眠、镇静、安神)、欧洲越橘(改善视力)等。

第二章　世界植物药的概况与分布

第一节　亚洲植物药的概况与分布

亚洲全称亚细亚洲,其绝大部分土地位于东半球和北半球,东、北、南分别濒临太平洋、北冰洋和印度洋,西邻欧洲大陆;面积约 4 400 万 km^2,是世界上第一大洲,占全球陆地总面积的 29.4%,共有 48 个国家和地区。地理上习惯将亚洲分为东亚、东南亚、南亚、中亚和西亚;2010 年亚洲地区总人口约 42 亿,约占世界总人口的 60%。

亚洲中、南部地势高,多为山地和高原。山地、高原和丘陵约占全洲面积的 3/4。亚洲广大内陆和中高纬度地区,气候具有强烈的大陆性。亚洲纵跨温带、亚热带和热带季风 3 种气候类型。

东南亚和南亚是湿润的热带季风区,东亚的东南部为湿润的温带和亚热带季风区,中亚和东亚内陆为干旱地区。亚洲自然资源丰富,具有生物多样性,森林占世界森林总面积的 13%,草原约占世界草原面积的 15%。占世界总产量一半以上农产品的有天然橡胶、茶叶、黄麻、马尼拉麻、水稻、蚕丝、胡椒、金鸡纳、柚木、花生、栗等;占世界产量 1/3 以上的有棉花、甘蔗、烟草等。

西亚又称西南亚,包括亚洲西部的伊朗高原、阿拉伯半岛、美索不达米亚平原、小亚细亚及高加索山脉以南等 20 个国家和地区,总面积约 578.65 万 km^2。这里大部分地区属炎热、干燥的温带、亚热带和热带干旱、半干旱气候,与亚洲中部、欧洲东部及非洲东部、北部接壤。西亚各个国家的传统文化、植被类型、医学传统、用药种类及方法均接近或雷同,本书不另做专门论述。

中亚指西起里海,东至中国新疆,北界俄罗斯联邦,南邻伊朗、阿富汗的亚洲中部地区,总面积约 400 万 km^2。地形以平原和丘陵为主,属温带大陆性干旱、半干旱气候。中亚各国与邻近国家,特别是西亚和中国,在传统文化、医学传统、用药种类及方法、植被类型等方面关系密切,有关内容可参阅相关章节。

1　东亚及东南亚植物药的概况与分布

东亚指亚洲东部地区,包括中国、蒙古、朝鲜、韩国和日本,面积约 1 176 万 km^2。东亚西接中亚内陆,东临太平洋,温带和亚热带季风气候是本地区最突出的自然特征。另外,中国西北部和蒙古属温带大陆性干旱、半干旱气候;中国青藏高原属高山气候。

东南亚指亚洲东南部地区,习惯上也称南洋。由中南半岛和马来群岛组成。包括越南、老挝、柬埔寨、缅甸、泰国、马来西亚、新加坡、印度尼西亚、菲律宾、文莱、东帝汶 11 国,总面积约 448 万 km^2。本区域地跨赤道,属热带地区,有两种气候类型:赤道多雨气候和热带季风气候。

东亚和东南亚地区以中医学传统体系为指导,理论系统完整,实践经验丰富。其中一些国家在中医药学传统体系基础上发展出当地的传统医药,如日本的汉方医药学就是日本化的中医药学;韩国的韩医学是中西医药学与当地经验结合形成的、本土化的传统医药学;泰国的泰医是由中医药学和印度医药学发展而来;越南的东医学也是中医药学与当地医药实践经验结合的产物。本地区有植物药约13 000 种,大部分为寒温带、温带和亚热带植物,少数为热带植物。

1.1 中国植物药的概况与分布

中国是世界四大文明古国之一,有五千年文明历史。中医药理论博大精深,实践经验丰富多彩,少数民族和民间医药同样有着丰富的经验积累。据第三次全国药源普查资料统计,中国药用植物有 11 146 种(包括 9 933 种和 1 213 种以下单位),其中藻类、菌类、地衣类等低等植物有 459 种,分属 91 科、188 属;苔藓类、蕨类、种子植物类等高等植物有 10 687 种,分属 292 科、2 121 属,见表 2-1。

表 2-1 药用植物分类统计

类别	科数	属数	种数
藻类	42	56	115
菌类	40	117	292
地衣类	9	15	52
苔藓类	21	33	43
蕨类	49	116	456
种子植物类	222	1 972	10 188

广义的中药概念包括传统中药、民族药和民间药(草药)。

传统中药是指广泛使用并作为商品在中药市场流通,以传统中医药学理论阐述药理作用和指导临床应用、加工炮制比较规范的天然药物及其加工品。在全国中药材交流会中,中药材种类一般在 800~1 000 种左右,最高达 1 200 种。常用药材约 500~600 多种,少常用药材约 200 种,不常用药材约 100 种。

民族药是指除汉族以外的各民族在本民族区域内使用的天然药物。它有独特的医药理论体系,受到民族医药学或民族用药经验的指导,多为自采自用,或采用行医售药经营方式。全国 55 个少数民族,近 80% 的民族有民族药物,其中有独立民族医药体系的约占 1/3。据调查,我国的民族药有 4 000 多种。目前,有藏药 3 000 种左右;蒙药 2 230 种;维药 600 多种,傣药 1 200 种;壮药 709 种;广西有瑶族药 555 种,侗族药 289 种,仫佬族药 259 种,苗族药 213 种,京族药 21 种,彝族药 21 种。

民间药(草药)是具有地方使用习惯的民间药物,有一定的区域性和局限性,多以口传身授方式流传于民间,缺少完整的理论总结,一般未形成商品进入市场流通。在中药资源中除去传统药和民族药外的药物种类多属于民间药的范畴。我国的民间药约有 5 000 种,如河北省有中药资源 1 714 种,商品药材只占 13%,其他多为草药在民间使用;浙江省有民间药 1 171 种,占全省中药资源种类的 62%;广西的民间药占全自治区中药资源种类的 80%;陕西太白山地区以"七"命名的草药就有百余种,如桃儿七、红毛七等。

1.2 日本植物药的概况与分布

日本的传统医药学是汉方医药学。它是在中医药学基础上发展起来的日本化了的中国传统医药学。汉方医药学与中国医药学为同源异流,同根异枝。日本汉方医药学源于中国医药学,自明、清以来,它进入了独立发展阶段,有别于中国医药学了。目前,二者已各成体系。日本大部分地区属温带海洋性季风气候,植物种类较多,分布有植物药 1 000 多种。由于自然条件限制,目前日本使用的生药中,有 75% 来自国外,主要来自中国。1989 年,药局方外生药规格中收录生药 83 种。1996 年,日本药局方 13 版收录生药 173 种。日本流通的生药共 390 种,其中植物来源的有 361 种,占 92.6%。日本自己生产(包括野生和栽培)的生药约 100 种。日本栽培的生药有 70 种。到 1976 年,部分汉方药被纳入国家医疗保险,95% 以上的汉方门诊使用的是以颗粒剂为主的汉方制剂,称为"颗粒剂汉方"。日本拥有 200 多家汉方制剂生产企业,40 000 多家药房经营汉方药,有药局制剂 210 种,列入《药价基目》的有 631 种。

日本独特的植物药不多,重要的有日本萍蓬草 *Nuphar japonicum* 和萍蓬草 *Nuphar pumilum*(根茎:利尿、镇静、健胃),日本当药 *Swertia japonica*(全草:健胃),童氏老鹳草 *Geranium thunbergii*(全草:健胃、止泻),鱼腥草 *Houttuynia cordata*(全草:治感冒、消炎、跌打损伤),梓树 *Catalpa ovata*(果实:利尿,治肾炎浮肿),南天竹 *Nandina domestica*(果实:镇咳、止喘),决明 *Cassia obtusifolia*(种子:降血压、降血脂、抗菌、保肝),东莨菪 *Scopolia japonica*(根茎:镇痉,治胃痛、胃痉挛),弟切草 *Hypericum erectum*(全草:止血、收敛)等。

1.3　韩国植物药的概况与分布

韩国位于朝鲜半岛南半部,东部以山地丘陵为主,西部和沿海以平原为主,属温带季风气候。韩国的传统医药学古代称"东医",是以中医药学及新罗国药物疗法等为基础,吸收鲜卑族、蒙古族等的灸、烙、熏法等形成的本土传统医药学。1980年韩国政府颁布法令后,韩国的传统医学统称为"韩医"。韩国有植物药 500 种。韩国一直在使用一些主要由中国进口的中药,同时,也重视本国药材的出口。1990年,韩国仅高丽参一项即创汇 1.75 亿美元,相当于中国同年产中药材出口额的58%;其次,同年柴胡出口额达 650 万美元。为使药材商品规范化,韩国政府法令规定,自 1996 年 7 月 1 日起,36 种药材在包装上必须标明药名、产地、重量、制药厂等方可入市销售。其中 22 种为进口种类:葛根、菊花、甘草、桂枝、桂皮、藿香、鹿角、鹿茸、茯苓、附子、酸枣仁、桃仁、麻黄、半夏、牛黄、肉桂、猪苓、秦皮、杏仁、黄连、黄柏、厚朴。另外 14 种为韩国自产品种:干姜、枸杞、桔梗、当归、山茱萸、山药、地黄、柴胡、神曲、芍药、川芎、香附子、黄芩、黄芪。

《韩国药典》(第七版)收载传统药材 130 味,其中粉末药 45 味;《韩国草药典》(2002 年版)收载药材 384 种。两药典共收载药材 514 味,其中植物药 418 味,矿物药 54 味,动物药 36 味,其他 6 味。1998 年 5 月 1 日,韩国官方公布的东方传统药目录已达 514 种。

韩国药材品种许多与中国、日本相同。将《韩国药典》(1992 年版)与《中国药典》(1990 年版)和《日本药典》(1990 年版)进行对比,可以发现:①三国药典中基原相同的药材有干姜、决明子、桂皮、苦木、苦参、槐花、桔梗、杜仲、牡丹皮等 35 种。②韩国与日本基原相同的药材(除以上 35 种外)有甘草、欧龙胆、芦荟、大枣、大黄、桃仁等 42 种。③韩国与中国基原相同的药材(除以上 35 种外)有附子、石榴皮、亚麻仁和胡椒 4 种。据报道,朝鲜、韩国、中国基原相同的药材有 115 种。但有些同名药材而基原不同,如当归,在中国使用的为 *Angelica sinensis*(当归),而韩国、朝鲜应用的为 *Angelica gigas*(大当归);川芎在中国应用的是 *Ligusticum chunxiong*(川芎),而韩国、朝鲜应用的是 *Angelica japonica*(日本当归)。

1.4　泰国植物药的概况与分布

泰国位于东南亚中南半岛中部,南濒泰国湾,北部为呵叻高原,中部为湄南河平原。属热带季风气候,高温多雨。农业以稻、玉米、橡胶、麻、烟草、咖啡、棉、油棕、椰子等为主,是世界首位大米、橡胶生产和出口国。泰医在泰国具有悠久的历史。泰医学由印度医学和中医学发展而来。泰国将泰医学定义为:与泰国人民文化、生活方式相协调,用于保健和治疗疾病的传统哲学思想、人体知识和医疗方式。其主要组成就是植物药的使用(煎剂、丸剂)、蒸汽浴及药物推拿等。在泰国,中医药也广泛应用。泰国有 60% 的人采用传统泰医及中医药疗法。据《宋史·丹眉流国(今泰国)传》,泰国(公元 1001 年)遣使打吉马等人进贡木香、苏木、象牙、紫草、胡黄连等。明朝时,暹罗(今泰国)多次入贡犀角、冰片、蔷薇水等数十种药材。洪武 23 年(公元 1390 年)仅苏木、胡椒、降香就进口 8.5 万 kg。

泰国有植物药 1 500 余种,资源丰富。泰国使用的植物药 1/3 为地产,1/3 由中国进口。泰国主产热带植物药,出口的种类有砂仁、豆蔻、槟榔、胖大海、沉香、儿茶、藤黄、蛇根木、大风子等。泰国出口量最大的 5 种植物药是生姜、姜黄、槟榔、柠檬草、玫瑰。中国出口到泰国的药材每年约 500 万美元,主要有菊花、地黄、茯苓、当归、虫草、黄芪等。

此外,泰国重要的植物药(除上述泰国植物药外)还有:穿心莲 *Andrographis paniculata*、安息香 *Styrax tonkinensis*、大蒜、卡萨蒙纳姜 *Zingiber cassamunar*、芦荟、决明子 *Cassia tora* 等。近年来,泰国还开发了一些新的植物药,在医药、化妆品或食品补充剂方面展示了巨大潜力。如扭序花 *Clinacanthus nutans*、穿心莲、姜黄、截耳瓣鱼藤 *Derris scandens*、波叶青牛胆 *Tinospora crispa*、四棱白粉藤 *Cissus quadrangularis*、铁刀木 *Cassia siamea*、海巴戟 *Morinda citrifolia*、木蝴蝶 *Oroxylum indicum*、翅荚决明 *Cassia alata*、猫须草 *Orthosiphon aristatus*、桂叶老鸦咀 *Thunbergia laurifolia*、番石榴 *Psidium guajava* 等。

1.5 印尼植物药的概况与分布

印尼地跨赤道,是亚洲唯一的南半球国家。森林覆盖面积约 74%,有高等植物 8 万多种,其中有植物药 7 000 多种。不仅有无尽的天角药物资源,还积累着多民族、多文化、极其丰富的医学传统和知识。印尼的传统草药制剂称为佳木(JAMU)。佳木是印尼当地优良草药制剂的统称,不仅涉及壮阳药、妇科药,也包括治疗常见病的胃肠药、抗风湿药、哮喘药等;剂型有粉剂、片剂及液体制。近年来,印尼传统医药市场每年以 15% 的速度增长,超过 300 万人从事传统医药行业,大小传统医药行业有 1 200 多家,产品数千计。政府已在 12 个省的医院里建立了传统医药中心,优先开发的品种有姜黄、穿心莲、积雪草、姜和大高良姜(*Alpinia galanga*)。这 5 种植物在佳木中出现的频率最高,有的产品已注册商标。

2 南亚植物药的概况与分布

南亚位于亚洲大陆南部。以南亚次大陆为主体,包括印度洋上的众多岛屿。南亚地区包括印度、巴基斯坦、孟加拉国、斯里兰卡、尼泊尔、不丹、马尔代夫。总面积 435 万 km²。大部分地区属热带季风气候,雨量充沛,物种资源丰富。以印度传统医学理论为指导,有完整的理论系统(阿育吠陀 Ayurvedo 理论为主)和医学体系,实践经验丰富。

2.1　印度植物药的概况与分布

印度是世界三大传统医学的诞生地之一,是传统医药的大国。印度的传统医学起源于公元前 3000 年前后,主要包括阿育吠陀(Ayurvedo)医学、锡达(Siddha)医学、尤纳尼(Unani)医学和顺势疗法(Homoeopathy)。此外,还有一些小医学体系和疗法,如安琪(Amchi)医学、瑜伽(Yoga)等,其中阿育吠陀医学应用最为广泛。阿育吠陀是关于植物和医学的知识。在梵文中“阿育”意为生命,“吠陀”意为知识、学问。阿育吠陀意指生命之学,是印度医学理论的源头。阿育吠陀涉及人体的 4 个部分,即肉体、思想、智慧和灵魂。它主张人通过饮食、医疗和养生手段来祛病、健身和延寿,强调整体思想及天人相应的理念。今人通常以阿育吠陀医学来指称印度传统医学。

南亚其他一些国家的传统医学也源于印度的阿育吠陀医学。其基本理念是宇宙万物中构成人体的三要素是空气为风,火为暴怒,水为痰。三要素失衡导致各种疾病。引发要素失衡的主要原因是寒或热失调。治疗疾病时需服用寒性或热性药物,以恢复冷热平衡。

印度有种子植物 45 000 种,植物药 5 000 多种,其中较为主要的有 2 500 余种。阿育吠陀医学相关文献记载的植物药有 3 000 余种,至今仍有 300 种左右草药在普遍使用。印度生产的药用植物和芳香植物在全世界具有重要的地位,2005 年出口植物药产值达 6.85 亿美元,仅喜马拉雅山区就有 5 000 万人从事药物的生产和采集。如印度中央药物研究所每年分 7 个小组到野外调查,先后收集植物标本 3 000 多种,已筛选 170 种有效成分。例如从相思豆中提取到有避孕作用成分;北方邦所属的 Ayuruada 研究所从 100 种植物中,发现 29 种有避孕作用的成分,有 50 种树皮有药用价值。

印度人工栽培的大宗药材有颠茄、金鸡纳、麦角、长春花、芦荟、齿阿米、萝芙木、番泻叶、吐根、鸦片、黄花蒿等。三角叶薯蓣用组织培养育苗,移植到大田的植株已达 2m 多高,其有效成分含量达 30%。在印度,睡茄 *Withania somnifera* 于过去的近 3 年中作为滋补品已广为人知,被称为“印度人参”,能增强人的力量和精力。它有滋补、催情、清脑、镇静、安神、催眠等作用,并已被现代医学证实,在西方国家中也广为应用。积雪草 *Centella asiatica* 是阿育吠陀医学的常用药物,有滋补、镇静、加强神经功能、增强记忆、集中注意力等作用,具有缓解炎症、加快伤口愈合功能。印度植物药齿叶乳香树 *Boswellia serrata* 等经临床研究证明能有效治疗各种炎症,如支气管哮喘、溃疡性大肠炎、关节炎等,还能缓解关节炎患者的晨僵、肿胀和疼痛。印度楝 *Azadirachta indica* 是印度最常用草药,具有抗炎、解热、抗微生物、愈伤、驱杀肠道寄生虫、抗疟等功效。

2.2 巴基斯坦植物药的概况与分布

巴基斯坦应用传统医药的历史可追溯到公元 7 世纪,应用的植物药种类也很多,常用药约 300 种。目前,已形成化学药、植物提取有效成分制剂和传统尤纳尼(Unani)药物 3 类药物齐头并进发展的局面。但以现代医药(化学药)占主导地位。

巴基斯坦研究植物药,从本国实际出发,立足资源优势,针对常见多发病和心血管病、癌症等疑难病,已完成从 345 种植物中筛选抗癌活性成分的研究;从 400种尤纳尼传统药中筛选避孕药的研究;从洋甘菊中提取芳香物质、水飞蓟中提取水飞蓟素,柠檬草中提取柠檬醛合成维生素 A 等的研究。目前,主要研究夹竹桃植物的生物碱,并开展种植、引种生物碱含量高的植物品种的研究。

传统尤纳尼药物历史悠久,确有疗效,大多用作传统医药的处方药,有草药汤剂或粉末剂,内服或外用,也有成药使用的。巴基斯坦传统药企业有近百家(包括合成药厂附有的植物药车间),但规模都比较小,加工和产量较低。

2.3 尼泊尔植物药的概况和分布

尼泊尔传统医药的应用可追溯到公元前 500 年,广泛采用阿育吠陀医学体系的药物,约有 7 000 种植物药,植物种类丰富。现已发现的作为植物药材使用的有700 多种,通常进入市场贸易的约 100 种,年产量 2 000 t 左右。大量出口的植物药材有:菖蒲 Acorus calamus、藤金合欢 Acacia concinna、异叶乌头 Aconitum heterophyllum、总序天门冬 Asparagus racemosus、柴桂 Cinnamomum tamala、锡兰桂皮 Cinnamomum zeylanicum、三角叶薯蓣 Dioscorea deltoidea、石松 Lycopodium clavatum、匙叶甘松 Nardostachys grandiflora、七叶一枝花 Paris polyphylla、胡黄连 Picrorhiza scrophularii flora、青藏茜草 Rubia manjith、印度獐牙菜 Swertia chirata、蜘蛛香 Valeriana jatamansi、竹叶花椒 Zanthoxylum armatum。

南亚重要的传统植物药还有:高良姜 Alpinia officinarum(根茎有健胃、祛风、助消化、止呕作用);印防己 Anamirta cocculus(叶、果:杀外部寄生虫、抗菌、收敛,治皮肤病);穿心莲 Andrographis paniculata(全草:抗菌、消炎,治腹泻和痢疾);毛喉鞘蕊花 Coleus forskohlii(全草:用于消化系统疾病,治心力衰竭、青光眼、支气管哮喘);柠檬草 Cymbopogon citratus(全草:有镇静、解热、健胃作用);散沫花 Lawsonia inermis(花:有收敛、抗菌、抗原虫、驱肠虫作用);家黑种草 Nigella sativa(种子:有滋补、解痉、利尿作用);库洛胡黄连 Picrorhiza kurroa(全草:免疫促进剂);蒌叶 Piper betle(叶、果实:消炎,治胃痛);印车前 Plantago ovata(种子:通便、降血糖、降血脂);檀香 Santalum album(木部、树皮:治尿道疾病、膀胱炎、淋病等);诃子 Terminalia chebula(果实:有轻泻、收敛、助消化、抗菌作用)。

第二节　欧洲植物药的概况与分布

欧洲位于欧亚大陆西部，北靠北冰洋，西濒大西洋，南濒地中海和黑海，东北部与亚洲相连。欧洲实际上是亚洲大陆西部向大西洋伸出的大半岛。面积1 016万km²（包括附属岛屿），有45个国家。平原广阔，占全洲面积的60％，大部分处于温带。西北部受北大西洋暖流影响，冬湿夏凉，为经典的海洋性气候；南部冬季温暖，夏季干热，为地中海式气候；东部冬季较冷，为温和的大陆性气候。自然植被西部温带阔叶林占优势，南部地中海沿岸有油橄榄、检皮栎等亚热带植物，东北部有广大的针叶林。

世界上每种医学传统的发展都有其疾病发生的基本理论。在欧洲，理解和解释疾病的主要理论为"四体液病理学说"。这一学说是由西方医学奠基人、"欧洲医学之父"、古希腊医师希波克拉底（Hippocrates，公元前460—公元前377年）提出的。他不仅重视卫生饮食疗法，也关注药物治疗。他的医学观点对后来的西方医学发展有巨大影响。"四体液病理学说"是从恩培多克勒（Empedocles，公元前504—公元前403年）的四元素学说发展而来。4种体液是指血液（空气、热和湿）、黄胆汁（火、热和干）、黑胆汁（土、冷和干）和黏液（水、冷和湿）。在健康人体中4种体液处于平衡状态，失去平衡就产生疾病。医生的职责就是维持人体4种体液的平衡。在人体中有一种控制体液，能主宰其他体液，并形成新的平衡。这种控制体液决定着个人的生理和心理特征，如多血质的人表现为活泼好动、思维敏捷，但不踏实，情感发生迅速而不持久；黄胆汁属热和干，多黄胆汁的人易发怒；黑胆汁属冷而干，多黑胆汁的人喜沉思；黏液属冷和湿，多黏液的人拘谨、懒惰，反应迟钝。

希波克拉底曾广泛应用植物药治病，提出产妇咀嚼有苦味的柳树叶可治疗产后疼痛，吃洋葱有益于视力；并广泛应用植物药作泻剂、吐剂、利尿剂和麻醉剂。"西方植物学之父"德奥弗拉斯德（Theophrastus，公元前371—公元前286年）在西方现存最早的药物专著《植物问答录》中对植物药作了系统记述。古罗马科学家塞尔萨斯（Celsas，公元前1世纪至公元1世纪）在公元25—35年编写了一部包括医学在内的百科全书，按效用分类排列，在泻下药类中，有芦荟、藜芦、海大戟等；麻醉药类有鸦片、莨菪；外伤药类有麝香草油、树脂、松节油等。古罗马博物学家普利尼（Plinius，公元23—79年）在《博物史》中记载有600种植物药。

西方药物学先驱戴奥斯柯瑞迪（Pedanius Dioscorides，公元40—90年）是第一位权威的草药医学专家，希腊人，出生于土耳其，是古罗马尼禄王军团中的外科医生。他随军征战，由德国至中东，收集了大量植物、动物和矿物，并实验其药性。公元78年，他出版了《药物学》，记述了900余种药物，其中有600种植物药，包括芦荟、洋茴芹、桂皮、茴香、牛至、罂粟、大黄和百里香等，并记述了它们的效用、剂量等

17

内容。该书还记述了军事用药,如创伤药,还包括了大量民间用药。书中约有 100
种草药至今还收载于现代药物百科全书中,1450 年,该书再次翻译出版,成为标准
的医学参考书,其影响达 1 500 年之久,直至 17 世纪,该书仍是医学教育的主要参
考书之一。当戴奥斯柯瑞迪回到罗马时,普利尼主持和组织了 400 位作者编写和
绘制了巨著《自然史》(共 37 卷),其中 12~19 卷为植物学卷,20~27 卷为草药卷,
记载了当时的草药知识,至今仍有广泛的影响。以上两本著作中都记述了当时最
有影响的草药,如药用茄参 *Mandragora officinarum*,根分叉,似人形,有奇特的
治疗作用,可治疗多种疾病,如失眠、腿部疾患等。15 世纪前,欧洲的草药传统经
验主要是世代言传身授。15 世纪后,欧洲国家开始以不同语言出版有关草药著
作,普及草药知识及其应用,并推动了草药的出口和贸易。

希腊医师盖伦(Claudius Galenus,公元 129—200 年)是继希波克拉底之后的
欧洲古代医学理论家,生于希腊,30 多岁时到达罗马,成为国王的御医。他研究和
总结了希腊和埃及的医学实践,写了 300 多部著作,将早期的医学理论与观念融为
一体,确立了体液病理学说的最终形式。盖伦在其处方集中记载了 540 种植物药,
包括用植物药组成的治疗处方,如用胡椒治疗间日疟和三日疟;用洋芫荽和芹菜治
疗肾脏病;用黑胡椒、藏红花、鸦片、胡萝卜籽、茴香籽、欧芹籽等制成软膏治疗牙
痛。到 9 世纪,盖伦的著作被翻译并传至阿拉伯国家,从而影响了中世纪阿拉伯医
学传统。中世纪后,盖伦的著作又由阿拉伯文译为拉丁文。16—17 世纪,一些欧
洲的医学院校仍在教授盖伦的著作,并使用着元素平衡的医疗方法,如放血疗法和
清洗疗法。当时的草药医学中多是用单味药或小复方。盖伦提出了除应用植物药
外,还可应用一些动物药和矿物药,并可应用多味药的复方。盖伦的医学思想在
16 世纪以前一直占据欧洲医学界的主导地位。

从 17 世纪开始,在欧洲出现了忽视本地草药的倾向。当时有 20% 的植物药
是欧洲药商从国外进口的。在城市中,随着现代医学的发展,产生了轻视和丢弃草
药医学的现象。19 世纪末,现代医学在欧洲占据了垄断地位,没有行医资格认证
的草药医生被认为是非法行医者。在希腊,传统的草药医生受到迫害,甚至被称为
"骗子"、"庸医"。在法国、意大利,草药医生的医疗范围受到限制。

自 19 世纪从鸦片中分离出吗啡之后,多种植物药有效成分被分离出来。
20 世纪 20—30 年代后,化学合成药物不断面世,包括植物药在内的天然药物逐步
被排弃和取代。随着疾病谱的改变,人们期待安全、高效、无毒而廉价的新药问世。
20 世纪 70 年代初,世界上出现了"回归大自然"、"回到植物药(天然药物)中去"的
呼声,应用天然药物为特征的传统医药日益受到重视。目前,欧洲草药医生的医疗
方式有了显著变化,很多欧洲国家的草药医生用现代医学方法诊断疾病,然后选用
适宜的植物药进行治疗,并建议病人采用合理的饮食和生活方式,即依靠自身的再
生活力抵抗疾病和恢复健康。如胃溃疡病人应用的草药有旋果蚊子草 *Filipen-*

dula ulmaria、母菊 *Chamomilla recutita*、药蜀葵 *Althaea officinalis* 和颠茄 *Atropa belladonna*，用以消炎、收敛，保护胃黏膜，减少胃酸。此外，还提出要改善饮食习惯，如吃非酸性的蔬菜和水果，并建议病人消除紧张和抑郁情绪。在欧洲应用当地草药的医生很多，如瑞士、德国、意大利的草药医生习惯使用高山植物，如山金车 *Arnica montana*、欧洲白头翁 *Anemone pulsatilla*；法国草药医生则习用药用聚合草 *Symphytum officinale*。欧洲应用外来草药也较多，如从中国引进的银杏，用于改善脑部血液循环，加强记忆力。目前在法国已大量栽培银杏。在欧洲，非处方药物的销售增长很快，1990—1995 年，英国的非处方药物销售量就增长了 25%。草药和自然疗法在德国受到重视，西医也开草药处方。在英国，草药医生多受过现代医学教育，他们应用草药只是作为现代医学治疗的补充。西班牙的传统草药医生仍以"师带徒"的方式学习草药医学，自己采收、加工草药，自己使用。目前，欧盟正计划通过立法，对各种类型的草药医疗形式加强管理。德国十分注重草药的整理、研究和应用。1978 年，前西德食品药品管理局组织专家组（E 委员会）收集、整理了 650 种草药的科学文献资料，出版了 300 多种安全、有效、副作用和用量明确的草药专著。现在西欧草药市场比较发达，1994 年欧共体（德国、法国、英国、意大利、丹麦、西班牙、比利时、荷兰、葡萄牙、爱尔兰、希腊及卢森堡）的草药市场销售利润总值达 18.50 亿英镑，其中德国达 14 亿英镑，法国 1.16 亿英镑，英国 0.88 亿英镑，意大利 0.82 亿英镑。1995—1999 年，西欧草药市场仍保持高增长势头，绝大多数国家年均增长 9% 以上。

欧洲的药用植物大部分为温带和寒温带植物，约有 1 500 种。除前面提及的之外，具有代表性的还有：黑莓 *Rubus fruticosus* 有利尿作用；水飞蓟 *Silybum marianum* 用于保肝；黑接骨木 *Sambucus nigra* 有解热作用；药用鼠尾草 *Salvia officinalis* 为食用草药；锐齿山楂 *Crataegus oxyacantha* 有强心作用；药用报春 *Primula veris* 有镇静作用；百里香 *Thymus vulgaris* 有抗菌作用；毛地黄 *Digitalis purpurea* 有强心作用；三色堇 *Viola tricolor* 有祛痰、止咳作用；薰衣草 *Lavandula officinalis* 治昆虫咬伤；贯叶连翘 *Hypericum perforatum* 收敛，抗菌，治疗紧张、焦虑；缬草 *Valeriana officinalis* 缓解精神紧张；毛果一枝黄花 *Solidago virgaurea* 用于喉痛、出血、尿道疾病；金盏菊 *Calendula officinalis* 用于皮肤消炎；忽布 *Humulus lupulus* 有镇静和增进消化功能；小白菊 *Tanacetum parthenium* 治偏头痛；蓍草 *Achillea millefolium* 止血；穗花黄荆 *Vitex agnus-castus* 调经；大荨麻 *Urtica dioica* 治疗贫血；神香草 *Hyssopus officinalis* 治疗胸膜炎；迷迭香 *Rosmarinus officinalis* 改善记忆力；欧洲荚蒾 *Viburnum opulus* 有松弛肌肉作用。

第三节　非洲植物药的概况与分布

　　非洲位于东半球西南部、亚洲西南面和欧洲南面,总面积 3 020 万 km²,约占世界陆地面积的 20%,为全球第二大洲。非洲有 54 个国家和 5 个地区。非洲大陆为一大高原,平均海拔 750 m,东南大部分在海拔 1 000 m 以上,称为高非洲,西北大部分在海拔 500 m 以下,称为低非洲。低非洲的绝大部分属亚热带气候,年平均气温在 20℃ 以上。赤道附近终年湿热,多雨林;南北回归线一带,尤其是北部大陆干旱少雨,多沙漠;沙漠和雨林之间是广阔的热带草原。非洲是生物多样性最丰富的地区,物种相当丰富,具地方特色,也是特别易受威胁的地区。据报道,非洲有植物种类至少为 4 万余种。热带雨林和热带草原盛产热带植物,如油棕、可可、剑麻、丁香等均居世界首位;咖啡、橡胶、椰子、腰果、香蕉也占重要地位;热带沙漠盛产阿拉伯树胶、椰枣、棉花等;地中海气候地区的亚热带冬雨型地带盛产葡萄、油橄榄、柑橘等亚热带水果;北非地区还盛产栓皮栎软木。

　　非洲传统医药具有悠久的历史,是非洲文化宝库中的一个重要组成部分,很多国家都有自己的传统医药。当前非洲大陆 80% 的人口仍使用传统医药。传统医药在保护人们身体健康方面发挥着重要的作用。多数非洲国家往往是以现代医学为主导,传统草药医师、巫医与现代医疗手段并存。

　　非洲传统医学将宗教的概念和民间医生所掌握的有关病因、分类、诊断、治疗,以及对人体解剖学和生理学知识掺和在一起,对于一些药材也有一套炮制和使用的方法。非洲的传统医学医生的医疗活动常常将宗教仪式、占卜与草药治疗混合使用。在非洲大部分地区,一些较轻微的疾病,如头痛、咳嗽,通常被认为是由自然引起的,可自行治疗,不必求助巫医。对于较严重的病或长时间不愈的小病则需要求助于占卜或草药。非洲草药可以一切方法用于人体的各个部位,包括口服剂、灌肠剂、吸入烟气、阴道制剂、经尿道给药的液体制剂、皮肤制剂以及用于眼、耳、鼻的洗剂、滴剂。灌肠剂在撒哈拉国家比较流行,祖鲁人甚至每周灌肠 3 次。据估计,南非东北部的索韦托镇每月要做 100 万次灌肠。非洲另一特色制剂是所谓的"咀嚼刷子",即将植物制成铅笔大小的棍棒,咀嚼一端,直至形成刷子。此法广泛用于牙齿的护理,因某些植物棍棒具有抗菌作用。

　　使用传统医药治疗疾病,在非洲可追溯到远古时代。古埃及的著作证实了草药在北非已有上千年的使用历史。在《埃伯斯古医籍》一书(约公元前 1500 年,是幸存下来的最古老药用著作之一)中,记载有 870 多种处方和配方,700 多种药用草药。这些草药中包括欧龙胆 *Gentiana lutea*、芦荟 *Aloe vera* 和罂粟 *Papaver somniferum*,治疗的范围从胸部疾病到鳄鱼咬伤,由这部著作和其他埃及医疗著作提出的医药治疗技术,在希腊、罗马和其他阿拉伯国家构成了古典治疗实践的理论性依据。目前,非洲多数国家都制定了传统医药、补充与替代医学的法律、法规,草药产品可以作为处方药或非处方药在药房销售。如埃及有约 600 种注册草药产品,加纳有 240 个注册草药,尼日尔有 339 种药材标准,尼日利亚有 107 个注册草药。

　　非洲有药用植物 2 500～3 000 种。非洲药用植物的研究与开发利用已受到世界各国的瞩目和重视。将传统药用植物和有毒植物作为关注焦点的民族药理学,为新药的开发提供了有巨大吸引力的新途径。非洲西部一些国家,如刚果、加蓬等国的居民用伊波加木 Tabernanthe iboga 的根、叶、茎木、树皮在宗教仪式上作为饮料和咀嚼用,有兴奋、致幻和消除疲劳的作用。经研究证明,它们含有的伊波加因(Ibogaine)有兴奋、调节和戒毒作用,并已应用。分布于中非和南非的、治疗泌尿系统疾病的传统草药非洲臀果木 Prunus africana 经法国、意大利研究,证实其提取物可增加前列腺的分泌作用,降低胆固醇水平,在西方一些国家已用于治疗前列腺肥大、骨盆和前列腺充血。原产于马达加斯加的长春花 Vinca rosea,经研究,从中发现了抗癌药长春碱和长春新碱等;治疗新生儿窒息的咖啡因来自非洲的可乐果属 Cola 植物;治疗痛风的秋水仙碱来自非洲的黄花嘉兰 Gloriosa superba;治疗糖尿病的白叶藤碱来自原产非洲的血红白叶藤 Cryptolepis sanguinolenta;治疗早老性痴呆和狂躁症的加兰他敏来自非洲的三花全能花(拟)Pancratium trianthum;治疗癌症的小金梅草苷 Hypoxoside 来自原产非洲的小金梅草属植物 Hypoxis spp.;坦桑尼亚和卢旺达的 Nyambo 族猎人用作箭毒的马钱属植物 Strychnos usambarensis(也曾被南美印第安人制成箭毒)的根皮中含具有使肌肉松弛作用的生物碱;用作皮肤血管扩张剂的水杨酸甲酯也是来自非洲的长梗蝉翼藤 Securidaca longipedunculata;治疗早老性痴呆的毒扁豆碱也来自原产非洲的毒扁豆 Physostigma venenosum;治疗心脏衰竭的毒毛旋花子苷 G 也来自原产非洲的苦毒毛旋花 Strophanthus gratus;治疗高血压的利血平来自非洲的催吐萝芙木 Rauvolfia vomitoria;治疗癌症的长春碱和醛基长春碱来自非洲原产的长春花 Catharanthus roseus;治疗勃起功能障碍的育亨宾也是来自非洲原产的育亨宾树 Pausinystalia yohimbe。由此可见,非洲传统药物为人类做出过重要贡献。

　　值得一提的还有血红白叶藤,加纳的巫医曾用其根的水提取物治疗糖尿病的某些症状。后经临床证实,该植物根的水提取物确实能降低 Ⅱ 型糖尿病患者的血糖水平。进一步鉴定表明,其所含的白叶藤碱 Cryptolepine 是主要降糖活性成分。白叶藤碱现已成为开发抗糖尿病新药的先导化合物。此外,在荷兰,用非洲特有植物线状芳香木 Aspalathus linearia 制成了一种不含咖啡因、可代替绿茶的饮料补充剂;还用非洲传统草药南非钩藤 Harpagophytum procumbens 制成了抗风湿病和治疗下背痛的饮食补充剂。在德国,也拥有巨大的草药处方药市场,其中包括有用非洲产天竺葵属植物 Pelargonium reniforme 和 P. sidoides 制成的治疗上呼吸道感染药 Umckaloabo 和用非洲植物乌扎拉藤(拟)*Xysmalobium undula-tum* 研制成治疗腹泻的 Uzara 2 种药物。南非纳米比亚游牧民族桑人常用沙漠仙人掌 *Hoodia pilifera* 的肉质茎来抑制食欲和口渴;在美国,现正将其成功开发为减肥和治疗肥胖的药物。从南非至北非、阿拉伯和印度均分布有牙刷树 *Salvadora persica*,其根被广泛用于清洁牙齿,现已用其制成牙膏"Miswak",有助于保护牙齿和牙龈。在坦桑尼亚等国,通过动物生药学发现了阿皮迪菊 *Aspilia mossambicensis* 和扁桃斑鸠菊 *Vernonia amygdalina* 有驱杀寄生虫、抗菌和抗癌作用。

非洲重要的植物药还有:阿米芹 *Ammi visnaga*(果实:解痉、平喘、松弛肌肉作用);阿拉伯金合欢 *Acacia arabica*(树皮:驱虫、降血糖);布枯短叶 *Agathosma betulina*(叶:有兴奋、利尿作用);绿色土蜜树 *Bridelia ferruginea*(叶:用于糖尿病);番泻 *Cassia angustifolia*(叶:用于通便、腹胀、水肿等);巧茶 *Catha edulis*(叶、嫩枝:咀嚼能减轻抑郁、饥饿,增强性欲);长角豆 *Ceratonia siliqua*(果实和树皮:驱虫、收敛,治腹泻);没药 *Commiphora myrrha*(油胶树脂:抗菌、消炎、解热、解痉、驱风、防腐);孜然芹 *Cuminum cyminum*(果实:治疗消化系统疾病,为著名的调味品);瓜尔豆 *Cyamopsis tetragonoloba*(种子:有稳定血糖、降血脂作用);丁香 *Eugenia caryophyllata*(花蕾:杀菌、麻醉、驱风、镇静);哈龙珈 *Harongana madagascariensis*(树皮、叶:缓泻、治痢疾);非洲防己 *Jateorhiza palmata*(块茎:有降血压、兴奋子宫、抗菌作用);十二蕊商陆 *Phytolacca dodecandra*(果实:有治血吸虫病、杀精子、堕胎作用);洋茴芹 *Pimpinella anisum*(果实:有抗菌、消炎、平喘、驱风作用);非洲李 *Prunus africa*(叶、果皮:用于巫术、毒鱼、尿道疾病);罗望子 *Tamarindus indica*(果实:助消化、除腹胀、缓解咽喉疼痛);奇异果 *Thaumatococcus daniellii*(果实:甜味剂);胡芦巴 *Trigonella foenum-graecum*(种子:用于妇科疾病、糖尿病)。

第四节　美洲植物药的概况与分布

1　北美洲植物药的概况与分布

北美洲位于西半球北部,东濒大西洋,西临太平洋,北滨北冰洋,南以巴拿马运河为界与南美洲相连。北美洲总面积约 2 422.8 万 km²(包括附近岛屿),约占世界陆地面积的 16%。印第安人为北美洲的原居民,现在欧洲移民已成为主要居民。北美洲东部和西部均为山地高原,中部为平原,山地高原占全洲面积的 56%,平原约占 20%。北美洲地跨寒带、温带和热带,自然资源丰富,森林面积占全洲的

30％,草原占 14.5％。北美洲有 23 个国家和十几个地区。美国和加拿大是北美洲的两个大国,也是北美洲的工业主体。

从加拿大、美国阿拉斯加的北极荒野到巴拿马,中美、北美的热带地区分布着多样性的地理区域和港湾,也分布着丰富的植物药资源。北美约有植物药 1 000 种。加拿大的西洋参产量居世界之首,约占全世界总产量的 60％。原产美洲的玉蜀黍、可可树、辣椒和向日葵等已被引种至欧洲、亚洲和非洲等一些国家。同时,也有一些从外地引进的植物,如 16 世纪以前,从东半球引入的有肉豆蔻、罗望子等。

如今,北美洲一些国家的乡村还有使用草药防治疾病的,特别是危地马拉和墨西哥。墨西哥草药医学传统受到阿孜台克人(墨西哥印第安人)、玛雅人(中美洲印第安人)和西班牙人的影响。第一部美洲草药著作 **The Badinus Manuscript**(1552 年)记载了 251 种墨西哥植物药,其中包括匍匐特那树 *Turnera diffusa*,玛雅人用作催情药;墨西哥合欢 *Prosopis juliflora*,阿孜台克人用作眼疾的洗剂。这些草药至今仍和欧洲草药,如唇萼薄荷 *Mentha pulegium*、百里香 *Thymus vulgaris* 等一起使用。据估计,墨西哥目前应用的草药中有 65％来源于欧洲。北美洲一些国家,如多米尼加、尼加拉瓜还鼓励居民使用地方草药,古巴在医疗处方中也增加了草药种类。加拿大原居民印第安人和因纽特人至今仍使用着本民族的许多传统药,如鼠李、北美黄连等。

整个加勒比海地区仍然普遍使用着草药,广泛使用的种类,如香茅 *Cymbopogon citratus* 用于解热;苦瓜 *Momordica charantia* 用于降血糖、治疗糖尿病和与其相关的疾病。加勒比海地区不同岛屿的居民用药习惯往往不同,如来自西非移民的约鲁巴人就保持了母国的习惯,认为草药除治疗疾病外,还带有某种魔力,如将烟草、蒜、辣椒等用作原始文化的占卜。从西伯利亚到亚马孙地区,萨满教教区居民认为在严重的疾病中,病人的灵魂已被邪恶的力量夺走。僧侣(教士)或医生的作用,既治疗身体上的疾病又治疗灵魂方面的疾病。病人的疾病直到他们的灵魂从邪恶的幽灵中摆脱出来后才能得到完全的治愈。萨满教召回患病者灵魂的仪式,包括跳舞、有节奏地反复呼喊、击鼓、玩弄把戏、搅拌灰尘或泼洒酒水。僧侣或医生通过让病人服用如魔根 *Lophophora williamsii* 膏之类的麻醉剂后便能使病人达到圣灵世界和治愈疾病。美洲当地文化中,草药也占有重要地位,其中有些具有神奇的力量。易洛魁人(北美印第安人)用红山梗菜 *Lobelia cardinalis* 或北美山梗菜 *Lobelia inflata* 及七爪龙 *Ipomoea pendurata* 治疗咳嗽、结核等病症。这些草药既有治疗作用,也有毒性,如七爪龙,人触摸后甚至会中毒。因此,在采收、加工、应用这些草药时均需特别注意安全。当地居民用以上草药的煎剂和向日葵种子作为春天和秋天祭祀时的贡品。烟草是一种成瘾性药物,美洲土著居民将其作为神圣的萨满教草药,认为用烟草作祭品可以减轻灾害,减少疾病。

17 世纪早期,首批欧洲开拓者到达北美洲,他们在很大程度上依靠进口草药和一些在北美洲东部难以生长的欧洲草药,轻视土著的草药医学,并倾向于采取消除草药医学的做法。后来,他们开始了解当地的草药治疗方法,如应用灰胡桃 *Juglans cinerea* 的树皮作为泻药和催吐剂。北美居民习惯于应用催吐剂、泻剂、刺激剂、发汗剂和蒸汽浴,以达到保健身体和治疗感染与损伤的目的。这一治疗系统应用的主要草药是有刺激作用的辣椒和有催吐、通便及刺激作用的山梗菜,以升高体温和扩张血管,增强机体对疾病的抵抗力,并促进创伤的康复。1909 年以后,在北美草药医学与现代医学结合的基础上形成了自然医学,认为胃是疾病之源,因而应用催吐剂来清洁器官,如应用有致泻作用的垂序商陆 *Phytolacca decandra*、有免疫促进剂作用的紫锥菊 *Echinacea purpurea*、有滋补消炎作用的北美黄连 *Hydrastis canadensis* 等。

20 世纪早期,美国草药医学的发展急剧下降,美国的一些州中,草药医生不能取得医师资格,医学院校中也不设置草药医学课程。在加拿大,某些学校虽提供草药医师执业证件,但草药医生只能在习惯应用草药的少数地区存在。这时,从草药中寻找新的医疗活性成分比应用草药更受到重视。绒毛薯蓣 *Dioscorea villosa* 就是最好的例子。墨西哥阿孜台克人用其治疗风湿病和作镇痛剂。1942 年,发现其含有甾体成分薯蓣皂苷元,有类似人体雌性激素之一的孕甾酮的作用。1950 年,墨西哥 Syntex 制药公司首次生产了从绒毛薯蓣中提取的皂苷元合成的避孕药丸。

1994 年,美国颁布了《饮食补充剂健康与教育法》,将草药、运动营养品、氨基酸、顺势疗法产品和功能食品通称为饮食补充剂。草药以饮食补充剂的形式使用,在药房、健康食品商店和超市都有出售。美国人对草药的重视程度日益增长,发表和出版关于草药的文章及著作很多。65 岁以上的老人中,有 40% 的人信任替代医学和草药。贯叶连翘的销售量,1997 年是 1995 年的 40 倍。从 1997 年开始,国家补充医学和替代医学中心斥资 600 万美元,对草药补充剂进行较系统的临床研究,取得了很大的进展。

大量的科研报道证实了很多植物药的确切疗效,并已推广应用。如贯叶连翘 *Hypericum perforatum* 用于治疗抑郁症;紫锥菊 *Echinacea purpurea* 治疗感冒;小白菊 *Tanacetum parthenium* 治疗偏头痛;大果越橘 *Vaccnium macrocarpon* 治疗尿路感染;银杏 *Ginkgo biloba* 治疗老年痴呆症;锯叶棕 *Serenoa repens* 治疗前列腺增生症等。

北美使用的草药还有:玉蜀黍治疗尿道疾病;糙枝榆 *Ulmus rubra* 治疗胸腔疾病;紫苞泽兰 *Eupatorium purpureum* 治疗尿道疾病;美洲花椒 *Zanthoxylum americanum* 可改善血液循环;山梗菜、北美黄连、垂序商陆、侧花黄芩 *Scutellaria laterifolia* 为强力松弛药;欧洲荚蒾 *Viburnum opulus* 为肌肉弛缓剂;块茎马利筋 *Asclepias tuberosa* 解热;北美金缕梅 *Hamamelis virginiana*、鳄梨 *Persea americana* 有滋补作用;花菱草 *Eschscholzia californica* 可改善睡眠;欧洲类叶牡丹 *Caulo-*

phyllum thalictroides 有子宫刺激作用；月见草 *Oenothera biennis* 有滋补、降血脂作用；总状升麻 *Cimicifuga racemosa* 治风湿病；辣椒、葡匋特那树 *Turnera diffusa* 有缓解紧张的作用；黄矮百合 *Chamaelirium luteum* 用于预防流产等。

2　拉丁美洲植物药的概况与分布

拉丁美洲为美国以南所有美洲地区的通称。这一地区长期沦为拉丁语族西班牙和葡萄牙的殖民地。拉丁美洲有 18 个国家通行西班牙语，巴西通行葡萄牙语，巴拿马、特立尼达和多巴哥通行英语，海地通行法语，总面积 2 056.7 万 km²。拉丁美洲包括了中美洲、西印度群岛和南美洲。

中美洲指墨西哥以南、哥伦比亚以北的美洲中部地区，东临大西洋，西濒太平洋，是连接南、北美洲的狭长陆地，总面积 52.3 万 km²。其中包括危地马拉、萨尔瓦多、洪都拉斯、尼加拉瓜、哥斯达黎加、巴拿马、伯利兹 7 国。

西印度群岛位于大西洋及其属海墨西哥湾和加勒比海之间，由 1 200 多个岛屿和暗礁等组成。包括海地、古巴、多米尼加等 14 个国家。

南美洲东濒大西洋，西临太平洋，北接加勒比海，南邻德雷克海峡，与南极洲相望，以巴拿马运河为界与北美洲相区分。总面积 1 797 万 km²。其中包括圭亚那、委内瑞拉、哥伦比亚、巴西、厄瓜多尔、秘鲁、玻利维亚、智利、阿根廷、巴拉圭、乌拉圭、苏里南共和国以及法属圭亚那 13 个国家和地区。

南美洲是拉丁美洲的重要组成部分，整个大陆可分为 3 个南北纵列地带，西部为安第斯山脉（是世界上最长的山脉），东部为高原，中部为平原。平原和安第斯山低坡为广阔的热带雨林，是被称为天然热带植物园的亚马孙河流域。南美洲的巴西、秘鲁、智利等国的植物药极其丰富。南美洲的民间医药有着悠久的历史和独特优势。南美洲有两个地区具有大陆性草药传统，即亚马孙地区和奥里诺科河地区。另外一些地区则有不同的植物物种和医学实践，如玻利维亚的安第斯高原、巴拉圭东部润湿平原以及里约热内卢等城市。

在拉丁美洲多数国家许多社会消费水平不高的人群中，使用传统医药来防治疾病还是比较普遍的。如墨西哥南部居住有近 1 000 万印第安人，约占全国人口的 10%，他们仍然保持着利用植物、动物、矿物药来防治疾病的传统。在 Puebla 州和 Nayarte 州有 2 家传统医学医院，墨西哥南部印第安人居住地区有许多印第安人诊所，应用传统医药作为医疗保健的主要方式。国际野生生物贸易研究组织（TRAFFIC）在厄瓜多尔的一项研究中，发现目前该国仍在使用着 200 多种植物药。拉丁美洲绝大多数国家都颁布了国家药品法和一些关于草药的法规，草药产品被归类为处方药、饮食补充剂、健康食品和功能性食品，可以在药房销售或通过特殊途径销售。依据有关法规，草药产品可以有医学、营养成分和结构、功能说明。

厄瓜多尔在药用植物纲要（2000 年）中，有 63 个有关草药的国家标准。很多国家建立了草药产品注册体系，萨尔瓦多有 51 种草药产品通过了注册；哥斯达黎加有 359 种草药产品通过了注册；玻利维亚有 52 种草药产品通过了注册。

拉丁美洲的传统医药文明有着悠久的历史。其药物资源极其丰富，应用的药用植物有 5 000 多种，仅墨西哥就有约 3 000 种。拉丁美洲是世界农业摇篮之一，众多粮食作物，如玉蜀黍、马铃薯、番茄、南瓜、木薯、花生、甘薯等均起源于此。拉丁美洲传统医药有着印第安传统医学的体系，也受到西班牙、欧洲、印度和非洲传统医学的影响。拉丁美洲也是探寻新药的重要地区，如古柯碱的基原植物古柯 *Erythroxylum coca*、甾体激素原料植物绒毛薯蓣 *Dioscorea villosa* 等都是发现于这一地区。

16 世纪早期，西班牙统治时期，一些欧洲学者就记载了大量当地土著居民使用的草药，最重要的有民间传统的解热草药金鸡纳 *Cinchona officinalis*，其有效成分奎宁用于治疗疟疾已有 300 多年，至今仍广泛使用。另一种重要的南非原产植物马铃薯 *Solanum tuberosum* 在印加栽培，目前已有 60 多个品种，一直用于治疗皮肤病。吐根 *Cephaelis ipecacuanha* 至今仍为非处方药，治疗咳嗽，巴西土著居民用于治疗阿米巴痢疾。巴拉圭茶 *Ilex paraguaryensis* 分布于南美大陆西部地区，制成茶剂，为兴奋性饮料。目前，巴拉圭茶广泛栽培于南非、西班牙和葡萄牙。1950 年以来，一些民族植物学家深入亚马孙土著居民区，总结民间应用草药经验，如发现了热带雨林中的攀援藤本南美防己 *Chondrodendron tomentosum*——一种箭毒植物，用于治疗体液潴留、皮肤青肿和精神病。

众所周知的古柯 *Erythroxylum coca* 也是南美重要的药用植物，用于治疗恶心、呕吐、牙痛和气喘。当地居民用古柯叶沾石灰咀嚼，可降低食欲，增强耐力。土著的亚马孙河地区印第安人和安第斯山地人的文化交融，可以被看作是反映当地人们与植物世界特别关系的一个典型例子。许多不同的神话故事证实了古柯的宗教意义和南美洲的古代起源，重大的仪式和有意义的活动都与古柯叶有联系。把叶与酸橙混合进行咀嚼还能降低食欲，增强耐力。许多能引起幻觉的植物在南美洲的巫术团体中被使用。著名的南美卡技木 *Banisteriopsis cappi* 是一种强效的"药物"，使巫医能够与精神世界灵魂沟通，从而治愈病人的疾病；传教士也用其传递精神活动和治疗疾病。

拉丁美洲的民间医学也受到西方医学（如西班牙）的影响。一些大城市，如拉巴斯（玻利维亚首都）草药市场上也出售欧洲草药；厄瓜多尔既出售原产地中海的洋茴芹 *Pimpinella anisum* 治疗消化道疾病，如腹痛、痉挛，也出售本地产的稀有植物 *Culcitum reflerxum*（菊科），有利尿、解毒作用，用于治疗梅毒。近年来南美草药的研究也取得一些进展，如发现巴西的钟花树 *Tabebuia avellanedae* 能治疗真菌感染、子宫颈炎、艾滋病和癌症。有些地区的医院，如巴西东北部的贝伦和哥伦比亚的波哥大都在应用草药制剂,他们认为草药提取物比从中分离出的单体成分更为有效。

拉丁美洲的主要草药还有:旱金莲 *Tropaeolum majus* 为强力抗菌药,治疗创伤和胸腔感染;竹芋 *Maranta arundinacea* 用于治疗腹泻和皮肤病;柠檬过江藤 *Lippia citriodora* 有镇静作用;波尔多树 *Peumus boldo* 有补肝作用;巴西可可 *Paullinia cupana* 作用似咖啡,种子用于健康食品;皂树 *Quillaja saponaria* 在秘鲁和智利用作祛痰剂;凤梨 *Ananas comosus* 富含维生素 C 和一种消化酶,用于助消化和利尿;南美人参 *Lepidium meyenii* 根有滋补、消除疲劳、增强性功能的作用。

第五节 大洋洲植物药的概况与分布

大洋洲位于太平洋西南部及南部赤道南北广大海域,包括澳大利亚、新西兰、新几内亚岛和波利尼西亚、密克罗尼西亚、美拉尼西亚 3 大岛群,有 14 个国家。大洋洲陆地面积 897 万 km^2,约占地球陆地总面积的 6%。以岛屿为主的大洋洲气候类型多样,大致分为热带和副热带两大类,水热条件优越,生态和生物多样性居世界前列。大洋洲有植物 1 万多种,80% 为特有种。其中仅桉树就有 700 多种,金合欢属 Acacia 植物有 950 种。大洋洲各岛屿盛产椰子、香蕉、可可、橡胶、咖啡等热带作物,也是大叶桉、柠檬桉、互叶白千层(茶树)、柠檬茶树、檀香、南洋杉、木麻黄、蜡菊等重要经济作物的原产地。

1 澳大利亚植物药的概况与分布

澳大利亚是一个多民族国家,土著居民依靠狩猎和采集野生生物谋生。早在 1788 年欧洲人移民到澳大利亚之前,当地土著居民已在这块土地上生活了 6 000 年以上,积累了大量医药方面的实践经验。例如桉树经常被碾碎服用,用于治疗多种常见病,包括呼吸道疾病(流感)。还通过烧热石头煮水来熬制药汤;将草药用于内服或外用。众所周知的皮疹、疖和疥疮,可用金合欢树 *Acacia spp.* 来治疗。在昆士兰州,澳洲鸡骨常山 *Alstonia constricta* 树皮(也叫澳大利亚奎宁)被用来退烧。其他如金合欢树的树皮还有镇静作用,用于治疗感冒、咳嗽、痢疾等;榕树 *Ficus spp.* 用于治疗创伤、感染、金钱癣;白千层属 *Melaleuca* 植物用于治疗感冒、头痛等。据统计,澳大利亚土著居民使用的植物药有 327 种,其中抗炎植物 150 种。

澳大利亚是一个以欧洲文化背景为主的移民国家,以西方现代医学为主,但补充医学或替代医学也是医疗保健体系中的重要组成部分。澳大利亚的补充医学一般是指中医药、印度阿育吠陀医药、西方传统医药和澳大利亚土著医药等。食品补充剂产品在澳大利亚应用情况和管理办法与欧美国家基本一致。许多欧美常用的植物药,如紫锥菊、金盏菊、银杏、缬草、贯叶连翘、薄荷、山楂等在澳大利亚也常应用。一些澳大利亚分布的药用植物越来越受到了世界各国的重视和研究,从中发现了不少有苗头的新药。如对澳洲鸡骨常山的研究,发现了降压药物生物碱利血平。桉树和茶树(白千层)的挥发油作为抗菌剂已在世界范围内广泛应用。澳洲茄 *Solanum aviculare* 已被国际上作为提取甾体激素前体澳洲茄胺的原料,用于生产一些避孕药和可的松类激素的原料药。澳洲粟籽豆 *Castanospermum australe* 所含的多羟基生物碱为葡萄糖苷酶抑制剂,是一种有潜力的治疗艾滋病药物。

2 新西兰植物药的概况与分布

新西兰大部分地区属温带海洋性气候,北部属亚热带气候,南部为温带气候,植物种类约占全世界的 10%,其中有 7.8% 为新西兰特有植物,主要有罗汉松、南洋杉、考里树、新西兰贝壳杉等珍贵树木。其医药管理体制、传统医药、植物药种类均与澳大利亚近似。当地应用最普遍、仅分布于新西兰的植物药桃金娘科扫帚叶澳洲茶 *Leptospermum scoparium*,土著毛利人用其枝、叶治疗关节痛;其叶外用治皮肤感染、瘙痒和湿疹,内服用于催吐、通便、利尿、退热;其树皮外用治背痛、扭伤、皮疹,内服退热、镇静。其枝、叶精油为常用药物和芳香疗法的重要成分,现已发展至商业化规模,开发成 OTC 药物,并向欧、亚大陆出口,出口产品包括精油纯品或精油配制品、乳膏、按摩油、香皂、洗发水和漱口水等。

3 太平洋岛屿国家植物药的概况与分布

太平洋岛屿国家居住着许多土著民族,如毛利人、巴布亚人、塔斯马尼亚人、波利尼西亚人等。这些土著民族使用草药防病治病有着悠久的历史。他们的医疗范围比较局限,未能形成完整的理论体系,病种仅限于一些常见病和外伤疾病。如浅表感染,用草药捣碎治疗创伤或扭伤、接骨、止血等。内服以茶剂(草药浸剂)使用最为普遍。这些草药疗法多是口传身授,很少有文字记载。虽有一些调查报告,但多零星分散,不够完整。以夏威夷群岛为例,据 Handy 等(1934 年)报道,有草药 368 种,其中有植物药 317 种(含海洋藻类、地衣等),动物药 29 种(多为海洋动物),矿物药 12 种。太平洋岛屿最通用的植物药是卡瓦胡椒 *Piper methysticum*,英文名:Kava,是具有宗教、文化和礼仪意义的、代表纯洁和圣洁的植物,在祭祀神灵、王族迎送仪式、长者聚会、社会群体活动中被经常应用。将它做成饮料,大剂量服用可产生欣快感,有增强记忆、刺激大脑神经兴奋的作用,长期以来,被用作催欲药。海巴戟 *Morinda citrifolia*,地方名:Noni,在波利尼西亚各岛国用于抗感染和治疗慢性病,其果实具有止痛、提高免疫力和抗癌活性。积雪草 *Centella asiatica* 含有抗菌和促进伤口愈合的成分,已制成促进伤口愈合的药膏。红球姜 *Zingiber zerumbet* 根茎可榨出带有香味的液汁,做成洗发水和护发素,使头发保持柔顺。刺桐 *Erythrina variegata* 含有与布洛芬(Ibuprofen)相似的成分,有消炎和防治蚊虫叮咬作用。

太平洋岛屿常用的植物药还有:柯柯金合欢 *Acacia koa* 可改善睡眠;石栗 *Aleurites moluccana* 治疗溃疡、疼痛;面包树 *Artocarpus altilis* 果实为该地区传统食品,外用治刀伤、皮疹;朱蕉 *Cordyline fruticosa* 叶治结核病,外用治头痛;后藤 *Ipomoea pes-caprae* 根皮解热,治肺病;露兜树 *Pandanus tectorius* 根头液汁滋补,治咽喉痛,果肉对婴儿有营养作用;番石榴 *Psidium guajava* 果实滋补健身,用于治疗糖尿病等。

第三章　美国草药饮食补充剂

在美国,饮食补充剂使用得十分普遍。饮食补充剂以多种形式在美国销售,包括片剂、胶囊剂、散剂、软胶囊剂以及液体制剂等。饮食补充剂一般可以在健康食品商店出售,也可以在杂货店、药店、全国性的打折连锁店出售,还可以通过邮寄订单、电视节目、互联网和直销的方式销售。其功能包括清肺、抗癌、治关节炎、壮体、抗衰老、增强记忆、减肥、降低胆固醇、增强性功能等方面。据美国饮食补充剂情报局(DSIB)调查显示,大多数美国人依赖饮食补充剂来维持健康的身体。因此,美国饮食补充剂工业成为美国经济最具活力的一部分。据该情报局报道,美国人现在比过去任何时候都关心他们的身体健康,积极地寻找有关健康的资讯或者补充剂;大约有59%的美国人正常有规律地使用饮食补充剂。1997年,美国饮食补充剂销售额为120亿美元,而抗衰老补充剂的消费为每年60亿美元。65岁以上老人中,有40%信任替代医学和草药。美国出版和发表的关于草药和饮食补充剂的书刊、文章很多。草药饮食补充剂的使用发展很快。1990年,美国人还很少使用草药,仅能在杂货店和药店买到6种草药制品,如泻叶、北美金缕梅等。2000年,市场出售的草药已达80多种,其制剂、制品已达数百种。1994年,美国用于草药产品的消费为16亿美元,1998年为40亿美元,1999年达60亿美元。草药的主要剂型有:茶剂(为温和类型,易于吸收,但成分含量低)、酊剂(为生药提取物,作用强,易吸收和易保存,需要注明浓度含量)、胶囊剂(使用方便,但保存期短,需注明含量,如人参提取物胶囊,含100 mg标准生药提取物,相当于4 mg人参皂苷)、片剂(与胶囊剂类似,较便宜)。标准草药,即保证活性成分含量标准的草药,如贯叶连翘中金丝桃苷含量不低于0.3%。最受欢迎的是胶囊剂,其次是片剂,易服用,也便于携带。

美国《营养品经营杂志》是一家在营养品领域内的国际性权威杂志。2003年底,该杂志出版了1 000页的《2003年NBJ增补剂经营报告》(NBJ's Supplement Business Report 2003)。该报告在8年研究的基础上,全面分析了美国饮食补充剂工业及欧洲、部分亚洲地区(包括中国)等世界市场的情况,是一本对在美国经营饮食补充剂十分有价值的工具书。该报告称,美国营养品工业销售2002年增长了近40亿美元,达到580亿美元,其中饮食补充剂为188亿美元,天然和有机食品144亿美元,天然护理用品45亿美元,功能食品205亿美元。该报告还分析了6种销售渠道:大量销售、天然食品和特产零售、邮购、多级市场销售、执业医生和网上销售。

美国营养品事业起步于 20 世纪 70—80 年代，到 90 年代处于兴旺发达时期。到了 2000 年，饮食补充剂销售额超过 168 亿美元，其中维生素销售量为 59 亿美元，占 35％的饮食补充剂市场。在销售的维生素中，大约一半是复合维生素，单一维生素有：维生素 C、维生素 A、维生素 E、维生素 D、维生素 B6 和叶酸。而草药占饮食补充剂市场的 25％；矿物质只占 8％。销售量最大的矿物质为钙产品，大约占 1/2；其余为镁、铬、锌、硒和钾产品。新的研究报告显示，美国饮食补充剂工业和市场的发展仍然呈上升趋势，2000—2002 年期间增长了 20 亿美元的销售额。

食品包括常规食品和饮食补充剂。饮食补充剂不同于常规食品，1994 年，美国国会通过《1994 年饮食补充剂健康与教育法案》(DSHEA)，明确界定了饮食补充剂的正式定义。经过修订的《联邦食品、药品和化妆品法案》中关于饮食补充剂的定义应符合如下含义：

● 是一种产品(烟草除外)。该产品通过口服摄入，用于补充饮食，具有或含有一种或多种以下饮食成分：维生素、矿物质、草药或其他植物性原料、氨基酸，通过增加日摄取量的方式以补充饮食的某种人用饮食物质(例如从器官或腺体中取得的酶或组织)，或者以上成分的浓缩物、代谢物、组分、提取物或这些成分的混合物。

● 以片剂、胶囊剂、软胶囊、胶片剂、散剂或液体制剂的形式摄取。如果采用其他形式，必须在标签上声明该产品不代表一种常规食品，不能单独作为一餐膳食或饮食使用。

● 不作为常规食品，也不单独作一餐饭的食品或饮食使用。

● 应有"饮食补充剂"的标识。

根据《1994 年饮食补充剂健康与教育法案》确定的饮食补充剂法律定义，植物原料，包括草药，可以用于饮食补充剂。这一重大决定的直接作用，就是对市场的影响，使得各种草药制品很快能够上市，不需要事先得到 FDA 的批准。这一决定的一个基本点就是草药和其他植物产品不同于药品。按照中国的一种认识，就是药食同源。

显然，作为药品上市的草药产品具有最大的经济价值。但是，在美国市场，由于饮食补充剂的上市不需要美国食品药品管理局(FDA)的批准，并且生产者或经销者可以在产品上表达一定的保健作用声明，所以，以草药为原料制成的饮食补充剂是草药的主要产品，也是通过草药获得经济利益的主要方式。同时，饮食补充剂也是美国政策所提倡的提高人民健康水平的一种重要方式。由于市场准入比较放松，在美国植物原料可以用多种形式出售，FDA 对制剂和工艺技术的先进性与否没有要求，重要的是在该制备方法下生产的制剂要保证安全，不能做假。因此，美国市场上草药及植物饮食补充剂的制剂千姿百态。新鲜或干燥的产品、液体或固体的提取物，以及片剂、胶囊剂、粉末、泡茶袋等都是允许的。在美国市场上有最简单的制剂,比如用麸皮和车前子壳等的粉末制成胶囊出售,用以增加纤维素营养;也有比较精致的饮食补充剂,比如含量高达 98% 的植物单体成分。从中国产的草药千层塔(石杉)药材中提取出的单体有效成分石杉碱甲,在美国可以作为饮食补充剂上市。该成分可以单独使用,也可以制成复方制剂,用以改善记忆。新鲜生姜一般可以在食品店的制作部发现;干姜用袋茶、胶囊或片剂的形式包装;生姜的液体制剂也有销售。从植物原料中分离出来的特殊化合物群可以作为饮食补充剂销售,通常是以片剂或胶囊剂形式销售。例如,从大豆产品中分离出来的所谓植物雌激素即大豆异黄酮,以及从大豆中分离出来的蛋白质都是这样销售的。以饮食补充剂形式上市的草药制剂,按照美国法律规定都是经口服吸收的。在美国常见的普通饮食补充剂剂型有茶剂、煎剂、酊剂和浸剂等。

美国市场上,草药饮食补充剂有不同的作用方式,有温和作用的,也有较强作用的。起温和作用的草药产品可能是很微妙的。甘菊和薄荷都是温和的植物饮食补充剂,常用作茶饮,以帮助消化,一般认为自我服用是安全的。一些温和的饮食补充剂必须数周或数月才能发挥全部作用。例如,缬草用于帮助睡眠,可能要 14 天后才能发挥作用,很少在服用 1 剂后就起效。卡瓦胡椒,一种太平洋岛居民使用的传统草药,据报道,能很快缓解焦虑和松弛肌肉。但是,卡瓦胡椒的不良反应已经引起 FDA 的警惕。

美国饮食补充剂情报局和饮食补充剂教育联盟(DSHEA)在网上分类介绍饮食补充剂的物质成分,包括维生素、矿物质、草药以及营养剂。每个草药都有专题介绍:草药名称、植物来源、药用部位、概况、报道的用途、草药/药物相互作用、剂量范围、最常用剂量、标准、毒性和注意事项,以及参考文献。在该网站介绍的所谓营养剂,实际上也含有少量植物或草药提取物,例如大豆异黄酮、槲皮素等。

由于 DSHEA 在监督方面的规定不严和执行不力,也出现了一些问题,如饮食补充剂广告虚假不实,误导消费者;作用不确实,含有毒和污染成分,活性成分不足或超标;产生严重的毒副作用,甚至造成死亡等。1994—2001 年,FDA 已接受了 3 200 起有关饮食补充剂事故的报告。目前,FDA、FTC(联邦贸易委员会)、CAC(消费者顾问委员会)等已要求对 DSHEA 进行修订。从 1997 年开始,国家补充医学和替代医学中心斥资 600 万美元,对草药补充剂进行临床研究。此外,还发现饮食补充剂和处方药合用可能引起不良反应,如银杏与布洛芬合用会引起出血,人参可能降低某些降压药的作用等。

自 1972 年尼克松总统访华后,中药和针灸也进一步进入美国。中草药除在中药店配方供应外,最主要的还是用作饮食补充剂。市场上出售的饮食补充剂中应用的中药有十多种,如人参、甘草、当归、银杏、姜、黄芪、五味子、麻黄、胡芦巴等。我国研究用于治疗老年痴呆症的石杉也有出售。此外,介绍中医药的图书也很多,中药受到了一定的重视和信任。

美国的 DSHEA 放宽了对草药的管理,中药只要不含有毒成分,不标明适应证(可以指出保健功能),可以不经 FDA 审批作为饮食补充剂在美国上市。北京中研国际医药公司自 1996 年以来,已将我国多家药厂的 30～40 种中成药以饮食补充剂的名义推入美国市场。在目前中药难以以药品名义出口美国的情况下,先以饮食补充剂名义进入美国草药市场,将十分有利于今后中药以药品名义在美国上市。目前,美国饮食补充剂中常见的草药见表 3-1。

表 3-1 美国饮食补充剂中常见的草药

中文名	药用部分	每胶囊含药量	要求成分含量	保健作用
欧洲七叶树	叶、种子、树皮	250 mg 浸膏	七叶素 50 mg	收敛、抗炎
当归	根	根 400 mg	阿魏酸 0.12 mg	调经、补血
蒜	鳞茎	鳞茎 180 mg	蒜氨酸 1.8 mg	降胆固醇
熊果	叶、浆果	—		抗尿路感染
黄芪	根	—		滋补、抗疲劳
茶	叶	300 mg 浸膏	多酚 150 mg	消食、利尿、解毒
总状升麻	根	根 500 mg		调经、抗风湿、祛痰
山楂	果			降血压、治冠心病
紫锥菊	花、根	50 mg	菊苣酸 3.5 mg	治感冒、流感
刺五加	根	根 820 mg	刺五加甙 0.16 mg	抗疲劳
银杏	叶	60 mg 浸膏	黄酮苷 14.4 mg	增强记忆、治老年痴呆症
北美金缕梅	叶、树皮	—		收敛、消炎
北美黄连	根茎	根 535 mg		抗菌、消炎
贯叶连翘	花序顶枝	300 mg 浸膏	金丝桃素 0.9 mg	治轻度和重度抑郁症
胡椒薄荷	全草			止血、解痉
月见草	种子油	油 1 g	γ-亚麻酸 90 mg 亚油酸 720 mg	降血脂
人参	根	500 mg 浸膏	人参皂苷 35 mg	滋补、增强免疫力
卡瓦胡椒	根	—	卡瓦内酯 90 mg	放松肌肉紧张、消除焦虑
药用鼠尾草	叶			抗菌、消炎
锯齿棕	浆果	160 mg 浸膏	脂肪酸、甾醇 72 mg	治前列腺肥大
水飞蓟	种子	140 mg 浸膏	水飞蓟素 98 mg	保肝
波希鼠李	树皮	树皮 850 mg	欧鼠李苷 A	致泻、治便秘
黑莓	浆果、叶	—	—	治腹泻
小白菊	带花地上部分	粉末 380 mg		治周期性偏头痛
欧洲越橘	果、叶	60 mg 浸膏	花青素苷 15 mg	滋补、抗炎、收敛
缬草	根	根 850 mg	缬草酸 0.5 mg	治失眠

中文名	药用部分	每胶囊含药量	要求成分含量	保健作用
穗花黄荆	浆果	—	—	治经前综合征
姜	根茎	根茎 1.1 g	挥发油 15.4 mg	
大果越橘	浆果	浓缩汁 1.62 mg	—	治尿路感染
欧洲荚蒾	树皮	—	—	治痛经
葡萄	种子	50 mg 浸膏	花青素 45 mg	降血脂

注:"—"表示资料空缺

此外,美国的草药饮食补充剂中还有下列植物药:芦荟、西洋参、朝鲜蓟、假马齿苋、苦瓜、墨角藻、齿叶乳香树、菠萝、金盏菊、绒毛钩藤、辣椒、母菊、毛喉鞘蕊花、冬虫夏草、蒲公英、南非钩麻、接骨木、常春藤、麻黄、菊蒿、藤黄、积雪草、葡萄柚、没药、匙羹藤、忽布、问荆、蛇足石杉、落叶松、香蜂花、甘草、黏胶乳香树、海巴戟、油橄榄、牛至、粉色西番莲、黄柏、叶下珠、胡黄连、欧车前、非洲臀果木、红车轴草、灵芝、红景天、五味子、香菇、大荨麻、互叶白千层、印度娃儿菜、小蔓长春花等。

第四章　世界重要植物药

1　香脂冷杉 *Abies balsamea*（**L.**）**Miller**（松科）

【英文名】Balsam Fir

【别名】加拿大胶杉;北美冷杉;拔尔散漠冷杉

【植物形态】常绿乔木,高可达 55 m。树冠圆锥形,叶针状,芳香,球果紫色。

【生态分布】原产于北美洲,通常成片林生长。树龄在百年以上。

【历史趣闻】美洲土著居民和殖民者将香脂冷杉的树脂用于治疗多种疾病;Penobscot 人将树脂外涂治疗烧伤、割伤和肿痛;还将其涂擦在前胸和后背,治疗感冒及胸部疾病。

【采收】一般在 60～80 年龄的树木上采收油树脂,树叶干燥备用。

【化学成分】叶含油树脂。树脂中含有较多的精油。精油的主要成分为 β-蒎烯、α-蒎烯、Δ^3-蒈烯、β-水芹烯以及罗勒烯、胡椒酮、甲基百里香酚、百里香酚等。

【药理作用】香脂冷杉内服有刺激和缓泻作用;用于皮肤则有润肤和清凉作用。叶、果实和树脂,通常加入到混合的百花香(即放在壶内的干燥花瓣和一些香料的混合物)中使用。

【临床应用】香脂冷杉在北美和欧洲是一种杀菌剂和刺激剂,用于治疗胸部感染(如支气管炎)、泌尿系统疾病(如膀胱炎、尿频、尿急)等。外用或以膏剂涂擦胸部,可治疗呼吸系统感染。

【附注】冷杉属植物在我国有 22 种,但没有香脂冷杉。

2　相思子 *Abrus precatorus* **L.**（豆科）

【英文名】Jequirity

【别名】红豆;美人豆

【植物形态】落叶攀缘植物,长至 4 m。偶数羽状复叶。花粉红色,密集成簇。种皮鲜红色,很少有白色。

【生态分布】原产印度,现广泛分布在热带地区,生长于篱笆和灌木丛中。

【历史趣闻】古印度很看重相思子,常作为贵重物品的重量单位,如用于衡量著名的印度大金刚钻的重量。相思子种子有毒,但印度安达曼人却喜欢将相思子煮熟食用。

【采收】相思子的根、叶和种子均可入药。冬、春季挖根,夏季采叶,秋季采收种子,均干燥备用。

【化学成分】相思子种子含相思子碱、吲哚类生物碱、三萜皂苷和花青素。根、叶含甘草甜素和微量相思子碱。相思子碱有剧毒。

【药理作用】实验表明,微量的相思子就能抑制精子的产生。相思子曾作为避孕药或堕胎药使用,也用于治疗慢性结膜炎。然而,由于相思子毒性太大,即使是外用也不安全。因此,人们逐渐放弃使用相思子。

【临床应用】目前已很少使用相思子。

【注意事项】相思子的种子禁用,叶和根也需在专家指导下使用。有些国家限制使用。

3 磨盘草 *Abutilon indicum* (L.) Sweet. (锦葵科 Malvaceae)

【英文名】Kanghi;Indian Mallow

【别名】磨子树;磨爿果;冬葵子

【植物形态】一年生或多年生直立的亚灌木状草本,高达 1~2.5 m,全株均被灰色短柔毛。叶卵圆形或近圆形,边缘具不规则锯齿。花单生于叶腋;花黄色,花萼盘状,绿色,裂片 5,花瓣 5。果为倒圆形似磨盘,黑色,分果爿 15~20;种子肾形。花期 7~10 月。

【生态分布】磨盘草是一种相当适合生长于海滨的植物,遍布台湾全岛平野和滨海地区。原产印度及东南亚,常生于海拔 800 m 以下的地带,如平原、海边、砂地、旷野、山坡、河谷及路旁等处。

【历史趣闻】磨盘草又称印度锦葵,是印度及东南亚地区民间使用的草药之一,应用历史也很久远。其有如石磨般的果实,形状相当奇特,"磨盘草"之名即由此而来。它的功效与欧洲草药药蜀葵(*Althaea officinalis*)有许多相似之处,作用更偏重于舒缓与平和。

【采收】以根、树皮、叶、种子入药。夏、秋割取全草,晒干备用。

【化学成分】含黏液质、鞣质和天门冬酰胺。

【药理作用】本品有抗菌、抗炎、舒缓、缓泻、驱虫等作用。天门冬酰胺有利尿作用。

【临床应用】磨盘草的根、皮和叶富含黏液质,可保护呼吸系统和泌尿系统的黏膜。根的煎剂可用于胸部炎症。根和茎皮粉末制成的浸液、敷剂或膏剂可用于外部伤口的治疗,如疮痈和溃疡。种子是缓泻剂,如果将其研成粉末燃烧,用烟直接熏患儿的直肠,则能有效地杀灭蛲虫。本品还是泌尿道的杀菌剂。

【附注】同属植物 *Abutilon trisulcatum* 原产于中美洲,用于治疗小儿哮喘,作为敷剂外用治疗癌性疮肿和溃疡,尤其是口腔和子宫颈处的病变。

4 阿拉伯金合欢 *Acacia arabica* Willd. (豆科)

【英文名】Babul

【别名】阿拉伯相思树

【植物形态】乔木,高达 20 m;树皮硬,木质,锈棕色。二回羽状复叶。头状花序
　　小,棕黄色;花 5 数,两性。荚果长至 15 cm。

【生态分布】原产北非,埃及分布较多。印度有栽培。

【历史趣闻】古埃及以阿拉伯金合欢的木材常作为建筑材料、车轮和工具的柄。同
　　时以其叶、花、荚果作为药用,有驱虫、止血的作用;常用于治疗创伤、腹泻和
　　咳血。

【采收】以阿拉伯金合欢的树皮药用,全年可采,晒干备用。

【化学成分】树皮富含单宁,为缩合型丹宁,由于其分子中的芳香环均以碳-碳相
　　连,不以糖构成分子的整体结构,因此难以水解。尚含胶质和黄酮。

【药理作用】本品为强力收敛剂,对体内黏膜有收敛和坚韧作用。本品所含树胶,
　　能促进胰脏释放出胰岛素,从而降低血糖水平。

【临床应用】本品可制成多种制剂用于临床,如洗剂用于齿龈出血;含漱剂用于咽
　　喉痛;清洗剂用于湿疹;眼洗剂用于结膜炎及其他眼科疾病;盥洗剂用于阴道冲
　　洗;内服剂可治疗腹泻。临床试验证明,对牙周疾病有效。

【注意事项】本品每次只能应用数日,不可连续使用。

5　金合欢 *Acacia constricta*（豆科）

【英文名】Wattle

【植物形态】本类植物为常绿乔木或灌木;羽状复叶,叶片蓝绿色至绿色。花小,呈
　　黄色至金黄色,香气浓郁。

【生态分布】主要产于澳洲。

【历史趣闻】澳大利亚土著居民除了长期将金合欢作为食物、劳动工具等外,还知
　　道有至少 30 种以上的金合欢属植物可用于多种疾病的治疗。如解除牙痛、治
　　疗感冒、治疗创伤和烧伤等。例如 *A. adsurgens* 和 *A. ancistrocarpa* 的茎、叶
　　可以治疗头痛;*A. ligulata* 的树皮和叶用于治疗感冒、咳嗽、胸部感染;*A. tet-
　　ragonophylla* 的茎及叶可治疗咳嗽、痢疾、创伤等。

【采收】金合欢的叶、树皮、树干流出的树胶均可药用。除树皮全年可采外,叶和树
　　胶一般在夏季采集,鲜用或晒干备用。

【化学成分】金合欢主要含有 Acaciaside 等五环三萜皂苷类和儿茶素、表儿茶素和
　　表没食子儿茶素等黄酮成分;尚含有大量的鞣质及树胶。澳大利亚树胶中含有
　　5.3%灰分,0.92%氮,1.68%甲氧基和约 27.7%糖醛酸;该胶水解后含 10.1%
　　的 4-O-甲基葡萄糖醛酸,17.6%葡萄糖醛酸,59.0%半乳糖,8.0%阿拉伯糖
　　和 5.0%鼠李糖。

【药理作用】研究表明:1. 抗菌作用。*A. tetragonophylla*、*A. auriculoformis*、

A. pruinocarpa、*A. dictophleba*、*A. bivenosa* 等的树叶对革兰氏阳性菌有抑制作用。2. 抗病毒作用。*A. kempeana* 树皮的提取物具有一定的抗病毒活性；从 *A. victoriae* 植物中发现抗病毒活性成分 Acacetin。3. 抗炎作用。*A. ancistrocarpa* 和 *A. adsurgens* 的叶具有抗炎活性。

最近发现，从澳大利亚金合欢 *A. victoriae*(Bentham)树皮中能提取分离得具有潜在抗癌活性的三萜皂苷类化合物 Avicine。

【临床应用】澳大利亚金合欢有抗菌、抗病毒和抗炎等作用，可用于治疗感冒、创伤和烧伤等疾病。

【注意事项】澳大利亚树胶因含有鞣质，其黏度不如非洲的阿拉伯胶，因此，不能与阿拉伯胶等同。欧美药典收载的金合欢胶是指来自非洲的 *A. senegal* 及其近缘种所产的树胶。

【附注】1. 澳大利亚拥有约 950 种金合欢属植物。其中阿拉伯胶树 *A. senegal*、金合欢 *A. farnesiana*、胶金合欢 *A. nilotica* 等是阿拉伯胶的主要来源，可用于医药、皮革及食品工业。儿茶 *A. catechu* 的煎膏是著名的中药儿茶，具有吸湿、生肌、敛疮的功效。

2. 澳大利亚各种金合欢的树皮均富含鞣质和树胶。其中重要的有密花金合欢 *A. pycnantha*(即澳大利亚国花)、线叶金合欢 *A. decurrens*、银荆 *A. dealbata*、黑荆树 *A. mearnsii* 等。

6 柔毛老鼠簕 *Acanthus mollis* L. （爵床科）

【英文名】Acanthus；Bear's Breeches

【植物形态】多年生草本，高至 1 m。主根黑色，有分枝。基生叶暗绿色。花白色、紫色或蓝色。

【生态分布】老鼠簕原产欧洲，是最常见的园林植物。

【历史趣闻】老鼠簕在古代就广为人知。公元前 5 世纪，古希腊建筑师卡利马科斯(Callimacus)受到柔毛老鼠簕那完美对称叶形的启发，在科林斯(古希腊著名的奴隶制城邦)钟状纪念柱顶端装饰着著名的叶形图案。戴奥斯柯瑞迪的《药物学》中描述了用柔毛老鼠簕的根以绷带形式治疗烧伤和包扎关节脱位的接合部。

【采收】叶在夏初采集，根在秋季采挖。

【化学成分】根和叶含有大量的黏液质(胶质)和鞣质。

【药理作用】黏液质和鞣质具有润滑、收敛、消炎等作用。本品浸剂有利尿作用，也有排气、解痉挛以及松弛神经等作用。

【临床应用】本品外用可缓解炎症，在治疗烧伤中有良好的表现。浸剂内服对消化系统黏膜有保护和治疗作用，对泌尿系统可消除炎症。

【注意事项】最好在医生指导下使用。

7　蓍草 *Achillea millefolium* L.（菊科）

【英文名】Yarrow；Milfoil

【别名】欧蓍草；千叶蓍

【植物形态】多年生草本，株高 30～60 cm，密被白色柔毛，茎直立有棱，上部分枝。叶无柄，长而狭，边缘锯齿状，2～3 回羽状全裂。头状花序呈伞房状着生于茎顶，花白色，具香气，味略甜，带辛香料味。花期 6～8 月。

【生态分布】原产欧洲、亚洲及北美，现全球温带地区均有分布。性耐寒、耐旱，喜半阴，喜肥沃、疏松、排水良好的土壤，适应性强，对土壤要求不严。

【历史趣闻】蓍草常常和算命卜卦有关。苏格兰人常用它做护身符，以求好运。人们认为它有驱除邪灵的威力。教会也用它来对抗恶魔。年轻的少女会满怀希望地把蓍草藏于枕下，梦想以它的魔力招来真爱。希腊神话中也提到，阿基里斯在特洛伊战事期间，以蓍草为士兵疗伤。因此，蓍草以"军队的药草"而为人们所熟知。千百年来，蓍草均是各地民间治疗疾病的草药。瑞典人还把它加在啤酒中以增添刺激性。

【采收】开花时节采收花朵，晾干备用。

【化学成分】主要活性成分为可水解鞣酸（3%～4%）、挥发油（0.3%～1.4%，主要有芳樟醇、龙脑、樟脑、β-丁香烯、1，8-桉叶素）、倍半萜内酯（主要有蓍草素、蓍草苦素、对甲氧酚和吉玛烷型内酯）、黄酮类（芹菜素、木犀草素、异鼠李素、芦丁）。此外，还有氨基酸、脂肪酸、酚酸、维生素、生物碱、烃类、甾醇、糖苷和香豆素类等。

【药理作用】蓍草具有抗炎、抑菌、抗痉挛、发汗、解热、止血、降压、通经、促进胆汁分泌、利尿、化痰等作用。黄酮类成分可能是其抗炎、解痉挛的有效成分。

【临床应用】蓍草在临床上主要用于治疗创伤、消化道疾病、月经不调、痉挛、发炎、高血压、紧张、焦虑和失眠等症。蓍草可促进出汗来降低体温，预防出血、促进月经，刺激胆汁分泌并流向十二指肠。蓍草的传统用法还包括外敷，使伤口愈合以及治疗皮肤炎症，并可通过坐浴治疗女性骨盆疼痛和痉挛，还可治疗肝病。

【注意事项】本品使用时应遵医嘱。2 岁以下儿童不可服用，65 岁以上老人应从低剂量开始服用。妊娠期妇女禁用，哺乳期妇女避免过量服用。服用本品，若出现轻微不适，如出疹、腹泻时，可减少服用剂量或停止服用。

【附注】尽管按治疗疾病所需的剂量服用蓍草时被认为是无副作用的，但有些人可能对它有过敏反应。不过目前尚无有不良反应的报道。

8 牛膝 *Achyranthes bidentata* **Bl.** （苋科）

【英文名】Niuxi

【别名】怀牛膝；接骨丹

【植物形态】多年生草本,高 30～100 cm。根细长,黄白色,肉质。茎有棱,疏被柔毛,节膨大如膝。叶对生,椭圆形或披针形,两面疏生细柔毛,沿主脉较密。穗状花序顶生和腋生,花后总花梗伸长,花向下折而贴靠总花梗;苞片 1,膜质,宽卵形,顶端渐尖,小苞片 2,刺状,长约 3 mm,基部两侧各有 1 卵状膜片,长约 0.3 mm,苞片及小苞片均无缘毛;花被片 5,绿色,多具 1 脉;雄蕊 5,花丝下部合生,退化雄蕊短于花丝,舌状,顶端平圆或浅波状;子房上位。胞果长圆形。

【生态分布】产于中国,适应性较强,生于森林边缘、溪边或灌丛中。在中国东部地区有商业化栽培。

【历史趣闻】在中国,牛膝作为民间草药应用历史悠久,有通经的效力。牛膝首载公元 1 世纪的《神农本草经》,列为上品。陶弘景曰:牛膝,今出近道,蔡州者最长。大柔润,其茎有节似牛膝,故以为名也。蔡州指今河南新蔡,现在仍以河南产牛膝质量最好,称"怀山药"。

【采收】以根入药。秋季地上茎叶枯萎时采挖根部,洗净,干燥备用。

【化学成分】主要含三萜皂苷。

【药理作用】主要有活血作用,还有抗菌、抗炎、止痛等作用。研究表明,牛膝还可通过减少心率和扩张外周动脉而降血压。

【临床应用】当月经延迟或稀少时,本品可用于刺激月经,也可用于止痛经;还可用于缓解腰痛,尤其是由肾结石引起的腰痛。牛膝也用于治疗口腔溃疡、牙痛、齿衄和鼻衄。

【注意事项】妊娠期妇女禁用。

【附注】褐叶土牛膝 *Achyranthes aspera* 分布于热带地区,在印度草医药学中被用于治疗胸部疾病,如哮喘和咳嗽。

9 欧乌头 *Aconitum napellus* （毛茛科）

【英文名】Aconite；Monkshood

【别名】舟形乌头

【植物形态】多年生草本,高 1.5 m。茎叶光滑无毛。叶轮廓圆形,直径约 5～10 cm,掌状深裂,裂片 5～7,深绿色,长穗状花序,翠雀状花朵紫色或蓝色。

【生态分布】主要产于欧洲南部和中部,克什米尔也有栽培。喜潮湿、阴凉环境,作为园林植物常被栽培。

【历史趣闻】欧乌头是古老的民间草药,在传统上一直用作箭毒。在印度草医药学中,它被用于神经痛、哮喘和心衰的治疗。

【采收】以根入药。秋季挖取根部,洗净,干燥备用。

【化学成分】含生物碱0.3%~2.0%,主要为乌头碱。

【药理作用】欧乌头有止痛、镇静、刺激、抗菌等作用。

【临床应用】欧乌头有毒,即使是小剂量也如此,因此很少用于内服。但常外用,用于皮肤无破损处,以减轻由青肿或神经引起的疼痛。欧乌头也被作为一种止痛药和镇静药广泛用于顺势疗法。

【注意事项】欧乌头毒性极大,在一些国家受法律的制约。仅在专业医生指导下使用。

【附注】乌头 *Aconitum carmichaelii* 在中国被用于治疗休克,在急症中用以维持循环系统,有助于治疗充血性心力衰竭。

10　菖蒲 *Acorus calamus* L. （天南星科）

【英文名】Sweet Flaf,Calamus,Bacc

【别名】白菖蒲;水菖蒲

【植物形态】多年生草本,高至1 m,有强烈的芳香气味。根茎粗约3 cm,叶长剑形,夏季开黄色花。

【生态分布】原产印度,现广泛分布于全球。喜潮湿,生长于沟渠、水塘边和沼泽地。夏季或初春繁殖。

【历史趣闻】菖蒲作为壮阳药在印度和埃及使用了2 500年以上。在欧洲,菖蒲用作刺激剂,以促进食欲和帮助消化。本品是久负盛名的滋补剂和刺激剂,在欧美被广泛使用。在北美,其煎剂用于治疗发热、胃绞痛和疝气;咀嚼其根茎可治疗牙痛。

【采收】根茎入药,全年可采挖,鲜用或干燥备用。

【化学成分】根茎含挥发油(倍半萜烯、细辛烯)、皂苷、苦味素(菖蒲苷)和黏液质。

【药理作用】菖蒲被誉为"返老还童药",对大脑和神经系统有益。在西方草药中主要用于治疗消化系统疾病,例如胀气、肿胀、疝气及消化功能衰弱,是高效的解痉药,可缓解肠痉挛。

【临床应用】临床上用于治疗胃胀痛或不适,以及治疗消化不良等。小剂量使用可治疗胃酸过多,大剂量可促进胃酸分泌。主要剂型有煎剂、酊剂、粉剂等。

【注意事项】最好遵医嘱使用。连续服用不要超过1个月。

【附注】有研究认为,本品所含挥发油中的细辛醚为致癌物质,但印度使用本品有千年以上,并无致癌的报道。为避免有致癌的可能,在某些情况下,建议使用全草较为安全。

11 鸭嘴花 *Adhatoda vasica* Nees （爵床科）

【英文名】Malabar Nut

【别名】牛舌兰;野靛叶

【植物形态】常绿灌木,高达 3 m,各部揉后有特殊臭气。叶矩圆状披针形至披针
形,顶端渐尖。花序穗状;苞片椭圆形至宽卵形;花萼裂片 5;花冠白色有紫纹,
二唇形,下唇稍宽而 3 深裂,上唇 2 微裂。蒴果近木质,具 4 颗种子。

【生态分布】原产于印度热带地区。从低洼地带到喜马拉雅山脉的丘陵都可栽培。

【历史趣闻】鸭嘴花的果核味苦,是一种传统的印度草药,治疗胸部疾病有疗效。

【采收】以叶、根、花、核仁入药。叶和根一般鲜用,花和核仁干燥后备用。

【化学成分】全株含生物碱。核仁含生物碱和挥发油。

【药理作用】果仁有祛痰作用,还有抗菌、抗炎等作用。花有抗结核菌作用。全株
各部分均有驱虫作用。

【临床应用】核仁可用于治疗支气管炎和其他胸部疾病。在印度医学中,花朵制成
的制剂被用于治疗结核病。叶和根鲜敷可用于治疗伤口和发炎的关节。

【注意事项】妊娠期妇女禁用。

【附注】大驳骨 *A. ventricosa* (Wall.) Nees 幼枝无毛,花冠长 15～18 mm,雄蕊着
生处无毛。外用为跌打药。鸭嘴花和大驳骨二者均分布于云南、广西、广东;印
度至中南半岛也有。

12 铁线蕨 *Adiantum capillus-veneris* L. （铁线蕨科）

【英文名】Maidenhair Fern

【别名】猪鬃草

【植物形态】蕨类植物,株高 15～40 cm。根状茎横走,叶近生,薄草质,叶柄栗黑
色;叶片卵状三角形,叶脉扇状分叉。孢子囊生于由变质裂片顶部反折的囊群
盖下面。

【生态分布】原产南欧,生长于潮湿、阴凉地带。我国有分布。

【历史趣闻】铁线蕨在古代即作为药物使用。草药学家 K'Eogh 指出其有助于治
疗气喘、咳嗽、呼吸急促。

【采收】全年可采集铁线蕨的地上部分,药用。

【化学成分】含多种黄酮(包括芦丁和异槲皮素)、萜类化合物(如铁线蕨酮)、鞣质、
原花青素及黏液质。

【药理作用】本品有抗菌、消炎、解痉、化石、利尿等药理作用。自古在治疗黄疸、腹
泻、吐血以及疯狗咬伤有极好的效果;同时也用于利尿、通经,还能溶解膀胱、脾
脏及肾脏中的结石。

【临床应用】目前,在西方草药中仍将它用于治疗咳嗽、支气管炎、黏液分泌过多、

咽喉肿痛、慢性鼻充血及鼻塞。本品对头发和头皮的各种疾病也有较好的疗效。

【注意事项】妊娠期妇女忌服。

13　春福寿草 *Adonis vernalis* L.（毛茛科）

【英文名】Yellow Pheasant's Eye；Spring Adonis

【别名】春侧金盏花

【植物形态】多年生草本,高约 20 cm。茎有鳞片,羽状复叶。花葶顶生亮黄色花,花直径约 8 cm。

【生态分布】原产于俄罗斯大草原及黑海地区,欧洲大部分地区有分布,生于山地草原的下层。耐干旱、寒冷,北至瑞典都有个别的群落。它们与其他欧洲的侧金盏花属不同,是在春天开花的。

【历史趣闻】在草原上,春福寿草是最早开花的,人们认为它会带来好运气。但它的根及茎叶有一定的毒性,因此,在古代,当地的居民很少用它来药用。到中世纪以后,才逐渐认识它的药用价值。

【采收】以地上部分或全草入药。一般春夏季节采集,除杂,晒干备用。

【化学成分】含强心苷（侧金盏花毒苷）。

【药理作用】本品与毛地黄叶作用相似。强心苷能够通过增加血输出量及降低心率来增加心血量。与毛地黄叶不同的是,本品对心脏有抑制作用。通常可用于心动过速或心律不齐的患者,也被推荐用于低血压患者。本品还有强利尿作用。

【临床应用】用于治疗心脏病,在顺势医疗法中还可作为治疗心绞痛的药物。本品具有强烈的利尿作用,可用于治疗尿潴留。

【注意事项】本品有毒,不要过量服用,须在医生指导下服用。

【附注】在一些国家,采集其野生植株和药用均受到法律的限制。

14　印度橘 *Aegle marmelos*（L.）Correr（芸香科）

【英文名】Bael；Bengal Quince

【别名】孟加拉榅桲；印度枸橘

【植物形态】多刺落叶乔木,高 8 m。植株生有硬刺;叶为三出复叶,互生,叶芳香,叶片椭圆状披针形及小叶披针形。圆锥花序;花绿白色,芳香。果椭圆形至梨形,果皮灰色或黄色;果肉厚而甜,橘黄色。

【生态分布】原产印度,分布于东南亚大部分地区的干旱山林中。在这些地区亦有栽培。

【历史趣闻】印度橘自古用来祭祀印度教的神 Lakshmi（富裕和幸运之神）和 Shiva

（健康之神），所以，通常在寺庙附近种植。它入药的特点，大约公元前 700 年写的一本草药书中就有记载了。最有趣的是民间以一小条印度橘的干燥根并入印度楝（*Azadirachta indica*）根，点燃后，从燃烧端收集到的油，滴入耳中，用于治疗耳痛。印度橘未成熟的果切片晒干，可治痢疾。成熟果甜、香而清凉。木材黄白色，坚硬但不耐用。

【采收】果实、叶、根、枝条入药，均干燥后备用。

【化学成分】含香豆素、黄酮类化合物、生物碱、鞣质、挥发油和脂肪油。果实还含维生素 C。

【药理作用】果实、叶具有收敛、止痛、抗菌等作用。

【临床应用】半成熟的果实可减轻消化道的刺激，用于治疗腹泻和痢疾，有良好的效果。成熟的果实富含维生素 C，能轻泻通便。叶有收敛性，可用于治疗消化性溃疡。

15　欧洲七叶树 *Aesculus hippocastanum* L.（七叶树科）

【英文名】Horse Chestnut

【别名】欧马栗；马栗树

【植物形态】落叶乔木，世界四大行道树之一，通常高 20 m，最高可达 40 m。小枝幼时有棕色长柔毛，后脱落。冬芽卵圆形，有丰富树脂。小叶 5～7 枚，无柄，倒卵状长椭圆形至倒卵形，长 10～25 cm，基部楔形，先端急尖，叶边缘为不整齐重锯齿，背面绿色，幼时有褐色绒毛。顶生圆锥花序，长 20～30 cm。花较大，花径约 2 cm，花瓣 4～5，淡玫瑰红色，蒴果近球形，直径约 6 cm，褐色，果皮有刺。

【生态分布】欧洲七叶树原产于希腊北部和阿尔巴尼亚山区。喜光，稍耐阴，耐寒，喜深厚、肥沃而排水良好的土壤。树体高大雄伟，树冠宽阔，绿荫浓密，花序美丽，在欧美等温带地区广泛作为行道树及庭院观赏树。我国上海、青岛、北京等地有引种栽培。

【历史趣闻】欧洲七叶树在古代就有各种用途。欧洲七叶树的木材是良好的家具和建筑用材；树皮提取液可作为黄色染料用于编织业中；种子制剂作为局部用药，能治疗关节疼痛。

　　1615 年，一位法国旅行者从伊斯坦布尔带回一些欧洲七叶树种子，并把它种植在巴黎。100 多年后，欧洲七叶树已遍布整个欧洲。该植物为全株有毒，特别是嫩芽和成熟的种子毒性较大。然而，美国土著民族把七叶树种子埋在土壤中数月后，让土壤吸收了其有毒成分，然后取出水煮，用作食物。一些部落也将其与熊脂混合，治疗痔疮。

　　1896 年，一位法国学者报道，七叶树种子浸膏有助于缓解痔疮症状。King's

American Dispensatory(1898 年)记载七叶树有助于治疗血管发胀和毛细血管肿胀,外用可缓解关节疼痛,内服去毒的种子浸膏可治疗发热,包括疟疾。

【采收】 欧洲七叶树的花、果实、叶、树皮、种子均可药用,主要用树皮和种子。树皮四季可采;秋季果实成熟时采集,除去果皮,种子晒干备用。

【化学成分】 种子主要含七叶树皂甙(Aescin),经水解得七叶树皂甙元(Aescigenin),其他还含原七叶树皂甙元(Protoaescigenin)、玉蕊醇 C(Barringtogenol C)、16-脱氧玉蕊醇 C(16-Deoxy-Berringtogend)、马栗树皮甙(Aesculin)、槲皮甙(Quercitrin)叶含弗拉瓦扎迪(Flavazide)等。种子干燥粗粉中,上述总七叶树皂苷含量为 3%～6%;标准化制剂中含量为 16%～20%。此外,种子中还含七叶酸、七叶灵酸以及黄酮化合物(七叶苷、七叶亭、芦丁、茨非醇)、鞣质、淀粉、镁、钠、锰、铁、钴、碘及甾醇等。

【药理作用】 研究表明,欧洲七叶树具有强化血管、降低血管通透性、消肿和抗炎作用,能增加静脉血管强度,并维持正常功能。

【临床应用】 主要用于治疗慢性静脉功能不全、静脉曲张、血栓性静脉炎、栓后综合征及曲张性溃疡等疾病,还可用于治疗实验性血肿。治疗静脉曲张等血管疾病,每日 2 次给予 HCSE 300 mg(含七叶素 50 mg),至少 12 周。治疗局部扭伤、拉伤、青肿,每日局部涂抹 2%七叶素的凝胶 3～4 次。

【注意事项】 在推荐剂量下长期使用较为安全。副作用有胃肠不适、恶心、瘙痒等,七叶素凝胶或可引起荨麻疹。德国文献有儿童创伤或手术后静脉注射七叶素引起肾衰竭的报道。孕妇、哺乳期妇女、幼儿及已有肝肾功能疾病者不应使用。

16 藿香 *Agastache rugosa*(Fisch. et C. A. Mey.)Kuntze(唇形科)

【英文名】 Winkled Gianthyssop

【别名】 苏藿香;青茎薄荷;白薄荷

【植物形态】 多年生或二年生草本,全株芳香,高至 1.2 m。茎直立,方形;叶片心状卵形至长圆状卵形,基部心形,先端尾状长渐尖,边缘具钝齿,表面深绿色,背面淡绿色,被微柔毛和腺点。轮伞花序多花,在主枝和侧枝上集成顶生的穗状花序;花萼管状,常呈浅紫色或紫红色,萼齿狭三角形;花冠淡蓝紫色,花冠筒稍超出花萼,上唇稍弯,下唇 3 裂。小坚果倒卵状长圆形,深褐色。

【生态分布】 原产中国,也见于日本、朝鲜、老挝、俄罗斯。野生于山坡。在中国广泛种植。

【历史趣闻】 藿香在中国民间有着悠久的药用历史。文献首记载于公元 1 世纪的《神农本草经》。

【采收】 以地上部分入药,夏季开花时采收,干燥备用。

【化学成分】含挥发油,包括甲基胡椒酚(占80%以上)、茴香醛、柠檬烯等。

【药理作用】中医认为藿香为温性草药,具有刺激、兴奋、止吐、止痛、助消化等作用。实验表明,藿香对真菌感染病疗效显著。

【临床应用】藿香适用于治疗消化系统湿气过重所引起的消化不良、精神不振。藿香可刺激、温活消化道,减轻腹胀、恶心、呕吐等症状,用于治疗孕妇恶心、减轻呕吐等;也用于治疗胃痛、恶心等早期病毒性感染。含有藿香的洗剂可治疗真菌感染,如癣。

17 短叶布枯 *Agathosma betulina* **Bartling et Wenldand**(芸香科)

【英文名】Buchu;Bookoo

【别名】布枯;圆海布枯

【植物形态】灌丛,无茎,高至2 m。叶稍呈革质,对生或互生,顶端钝圆,淡绿色,散布有油点,有强烈的特殊气味。花小,白色。果实褐色。花果期6~9月。

【生态分布】原产南非好望角地区,现欧美广泛栽培于山丘地带。喜阳光,喜肥沃土壤。夏秋季扦插繁殖,易成活。

【历史趣闻】短叶布枯为南非传统草药,当地人用来治疗泌尿系统疾病。17世纪,荷兰殖民者占领南非时就用它来治疗尿道疾病、肾结石、关节炎、霍乱和肌肉疼痛。后来,英国殖民者也接受了本品,并相当依赖。他们几乎用短叶布枯治疗所有疾病。1847年,纽约药商Henry T. Helmbold将布枯提取物推向美国,受到公众的欢迎。他因此大赚了一笔钱,并称自己是布枯之王。在西方,英国于1770年将短叶布枯列为法定药。1821年,短叶布枯载入《英国药典》,治疗膀胱炎、肾炎、输尿管炎、前列腺炎。常与玉米、欧洲刺柏合用。还能预防慢性膀胱炎和输尿管炎的复发。

【采收】夏秋季花果期可采收叶片,晾干或低温烘干备用。

【化学成分】主要含挥发油1.5%~3.5%,挥发油主要含有胡薄荷酮、薄荷酮、地奥酚等。还含有含硫化合物、黄酮、香叶木苷、芦丁及黏液质。

【药理作用】短叶布枯含地奥酚成分,有利尿和对泌尿系统有杀菌作用,其浸剂可用于冲洗白带。所含胡薄荷酮为子宫兴奋剂,有调理月经的作用;黄酮类有消炎作用;挥发油可用于尿道杀菌。

【临床应用】用于治疗经前期综合征、尿道感染、高血压和充血性心脏疾病。由于短叶布枯有强烈气味,可用作驱风剂,治通气、胀气。剂型有酊剂、浸剂、茶剂和胶囊剂等。胶囊含干叶1~2 g,每次1粒,每日3次;茶剂每次1~2 g生药;酊剂每次2~4 mL,每日3次。

【注意事项】本品有利尿作用,会减少人体内的钾含量,因而服用本品时应多摄入富钾食物,如香蕉和蔬菜。本品对胃肠道有刺激作用,应遵医生嘱咐使用,2岁以下儿童不宜服用。妊娠期和哺乳期妇女慎用。

18　龙舌兰 *Agave americana* L.（龙舌兰科）

【英文名】Agave，Century Plant

【别名】龙舌掌；番麻

【植物形态】肉质多年生草本。叶莲座状，丛生，约 30～60 片，叶片长达 2 m，肉质，叶尖齿状。花黄色，簇生，直径约 7 cm，生长 10 年以上才能用来酿酒。

【生态分布】原产中美洲沙漠，现分布于全球热带、亚热带地区。

【历史趣闻】美洲阿孜台克人和玛雅人将本品用于治疗创伤。用龙舌兰汁液（通常与鸡蛋白同用）混合药粉捣成泥浆状或糊状，敷于伤口。阿孜台克人将龙舌兰汁液、新鲜研磨的玉米混合狸藻属植物（*Utricularia* spp.）的提取物作为灌肠剂，用于治疗腹泻、痢疾。灌肠器具是由小动物的膀胱、中空的骨头或芦苇做成的。墨西哥大众化的酒精饮料，梅斯卡尔酒和龙舌兰酒都是从发酵的龙舌兰汁液和果汁中分馏得到的。

【采收】夏秋季割取龙舌兰叶片，榨取汁液备用。

【化学成分】龙舌兰汁液中含有雌性激素样作用的异黄酮，还有生物碱、香豆素、维生素 A、B_1、B_2、C、D 和 K。

【药理作用】龙舌兰汁液有抗菌、消炎、抗病毒和润滑等药理作用。

【临床应用】龙舌兰作为润滑剂、轻泻剂和杀菌剂，对消化系统疾病有良好的作用。可用于治疗胃部、肠道的溃疡及炎症，能保护这些器官，以减少感染和疼痛，促进康复。龙舌兰还可用于治疗梅毒、结核、黄疸和肝脏疾病。

【注意事项】妊娠期妇女忌服。过量服用时易导致消化系统紊乱，最终导致肝脏伤害。外用可能刺激皮肤，皮肤敏感者慎用。

19　欧洲龙牙草 *Agrimonia eupatoria* L.（蔷薇科）

【英文名】Agrimony

【别名】西洋龙牙草

【植物形态】多年生草本，直立，多毛，略具芳香，高至 1 m。单数羽状复叶互生，小叶大小不等，表面绿色，背面银绿色。花小，黄色，5 瓣，聚集成顶生穗状花序。

【生态分布】原产欧洲，常见于沼泽、潮湿草场或开阔地，夏季开花。

【历史趣闻】欧洲龙牙草的种名 Eupatoria 与王室有关。据说土耳其北部的本都国王 Mithridates Eupator 对植物学的研究有很深的造诣。

【采收】夏季开花时采集地上部分，去杂，晒干备用。

【化学成分】本品含鞣质、香豆素、类黄酮（包括木犀草素）、挥发油和多糖。

【药理作用】本品有凝血和促血栓形成的作用，用于治疗外伤。还有收敛和滋补、抗菌和消炎作用。

【临床应用】用于治疗外伤,有很久的历史。全草可用于治疗腹泻,并可作为消化
系统的滋补剂。与其他草药,如玉米须合用,可治疗膀胱炎和小便失禁,也用于
治疗肾结石、喉咙疼痛、风湿病和关节炎。

【注意事项】在医生指导下用药。

20 偃麦草 *Agropyron repens*（L.）Desv.（禾本科）

【英文名】Couch Grass

【别名】匍匐冰草

【植物形态】多年生草本,高至 80 cm。匍匐根茎长。叶纤细,绿色。花直线排列
成二列的直立穗状花序。

【生态分布】偃麦草为寒温带植物,产北欧至俄罗斯的西伯利亚地区,我国有引种。

【历史趣闻】戴奥斯柯瑞迪和普林尼都指出,偃麦草的根可治疗少尿症和肾结石。
1597 年,草药学家约翰·杰勒德记载:"在农田和花园中,偃麦草是讨厌的杂
草,但其药用价值有助于某些疼痛的止痛,用于肝脏和输尿管的止痛。"在饥荒
的时候,偃麦草的根经烘烤后磨碎可作咖啡和面粉的代用品。

【采收】以根和根茎及种子入药,根和根茎全年可采挖,秋季种子成熟时采收,除
杂,晒干备用。

【化学成分】本品含多糖(如小麦果聚糖)、挥发油(主要为冰草炔)、黏液质和营养
素等。

【药理作用】本品挥发油中的冰草炔有抗菌活性。偃麦草是一种温和的、有效的利
尿剂和止痛剂。

【临床应用】偃麦草通常用于治疗尿路感染,如膀胱炎和尿道炎。它既能治疗尿路
感染,又能增加尿量,从而起稀释作用。它常与其他草药同服,有助于治疗肾结
石,减轻由肾结石引起的刺痛和撕裂痛。它在一定范围内溶解肾结石,从而阻
止其增大。连续服用偃麦草煎剂几个月,有益于治疗前列腺增生和前列腺炎。

本品曾用于治疗痛风和风湿病。在德国草药中,将偃麦草种子置于湿润的
布包里,加热后置于腹部可缓解消化性溃疡。根和根茎的汁液用于治疗黄疸和
其他肝脏疾病。

21 臭椿 *Ailanthus altissima*（Mill.）Swingle（苦木科）

【英文名】Tree of Heaven

【别名】樗树

【植物形态】落叶乔木,高达 20 m。叶大,羽状复叶,小叶披针状卵形。花小,排列
成顶生的圆锥花序;花瓣黄绿色,有难闻的气味。

【生态分布】原产中国和印度,现已引种至欧洲、澳大利亚和北美洲的部分地区。在潮湿地区种植臭椿,可使积水排干,使蚊虫等没有滋生的场所。

【历史趣闻】臭椿树叶的药用在古印度医学著作 Charaka 中已有记载。在中国,臭椿以"樗白皮"药用之名始载于《药性论》;历代本草多有著录。

【采收】以树皮、根皮入药。夏季或伐木时剥取树皮和根皮,干燥备用。

【化学成分】含苦木素苷(如臭椿苦酮和苦木素)、生物碱、黄酮类和鞣质。

【药理作用】苦木素苷味苦,具有抗疟疾、抗肿瘤细胞作用。椿皮在民间认为有止痛、止泻、止痢功效。中医理论认为椿树皮具有清热燥湿、涩肠、止血、止带、杀虫等功效。

【临床应用】椿树皮用于治疗泄泻、痢疾,特别是大便出血时应用有良好功效。在亚洲和澳大利亚医学中,椿树皮常用于杀虫、白带过多、淋病以及疟疾,此外,也用于治疗哮喘。臭椿有显著的镇痉特性;根皮及树皮含楂杷壬酮,有抗癌作用。

【注意事项】应在医师指导下使用。

22　匍匐筋骨草 *Ajuga reptans* L. （唇形科）

【英文名】Bugle

【别名】地毯筋骨草

【植物形态】多年生低矮、匍匐草本,高至 30 cm。有长的匍匐根状茎;茎直立,多毛。叶椭圆形至卵形。花无明显上唇,蓝紫色。

【生态分布】原产欧洲、北非和亚洲部分地区,现移植至北美。喜生于潮湿林地和山区。夏初开花。

【历史趣闻】在欧洲,本品是传统草药,长期用于治疗外伤;也是当地的一种芳香植物。

【采收】以其地上部分入药,夏季开花时采收,干燥后备用。鲜品可用于治疗创伤。

【化学成分】匍匐筋骨草含环烯醚萜、皂苷、二萜、植物蜕皮激素和咖啡酸。

【药理作用】匍匐筋骨草味苦,有抗菌、收敛、镇静和止痛的药理作用。

【临床应用】传统习惯上,匍匐筋骨草除常用作治疗外伤药外,也是温和的通便药和净化肝脏药。现常作为温和的止痛药使用,有时也用它来治疗外伤。

23　阔荚合欢 *Albizzia lebbeck* (L.) Benth. （豆科）

【英文名】Albizzia, Siris Tree, Pit Shirish

【别名】大叶合欢;缅甸合欢

【植物形态】落叶乔木,高至 20 m。具有广阔而开展的树冠。叶为互生,二回羽状复叶,小叶片呈阔椭圆形。花白色,芳香,在树上就像挂满一个个小绒球,十分有趣。荚果皮长,有光泽;种子灰黄色。

【生态分布】原产印度,生于潮湿的柚木林中。印度及东南亚热带、亚热带地区有栽培。

【历史趣闻】阔荚合欢已有上千年的使用历史,在印度阿育吠陀医药体系中,树皮可治疗各种"火"、"水"症状,如哮喘;花能治疗咳嗽和支气管炎;种子治疗皮肤病。阔荚合欢在印度阿育吠陀医药体系中,也用于治疗过敏、皮肤丘疹、腺体功能失调,或作毒药使用。

【采收】以树皮、花和种子入药。树皮四季可采;夏、秋季采集花和种子。

【化学成分】本品含皂苷、强心苷、鞣质和黄酮。

【药理作用】本品有抗菌、消炎、强心、抗过敏、降胆固醇、降血脂等作用。

【临床应用】实验表明,本品能减轻过敏反应,并能治疗哮喘。临床实验还表明,本品局部外用能治疗渗出性湿疹,其提取物具有抗真菌和抑菌活性;种皮中的皂苷具有杀死精子和抗原虫活性的作用。

　　树皮有抗过敏作用,口服或局部使用,可治疗湿疹、荨麻疹、枯草热和哮喘。本品还能降低胆固醇,可治疗血脂失常。本品通常制成煎剂和酊剂使用。

【附注】阔荚合欢深褐色的木材,可作家具用料;荚果有毒,不可食用。

24　羽衣草 *Alchemilla vulgaris* L.（蔷薇科）

【英文名】Lady's Manthle

【别名】欧洲羽衣草;斗篷草

【植物形态】多年生草本,高至 30 cm。叶圆形,分裂,基生叶簇生。花小,横径 3～5 mm,排列密集成簇状,浅绿色;花期夏季。

【生态分布】原产英国和欧洲大陆。

【历史趣闻】戴奥斯柯瑞迪的《药物学》中介绍羽衣草的两种制剂:根粉碎后与红酒混合,用于内伤和外伤;地上部分的浸剂,治疗婴幼儿软骨骨折和骨裂。其英文名 Lady's Manthle(女士的披风)示意它对女性有益,主要用于月经过多,减轻痛经,促使月经循环正常。

【采收】夏季采集全草(地上部分和根),除去泥土、杂质,晾干备用。

【化学成分】本品含鞣质、皂苷和水杨酸。

【药理作用】本品有抗菌、抗炎、收敛、镇静作用等。

【临床应用】本品服用 15 天,可以逆转由子宫滑动引起的不育。羽衣草常因其对外伤治疗作用明显而受到赞誉,其收敛作用能促进血液凝固,达到治疗外伤的效果。羽衣草过去还用于促进分娩、缓解肝脏充血,其收敛性质也用于治疗腹泻和肠胃炎。目前,临床主要用于纤维瘤和子宫膜异位,也作阴道洗涤剂。

【注意事项】妊娠期妇女忌用。

【附注】本属植物我国有 5 种。分布广的为 *Alchemilla japonica*。生于海拔

2 500～3 500 m 高山草原上。

25 北美粉条儿菜 *Aletris farinosa* L.（百合科）

【英文名】Star Grass

【别名】星草;污粉粉条儿菜

【植物形态】多年生草本,高至 1 m。叶多数,基生,长披针形,先端尖。有花茎,花白色,铃形。

【生态分布】原产于北美东部,生长于沼泽和湿地以及靠近海岸的沙地和林地。主产于美国弗吉尼亚州、田纳西州和北卡罗来纳州。

【历史趣闻】印第安卡托巴部族人用其叶的冷水浸剂治疗胃痛,也用于治疗蛇咬伤。

【采收】以根茎和叶入药。秋冬采挖根茎,夏季采叶,晾干备用。

【化学成分】本品含有以薯蓣皂苷元为母体的甾体皂苷、苦味质、挥发油、树脂。

【药理作用】有清热利湿、润肺、活血功效,有抗菌作用,还有雌激素样作用。

【临床应用】主要用于妇科疾病,尤其是妇女绝经期的疾病,也用于痛经和月经不调。有专家认为它可以防止流产。本品也是很好的助消化药,用于食欲不振、消化不良、胃肠胀气。

【注意事项】最好遵医嘱使用。其干的根茎,尤其是鲜的根茎,超量服用时会中毒,导致肠绞痛、腹泻和呕吐。

【附注】我国分布有粉条儿菜 *Aletris spicata*（Thunb.）Franch.

26 洋葱 *Allium cepa* L.（百合科）

【英文名】Onion

【别名】球葱;圆葱;玉葱;葱头

【植物形态】多年生球根植物,高至 1 m。茎叶中空,花白色或紫色。

【生态分布】原产于西亚,现已作为蔬菜在全世界各地栽培。有耐寒、喜湿、喜肥的特点,不耐高温、强光、干旱和贫瘠。高温长日照时进入休眠期。

【历史趣闻】洋葱作为食物使用已有上千年的历史。欧洲医生常以洋葱作为抗菌、利尿药。在印度,洋葱的药用剂型有:煎剂、浸剂或新鲜品榨汁剂等。洋葱汁常与蜂蜜、姜汁和酥油混合使用。

【采收】洋葱以鳞茎入药,在进入休眠期时采收,机械或人工收获。品质要求:以葱头肥大,外皮光泽,不烂,无机械伤和泥土,鲜葱头不带叶;经储藏后,不松软,不抽薹,鳞片紧密,含水量少,辛辣和甜味浓的为佳。

【化学成分】洋葱主要含有多种含硫化合物（如环蒜氨酸）、类黄酮、酚酸、甾醇、皂苷、糖类及微量含硫化合物的挥发油,如蒜素（一种抗菌素）、蒜碱。

【药理作用】洋葱有抗菌、降压、抑制血小板聚集、利尿、抗炎、防癌抗癌、抗衰老、止痛、祛痰和抗风湿等作用,还能刺激胃肠及消化腺分泌,增进食欲,促进消化,并对循环系统有益处。洋葱与大蒜一样,也有抵御心绞痛、动脉硬化和心脏病发作的作用,还能防止口腔感染和蛀牙。洋葱含有前列腺素 A,具有明显的降压作用,所含的甲磺丁脲类似物有一定降低血糖功效。洋葱提取物有杀菌作用,可提高胃肠道张力,增进消化道分泌。洋葱含有一种肽类物质,可减少癌变发生率。

【临床应用】洋葱内服主要治疗食欲不振、动脉硬化、血管疾病;外用治疗昆虫咬伤、创伤、中度烧伤、烫伤、疖和瘀伤。本品作为壮阳剂已久负盛名,也用于促进头发生长。新鲜汁液滴耳治疗耳痛。烘烤过的洋葱外敷,用于伤口排脓。浸剂:1～2 茶匙浸渍于 120 mL 水中;新鲜鳞茎汁液,每次 5 mL,每日 3～4 次;酊剂,每次 5 mL,每日 3～4 次。

【注意事项】如果连续服用数月,或服用量过大,会刺激胃部,引起气胀;经常接触洋葱,偶尔会引起过敏反应。

【附注】北美土著民族使用野生洋葱(*Allium sibiricum*)治疗螯伤和缓解感冒症状。

27　大蒜 *Allium sativum* L.（百合科）

【英文名】Garlic

【别名】蒜;蒜头;独蒜;胡蒜

【植物形态】多年生草本植物,具强烈蒜臭气。地下鳞茎扁圆形,分 6～10 瓣,味辛辣,按皮色不同分为紫皮种和白皮种。花粉红色,蒴果,种子黑色。花期夏季。

【生态分布】大蒜原产中亚,现全世界均有栽培。

【历史趣闻】大蒜自古就被当做天然杀菌剂,有"天然抗生素"之称。它没有任何副作用,是人体循环及神经系统的天然强健剂。数千年来,中国、埃及、印度等国将大蒜既作为食物,也作为传统药物应用。相传古埃及人在修金字塔的民工饮食中,每天必须加大蒜,用于增加力气,预防疾病。有段时间民工因大蒜供应中断而罢工,直到法老用重金买回大蒜才复工。印度医学创始人查拉克说:大蒜除了讨厌的气味之外,其实际价值比黄金还高。俄罗斯医学家称,大蒜是土里长出的盘尼西林。在美国,大蒜素制剂已排在人参、银杏等保健药物的首位,其保健功能可谓妇孺皆知。但实际上,由于大蒜的气味具有刺激性及因人而异的饮食习惯,许多人日常摄入大蒜素的量微乎其微。

【采收】6 月叶枯时采挖,除去泥沙,通风晾干或烘烤至外皮干燥。

【化学成分】含挥发油约 0.2％,油中主要成分为大蒜辣素,具有杀菌作用,是大蒜中所含的蒜氨酸受大蒜酶的作用水解产生。尚含多种烯丙基、丙基和甲基组成的硫醚化合物等。此外,还含生物碱、维生素、锗、硒、钙、磷、铁、粗纤维等成分。

【药理作用】研究表明,大蒜具有抗菌、祛痰、发汗、降血压、降血脂、抗凝血、抗糖尿病、驱虫等作用。大蒜中含硫化合物具有很强的抗菌、消炎作用,是目前发现的天然植物体中抗菌作用最强的一种。德国 E 委员会报道,大蒜具有抗细菌、抗真菌、降血脂、抑制血小板聚集、延长凝血时间、提高溶解纤维蛋白活性等作用。体外实验证明,大蒜可以抑制肿瘤的形成。大蒜还有抗病毒、抗肝毒、抗动脉粥样硬化、抑制胆固醇合成等功效。大蒜中 γ- 谷氨酰肽、蒜硫苷、甾体、三萜、黄酮和果聚糖类也具有药理活性,是其降血压和抗癌的有效成分。

【临床应用】大蒜除用于抗菌消炎、消肿止痛、止泻止痢、祛风除湿外,还可治疗高血压、高血脂、血栓、冠心病、糖尿病、支气管炎等。在抗生素未发现前,大蒜用于治疗结核、伤寒等多种感染。第一次世界大战时,大蒜用于敷裹创伤。大蒜还可以治疗各种胸腔疾病、消化系统感染、某些循环系统疾病及由凝血引起的中风。

食用切碎的大蒜鳞茎有助于降低胆固醇和增强免疫功能。大蒜油滴丸有助于增强机体抗感染功能;胶囊剂治疗支气管炎,每日 3 次,每次 2 粒(每粒含 100 mg 大蒜粉);丸剂用于支气管炎和降血压。

大蒜特别适宜于肺结核、癌症、高血压、动脉硬化患者。

【注意事项】大蒜辛温,多食生热,有一定刺激作用,目口舌有疾者忌食;患胃溃疡、十二指肠溃疡、肝病以及阴虚火旺者忌用;眼疾患者在治疗期间,应禁食大蒜和其他刺激性食物。哺乳期妇女禁用。12 岁以下儿童使用时要遵医嘱。用于降血压和抗血凝时需遵医嘱。

28 熊葱 *Allium urisinum* L. (百合科)

【英文名】Ramsons

【植物形态】多年生草本植物,具球茎,有强烈大蒜气味。株高 20～40 cm,植株有 2～3 楞形直茎,叶宽大,椭圆形,有一条长长的柳叶刀形叶脉。花序属于伞状花序,一般开花 5～20 朵。花白色,呈放射状。

【生态分布】原产欧洲和亚洲,生长于潮湿林地和溪边的多阴地带。

【历史趣闻】熊葱是一种历史悠久的蔬菜、调料和药用植物。在新石器时代的聚居地和部落营地意外发现很多余留的熊葱,由此推断 5 000 年前熊葱就已经进入人类的厨房了。熊葱的药用价值很早就被发现,在古代就已经被日耳曼人和凯尔特人所熟知。

【采收】以球茎和地上部分入药。夏季采收。

【化学成分】本品含蒜氨酸、挥发油、硫化乙烯、醛类和维生素 C。

【药理作用】熊葱和其他类似洋葱的植物一样,有预防疾病的作用。蒜氨酸可杀灭肠胃的细菌,民间应用与大蒜相似。它有降血压和防止动脉硬化的作用,有缓解胃痛和增强消化功能的作用,但作用较弱。

【临床应用】本品可用于痢疾、肠绞痛、胃肠胀气、消化不良和食欲不振,还用于治疗哮喘、支气管炎、肺气肿。全草浸剂内服或灌肠可驱蛲虫。其汁液有助于减肥。

29 欧洲桤木 *Alnus glutinosa*（L.）Gaertn.（桦木科）

【英文名】Alder

【别名】黑桤木;黏性桤木

【植物形态】小乔木,树皮裂缝状,高达 20 m。叶卵圆形,边缘有锯齿。雌株和雄株均为柔荑花序。

【生态分布】原产欧洲、亚洲和北非,在潮湿地带和河岸生长茂盛。

【历史趣闻】欧洲桤木非常耐水湿,是重要的建筑用材树,在威尼斯是最常用的建筑材料。

【采收】树皮和叶入药。树皮和叶均以在春季采集为佳,晾干后备用。

【化学成分】本品含木脂素、鞣质(10%～20%)、大黄素(蒽醌化合物)和皂苷。

【药理作用】有清热、凉血、抗菌、消炎、收敛等作用。

【临床应用】常用作收敛剂、漱口剂和含漱剂,治疗牙齿、牙龈和咽喉疾病。树皮煎剂可使黏膜收紧,减轻发炎。可用于内出血和外出血,治疗外伤。洗剂可治疗疖疮。叶也用于治疗哺乳期妇女的胸部充血。

【附注】欧洲桤木的叶面平滑,在西班牙用作鞋垫以减轻脚痛。

30 芦荟 *Aloe vera* L.（百合科）

【英文名】Aloe

【别名】库拉索芦荟

【植物形态】多肉质的草本,高至 60 cm。茎较短,叶簇生,呈莲座状或生于茎顶,直立或近于直立,每片重可达 0.5～1.5 kg,肥厚多汁,叶常为披针形,长 15～36 cm,宽 2～6 cm,边缘有尖齿状刺。花茎单生或稍分枝,高 60～90 cm;总状花序疏散。小花长约 2.5 cm,黄色或具赤色斑点,管状小花 6 裂;雄蕊 6;雌蕊 1,3 室,每室有多数胚珠。蒴果三角形,室背开裂。

【生态分布】芦荟原产东非和南非,现世界很多地区有栽培。我国云南、海南、广东等地有引种。一般分株繁殖。芦荟原产美洲西印度群岛和巴巴多斯岛,也称为巴巴多斯芦荟,美国称为翠叶芦荟或蕃拉芦荟,我国称为翠叶芦荟,日本称为芦荟蕃拉。

【历史趣闻】Aloe 来自阿拉伯语,意为"苦而有光泽"。长期以来,芦荟在疾病治疗中发挥着重要作用。公元前1500年,埃及人就用它来治疗感染和皮肤疾病。据记载,亚历山大大帝在征服埃及时,听说在距索马里不远的岛上有一种疗伤功效显著的植物,为了用它来为自己的士兵疗伤,同时又防备它落入敌人之手,就派军队占领了那座岛。在古希腊,芦荟常用于创伤、痔疮、溃疡和头发脱落。6世纪时,阿拉伯商人将芦荟从西班牙引入亚洲。印度和中国的草药医生用它来治疗皮肤性疾病、肠道疾病和妇女月经不调。

【采收】芦荟以叶片入药,全年可采。取其汁液,经干燥获得的生药称"老芦荟",为红色膏体,呈不透明的红褐色或暗褐色,也叫"肝色芦荟"。

【化学成分】芦荟的主要成分有蒽醌(如芦荟大黄素苷)、树脂、鞣质、多糖、氨基酸等。

【药理作用】芦荟具有消炎、抗菌、增强免疫力、抑制水肿、抗病毒、预防胃溃疡的发生、抑制胆固醇吸收和降低胆固醇水平、促进肠道蠕动、抗肿瘤、促进胆汁分泌、降血糖、致泻等作用。抑制水肿活性主要来自芦荟胶中的固醇类物质,如扁豆醇。芦荟中的三萜类物质是预防胃溃疡发生的有效成分;其蒽醌类成分能引起结肠收缩,具有致泻作用;其所含的水杨酸和乳酸镁可消炎,减少伤口红肿。

【临床应用】芦荟叶凝胶在创伤和烧伤方面应用广泛。芦荟叶提取的"老芦荟"(或称苦芦荟)具有致泻作用,可用于治疗便秘。1930年以来,美国和俄罗斯对芦荟进行了很多研究,认为芦荟凝胶治疗创伤、烧伤和溃疡效果显著。芦荟胶能在伤口处形成保护膜,加快其愈合速度。1950年以来,西方国家还将芦荟用于治疗放射性损伤。民间将芦荟叶割断,取出液汁治疗烫伤、擦伤和太阳灼伤。芦荟凝胶为润肤剂、皮肤软化剂、收敛剂,能改善静脉曲张,内服治疗胃、十二指肠溃疡及刺激性便秘综合征。苦芦荟小剂量有促进消化的作用,大剂量为泻剂。

剂型有胶囊剂、酊剂、凝胶剂、软膏等。胶囊每日50～200 mg,最多连服10日。凝胶剂外用每日3～5次,内服每日3次,每次30 mL。老芦荟酊每日3滴,温水送服。

【注意事项】芦荟外用安全。内服,儿童和孕妇禁用。有肠道疾病,如局限性回肠炎、阑尾炎患者禁用。

【附注】根用于治疗急性腹痛和绞痛。

31　高良姜 *Alpinia officinarum* Hance（姜科）

【英文名】Galangal

【别名】小高良姜

【植物形态】多年生草本,高约1 m,根状茎块状,稍有香气。叶片矩圆形或披针形,叶柄短;叶舌近圆形。圆锥花序密生多花;花红白色,有香味,小苞片及萼筒结果时宿存;花冠裂片矩圆形。果矩圆形,橙红色,果皮薄易捻碎。花期5~8月,果期9~11月。

【生态分布】原产中国南方及亚洲东南部地区,喜温暖湿润的气候,生于山野沟谷阴湿林下或灌木丛和草丛中。海拔100~1 300 m地区均有分布。全亚洲热带地区的许多地方作为调味品和药物种植。

【历史趣闻】高良姜在中国和印度都是古老草药,都被用于治疗胃病,有抗炎、祛痰及止呕作用。高良姜于1 000多年前由阿拉伯人传入欧洲。德国的神秘主义者 Hidegard 认为它的确是"生活中的调味品",是上帝所赐、防止疾病的药物。据说,在亚洲某些地方将它给阿拉伯马吃,可使马"振奋起来"。

【采收】以根茎入药。根茎于植物生长4~6年后的生长末期采挖,鲜用或干燥后备用。

【化学成分】根茎含挥发油、黄酮类、皂苷等。其挥发油中含有蒎烯、桉油素、丁香酚、倍半萜、倍半萜醇等。黄酮类成分有槲皮素、槲皮素3甲醚、山奈酚、异鼠李素、山奈素、高良姜素。

【药理作用】本品为温性助消化药,有能减轻胃肠胀气、止吐和抗真菌等作用。研究表明,高良姜对白色念珠菌有独特的抑菌作用。

【临床应用】主要用于治疗呃逆、消化不良、胃痛、风湿性关节炎和周期性发热。本品和其他抗真菌药组方,可治疗肠道念珠菌病。

【注意事项】高剂量使用本品,可引起强烈的胃刺激。

【附注】较大的暹罗高良姜 A. galanga(L.) Willd. 也作药用,但其味道远不如高良姜辛辣。

32　澳洲鸡骨常山 *Alstonia constricta* **F. Muell.** （夹竹桃科）

【英文名】Fever Bark; Devil's Tree

【别名】退热树

【植物形态】常绿乔木,高12 m。树皮红褐色;叶光滑,椭圆形至长椭圆形;花星状,乳白色。

【生态分布】原产于澳大利亚的热带地区,东南亚也有分布。

【历史趣闻】为澳洲土著人传统草药之一,树皮用于治疗疟疾发热,被称为澳洲奎宁。

【采收】以茎皮和根皮入药,全年可采,鲜用或干燥备用。

【化学成分】含吲哚生物碱、利血平(Reserpine)。

【药理作用】树皮具有退热、收敛、抗痉挛、降血压等作用。抗疟疾功效尚不完全清楚。

【临床应用】现在临床上主要用于治疗高血压症。树皮极苦,内服可治疗泄泻。

【注意事项】应在专业医生指导下使用,大剂量使用时有毒。在一些国家本品受法律限制。

【附注】糖胶树 *Alstonia scholaris* 生长于澳大利亚和东南亚,树皮含吲哚生物碱,作用与澳洲鸡骨常山相同,二者在民间均作为"退热树皮"使用。

33 药蜀葵 *Althaea officinalis* L.（锦葵科）

【英文名】Marsh Mallow

【别名】药锦葵

【植物形态】多年生直立草本,高 1 m 左右。茎直立,密被星状长糙毛。叶片卵圆形或宽卵形,边缘有锯齿,两面密被星状绒毛。花萼杯状,宿存;花淡红色。蒴果盘形。种子肾形。花期 6～8 月,果期 8～9 月。

【生态分布】原产南欧,后引种至西欧、西亚、北美等地。多生于沼泽、湿地、田边、路边及荒地,现已栽培。

【历史趣闻】药蜀葵的属名 Althaea 来源于希腊字 altho,是因其根部所含的糖黏性胶质超过其本身重量的一半以上,可用于内服及外用,具镇静效果。在古代,人们也将其作为食物使用,是黄蜀葵糖果的主要成分。

    在欧洲,自古就用药蜀葵的根治疗烧伤、烫伤、擦伤及各种外伤肿胀等症;也用于作甜酒、止咳、治喉痛、缓解黏膜发炎。狄奥弗拉斯图(公元前 372—公元前 286)记载:"药蜀葵的根用甜葡萄酒服用治疗咳嗽。"

【采收】以根入药,有时也用叶或花。夏季采叶和花,秋季挖根,晒干备用。

【化学成分】根含淀粉 37%,黏液质 11%,果胶 11%,黄酮类化合物,酚酸,天冬酰胺等。

【药理作用】根可做润滑药,用于黏膜炎症,起保护、缓和刺激的作用。

【临床应用】用于保护、舒缓黏膜。根可抗胃酸过多、抗消化性溃疡和胃炎;也作为轻泻剂,治疗肠道疾病,如结肠炎、回肠炎、憩室炎、过敏性便秘综合征等。根制成软膏用于脓肿和疔子;制成漱口剂用于炎症;去皮的根可以作为婴儿出牙期咀嚼用。叶用于治疗膀胱炎和促进排尿;花用于缓解皮肤红肿。药蜀葵的缓解和刺激作用可以缓解干咳、支气管哮喘、支气管充血、胸膜炎及提高人体免疫力。

    剂型有茶剂、糖浆、片剂、胶囊剂和软膏剂。每日服用折合生药量 5～6 g;酊剂 5～15 mL,每日 3 次。茶剂每日用生药量 6 g。

【附注】近缘种蜀葵 *Althaea rosea*（L.）Car（Hollyhock）和欧锦葵 *Malva sylvestris* L.（Common Mallow）与本品的作用相似。

34 千穗谷 *Amaranthus hypochondriacus* L.（苋科）

【英文名】 Amaranth

【别名】 籽粒苋

【植物形态】 一年生直立草本,高至 1 m。叶披针形,有深色叶脉,叶面紫绿色,长至 12 cm。花小,簇生,深红色,聚集成穗状。夏末秋初开花结籽。

【生态分布】 原产印度。现许多国家都有栽培,为常见的庭院观赏植物。

【历史趣闻】 Amaranth 来源于希腊语,意为"永不枯萎"。被以弗所(古希腊小亚细亚西岸的一个重要贸易城市)崇拜的阿耳特弥斯女神将千穗谷视为是神圣的,认为它有某种使伤口愈合的力量,作为不朽的象征,常用于装饰坟墓和神像。

【采收】 以带穗的地上部分入药,夏秋花期采收,晾干备用。

【化学成分】 含鞣质和红色素(可用于食品和药品的色素)。

【药理作用】 鞣质有收敛作用,还有抗菌、消炎等作用。

【临床应用】 千穗谷有收敛作用,主要用于减少血量流失和治疗腹泻。煎剂内服治疗月经过多、阴道出血、腹泻和痢疾。漱口剂主要用于缓解咽喉发炎和口腔溃疡。

【注意事项】 一般没有副反应。

35 阿米芹 *Ammi visnaga*（L.）Lam.（伞形科）

【英文名】 Visnaga, Khelia

【别名】 香旱芹

【植物形态】 二年生草本。茎直立,高达 1 m。基生叶羽状分裂,茎上部叶 2~3 回羽状分裂,末回裂片纤细,线形,全缘。伞形花序,有多数花;花瓣白色。果实光滑,卵形或卵状长圆形。花期 6 月,果期 7~8 月。

【生态分布】 原产北非,分布于中东及地中海地区,生于碱土草原和干旱坡地等处。澳大利亚和南美均已引种归化。

【历史趣闻】 阿米芹在埃及的《依伯本草》(公元前 1500 年)中就已提到,一直作为烹饪用和药用在民间流传。它的果实(种子)具芳香气味,有人认为其药用价值胜过烹饪价值,是因为它除了含有挥发油外,还含有呋喃并色酮类、黄酮类、戟菜碱和植物甾醇。

【采收】 以种子(果实)入药,夏末种子成熟时采收,干燥备用。

【化学成分】 主要成分含有呋喃色原酮(凯琳 1% 及齿阿米芹素)、香豆素、黄酮、挥发油、植物甾醇等。

【药理作用】 本品主要作用为解痉和止喘。1946 年,埃及药物学家研究证实,阿米芹及所含成分凯琳、齿阿米芹素对小气管肌肉、冠状动脉和输尿管有强力解痉作用,可使小气管松弛达 6 h,且无副作用。

【临床应用】凯琳已广泛作为止喘药使用,尤其适用于儿童。本品可松弛输尿管肌肉,有助于减轻疼痛,促进肾结石排出。本品还适用于某些呼吸系统方面疾病,如气管炎、百日咳、肺气肿等。本品有松弛冠状动脉、改善心肌供血的作用,可用于治疗心绞痛。西班牙还用本品作为洁牙剂。

【附注】同属植物大阿米芹 *Ammi majus* L. 的种子(果实)入药。其英文名:Bishops Weed。原产地中海地区,欧、亚、非洲的热带地区有分布。其酊剂、浸剂用于消化系统疾病,还可利尿、止喘,治疗心绞痛以及白癜风和银屑病。

36　白豆蔻 *Amomum kravarnh* Pierre ex Gagnep. (姜科)

【英文名】Cambodian Cardamom

【别名】柬埔寨小豆蔻;泰国白豆蔻;豆蔻

【植物形态】多年生草本,茎丛生,株高 2～3 m。根茎粗壮,棕红色。叶二列,具棕黄色长柔毛,叶片狭椭圆形或披针形。花白色,蒴果黄白色或略带污红色,球形。

【生态分布】原产于泰国和柬埔寨,我国南方有栽培。

【历史趣闻】白豆蔻是热带地区著名的药物和香料植物。据史料记载,大约在公元前 4 世纪时就用于治疗尿道炎。我国使用白豆蔻始载于宋《开宝本草》,后来历代本草均有记载,作为常用中药已有上千年的历史了。

【采收】10～12 月果实呈黄绿色,尚未开裂时采收。

【化学成分】白豆蔻种子挥发油主要成分为 1,8-桉叶素,含量达 66.87%,其次为 β-蒎烯(10.93%)、α-蒎烯(3.71%)、丁香烯(3.01%)、乙酸龙脑酯(2.04%)、α-松油醇(2.03%)和芳樟醇(1.39%)。此外,还有 4-松油烯醇、香橙烯等。

　　爪哇白豆蔻挥发油成分含量最高的亦为 1,8-桉叶素(68.56%),其次为葛缕酮(14.67%)、α-松油醇(10.82%)、β-蒎烯(10.39%)、金合欢醇(6.80%)、α-蒎烯(1.63%)、芳樟醇(1.41%)及对聚伞花素(1.11%)。此外,还含有香桧烯、月桂烯和 1,4-桉叶素等。

【药理作用】白豆蔻有理气宽中、开胃消食的功效。爪哇白豆蔻挥发油对豚鼠实验性结核能增强小剂量双氢链霉素的治疗。

【临床应用】临床常用于治疗胃痛、气滞、食滞、胸闷、腹胀、噫气、吐逆、反胃、消化不良等症。

【附注】1. 爪哇白豆蔻 *Amomum compactum* Soland ex Matom. 的果实功能与白豆蔻同。在药材上,白豆蔻称"原豆蔻",爪哇白豆蔻称"印尼豆蔻"。

　　2.《中国药典》2005 年版规定,原豆蔻仁含挥发油不得少于 5.0%(mL/g);印尼白豆蔻仁含挥发油不得少于 4.0%;豆蔻仁含桉油精($C_{10}H_{18}O$)不得少于

3.0%。

37　腰果　*Anacardium occidentale* L.　（漆树科）

【英文名】Cashew

【别名】鸡腰果；槚如树

【植物形态】常绿乔木，高可达 10 m。单叶革质，互生，椭圆形或卵圆形。在其长的穗状花序上着生具有粉色条纹的黄色花朵。其灰绿色的"果实"实际上是一个增厚的花梗，真正的果实在其下面，包被着红色或黄色果肉，其中含有坚果仁。

【生态分布】原产巴西东北部的热带雨林和草原地区。16 世纪引入亚洲和非洲，现分布在南北纬 20°以内的几十个国家和地区。莫桑比克、坦桑尼亚、印度、巴西等国种植最多，中国海南和云南也有种植。

【历史趣闻】腰果在民间应用已久。"果子"可制成酱，在巴西，制成一种叫 cajado 的酒。由树干流出的树胶，用于抵御蚂蚁和其他昆虫。腰果仁是很好的食品，但要除去有毒的外皮。果仁营养价值很高。在印度和非洲的天然药物中，将腰果叶子用于治疗牙病和牙龈疾病；在西部非洲用于治疗疟疾。树皮在印度草药中做蛇咬伤的解毒药；根用于通便；树胶外用治疗麻风、鸡眼和真菌感染。坚果外层和内层之间的壳所含的油具有腐蚀性，即使小剂量也能引起炎症反应，因此，热带地区民间将其用于除疣、鸡眼、金钱癣和溃疡。

【采收】腰果的果仁、叶、树皮、根和树胶入药。果实成熟时采收果仁，叶、树皮、根和树胶全年可采。

【化学成分】果仁含脂肪 45%，蛋白质 20%，还有维生素、微量元素等成分。树胶含贾茹酸等。

【药理作用】贾茹酸有抗菌、抗真菌、杀蠕虫和原生动物的作用。伯克利大学（加利福尼亚州）近年来研究表明，贾茹酸对被认为可引发胃癌的幽门杆菌具有抗菌活性。

【临床应用】腰果仁中的某些维生素和微量元素成分有很好的软化血管的作用，对保护血管、防治心血管疾病大有益处。腰果中含有大量的蛋白酶抑制剂，能控制癌症病情。

【注意事项】腰果的果壳油及其蒸汽有很强的刺激性，不可以任何形式使用于人体。

38　南欧派利吞草　*Anacyclus pyrethrum*（L.）DC.　（菊科）

【英文名】Pellitory

【别名】罗马除虫菊

【植物形态】多年生草本,高至 30 cm。叶光滑,互生。花白色,中部黄色,形大,花蕊黄色。

【生态分布】原产地中海地区,远东和中东地区有分布。

【历史趣闻】在印度传统医药中,其根被认为是强身药,并常用于治疗麻痹和癫痫。本品曾被《英国药典》收载,用于缓解口唇干燥,也用于减轻舌和嘴唇的神经痛和麻痹。

【采收】根入药。秋季挖根,除杂后晾干备用。

【化学成分】本品含回环豆碱、菊粉和挥发油。

【药理作用】南欧派利吞草石油醚提取物(PEE)治疗 28 天可明显增加雄性大鼠的体质量和性器官质量以及雄性大鼠易于接受雌性大鼠和对雌性大鼠趋向性增加,提示南欧派利吞草能提高大鼠性潜能并有延迟效应。

【临床应用】本品具刺激性,煎剂或咀嚼服用可减轻牙病和增加唾液分泌;煎剂也可作为含漱剂用于缓解咽喉疼痛。挥发油稀释后可作含漱剂,用于牙病。

【注意事项】使用时除遵医嘱外,精油不可内服。

39　琉璃繁缕 *Anagallis arvensis* L.（报春花科）

【英文名】Scarlet Pimpernel

【别名】海绿

【植物形态】一年生蔓生植物,长可至 5 m。叶卵形至披针形。花单生于叶腋,花瓣 5 瓣,花冠蓝色。蒴果球形,果实盖裂。花期 3~5 月。

【生态分布】分布于欧洲和温带地区,主要生长于开阔地和未开垦的沙地。

【历史趣闻】古希腊医生认为本品有助于治疗忧郁。著名植物学家格里夫在 1931 年的《现代草药》中记有:"本品治疗不能思考、不能讲话的患者有效。"欧洲民间将其用于治疗胆结石、肝硬化、肺病、肾结石、尿路感染、痛风和风湿病。

【采收】以地上部分入药,夏季开花时采收,晾干备用。

【化学成分】本品含有皂苷(包括海绿灵)、鞣质和葫芦素。

【药理作用】本品有一定毒性,有麻痹神经系统的作用。

【临床应用】本品有利尿、发汗和祛痰的疗效,可用于因感冒和流感引起的发烧、咳嗽,可促进痰液咳出。

【注意事项】作为药物使用,建议每次使用时间不宜超过 2~3 周,最好在医生指导下使用。

【附注】据报道,本品尚有一种葡萄糖甙,对小鼠口服 LD_{50} 为 675 mg/kg,皮下注射 LD_{50} 为 30.4 mg/kg。有一定毒性。

40 印防己 *Anamirta cocculus*（L.）Wight et Arnott（防己科）

【英文名】Cocculus

【别名】印度防己

【植物形态】大型木质藤本,攀缘。叶对生,叶片卵圆形。雌雄异株;花绿色,成簇生长,形成长的穗状花序。果实肾形,红褐色。

【生态分布】产于热带森林中,从印度、斯里兰卡一直至印度尼西亚均有分布。

【历史趣闻】印防己果实是一种有毒的民间药物。果实也是民间的一种鱼毒,将其撒入水塘中,可麻醉附近的鱼,使鱼浮上水面。

【采收】以果实和叶入药。果实成熟时采收,干燥备用;叶随时可采。

【化学成分】含木防己苦毒素(Picrotoxin,含 5%)和生物碱。

【药理作用】木防己苦毒素是一种毒性大的物质,也是神经刺激剂。果实具有收敛、抗真菌、驱肠虫作用。

【临床应用】印防己果实作为一种治疗寄生虫病的药物而被商业性出售,主要外用杀虫,如虱,也用于皮肤病,如皮肤溃疡和真菌病。因印防己果实毒性大,一般很少内服。然而在印度民间也有内服用于治疗肠道寄生虫,如钩虫;有时也内服用于产后收缩子宫。该药在顺势疗法中作为治疗心脏病的药物。

【注意事项】印防己果实毒性大,请勿内服。外用也须在医生指导下使用。

41 凤梨 *Ananas comosus*（L.）Merr.（凤梨科）

【英文名】Pineapple

【别名】菠萝

【植物形态】多年生常绿草本。具短而坚硬的茎,叶丛生,呈莲座状,剑形,上面微凹,边缘具细刺,灰绿色。花序顶生,苞叶绿色,花蓝紫色。果肉质,微红黄色,香甜可口,是著名的水果。

【生态分布】原产南美,热带地区广泛栽培。

【历史趣闻】凤梨民间药用已久。印度草药医师用作子宫强壮剂。

【采收】以果实、浆汁和叶入药。叶随时可采,成熟果实和未成熟的果实及其浆汁均可适时采集。

【化学成分】凤梨果实及叶含水解蛋白酶、菠萝蛋白酶并富含维生素 A 和 C、挥发油、多种氨基酸、糖类和有机酸。

【药理作用】未成熟的果实味酸,有改善消化功能的作用。成熟果实有镇静、缓解的作用。

【临床应用】未成熟的果实能促进消化,增进食欲,缓解消化不良。成熟果实的镇静缓解作用,可用于降气和减少胃酸,果实中的纤维成分能治疗便秘。成熟果实及其浆汁用于促进消化功能和利尿。叶用于月经不调和痛经。

【附注】叶纤维也可作纤维制品。

42　穿心莲 *Andrographis paniculata*（Burm. f.）Nees（爵床科）

【英文名】Kalmegh

【别名】一见喜;斩蛇剑;苦草;榄核莲

【植物形态】多年生直立草本,多分枝,高 0.5～1.0 m。茎、枝均具四棱,绿色;单
　　叶对生,叶片披针形至狭披针形,绿色。圆锥形总状花序顶生或腋生;花淡紫
　　色。蒴果长椭圆形,内有多数黄棕色的种子。

【生态分布】原产于泰国、印度、斯里兰卡、缅甸、印度尼西亚、越南等国。喜温暖湿
　　润气候,怕干旱,生于湿热的平原、丘陵地区。我国广东、福建有栽培。

【历史趣闻】在印度,当地人称之为 Chiranta;阿育吠陀医药用作解热、苦味健胃、
　　强壮药,也用于肝炎。印度用作苦补健胃药。中国于 20 世纪 50 年代在广
　　东、福建南部民间有引种栽培,用于治疗多种感染性疾病及毒蛇咬伤。

【采收】秋初茎叶茂盛时采割,晒干,备用。穿心莲采收时间和药效关系很密切,适
　　时采收,有效成分含量高。

【化学成分】叶(全草)含二萜类:穿心莲内酯 0.6%,14-去氧穿心莲内酯 0.15%,
　　新穿心莲内酯 0.05%,14-去氧穿心莲内酯-19-β-D-葡萄糖甙即 14-去氧穿
　　心莲内酯甙即 3α-羟基穿心莲潘林内酯甙 0.03%,14-去氧-12-甲氧基穿心莲
　　内酯 0.001%,穿心莲潘林内酯 0.03%。黄酮类:木蝴蝶素 A,汉黄芩素。多酚
　　类:咖啡酸,绿原酸及二咖啡酰硅宁酸混合物。

【药理作用】全草具有解热、抗病原微生物、抗炎、增强免疫功能、抗生育、抗蛇毒的
　　作用。根茎含黄酮化合物,如穿心莲黄酮 *Andrographin* 等,有免疫调节作用
　　和抗病毒活性。

【临床应用】穿心莲有清热解毒、凉血消肿的作用。可治急性菌痢、胃肠炎、感冒、
　　流脑、气管炎、肺炎、百日咳、肺结核、肺脓疡、胆囊炎、高血压、鼻衄、口咽肿痛、
　　疮疖痈肿、水火烫伤及毒蛇咬伤。

【注意事项】1. 不宜多服久服;脾胃虚寒者不宜用。2. 不良反应:穿心莲及其多种
　　制剂口服较大剂量可致胃肠不适,食欲减退。有报道,穿心莲片、穿心莲注射液
　　可引起药疹、上腹痛、过敏性休克,严重者可致死亡。临床用药应当注意用量,
　　出现不良反应当及时给予对症治疗。

【附注】《印度药典》1966 年版规定,本品含穿心莲内酯不得少于 1.0%;《中国药
　　典》2005 年版规定,本品含穿心莲内酯和去水穿心莲内酯的总量不得少于
　　0.80%。

43 白头翁状银莲花 *Anemone pulsatilla* **L.** （毛茛科）

【英文名】Pulsatilla，Pasque Flower

【别名】欧洲白头翁

【植物形态】多年生草本，高至 15 cm。全株被长柔毛。基生叶 4～8，叶片羽状而
　　　　大。花直径 3～5 cm，有白色、红色、紫色、蓝紫色，花药亮黄色。花期春季，瘦
　　　　果上有长绵毛。

【生态分布】原产欧洲，分布于欧亚大陆中部和北部的草原地带，喜石灰质土壤。

【历史趣闻】希腊神话中，美神阿芙洛狄忒所爱的美少年阿多尼斯在狩猎时被野兽
　　　　所杀，从他胸口中流出的鲜血就变成了银莲花。因此，银莲花是一种凄凉而寂
　　　　寞的花。

【采收】以地上部分入药。春季开花时采收地上部分，去杂，晒干备用。

【化学成分】本品含原白头翁素（干燥时为白头翁素）、三萜皂素、鞣质和挥发油。

【药理作用】本品有抗肿瘤、抗炎、解热镇痛、镇静、抗惊厥等作用，尤其是抗癌活性
　　　　显著。

【临床应用】本品目前应用不多，主要用于急性腹痛和痛经，男性和女性生殖系统
　　　　痉挛、疼痛，特别可用于神经衰弱引起的有关症状，也用于缓解头痛。法国用于
　　　　止咳和作为失眠的镇静剂；也用于眼科疾病，如白内障。

【注意事项】新鲜的白头翁状银莲花具有强烈的刺激性，不可应用。干燥的药材也
　　　　需在医生指导下使用。妊娠期妇女忌用。

44 莳萝 *Anethum gvaveolens* **L.** （伞形科）

【英文名】Dill

【别名】黄花前胡

【植物形态】一年生草本，芳香，高 60～90 cm；茎直立，无毛。叶二至三回羽状全
　　　　裂，最终裂片丝状。复伞形花序顶生；无总苞及小苞。花瓣黄色，内曲，早落。
　　　　双悬果椭圆形，背棱稍突起，侧棱狭扁带状。

【生态分布】原产欧洲南部、南亚及中亚。生长于开阔地带。现已广泛栽培，特别
　　　　是英国、德国和北美。

【历史趣闻】公元前 1500 年，古埃及人用莳萝作为止痛药处方的成分之一。古希
　　　　腊人认为将其叶盖于眼睛上可以诱导睡眠。中世纪时人们认为本品有驱除巫
　　　　术的魔力，燃烧它可以驱散雷云。在做泡菜时，将它除作香料外，还是天然的防
　　　　腐剂。古罗马人咀嚼本品的果实（种子）来促进消化，餐厅中挂有莳萝编制的花
　　　　环，用以防止胃部不适。中国中医使用本品作为助消化药已经有 1 000 多年的
　　　　历史。殖民者将莳萝带入北美洲，其种子（果实）浸剂，即所谓的莳萝水，成了美
　　　　国民间普遍使用于儿童的药物，如治疗咳嗽、腹痛、胃痛、胀气、消化不良和失

眠。同时期的草药学家还认为可以治疗婴儿腹痛,咀嚼其种子可以治疗呼吸困难。饮用莳萝茶还可帮助消化和促进哺乳期动物乳汁的分泌。

【采收】以果实(种子)、叶和精油入药。春季采集茎叶,夏季采收果实(种子)药用。果实(种子)用水蒸气蒸馏精油。

【化学成分】果实(种子)含挥发油(高达 15%,其中约一半是 α- 水芹烯)、类黄酮、香豆素、咕吨酮和三萜。

【药理作用】全草浸剂静脉注射,可降低动物血压,扩张血管,兴奋呼吸,延缓心率,减低小肠张力,减少蠕动,增进利尿。可用于初期高血压症,特别是与溴剂合用效果较好。

　　研究表明,本品除有助于松弛消化道肌肉的作用外,还有消除气泡的作用,能防止肠道产生气泡,这证明了本品有 3 000 多年应用历史的助消化作用。莳萝种子油可抑制几种危害的细菌生长,有助于防止由其而引起的腹泻。本品还可抑制大肠杆菌,可用于治疗由大肠杆菌引起的尿路感染。

【临床应用】可用于治疗胃痛、胀气等疾病;还可以治疗成人痔疮、黄疸、水肿、坏血症等。精油有催乳作用,还可以缓解肠痉挛和肠绞痛,常见于治疗咳嗽、感冒、流感、利尿的处方中。

【附注】莳萝收载于《印度药典》1966 年版,并规定挥发油含量不低于 2.5%。

45　圆当归 *Angelica archangelica* L. （伞形科）

【英文名】Angelica

【别名】欧白芷

【植物形态】二年生芳香草本,高可至 2 m。茎中空,有脊;叶大,羽状复叶,亮绿色。复伞形花序,花小,白绿色。双悬果卵形至椭圆形。花果期 7～9 月。

【生态分布】分布于温带地区,西欧至西伯利亚均有。主要生长于潮湿地,但要求土壤排水良好。

【历史趣闻】圆当归被认为是一种有魔力的草药,有 1 000 多年的使用历史。欧洲农民将其叶子佩戴在颈上,用于预防疾病和魔咒;将其根部榨汁与其他草药同制成加尔默罗水用来治疗头痛、放松身体、延寿,并可抵御毒物和符咒的侵害。17 世纪本品作为一种治疗感冒和其他呼吸系统疾病的药物而广泛流行。欧洲殖民者到达北美时,发现当地许多土著部落和他们一样用圆当归治疗呼吸系统疾病,尤其是肺结核。殖民者还用大剂量的圆当归来终止妊娠。19 世纪,美国医生推荐用本品治疗消化不良、胃灼热、支气管炎、疟疾和伤寒。

【采收】初夏采收茎叶,秋末采收成熟的种子(果实),根部在生长 1 年后的秋末采挖。均干燥后保存。

【化学成分】圆当归根中含挥发油(主要为 β- 水芹烯)、内酯和香豆素类。

【药理作用】根提取物显示除了有抗炎作用外,还有抗痉挛、催情、祛肠胃胀气、利尿、通经、化痰、利肝、利胃、促发汗、补身等作用。

【临床应用】本品(根)为一种温热滋补药,用于治疗消化不良、胀气和急性腹痛。它能改善血流,可用于循环功能不良的疾病,还能治疗血栓闭塞性脉管炎。也用于缓解胸部疾病及支气管炎和治疗肺部虚弱病症。其根、茎和种子对呼吸道疾病也有疗效,但以根为最常用。在亚洲还用本品治疗关节炎。

【注意事项】妊娠期妇女忌用。

【附注】《欧洲药典》2002 年版规定,本品含挥发油最小值为 2.0 mL/kg。

46 当归 *Angelica sinensis*（Oliv.）Diels（伞形科）

【英文名】Angelica; Chinese Angelica

【别名】秦归

【植物形态】二年生或多年生草本,高至 1 m;直根圆柱形,粗短,肉质,支根数条。基生叶及茎下部叶卵形,二至三回三出式羽状全裂,最终裂片卵形或卵状披针状形,叶脉及边缘有白色细毛;叶柄长,具大叶鞘;茎上部的叶,简化成羽状分裂。复伞形花序顶生或侧生;花小,白色。双悬果椭圆状卵形,侧棱具翅,翅边缘淡紫色,有特异香气。花期 6～7 月,果期 7～8 月。

【生态分布】当归原产我国温带地区,目前主要为栽培。性喜冷凉湿润的气候环境,耐寒,在我国生于海拔 1 500～3 000 m 的高山。主要产于甘肃东南部的岷县、宕昌、武都,云南西北部的维西、中甸,四川的阿坝等地。

【历史趣闻】我国应用当归已有悠久的历史,古代文献《尔雅》中称为薜、白薪。《神农本草经》称为干归。"当归"一名,明朝人李士材在《本草图说》中:"血气昏乱,服之而定,能领诸血名归其所当之经,故名'当归'。"李时珍的《本草纲目》中:"当归调血,为女人要药,有思夫之意,故有'当归'之名。"我国当归最重要的产区甘肃岷县及其比邻各县生产的当归,统称"岷归"。其生产的历史,至少也有 1 400 多年了。据《梁书·宕昌国传》记载:天监四年(公元 505 年),其王梁弥博来朝,献甘草、当归。当时的宕昌国,即今岷县、宕昌一带。

【采收】以根入药。当归一般在栽培的第二年秋天采收未抽薹开花植株的根作为药材,即中药"当归"。当归根可以用水蒸气蒸馏方法提取精油,干根精油得率 0.35%～1.0%。

【化学成分】含有挥发油(蒿本内酯、倍半萜、氯化铵甲酰胆碱)、植物甾醇、聚乙烯、阿魏酸等。

【药理作用】当归根有杀菌和滋补的生理功能,可用作杀菌剂、驱风剂、抗痉挛药、防腐剂、化痰剂、利尿剂、调经剂、神经镇静剂、强壮剂、滋补剂、发汗剂、春药等。

【临床应用】当归为中医药传统补血药,常用于贫血和因失血而致的贫血症,包括面色苍白、心悸、精神疲惫等。当归不但能调理月经周期、减轻腹痛和痛经,是月经过多的贫血患者理想的滋补药,而且还能补益子宫,有助于治疗不孕症,还可代替人工荷尔蒙治疗妇女更年期疾病,受到西方世界的欢迎。

47　番荔枝　*Annona squamosa* L. （番荔枝科）

【英文名】Custard Apple

【别名】林檎;假菠萝;唛螺陀

【植物形态】乔木,高达 5 m,树皮薄,灰白色。单叶互生,椭圆状披针形或长圆形。花黄绿色,1~4 朵聚生枝顶或与叶对生;聚合浆果,肉质,近球形,成熟时黄绿色,味甘美芳香。花期 5~6 月,果熟 8~10 月。

【生态分布】原产热带美洲和加勒比海地区,在整个热带地区都有栽培。

【历史趣闻】自古番荔枝称为上等滋补品,营养价值极高,以其独特香味被列为热带著名水果之一。成熟果呈淡绿黄色,由许多成熟的子房和花托合生而成,恰似佛头,故有佛头果、释迦果之称。

【采收】以叶、树皮、果实和种子入药。叶和树皮随时可采,果实成熟时采收果实和种子。

【化学成分】药用成分主要为果糖和黏液质。

【药理作用】番荔枝的种子具有抗着床和致流产作用。小鼠怀孕后 1~5 天内每日灌胃给予其乙醇粗提取物 100 mg/kg,能显著减少受精卵着床点数量,并使仔鼠明显减少。番荔枝种子的抽提取物对家兔亦有很好的抗排卵和致流产作用。多鳞番荔枝有细胞毒作用。

【临床应用】在西印度,嫩枝常用于治疗感冒和风寒。在古巴医药中,叶内服用于降低尿酸水平;叶、树皮及成熟的果实用于治疗腹泻和痢疾。本品还有抗原虫和驱蠕虫的作用。

【注意事项】遵医嘱使用。

48　臭春黄菊　*Anthemis cotula* L. （菊科）

【英文名】Mayweed, Stinking Mayweed

【植物形态】一年生或多年生草本,有臭味,高 30~50 cm。茎直立。叶全形卵状矩圆形,二回羽状全裂,小裂片狭条形,有腺点。头状花序单生枝端;花托长圆锥形;舌状花舌片白色。瘦果矩圆状陀螺形,无冠毛。花果期 6~7 月。

【生态分布】分布于欧洲、美洲、澳大利亚、新西兰和西伯利亚。我国有少量栽培。

【历史趣闻】草药学家 K'Eogh 在 1735 年的《爱尔兰草药》中记载了臭春黄菊:"用其煎剂洗脚有助于治疗妇女子宫脱垂。"

【采收】以花、叶入药。秋季采集花和叶,晾干备用。

【化学成分】臭春黄菊含倍半萜内酯(包括臭春黄菊内酯)。

【药理作用】本品有抗痉挛、通经的作用。

【临床应用】主要治疗妇女子宫下垂和通经等妇科疾病。

【注意事项】若将整株新鲜的臭春黄菊外用,可使皮肤产生水泡。妊娠期妇女和哺乳期妇女慎用。

【附注】臭春黄菊没有不愉快的气味。

49　蜡叶峨参 *Anthriscus cerefolium*（L.）**Hoffman**（伞形科）

【英文名】Chervil

【别名】细叶芹;雪维菜

【植物形态】一年生芳香草本,高至 60 cm。茎有细纹。叶对生。复伞形花序,花小,白色。夏季开花。

【生态分布】原产欧洲、小亚细亚、伊朗和高加索地区,生于路边和开阔地带。许多国家均有栽培。

【历史趣闻】在图坦卡蒙(古埃及第 18 王朝国王)金字塔中就有一篮蜡叶峨参的种子。欧洲中部居民历来用它烹调菜肴,被视为烹调名菜必需的辛香料,尤以法国最甚。在中欧,蜡叶峨参传统上作为春季滋补药使用。

【采收】以地上部分入药。夏季开花季节采收,晾干后备用。

【化学成分】本品含挥发油、香豆素和类黄酮。

【药理作用】有助消化、净化血液、降血压和利尿等作用。

【临床应用】常用于消化不良、高血压等疾病。新鲜的蜡叶峨参汁液外用,可治疗外伤、湿疹和脓肿。

50　田野芫荽菜 *Aphanes arvensis* **L.**（蔷薇科）

【英文名】Parsley Piert

【植物形态】一年生草本,平卧,被毛,高至 10 cm。叶小,楔形。花簇生,淡绿色。

【生态分布】原产欧洲、北非和北美。生长于海拔 500 m 地带,在干燥地上生长旺盛。

【历史趣闻】本品为欧洲民间传统草药。

【采收】以地上部分入药。夏季开花时采收。

【化学成分】本品主要含有鞣质。

【药理作用】本品有收敛、利尿和润滑的作用,并能抗菌、消炎。

【临床应用】本品常用于肾和膀胱疾病,尤其是肾结石,也用于治疗膀胱结石。浸剂常用于治疗膀胱炎和尿路感染。

51　旱芹　*Apium graveolens* L.（伞形科）

【英文名】Celery，Smallage

【别名】洋芹菜

【植物形态】二年生草本，高至 50 cm。茎具棱，有光泽。叶羽状分裂，边缘有齿，芳香。复伞形花序多数。花小，绿白色。

【生态分布】原产于英国及其他欧洲国家，常野生于英吉利和威尔士海岸及沼泽地。现广泛作为蔬菜栽培。

【历史趣闻】3 000 多年前，埃及法老时期就已栽培旱芹。古代希腊人和罗马人用于调味，古代中国亦用于医药。古代芹菜的形态与现今的野芹菜（Smallage）相似。18 世纪末期，旱芹经培育形成大而多汁的肉质直立叶柄。可食用部分为其叶柄。

【采收】以种子（果实）和茎入药。第二年夏季采收茎秆和种子（果实），晾干备用。

【化学成分】旱芹含有丰富的维生素 C、蛋白质、矿物质及人体不可缺少的膳食纤维。旱芹种子含 1.5%～3.0% 的挥发油，其中主要为柠檬烯（60%～70%）、苯酞、β-芹子烯，其他还有香豆素、呋喃香豆素（佛手柑内酯）和黄酮（芹菜素）。

【药理作用】本品主要有抗风湿、驱风、止痛、利尿、降血压和泌尿系统杀菌作用。近代研究表明，种子有镇静中枢神经系统和保肝作用。种子提取物有降血脂作用，种子油有降血压作用。

【临床应用】本品为治疗风湿性疾病的传统草药。旱芹全草及种子有清热止咳、健胃利尿和降血压之功效，种子及种子油在欧洲和澳大利亚用于消除肿痛、舒解关节疼痛及痛风。现代治疗中，可用于高血压、动脉硬化、神经衰弱、小便热涩不利、月经不调等症的预防和治疗。

　　用旱芹的茎和胡萝卜制成的饮料，可作净化剂，每日 1 杯，有助于治疗慢性疾病。种子浸剂每日 1 杯，可治疗痛风。种子酊剂每日 3 次，每次 30 滴，治疗风湿病。种子粉剂治疗关节炎，每次 1 茶匙，与食物同用。

【注意事项】旱芹种子精油一般不能内服。

【附注】旱芹种子油被英国草药药典收载，国际标准化组织对旱芹种子油的标准有规定，其中成分含量范围分别为：β-蒎烯 0.5%～2%，月桂烯 0.3%～1.4%，柠檬烯 58%～79%，β-蛇床烯 5%～20% 和 Sedanenolide（3-butyl-4，5-dihy-drophthalide）1.5%～11%。

52　美楤木　*Aralia racemosa* L.（五加科）

【英文名】American Spikenard

【别名】美洲楤木

【植物形态】多年生芳香灌木,高至 2 m。根肉质粗壮。叶大而坚韧。花小,白色。浆果红色或紫色。

【生态分布】原产北美。亚洲东北部也有。

【历史趣闻】北美印第安切罗基人和移民者用美楤木制成茶剂治疗背痛;肯尼人用于治疗肠胃胀气、咳嗽、哮喘和胸痛;梅诺米尼人用于治疗血液中毒。

【采收】根茎入药。夏季或秋季采挖根茎,干燥备用。

【化学成分】根茎含挥发油、鞣质和二萜酸。

【药理作用】本品有发汗、刺激和解毒作用。

【临床应用】常用于治疗风湿病、哮喘和咳嗽。本品制成的膏剂常用于治疗某些皮肤病,包括湿疹。

【附注】本品在 1916—1965 年的《美国国家处方集》中有记载。现在使用的许多美楤木原料均产于美洲。

53 莓实树 *Arbutus unedo* L.（杜鹃花科）

【英文名】Strawberry Tree

【别名】垂花树莓;莓实浆果鹃

【植物形态】常绿灌木,高至 6 m。茎直立,树皮略带红色。叶革质,边缘有锯齿。花白色或粉红色,钟状。果实形似草莓,圆形,多汁,红色。花果期夏、秋季。

【生态分布】原产地中海沿岸地区,也生长于西爱尔兰、澳大利亚和非洲。

【历史趣闻】在地中海地区的居民自古就用莓实树的果实制成酒或蜜饯食用,但新鲜的果实不好吃。

【采收】以叶和果实入药。夏季采收叶片,秋季采收果实。

【化学成分】含熊果苷(最高可达 2.7%)、甲基熊果苷,其余有对苯二酚类成分、苦味质和鞣质。

【药理作用】熊果苷对泌尿系统有很强的抗菌作用。本品有收敛和抗菌作用。

【临床应用】本品能有效地治疗膀胱炎和尿道炎;其收敛作用可治疗腹泻和痢疾。制成的含漱剂能治疗咽喉疼痛及其炎症。

【注意事项】妊娠期妇女及肾病患者慎用。

54 牛蒡 *Arctium lappa* L.（菊科）

【英文名】Burdock

【别名】大力子;东洋萝卜

【植物形态】二年生草本植物,高 1～2 m。根肉质,体软,有甜味,含黏液质。茎直立,带紫色。基生叶丛生,大形;茎生叶广卵形或心形,下面密被白短柔毛。头状花序多数,排成伞房状;总苞片顶端呈钩刺状;花淡红色,全为管状。瘦果椭圆形,灰褐色,冠毛短刚毛状。花期 6～7 月,果期 7～8 月。

【生态分布】 原产欧洲和亚洲,分布于全球温带地区(包括美国),现在欧洲、中国和日本有栽培。

【历史趣闻】 牛蒡是西方和中草药中著名的解毒植物药,传统习惯上用于痛风,认为牛蒡是清血剂,能清除血液中的毒素。17 世纪时,其种子被认为可以治疗肾结石,能碎石。德国(1967 年)、日本(1986 年)学者证实牛蒡含有的聚烯类成分,特别是新鲜的根有杀菌和杀真菌作用等。

【采收】 以根和种子入药。秋季采收种子,秋末挖根。

【化学成分】 牛蒡的主要有效成分有苦味苷(牛蒡苦味碱)、黄酮(牛蒡苷)、鞣质、聚烯类、挥发油、菊糖(含量达 45%)、黏液质、木质素等。

【药理作用】 根和种子能清除体内的废物,有助于排除体内的重金属。其主要药理作用有解毒、缓和性利尿、抗菌、消毒,还能降血糖和抗癌。种子有消炎、抗氧化和保肝作用。

【临床应用】 用于治疗喉炎、疖、疹、慢性皮肤病等。根有温和的苦味作用,有助于治疗皮肤病,如局部皮肤感染、脓肿、湿疹、银屑病等。同时,还用于作利尿剂、抗菌剂和辅助抗癌剂使用。剂型有煎剂、酊剂、浸剂、泥罨剂等。根的酊剂每日 2～4 mL。根的胶囊剂每日 3 次,每次 1～2 g。

【注意事项】 本品安全,无毒副作用。

【附注】 美国著名的保健专家艾尔·施德尔博士在《抗衰老圣典》一书中说:"牛蒡的根部深受全世界人的喜爱,它是一种可以帮助人体维持良好工作状态(从幼年到老年均适用)的温和的营养药草。食用牛蒡无任何副作用,对体内系统的平衡具有复原的功效。草药师用它作为一种癌症治疗剂,同时也视它为疗效突出的消化剂和解肝毒剂。"全世界最长寿的民族日本,人们长期食用牛蒡根。日本熊本大学医学部前田博士认为牛蒡的保健功能在于可消除及中和有害于人体健康的"活性氧"。因为"活性氧"不仅是致癌的因素,也是动脉硬化和人体衰老的原因之一。

55 熊果 *Arctostaphylos uva-ursi* (L.) Spreng. (杜鹃花科)

【英文名】 Uva-ursi

【别名】 熊葡萄;熊莓

【植物形态】 低矮常绿灌木,株高至 50 cm。具长的蔓生茎。叶亮绿色,上表面有光泽,叶小,单叶,互生,倒卵形,质地硬且厚。花小,铃状,粉红色。红色的浆果,小而有光泽。花期 3～6 月,果熟期秋季。

【生态分布】 原产欧洲及美洲,现在北半球直至北极都已归化,生于大树下、荒地和草原的潮湿地带。

【历史趣闻】Uva-ursi 的拉丁文意思是"熊葡萄",即熊爱吃的果实。罗马医生盖伦使用有收敛作用的熊果叶来疗伤止血。原产地美洲的居民用熊果叶和烟叶混合后作烟吸食。1820—1950 年的《美国药典》将熊果叶及其干燥提取物作为泌尿道杀菌剂收载。19 世纪,一些医生建议使用熊果来治疗腹泻、痢疾、淋病、遗尿和泌尿道慢性感染。在美国,许多饮食补充剂中都添加有熊果叶提取物用以杀菌、利尿。

【采收】以叶和果实入药。秋季采收叶和果实,晾干备用。

【化学成分】叶的主要成分为氢醌衍生物(含量 7%~9%,主要为熊果苷)、多酚类鞣质(达 15%,主要为没食子鞣质、逆没食子酸鞣质、儿茶酚及花色素衍生物)、酚酸(约 0.25%)、黄酮(1.3%)等。还含有三萜类化合物、挥发油(少量)和蜡。

【药理作用】熊果具有抗菌、利尿、收敛、抗炎等功效。其抗菌成分是熊果苷,在泌尿道中生成了氢醌苷原及代谢产物。研究发现,熊果叶甲醇提取物(浓度 50%)对酪氨酸酶有抑制作用。此外,熊果中的熊果酸具有利尿功效,单宁酸具有很强的收敛作用,有防癌、抗癌功效,尿囊素能有效的抗皮肤溃疡。

【临床应用】主要用于治疗泌尿道疾病、皮炎、高血压、充血性心力衰竭、创伤和腹泻等。市售的植物减肥药一般都含有熊果(收敛剂),然而熊果通常会使尿呈绿色,但这对人体并无害处。

熊果制剂在碱性条件下抗菌效果最好,因而在服用熊果制剂时应避免酸性食物,如泡菜、柑橘类等,可多食碱性的蔬菜(如西红柿)和苹果等水果。

熊果药用的剂型有煎剂、酊剂、胶囊剂和片剂。叶 3 g 置 150 mL 水中,煎服,为 1 日用量,可分 3~4 次服用。酊剂每日 3 次,每次 5 mL。胶囊剂和片剂(含 20%熊果苷)每日 250~500 mg,分 3 次服用。

【注意事项】本品偶有恶心反应。妊娠期和哺乳期妇女、患肾脏疾病者及 12 岁以下儿童一般不宜使用本品。本品每次连续服用时间不宜超过 14 天。

【附注】《欧洲药典》2002 年版规定,本品含无水熊果苷最小值为 7.0%。《英国药典》2000 年版规定,本品含氢醌类衍生物(以无水熊果苷计)不得少于 8.0%。

56 槟榔 *Areca catechu* L. (棕榈科)

【英文名】Areca

【别名】宾门;白槟榔;洗瘴丹

【植物形态】茎直立,乔木状,高 10 m 以上,有明显的环状叶痕。叶簇生于茎顶,羽片多数。雌雄同株,花序多分枝,雌花单生于分枝的基部;雄花小,无梗,通常单生,萼片卵形,花瓣长圆形,雄蕊 6 枚;雌花较大,萼片卵形,花瓣近圆形,子房长圆形。果实长圆形或卵球形,橙黄色。种子卵形。花果期 3~4 月。

【生态分布】槟榔为热带植物,主要产于东南亚地区。我国华南地区有栽培。

【历史趣闻】槟榔民间自古就食用和药用,传入我国已有上千年的历史,云南少数民族常将槟榔作为礼物送给客人。民间认为槟榔无毒,有消积、杀虫的功能。

【采收】以种子、果皮(大腹皮)和花入药。春、夏季果实成熟时采收,一般采收种子药用。砍下果穗,摘果,除去果皮,取出种子,晒干或烘干。

【化学成分】种子含总生物碱 0.3%～0.6%,主要为槟榔碱,尚有少量槟榔次碱、去甲基槟榔碱、去甲基槟榔次碱、异去甲基槟榔次碱、槟榔副碱及高槟榔碱等。这些生物碱均与鞣酸结合而存在。此外,含鞣质约 15%,脂肪约 14%,以及氨基酸,甘露糖,半乳糖,蔗糖,α-儿茶精,表儿茶精,多种原矢车菊素的二聚体、三聚体、四聚体,无色花青素,槟榔红色素及皂苷等。

【药理作用】槟榔碱可兴奋 M 胆碱受体,咀嚼槟榔可使胃肠平滑肌张力升高,增加肠蠕动和消化液分泌,促进食欲。种子有消积、杀虫、下气、行水之功能。果皮有行水、下气、宽中之功能。

【临床应用】种子可用于脾胃气滞、胸腹胀满疼痛、湿热痢疾、多种肠道寄生虫、水肿、二便不利、疟疾等。种子煎液滴眼有降低眼内压和收缩瞳孔作用,可用于治疗青光眼。研末外用,可治肿毒、疮疡。煎汤内服,5～15 g,驱虫用量可至 50 g。

　　果皮(大腹皮)可用于脘腹胀满、泄泻、水肿、小便不利等;花,味淡,为芳香健胃药,也可治疗咳嗽。

57　红蚤缀 *Arenaria rubra* L.（石竹科）

【英文名】Sandwort

【别名】蚤缀

【植物形态】一年生低矮小草本,多分枝,叶小,无柄,被柔毛,花淡红色,直径 6 mm。夏熟作物田间杂草。全草入药。

【生态分布】野生遍及欧洲、亚洲和澳大利亚。喜生于沿海沙滩,在沙土地和砾石土上生长旺盛。

【历史趣闻】红蚤缀主产欧洲,自古在民间药用。我国民间草药蚤缀为白色花,作用与开红花的红蚤缀相似。

【采收】以地上部分入药。夏、秋采收全草,洗净,阴干备用。

【化学成分】未见报道。

【药理作用】能清热、解毒、抗菌、消炎、利尿。有舒张输尿管、膀胱内壁平滑肌的作用。

【临床应用】主要用于治疗肾结石,急、慢性膀胱炎和尿路系统的其他疾病。

【附注】我国产蚤缀,又名鹅不食草(*Arenaria serpyllifolia* L.),全草药用,能清热、解毒、明目,治急性结膜炎、麦粒肿、咽喉痛。

58　蓟罂粟　*Argemone mexicana* **L.**（罂粟科）

【英文名】Mexican Poppy

【别名】老鼠怕

【植物形态】一年生多刺草本,高 30～100 cm,具苦液汁。茎具分枝,茎生叶互生;
叶片椭圆形,绿色,有白色纹理。花密集排列成顶生花序,花大,黄色。蒴果卵
圆形。种子球形,黑色。花期5～7月,果期6～8月。

【生态分布】原产于墨西哥,从美国南部到南美洲的热带地区均有分布。喜生于干
燥的土壤中,经常混生于烟草种植地中。

【历史趣闻】蓟罂粟是民间古老的草药。如在厄瓜多尔使用从茎叶中流出来的浆
汁治疗白内障;在古巴,常用少量的种子浸液做止痛剂等。

【采收】以浆液和种子、地上部分入药。春、夏采集流出的浆液;夏、秋采收地上部
分和种子,晾干备用。

【化学成分】本品含有类似鸦片中的异喹啉生物碱(包括血根碱等)。

【药理作用】血根碱有抑制肾上腺、拟交感和局部麻醉作用,并有广谱的抗菌作用。
对乙酰胆碱酯酶有抑制作用。全草是温和的止痛剂。

【临床应用】新鲜的蓟罂粟常用于治疗嘴唇部的外伤、冻伤、疤痕。少量种子浸液
可作为止痛剂,用于治疗儿童哮喘引起的疼痛。种子油可作为泻药使用;花可
祛痰,用于治疗咳嗽和其他胸部疾病,效果良好。

【注意事项】因本品有毒性,应遵嘱使用。

59　欧洲马兜铃　*Aristolochia clematitis* **L.**（马兜铃科）

【英文名】Birthwort

【别名】铁线莲状马兜铃;欧洲催生草

【植物形态】多年生草本,有难闻气味。叶心形,叶缘细齿裂。花淡黄色,2～8 朵
簇生,管形,喇叭状,唇瓣肥厚。果梨形,下垂。植株有毒。

【生态分布】原产欧洲中部和南部,在亚洲西南部也有分布。

【历史趣闻】美洲土著人用马兜铃属植物治疗蛇咬伤、胃痛、牙痛和发热。

【采收】以根和地上部分药用。根在春季或秋季采挖;夏季采收地上部分。均干燥
备用。

【化学成分】本品含马兜铃酸、挥发油、鞣质等。

【药理作用】马兜铃酸是一种致癌物质,且有肾毒性,但可促进血白细胞增多的作
用。本品有抗炎、消肿、利尿和止痛等作用。

【临床应用】以前本品也用于治疗外伤、止痛和毒蛇咬伤。本品提取物可用于催
产(故英文名催生草)。妇女分娩后服用本品有防止感染和强通经作用,但妊
娠期服用会引起流产。服用本品煎剂有助于溃疡愈合,也用于哮喘和支气

管炎。

【注意事项】本品有一定的毒性,不可长期内服。

60　辣根 *Armoracia rusticana*（Lam.）Gaertn.（十字花科）

【英文名】Horseradish

【别名】香辣根;山萝卜

【植物形态】宿根性多年生植物,有强辣性的肥大肉质根。叶绿色,叶片长卵形,有
　　长柄,叶片揉碎时散发辛辣气味。一年生辣根入土深度达 1～2 m,多数根分布
　　在 5～35 cm 的土层中;二年生辣根可部分抽薹开花,花瓣 4,白色,一般不
　　结实。

【生态分布】原产欧洲和西亚。

【历史趣闻】在民间辣根已有悠久的利用历史。药用多作为利尿剂使用;也是常见
　　的辛辣调味品。

【采收】根、叶入药。夏季采叶,秋后挖根。

【化学成分】本品含葡糖硫苷(主要是黑芥子硫苷酸钾)、天冬酰胺、树脂、维生素 C
　　和类黄酮等。

【药理作用】本品强烈地刺激消化,增强胃液分泌,增强食欲;有良好的利尿和促进
　　排汗作用,也是祛痰剂和温和的抗菌剂。

【临床应用】用于促进消化,增强胃液分泌和增加食欲。能有效地治疗发热、感冒
　　和流感。根外敷可治疗冻疮。

【注意事项】辣根在英国和欧洲中部是一种普遍使用的辛辣调味品,但值得注意的
　　是,在过量服用辣根后可刺激胃肠道。甲状腺功能低下者禁用。辣根敷剂也可
　　能引起水泡。

61　山金车 *Arnica montana* L.（菊科）

【英文名】Arnica

【别名】山地山金车;山地阿尼菊

【植物形态】多年生草本,芳香。根茎圆柱形,暗褐色。基生叶卵圆形,褐色,有毛;
　　株高 30 cm,茎生叶小。头状花序通常大,总苞半球形,花鲜黄色。瘦果无冠
　　毛。花果期 8～9 月。

【生态分布】分布于中欧、比利牛斯山脉、西伯利亚、加拿大和美国西北部,生长于
　　山地和牧场。

【历史趣闻】在欧洲,人们很早就发现和使用山金车。它是欧洲草药中广泛使用的
　　草药之一。其黄色的花和根茎制成的油膏、敷料因用于治疗皮下瘀血、扭伤和
　　肌肉疼痛而著名。德国哲学家和诗人歌德(1749—1832 年)在晚年时常喝山金

车茶以制止心绞痛。

【采收】以花和根茎入药。开花时采集花朵,秋末挖取根茎,均干燥后保存。

【化学成分】本品含倍半萜内酯、黄酮,还含有黏液质、精油、绿原酸、类胡萝卜素、植物甾醇及多糖,精油内含麝香草酚。

【药理作用】山金车有收敛、抗菌、抗炎、刺激血液循环、提升血压、调节免疫系统等作用。

【临床应用】在民间,山金车茶用于治疗老年心绞痛,山金车软膏和敷剂用于治疗扭伤、青肿和肌肉疼痛,能改善局部血液循环。近来,山金车内服还治疗休克、创伤和疼痛;煎剂和酊剂能促进血液循环,治疗心绞痛和心脏衰弱。

【注意事项】有时小剂量也能引起中毒,一般不内服。

62 欧亚艾蒿 *Artemisia abrotanum* **L.** （菊科）

【英文名】Southernwood

【别名】南木蒿

【植物形态】多年生灌木状草本,有强烈芳香气味,高至 1 m。茎木质;叶羽状,银绿色;头状花序生于枝顶,花黄色。夏末开花。

【生态分布】原产北欧,目前野生者已少见,多为栽培,供香料工业用,少量用于医药。

【历史趣闻】欧亚艾蒿药用,在欧洲,中世纪和文艺复兴时期受到重视,而目前已不常用。本品含精油,有驱虫作用,常将茎叶放入衣物中,可防虫蛀。在英国将本品与芸香成束地捆扎,放于装有囚犯的船坞中,可预防发热的传染。

【采收】以地上部分入药。夏末花期采收地上部分,晒干备用。

【化学成分】本品含精油、青蒿碱和鞣质。

【药理作用】有抗菌、消炎、滋补、调经、驱虫等作用。

【临床应用】本品有苦补作用,可增加胃肠液的分泌,增强消化功能。浸剂可驱除人体内的寄生虫。浸剂还有调经作用,用于月经不调。

【注意事项】妊娠期妇女忌用;12 岁以下儿童遵医嘱使用。

63 中亚苦蒿 *Artemisia absinthium* **L.** （菊科）

【英文名】Wormwood

【别名】苦艾;洋艾

【植物形态】多年生草本,高 1 m。茎直立,密被灰白色短柔毛。茎下部叶二至三回羽状全裂,长卵形或卵形;上部叶羽状全裂或 5 全裂。头状花序球形或近球形,下垂;花冠管状。瘦果长圆形,先端微有不对称的冠状边缘。花、果期 8～11 月。

【生态分布】原产欧洲,现欧洲、中亚、西亚、北非、美国均有分布。世界各温带地区有栽培。

【历史趣闻】自古以来,中亚苦艾的苦味成分起神经兴奋作用而被当成振奋剂。由于它能刺激胃等消化系统器官的分泌功能和抑制肝内的代谢酶,有保肝作用。古希腊医药大师希波克拉底也认为苦艾是治疗肝炎的良药,并能治疗风湿病。

　　19 世纪欧洲及法国用苦艾油制成的苦艾酒 Absinthe,味道特别,小剂量饮用安全,大剂量能引起脑损伤,甚至死亡。因为它含有侧柏酮和异侧柏酮,对神经有兴奋作用。因此,20 世纪以来,苦艾酒就很少被人饮用。

【采收】以地上部分入药。夏末采收苦艾地上部分,晾干备用。

【化学成分】本品含挥发油,为倍半萜类(洋艾内酯 Artabsin 和 Anabsinthin)、侧柏酮、异侧柏酮、澳黄酮、酚酸、木质素等。

【药理作用】具有促进胆汁分泌、消炎、驱蛲虫、调经、解除胃痛的作用。

【临床应用】用于芳香苦补,有刺激胃肠液的分泌功能和保肝作用,还可治疗贫血和胀气。有一定的驱除肠虫和杀虫作用,也可作为抗抑郁药。

【注意事项】妊娠期和哺乳期妇女慎用。

64　青蒿 *Artemisia annua* L.（菊科）

【英文名】Qing Hao;Chinese Wormwood

【别名】中国苦艾,黄花蒿

【植物形态】多年生草本,高约 1 m。茎直立,下部木质化,中部以上有密集的分枝。叶互生,鲜绿色,羽状分裂;裂片条形或矩圆状条形,被细绒毛,边缘有锯齿。头状花序多数,在茎和枝上排列成稍密集的复总状花序;总苞连花冠为淡黄绿色。瘦果小,倒卵形。

【生态分布】原产亚洲东部,越南、日本、中国、俄罗斯远东及朝鲜有分布。青蒿适应性强,生长于野地和荒地。中国东部地区有栽培。

【历史趣闻】青蒿是最早的民间草药之一。首次提到青蒿是载于《五十二病方》中,多年来,它被视为有助于"清解暑热"的药物。现代研究表明了这种传统的草药应用的正确性,其有效成分青蒿素是有效的抗疟剂。

【采收】以叶入药。夏季开花前采收枝叶,鲜用或干燥后备用。

【化学成分】青蒿素(倍半萜内酯)、精油(青蒿碱、波旁老鹳草烯)等。

【药理作用】青蒿素可控制疟疾的发展,对产生耐药性的疟原虫特别有效。青蒿有抗菌作用,可对抗多种真菌感染所致的皮肤病和钩端螺旋体病。

【临床应用】可用于治疗由热所致的疾病,尤其是有发热、头痛、眩晕、胸闷症状者;还用于治疗慢性发热,或因热所致的鼻衄。

【注意事项】本品需在医生指导下使用;孕妇忌用。

65　蛔蒿 *Artemisia cina* Berg.（菊科）

【英文名】Levant Wormwood

【别名】山道年蒿

【植物形态】多年生灌木状草本,高达 70 cm。茎基部木质。叶互生,二回羽状深裂,小裂片线形,灰绿色。头状花序有小花 3～6 朵,全为管状花。瘦果小,无冠毛。花果期 8～9 月。

【生态分布】原产地为地中海东岸直至西伯利亚。现各地栽培。

【历史趣闻】蛔蒿在古希腊时期以治疗肠内寄生虫而广为人知,一直沿用至今。其有效成分山道年于 1830 年首次分离出来,现在山道年应用比原植物更广泛。

【采收】以花枝入药。秋季采收野生或栽培的未开花的花枝,干燥备用。

【化学成分】含山道年(倍半萜内酯)、蒿素、挥发油(其中桉叶脑达 80%)。

【药理作用】山道年可直接毒杀蛔虫,并将其排出。蛔蒿有强烈的苦味和芳香气味,有滋补和促进消化的作用。

【临床应用】本品几乎专门用于驱蛔虫。干花枝使用时,可用蜂蜜与之混合来掩盖其苦味。

【注意事项】肝、肾病和急性胃肠炎患者忌用。妊娠期妇女慎用。本品需在医生指导下使用。

66　龙蒿 *Artemisia dracunculus* L.（菊科）

【英文名】Tarragon

【别名】狭叶青蒿

【植物形态】多年生芳香草本,全株无毛。茎直立,略呈紫褐色,高 50～150 cm。叶条状披针形至条形,全缘。头状花序生于枝顶,球形,绿色,边缘为雌花,中央两性花较多。瘦果倒卵形,褐色。

【生态分布】原产俄罗斯、西亚和喜马拉雅地区。现作为调味香草被广泛种植。

【历史趣闻】据说龙蒿的植物拉丁属名来源于一位职掌狩猎和生育的女神阿尔特米西亚(Artemisia)。1 世纪时,古罗马自然学家普林尼指出,龙蒿能有效避免长时间旅途疲劳。在中世纪,人们认为植物外观能揭示其药用价值,因此,龙蒿蜿蜒的根被认为是能治疗蛇咬伤的象征。在几个世纪里,这种理念被推广到能治疗疯狗咬伤。到 17 世纪,这种观念才逐渐消失。19 世纪,有些医生认为应重新认识龙蒿的这些传统疗效。

【采收】以地上部分入药。秋季采收地上部分,晾干备用。

【化学成分】本品含鞣质、香豆素、类黄酮和挥发油。挥发油可达 0.8%,其中含草蒿脑 70%。

【药理作用】研究表明,龙蒿具有抗风湿、抗菌、抗痉挛、开胃、祛胀气、促消化、利尿、通经、轻泻、麻醉及驱蛲虫等功效。

【临床应用】自古本品因能促进消化,又是温和的镇静剂有助于催眠而闻名。古希腊人发现咀嚼本品能使口腔麻木,便用来治疗牙痛。但龙蒿只能暂时缓解口腔疼痛。本品有解疼作用,适用于结肠发炎而绞痛,经痛、经前症候群以及晕车、晕船、百日咳、神经炎、坐骨神经痛等;还可调节不规则的经期,对不孕症状也许有一定的疗效。

【注意事项】龙蒿只能暂时缓解口腔疼痛,如持续牙痛,应立即就诊。

【附注】龙蒿还是常用的烹调香草。

67　块茎马利筋 *Asclepias tuberosa* L. （萝摩科）

【英文名】Pleurisy Root

【植物形态】多年生直立草本,株高 1 m,具乳汁。单叶对生,狭披针形。穗状花序顶生或腋生,花冠轮状 5 深裂,橘黄色,副花冠黄色。

【生态分布】原产北美洲。

【历史趣闻】北美平原印第安民族奥玛哈人生吃本品,用于治疗气管炎及其他胸部疾病。在北美草药中,认为本品作用广泛,可治疗多种疾病,如胸膜炎、伤寒、肺炎、痢疾、急性腹痛、湿疹和癔症。

【采收】以根(块茎)入药。春季挖根,洗净,干燥保存。

【化学成分】本品含强心甙、黄酮。

【药理作用】本品能促进黏液排出、消炎、发汗、解热。

【临床应用】本品可治疗胸部、胃肠道炎症、发热,治疗慢性腹泻和痢疾等。

【注意事项】服用过量易引起呕吐,妊娠期妇女忌用。

【附注】本品有小毒。

68　石刁柏 *Asparagus officinalis* L. （百合科）

【英文名】Asparagus

【别名】龙须菜;芦笋

【植物形态】多年生直立草本,高可达 1 m。根肉质,粗 2~3 cm。春季自地下茎抽出嫩茎,叶小,退化呈鳞片状,叶状枝 3~6 枚成簇,纤细。春夏开花,花 1~4 朵腋生,单性,雌雄异株。花黄绿色,花被片 6;雄花雄蕊 6;雌花较小,具退化雄蕊。浆果球形,直径 7~8 mm,红色。

【生态分布】石刁柏俗称芦笋,原产亚洲西部和欧洲,生于沙质河滩、河岸、草坡或林下。现美洲、大洋洲有大规模栽培。我国新疆有野生,全国各地有栽培。

【历史趣闻】早年希腊人将芦笋作蔬菜食用,近年全世界普遍食用。芦笋是一种有较高药用价值的蔬菜和保健食品,是目前世界 10 多种名菜之一。国际上有"蔬菜之王"的美称,深受消费者的欢迎。在美国,芦笋很少作为药用植物使用,然而在欧洲和亚洲,其全株,包括茎秆、根和花,作为药用的历史悠久。根具有利尿、通便的功效。民间用芦笋来治疗心脏病、高血压、风湿病。在中国和印度也是传统植物药。

【采收】芦笋常以嫩茎入药,春季采挖,洗净、干燥备用。

【化学成分】芦笋含多种生物活性成分,如活性酶、多糖、皂角苷、脂肪酸、18 种氨基酸及锌、铜、锰、硒等微量元素。还含有松柏苷、白曲菜酸、天门冬酰胺、精氨酸、黄酮类化合物等。

【药理作用】现代研究表明,芦笋具有抗突变、抗肿瘤、抗真菌、降血脂、免疫调节、抗衰老和保肝等作用。其抗癌有效成分为天门冬酰胺。此外,芦笋还能增进食欲,帮助消化,缓解疲劳,治疗心脏病、高血压、肾炎、肝硬化等病症,并有利尿、镇静的作用。

【临床应用】德国 E 委员会建议用石刁柏冲洗治疗泌尿系统炎症和肾结石。传统医学中,芦笋主要用来利尿、通便,治疗神经炎及风湿病。芦笋对高血压、心脏病、心率过速、疲劳、水肿、膀胱炎等均有一定疗效;更有预防癌细胞扩散的功能,对淋巴瘤、膀胱癌、肺癌、皮肤癌等有疗效。

服用剂量:煎剂,茎 45～60 g 置于 150 mL 水中,煎服。流浸膏(1∶1, g/mL)每日 45～60 mL。酊剂(1∶5, g/mL)每日 225～300 mL。

【注意事项】偶有过敏反应。肾炎患者和有水肿症状者禁用。

【附注】芦笋栽培历史悠久,已形成大量栽培品种。有绿色芦笋和白色芦笋系列。

69　香车叶草 *Asperula odorata* L.（茜草科）

【英文名】Sweet Woodruff

【别名】车叶草

【植物形态】多年生匍匐草本,株高 50 cm,茎方形。叶轮生,窄椭圆形,叶缘和茎有白色小毛。春末开白色小花,结成果的果实上有刺毛。

【生态分布】原产欧洲,亚洲和北非也有分布。生于林地和阴凉处。

【历史趣闻】香车叶草干后会发出一种鲜草样气味,人们常将它放置在衣服间,以散发香气。1735 年,K'Eogh 在《爱尔兰草药》中记载:"将其烧灰后,外敷治疗外伤、烫伤和炎症。"德国的 Maiwein 人将香车叶草制成白酒用于庆祝节日时饮用。

【采收】以地上部分入药。晚春开花期采收其地上部分,晒干备用。

【化学成分】含环烯醚萜类、香豆素类(0.6%)、鞣质、蒽醌类、类黄酮。

【药理作用】有滋补、促进血液循环、利尿、抗炎、镇静、抗痉挛等作用。

【临床应用】香车叶草可强身、滋补体质,可消炎和利尿;所含香豆素和类黄酮对静脉曲张和静脉炎有益,能抗痉挛和镇静,对儿童和成年人的失眠也有疗效。

【注意事项】本品超剂量服用会导致内出血。已采用常规方法治疗循环系统疾病的患者忌用,孕妇忌用。

70　白坚木 *Aspidosperma quebracho-blanco* **Schlecht.** （夹竹桃科）

【英文名】Quebracho

【别名】白色白坚木

【植物形态】高大乔木,树高可达 30 m。树皮软而厚;阔叶大而坚韧,花管状,白色。

【生态分布】在南美洲南部有分布。

【历史趣闻】白坚木的英文名 Quebracho 是与英文"break-ax"意思相对应的西班牙语,quebrar 意为破开,hacha 意为斧子,比喻其树木的坚硬。

【采收】以树皮入药。树皮全年可采。

【化学成分】本品含吲哚生物碱(包括育亨宾,Quebrachin)和鞣质。

【药理作用】有抗菌、抗痉挛、收敛、滋补等作用。

【临床应用】常用于治疗哮喘和肺气肿,也用于解热、治外伤和表皮烧伤等病患。

【注意事项】遵医嘱服用,过量会中毒。本品在有些国家被严格控制使用。

71　阿斯皮菊 *Aspilia mossambicensis* （**Oliv.**） **Wild.** （菊科）

【英文名】Aspilia

【别名】阿皮迪菊

【植物形态】多年生半木质草本或小灌木,高至 1.5 m。叶对生,大,披针形,先端尖,边缘有锯齿,表面粗糙,具细腺毛。头状花序顶生,花冠黄色。

【生态分布】原产东非,分布于非洲热带和亚热带地区,包括马达加斯加。

【历史趣闻】阿斯皮菊原列在蟛蜞属(Wedelia)。以前本种没有供药用的记录,直到 1980 年才引起人们的注意。Gombe 国家公园和 Mahale 山地国家公园的生物学家在坦桑尼亚西部观察猩猩生活习性时,发现猩猩食用阿斯皮菊茎叶;1983 年,美国和日本生物学家观察到有些猩猩生病后,将本植物的叶片采摘、折叠、吞食,并在猩猩的排泄物中发现了没有完全消化的本植物叶片。数年后,康奈尔大学报道从阿斯皮菊叶中分离得活性成分 Thiarubrine。

【采收】以叶入药,需用时采摘叶片。

【化学成分】不同季节采集的叶片均含有微量的二萜类成分 Thiarubrine;根中也

含有少量的 Thiarubrine。叶中还含有一种刺激子宫收缩的成分。

【药理作用】1990 年,Wrangham 等在 Gombe 国家公园和 Mahale 山地国家公园进行的猩猩与食物关系的试验说明,很多猩猩患有严重的寄生虫病,它们将本品(鲜叶)放入口中数分钟后直接吞入腹中。并在它们的排泄物中找到了未消化的整片叶子,叶面上充满了寄生虫,卷曲的腺毛将寄生虫缠住。有些科学家将其称为"魔鬼毡效应"(Velcro Effect)。本品具致泻作用,将叶及寄生虫一并排出体外。还发现在雨季时,猩猩会吞下更多的本品(鲜叶),这时正是寄生虫病感染最盛的季节。以上说明,猩猩是有自我医疗和驱除寄生虫能力的。

【临床应用】东非民间用本品治疗感染、疟疾、坏血病、坐骨神经痛和腰痛。一般将叶片浸泡作茶饮用。

【附注】庭院中常有栽培,野生品民间常用于薪柴。

72 黄芪 *Astragalus membranaceus*（**Fisch.**）**Bunge**（豆科）

【英文名】Astragalus;Milk Vetch

【植物形态】多年生草本,根粗壮,高约 40 cm。茎枝被绒毛;羽状复叶,小叶 12～18 对;小叶片卵状披针形或椭圆形,两面有白色长柔毛。总状花序腋生;花萼筒状,萼齿短;花冠白色。荚果膜质、膨胀,卵状矩圆形,有黑色短柔毛。

【生态分布】原产于中国,分布于内蒙古、新疆等中国北部干旱地区。宜生长于阳光充足、排水良好的沙质土壤上。

【历史趣闻】黄芪是中国传统中草药之一,首载于《神农本草经》列为上品。在中国已沿用了几千年,为重要的益气升阳药,能提高肌体免疫力。

【采收】以根入药。由种子出苗,生长 4 年以上的植株,于秋季采挖其根部,干燥后备用。

【化学成分】含三萜皂苷、异黄酮类、多糖、植物甾醇等。

【药理作用】具有适应原样作用、免疫激活作用、利尿、扩张血管、抗病毒等。现代研究表明,黄芪有利尿、降血压与增强体质的作用。黄芪是一种传统的补气药,对年轻人而言在某种程度上比服用人参更佳。

【临床应用】黄芪可通过舒张血管,使血液流到体表,用于治疗出汗过多(盗汗),有助于减轻体液潴留,减轻口渴,使机体机能正常。黄芪虽不是治疗急性病的草药,但它能激活免疫机能,可治疗病毒感染,如流行性感冒。黄芪能治疗器官下垂,尤其是子宫下垂,对子宫出血也有效。美国临床研究表明,当癌症患者接受化疗和放射治疗时,配合使用黄芪与其他草药,能加速免疫功能的恢复,延长寿命。

【注意事项】患皮肤病或重病时禁用。

73　颠茄 *Atropa belladonna* **L.**（茄科）

【英文名】Deadly Nightshade，Belladonna

【别名】颠茄草

【植物形态】多年生草本，株高 1～1.2 m。叶互生，叶片广卵圆形或卵状长圆形，全缘，叶表面呈蝉绿色，背面灰绿色。花冠钟状，淡紫褐色。浆果球形，成熟时黑紫色。种子多数，褐色，小而扁，呈肾形。花期 6～8 月。

【生态分布】原产欧洲、西亚和北非；喜生长在石灰质土壤上；现在世界各地有栽培。

【历史趣闻】西文种名 belladonna 源于意大利语的 belladonna，意为"漂亮女人"，因为古代曾提取果实成分制作女性散瞳的眼药水。在古代，颠茄叶就很有名，但直到 16 世纪初才有记载。颠茄作为欧洲草药，1809 年载入《伦敦药典》。民间医学用于缓解肠绞痛和治疗消化性溃疡。

【采收】以叶和根入药。夏季采叶，种植后的第 2 年秋季采收根，晒干备用。

【化学成分】含莨菪烷类生物碱（达 0.6%，包括东莨菪碱和阿托品），还有黄酮、香豆素和烟碱。

【药理作用】莨菪烷类生物碱能抑制副交感神经，以控制人体的不随意活动，减少唾液、肠和支气管黏液分泌及尿道、膀胱和肠的过度活动。莨菪烷类生物碱还能增强心率和扩大瞳孔。颠茄还有镇静、麻醉、止痛、解痉、减少体液分泌等作用。

【临床应用】颠茄主要用于缓解肌肉痉挛，弛缓平滑肌，制止流涎、支气管黏液分泌过多和胃酸过多等；还用于治疗帕金森病，减轻肢体震颤和僵化，改善语言和活动能力。叶的作用较根弱，但经常使用。近代医学中常将它用作眼科检验中的扩瞳剂和麻醉剂。

　　叶或根制成的酊剂，为强力弛缓剂，用于治疗绞痛和帕金森病。

【注意事项】本品的治疗量接近中毒量，必须遵医嘱使用。

【附注】《欧洲药典》2002 年版规定，本品含生物碱（以莨菪碱计）不得少于 0.3%。《印度药典》1966 年版规定，本品含生物碱（以莨菪碱计）不得少于 0.3%。《中国药典》2005 年版规定，本品含生物碱（以莨菪碱计）不得少于 0.3%。《日本药典》第 14 版规定，本品含莨菪碱不得少于 0.4%。

74　燕麦 *Avena sativa* **L.**（禾本科）

【英文名】Oats

【别名】雀麦；野麦

【植物形态】一年生禾草，高至 1 m。茎直立，中空。叶片扁平，有突出膜状齿形的叶舌，但无叶耳。圆锥花序顶生。

【生态分布】原产北欧,作为粮食作物广泛栽培于世界温带地区。

【历史趣闻】古代就用燕麦填充床垫、褥垫等,以改善风湿病病情。用燕麦粉混合少量月桂油做成罨剂,治疗疥疮和麻风。燕麦是一种营养丰富的粮食作物,在我国种植历史悠久,遍及各山区。

【采收】以种子和茎秆入药。夏末采收种子和茎秆,干燥保存。

【化学成分】裸燕麦含粗蛋白质达 15.6%,脂肪 8.5%,还有淀粉释放热量,以及磷、铁、钙等。燕麦中的 B 族维生素、维生素 E、尼克酸、叶酸、泛酸都比较丰富。

【药理作用】燕麦的糖分有降低胆固醇作用;燕麦的营养成分能提高人体耐力和精力。据澳大利亚研究,运动员服用燕麦食品 3 周后,在训练中能增强肌肉的功能,耐力提高 4%。

【临床应用】本品可用于治疗神经衰弱、焦躁、紧张、抑郁和精神疲劳引起的失眠;在长期生病后服用,有助于恢复健康。外用能净肤、润肤。煎剂滤液作为浴剂可以止痒,治疗湿疹。

【附注】燕麦一般分为带稃型和裸粒型两大类。世界各国栽培的燕麦以带稃型的为主,常称为皮燕麦。我国栽培的燕麦以裸粒型的为主,常称裸燕麦。

75　印度楝 *Azadirachta indica* A. Juss. （楝科）

【英文名】Neem

【别名】印度紫丁香

【植物形态】落叶乔木,高达 10 m。2 回羽状复叶互生,羽叶 4～5 对,小叶 5～11 对,狭卵形,先端渐尖或长渐尖,全缘或少有疏锯齿。圆锥花序腋生,花瓣 5～6 个,白色或黄色。核果圆形或长圆形。

【生态分布】原产伊朗、巴基斯坦、印度、斯里兰卡。现分布于热带地区,包括马来西亚、印度尼西亚、澳大利亚和西非。

【历史趣闻】印度楝在印度草医学中是最重要的草药之一,就像"药箱在药店有其自己的权利一样",民间视其为"家庭医生"。阿育吠陀医药中将其树皮用作强壮、收敛、驱虫、解热药。

【采收】果实、种子、叶、树皮均可药用。包括叶和种子全年可采。

【化学成分】含苦楝子素、三萜苦素、甾醇、鞣酸、黄酮类等成分。

【药理作用】有报道从印度楝种子油中提取出免疫避孕活性成分,包括软脂酸甲酯、油酸甲酯、亚油酸、软脂酸、油酸、硬脂酸。具有抗炎、退热、抗微生物、愈伤、治疗肠道寄生虫、抗疟等功效。研究表明,印度楝的苦楝子素有杀虫作用,可抑制虫的摄食和生长。

【临床应用】苦楝子素为廉价的驱虫剂。叶、树皮、果实均可用于治疗发烧。种子油有令人不愉快的臭气,有抗炎、抗菌作用,用于退热,在某种程度上可降血糖。

【注意事项】本品最好在医生指导下使用。

【附注】苦楝 *Melia azedarach* 也是一种印度和亚洲药用植物,有治疗肠道寄生虫的特殊价值,也可作为印度楝的代用品。

76　假马齿苋 *Bacopa monnieri*（L.）Pennell（玄参科）

【英文名】Water Hyssop

【植物形态】多年生肉质草本,细长匍匐,高 50 cm。叶匙形,肉质。花生于叶腋,浅蓝色或白色。

【生态分布】假马齿苋生长在热带、亚热带气候条件下,喜生于沼泽地、湿地,美洲红树沼泽地边生长茂盛。在热带地区广泛分布,尤其在南亚最多。

【历史趣闻】假马齿苋是广泛使用的民间草药,历史悠久,各地使用方法有所不同。但现代研究认为它是一种可补脑的植物。

【采收】以地上部分入药。全年可采,鲜用或干燥备用。

【化学成分】含甾醇皂苷,主要是假马齿苋苷(Bacosides)。

【药理作用】本品具有滋补、消食、抗菌、抗炎、泻下、利尿、抗风湿、驱虫等作用。

【临床应用】在印度,假马齿苋主要用于神经系统疾病,如神经痛、癫痫和精神病,它还可治疗其他许多疾病,包括消化不良、溃疡、大便秘结、哮喘、支气管炎以及不育症。在中国,它被作为补阳药,用于治疗遗精、早泄、不育和风湿病。在印度尼西亚,它被作为一种治疗丝虫病(由寄生虫引起的热带病)的药物。在古巴,假马齿苋作为泻下药使用,其煎剂内服可作为利尿剂和泻下药;其榨出的汁与油混合外擦,可治疗关节痛。

【附注】印度研究表明,假马齿苋可改善思维、记忆力和注意力,提高学习效率。

77　黑夏至草 *Ballota nigra* L.（唇形科）

【英文名】Black Horehound

【别名】欧夏至草

【植物形态】多年生蔓生草本,茎长至 1 m。叶卵圆形,边缘有齿。唇形花紫色,在茎的上部、叶的基部轮生。

【生态分布】遍布欧洲大部分地区以及北美、亚洲地区。生于开阔地、路边、山坡。

【历史趣闻】戴奥斯柯瑞迪记载:"黑夏至草叶与盐制成的膏药可治疗狗咬伤。"他还推荐了一种由其干叶与蜂蜜制成的香膏,用于清洗感染了的伤口和溃疡。

【采收】以地上部分入药。秋季花果期采收,晾干备用。

【化学成分】本品含二萜类(包括夏至草素)、鞣质、类黄酮、皂苷类和挥发油。

【药理作用】黑夏至草有抗菌、消炎、抗惊厥、镇静、抗痉挛及止吐等作用。

【临床应用】以前民间黑夏至草用于治疗惊厥、情绪低落和绝经期疾病,但现在很少使用了。英美草药用作止吐剂,治疗恶心、呕吐;也用于因耳内紊乱而引起的恶心(如美尼尔病)。本品还用于外伤。

78 刺竹 *Bambusa arundiacea*(Retz.)Willd.(禾本科)

【英文名】Spiny Bamboo

【别名】龙头竹

【植物形态】常绿乔木状竹,高至 30 m,茎多条从基部生出。叶尖细。簇状花长而松散,花黄色或黄绿色。

【生态分布】产于亚洲热带地区,尤其是印度和中国。喜热带、亚热带湿润气候,可生长至海拔 2 100 m 的地方。

【历史趣闻】刺竹是印度民间很重要的草药之一,它的不同部位可治疗不同的疾病。刺竹还用于制作脚手架、木筏、家具、纸张和许多其他用具。

【采收】以根、叶、芽入药,全年可采,鲜用或干燥后备用。

【化学成分】刺竹的液汁中具有高含量的硅。

【药理作用】根性涩、凉,具有滋补、抗风湿等作用。叶有刺激、止痛、镇痉、健胃、驱虫、催欲等作用。嫩芽有助消化、止吐、抗感染等作用。

【临床应用】在印度草药医学中,根用于治疗关节痛和全身虚弱。叶用于治疗闭经、减轻月经疼痛,还用于健胃,内服可以驱虫(包括蛔虫、蛲虫),也是著名的催欲药。嫩芽内服可减轻恶心,有助于治疗消化不良和痛风。用嫩芽制成的敷剂外用,可促进化脓的伤口排脓。含有丰富硅的液汁有助于补钙,可增强患关节炎、骨质疏松者的健康。

【附注】与本种相似的植物,青杆竹 *Bambusa breviflora* 的汁(竹沥)和刨丝(竹茹)用于清实热、咳嗽和胸闷。其根作为利尿药用于治疗发热。

79 卡拔木 *Banisteriopsis caapi*(Spruce ex Griseb.)Morton(金虎尾科)

【英文名】Ayahuasca

【植物形态】木质藤本,长可达 30 m。树皮光滑;叶片卵圆形;花小,红色或黄色,聚集成串状。

【生态分布】原产亚马孙河流域的丛林中,现在当地居民已有栽培。

【历史趣闻】秘鲁及其邻国使用的奇楚亚语 Ayahuasa 意为麻木精神,形容该植物的致幻作用。卡拔木树皮常与曼陀罗属植物合用,在很多亚马孙部族中,作为宗教祭祀中的致幻植物。当地的萨满教相信精神力量在防治疾病和恢复健康中的作用。

【采收】以树皮入药。药用树皮全年可采,主要采集野生。

【化学成分】本品含致幻生物碱、β-咔啉生物碱,包括哈尔明碱、骆驼蓬碱、α-四氢哈尔明碱。

【药理作用】本品有致幻作用,还用作催吐剂和致泻剂。小剂量有解毒作用。

【临床应用】本品现在较少应用。

【注意事项】遵医嘱使用。

80　赝靛 *Baptisia tinctoria* L. （豆科）

【英文名】Wild Indigo

【植物形态】多年生草本,高可至1m。茎光滑。叶为三出复叶,小叶片倒卵形;花黄色或奶油黄色,生于小枝顶端。

【生态分布】原产北美东部地区,生于北卡罗来纳州到加拿大南部的干燥丘陵丛林中。

【历史趣闻】美洲土著人和移民通常将赝靛制成膏剂来治疗蛇咬伤,莫西干人用其根的煎剂冲洗割伤和外伤伤口。

【采收】以根和叶入药。夏季采集根和叶。

【化学成分】赝靛含有异黄酮、黄酮、生物碱、香豆素和多糖。

【药理作用】本品有强的抗菌和免疫促进作用。异黄酮有雌激素样作用,多糖有免疫促进作用。

【临床应用】可用于治疗上呼吸道感染(如扁桃体炎、咽喉炎)、胸部感染、胃肠道感染和皮肤感染等。它能治疗淋巴腺疾病,与解毒药如牛蒡同时使用,可将变大的淋巴缩小。赝靛与紫锥菊一起使用,用于治疗病毒性疾病或慢性疲劳综合征。根的煎剂能止痛和治疗乳头及皮肤感染。使用煎剂漱口或制成漱口剂能治疗溃疡的疼痛、牙龈感染和喉咙疼痛。

【注意事项】服用过量时能产生恶心和呕吐。遵医嘱服用。

81　冬瓜 *Benincasa hispida* （Thunb.） Cogn. （葫芦科）

【英文名】Wax Gourd；Petha

【植物形态】一年生攀缘藤本,有毛。叶三浅裂,有卷须。花大,黄色。果实长圆形,长达40cm。

【生态分布】原产于热带亚洲和非洲,在印度和中国作为一种蔬菜而栽培,秋季采收果实。

【历史趣闻】冬瓜在中国和印度作为食物和药物已使用了数千年。在古印度药方中,以其果实榨取的汁,与酸橙汁混合,内服可预防及制止内出血。在中国作为药物使用,最早的文献记载是公元659年的《唐本草》。

【采收】以果皮、果肉、种仁入药。采收果实后,取果皮、种子,干燥后备用;果肉鲜用。

【化学成分】主要含有皂苷和甾醇类化合物。种子含油 14％。

【药理作用】种仁具有利湿、清热、抗菌、抗炎、驱虫等作用。果实性凉,有利尿、润肠、清肺化痰作用。

【临床应用】在中医药学中,冬瓜仁可用于治疗胸部疾病和带下病;其与掌叶大黄 *Rheum palmatum* 配伍,可治疗肠痈。在印度草医药学中,冬瓜仁用于治疗咳嗽、发热、口渴和驱除绦虫;果实用于利尿和通便,也用于治疗消化性溃疡和虚弱;民间认为它是催欲剂。

【附注】近代研究表明,果实显示有抗癌作用。

82　冬青叶小檗 *Berberis aquifolium* Nutt.　（小檗科）

【英文名】Oregon Grape

【别名】俄勒冈葡萄

【植物形态】多年生常绿灌木,高至 2 m。单叶,边缘有齿,光亮。花小,黄绿色。秋季浆果紫色。

【生态分布】生长于美国落基山脉,海拔 2 000 m 以上,从卡罗莱纳州到太平洋海岸的丛林中。

【历史趣闻】美国加利福尼亚州土著居民用苦味的冬青叶小檗根制成煎剂或酊剂治疗食欲不振和身体衰弱。本品在 19 世纪和 20 世纪早期的美国土著自然疗法中,被用作解毒药和滋补药。

【采收】以根入药,全年可采,但秋、冬季为好。

【化学成分】本品含异喹啉生物碱、小檗胺、北美黄连碱和其他阿朴菲生物碱。

【药理作用】所含生物碱有很强的抗菌作用,还能刺激胆囊功能,减轻内脏充血。

【临床应用】本品主要用于肠道和一般消化系统疾病。它的抗菌功能,可用于治疗严重的银屑病,还可用于治疗湿疹、牛皮癣、痤疮、疖、疱疹等皮肤疾病。

【注意事项】妊娠期妇女慎用。

83　欧洲小檗 *Berberis vulgaris* L.　（小檗科）

【英文名】Barberry

【别名】刺檗

【植物形态】多年生常绿灌木,多刺,高至 3 m。单叶,倒卵形,革质。花小,黄色。秋季浆果红色。

【生态分布】原产于欧洲,在北美洲已经归化,作为观赏植物和药用植物栽培。

【历史趣闻】在古埃及,将欧洲小檗浆果与小茴香 *Foeniculum vulgare* 一起浸泡,制成用于治疗发热的酒。小檗浆果非常酸,常制成果酱。传统印度草药学家指出本品可治疗痢疾,这已得到现代医学的证实。中世纪初期,欧洲草药学家认为植物的外观显示其临床用途。本品花黄色,根含黄色染料,这些特征与肝脏、胆囊疾病特征(皮肤发黄和黄疸)联系在一起。因而本品被广泛用于治疗肝脏、胆囊疾病,其又得名:黄疸浆果 *Jaundice berry*。俄罗斯传统医学指出,本品可用于皮肤感染、高血压和子宫异常出血。当殖民者将欧洲小檗移植到北美洲时,土著居民即认为它和当地出产的、有良效的冬青叶小檗 *Berberis aquifolium* 相似。许多部落种植本品用于痢疾、口腔溃疡、喉咙疼痛、外伤感染和肠道疾病。

【采收】以茎皮、根皮、浆果入药。茎皮、根皮在秋季或春季采集,浆果在秋季采收。

【化学成分】本品含异喹啉生物碱,包括小檗碱和小檗胺。

【药理作用】本品所含的小檗碱有广谱抗菌和杀阿米巴的作用,还有刺激胆汁分泌的作用。小檗胺也是较强的抗菌成分。研究还表明,小檗碱可作用于巨噬细胞,吞噬有害微生物。本品还含扩张血管的成分,有降血压作用。

【临床应用】草药学家常用本品治疗肝炎,近代的研究,也为其治疗肝病的传统应用提供了科学依据。如欧洲小檗对胆囊有增加胆汁流量和改善胆囊病症作用(包括胆囊疼痛、胆结石和黄疸)。欧洲小檗对整个消化系统均有较强的作用,小檗碱除有杀灭胃肠道有害菌外,还可通过促进免疫系统来抗感染,其茎皮有收敛性,能抗腹泻和促使肠壁伤口愈合。与冬青叶小檗一样,本品也可用于治疗慢性皮肤疾病,如湿疹、牛皮癣等。本品煎剂可用于治疗眼睛过敏、眼睑发炎和红眼病。

【注意事项】须遵医嘱服用;孕妇慎用。

【附注】与冬青叶小檗是同属植物,功能相似。

84　巴西坚果 *Bertholletia excelsa* Humb. et Bonpl. （玉蕊科）

【英文名】Brazil Nut

【别名】巴西果;巴西栗

【植物形态】常绿乔木,树高 20～45 m,树干笔直,叶长 35～40 cm,宽约 7.5 cm,波状,顶端尖。顶生或腋生圆锥花序;花暗黄色,蜡质,直径约 5 cm,在花中央具特殊的兜帽(由雄蕊形成)。木质蒴果,圆球形,棕色,直径 10～15 cm;每果有种子 12～24 粒,种子横切面三角形,种仁白色。

【生态分布】原产于圭亚那、委内瑞拉和巴西,生于潮湿的热带丛林中,在亚马孙河盆地形成大片森林。分布于巴西、哥伦比亚、圭亚那、厄瓜多尔、秘鲁、委内瑞拉等国。

【历史趣闻】巴西坚果是亚马孙热带雨林地区人们的重要食品。当地居民也用其果实作蜡烛用。果实榨的油可用于烹饪、点灯和制肥皂的原料。在巴西、秘鲁,巴西坚果的年产量达 40 000 t,并出口至欧洲、美国,可生吃或盐腌或与巧克力调配制作冰淇淋等,应用广泛。巴西坚果的果实和树皮还是常用的民间草药。

【采收】以果实、树皮入药。巴西坚果树生长缓慢,果实长在高高的树枝上,可停留15 个月之久,一般自然成熟后会落下,采收,干燥保存。树皮随用随采。

【化学成分】种仁含油 65%～70%(主要为油酸和亚油酸),蛋白质 13%～17%,碳水化合物 8%;100 g 种仁可产生热量 670 kcal。种仁富含维生素 E、卵磷脂、抗氧化剂以及矿质元素钾、磷、硒等。

【药理作用】每一个巴西坚果中含硒 70 μg,超过美国 FDA 建议的每人每日的需求量。硒和维生素 E 均有显著的抗氧化作用。硒与蛋白质结合形成硒蛋白,能保护机体细胞免受自由基的损伤。硒蛋白有限制低密度脂蛋白胆固醇(LDL)氧化的作用,有益于冠心病和关节炎综合征患者。卵磷脂含有胆碱,能促进老年痴呆症患者恢复记忆力。

【临床应用】果实可帮助增强体质,预防疾病。果仁油可制护肤霜,保养皮肤和治疗皮肤病;油还能清洁和营养头发。果实外皮泡茶饮用,可治疗胃病;树皮煎剂可治疗肝病。

85 甜菜 *Beta vulgaris* L.（藜科）

【英文名】Red Beet,White Beet

【别名】莙荙菜

【植物形态】二年生草本植物,主根为肉质块根,红色或白色,可食用。茎高 1 m余,叶形有长圆形、心脏形或舌形,叶面深绿色。穗状花序淡红色,花小,花瓣绿色。果实球状褐色,通常数个联生成球果。

【生态分布】原产欧洲、北非和亚洲,从土耳其到东印度的沿海地区。

【历史趣闻】戴奥斯柯瑞迪的《药物学》中记载:"甜菜汁与蜂蜜混合后,从鼻子吸入,可使大脑清醒及减轻耳痛。"还记载了"叶和根的煎剂去除头屑和虱卵"。1760 年,柏林药剂师 Margraff 首次从甜菜中提取到蔗糖。

【采收】以根入药。秋季挖根使用。

【化学成分】白甜菜含有甜菜碱,红甜菜含有甜菜苷。

【药理作用】甜菜碱可以促进肝细胞再生及脂肪细胞的新陈代谢。甜菜苷,与在红葡萄酒中发现的花青苷类似,可增强免疫功能。

【临床应用】白甜菜可影响脂肪代谢,降低血脂及胆固醇,还可缓解头痛和用于抗脱发。在治疗癌症时,大量服用红甜菜汁(作为特殊食品),有促进免疫系统的作用,有利于癌症的治疗。

【附注】红色甜菜在世界范围内作蔬菜种植;白色甜菜作为制糖的原料在许多国家

种植。

86 垂枝桦 *Betula pendula* Roth. （桦木科）

【英文名】Silver Birch

【植物形态】落叶乔木,高可达 25 m;树皮灰白色;枝条细长,通常下垂,无毛。叶厚纸质,三角状卵形或菱状卵形,边缘具粗重锯齿。菜荑花序。果序下垂,无毛。小坚果长倒卵形。春季开花。

【生态分布】欧洲普遍分布,亚洲的温带地区及北美也有分布。生于海拔 500～2 000 m的河滩、山谷、山脚湿润地带或向阳的石山坡。也有庭院栽培。

【历史趣闻】垂枝桦作为药用在北欧和亚洲已经有很久的历史。在苏格兰高地,于春季榨取垂枝桦树汁,内服治疗膀胱和胃部疾病。

【采收】以叶、树皮、浆汁入药。晚春时采收叶和浆汁,秋季采集树皮。

【化学成分】垂枝桦含皂苷、类黄酮、鞣质和挥发油。

【药理作用】本品有抗菌、消炎、利尿、除湿、收敛等作用。

【临床应用】垂枝桦叶制成的注射液可加速代谢产物由尿中排除,用于肾结石、膀胱结石及痛风。叶与某些有利尿作用的草药合用,用于减轻尿潴留和肿胀。从叶中蒸馏得的挥发油有抗菌作用,广泛用于治疗湿疹和牛皮癣。树皮煎剂可用作治疗慢性皮肤病的洗剂。树皮浸泡于油中,外用治疗关节炎。

87 狼把草 *Bidens tripartita* L. （菊科）

【英文名】Sticktights, Bur Marigold

【别名】三裂鬼针草

【植物形态】一年生或多年生草本。茎直立,高 30～80 cm,无毛。叶对生,茎中、下部的叶片羽状分裂或深裂;裂片卵状披针形至狭披针形,边缘有大锯齿。头状花序顶生;花皆为管状,黄色;柱头 2 裂。果实有刺。花果期 7～9 月。

【生态分布】遍布欧洲、北美及澳大利亚、新西兰的温带地区,喜湿润,常生长于水边湿地。

【历史趣闻】狼把草为西欧及其他许多国家的传统草药之一。

【采收】以地上部分入药。夏、秋间割取地上部分,晒干。

【化学成分】本品含黄酮、叶黄素、挥发油、乙炔类、甾体和鞣质。

【药理作用】本品有抗菌、抗炎、利尿、除湿、止血、收敛等作用。全草浸剂给动物注射,有镇静、降压及轻度增大心跳振幅的作用。

【临床应用】本品可用于治疗膀胱和肾脏疾病,也用于治疗子宫出血和尿血及消化性溃疡、腹泻和溃疡性结肠炎的治疗,还可用于治疗痢疾、丹毒和癣疮。

【附注】全草还可提取黄色染料。

88　梓叶紫葳　*Bignonia catalpa* **L.**（紫葳科）

【英文名】Catalpa

【别名】梓叶比格诺

【植物形态】落叶乔木,高达 20 m。叶对生或轮生,阔卵形或椭圆形。顶生圆锥花
　　序。花冠钟状,白色。蒴果线形,下垂。春夏开花,秋季荚果悬挂。

【生态分布】原产美国东南部,在欧洲南部和西部常将其种植于庭院中。

【历史趣闻】卷须紫葳在美洲自古是当地居民的草药之一,有抗疟作用。

【采收】民间以树皮和果实入药。秋季采集果实和树皮,干燥备用。

【化学成分】树皮含 Catalpine 和 Oxylenzonic Acid 及原儿茶酸。

【药理作用】树皮有抗疟作用;具有温和镇静和麻醉作用。本品具有抗菌、消炎、收
　　敛、止血等作用。

【临床应用】树皮可作为奎宁的替代品用于治疗疟疾。树皮还用于治疗小儿哮喘、
　　百日咳及其他痉挛性咳嗽。果实的水提取物与其他草药合用,可治疗眼疾,制
　　成的洗眼液可用于治疗结膜炎和其他眼部感染。

【注意事项】根部有毒,不可使用。

89　红木　*Bixa orellana* **L.**（红木科）

【英文名】Annatto

【别名】胭脂树

【植物形态】常绿乔木,高达 9 m;树干通直,树皮老时呈黑褐色,内层粉红色,有白
　　色乳汁。叶互生,长椭圆形至倒卵形。花单性同株,雄花序棒状,雌花序球形;
　　花粉红色或白色。果实红色,内含红色种子。

【生态分布】原产美洲和西印度群岛的热带雨林地区,在印度被广泛种植。

【历史趣闻】加勒比土著居民将红木叶和根制成一种有收敛作用的浸液用于治疗
　　发热、癫痫和痢疾。在南美热带地区,红木种子肉质部分中的亮红色色素,一般
　　都作为涂抹身体的油彩。人们将其拌和唾液,再用手掌搓揉,涂抹脸部、皮肤,
　　作为身体的装饰。

【采收】以种子、叶和根入药。果实开裂时采收种子,叶和根全年可采。

【化学成分】种子肉质部分含类胡萝卜素(有颜色的)类物质。

【药理作用】本品有杀菌、抗炎、解毒、收敛作用。叶还有催情作用。

【临床应用】可用于治疗发热、癫痫和痢疾。用叶制成的浸液可用于漱口,有催情
　　作用。种子肉质部分在烧伤初期可用于抑制水泡,内服可作解毒剂。

【附注】红木是热带地区最有名的染料植物。果实生产的红色或黄色粉末状染料,
　　可用于奶油、乳酪及人造奶油的着色。

90　琉璃苣 *Borago officinalis* **L.** （紫草科）

【英文名】 Borage，Starflower

【植物形态】 一年生草本植物,稍具黄瓜香味,株高 60 cm,茎紫色,被粗毛。基生叶大,粗糙,长圆形。花序松散,下垂;花星状,鲜蓝色,有时白色或玫瑰色;雄蕊鲜黄色,5 枚。夏季开花。

【生态分布】 原产于西班牙南部和摩洛哥,在地中海地区为常见杂草,常栽培于庭院,有些地区种植。

【历史趣闻】 琉璃苣是欧洲人使用了 700 年的药草,拥有许多医学价值。许多年来,民间一直流传着琉璃苣的多种治疗功效。草药学家约翰·杰勒德指出:"由琉璃苣花制成的糖浆是精神安慰剂,解除忧郁及平静谵妄或精神病。"

【采收】 以地上部分、花、种子入药。夏季采花和地上部分,秋季采收种子。

【化学成分】 地上部分和花含黏液质、鞣质和生物碱(有肝毒性)。种子含油,油中富含多聚不饱和脂肪酸,γ-亚麻酸含量达 24%。

【药理作用】 利尿、镇痛、解毒、退烧、恢复身体机能运作。

【临床应用】 地上部分所含黏液质,可缓解和减轻呼吸道疾病,其柔润作用有助于缓解皮肤疼痛和发烫、红肿;可以制备成浆液、膏剂或浸剂使用。花有发汗作用,叶有利尿作用。种子油常用于痛经、风湿病、湿疹及其他慢性皮肤病。

【注意事项】 有些国家限制本品使用,并要求不可内服,但种子油除外。

【附注】 琉璃苣鲜叶在欧洲作蔬菜,鲜叶及干叶又可用于炖菜及汤、饮料的调味。

91　卡氏乳香树 *Boswellia carterii* **Birdwood**（橄榄科）

【英文名】 Mastic Tree

【别名】 乳香

【植物形态】 矮小灌木,高 4～5 m。树干粗壮,树皮光滑,淡棕黄色。叶互生,单数羽状复叶;小叶 7～10 对,基部者最小,向上渐大,边缘有不规则的圆齿裂。花小,排列成稀疏的总状花序;花萼杯状,先端 5 裂;花瓣 5 片,淡黄色。核果倒卵形。

【生态分布】 主产于北埃塞俄比亚、索马里以及南阿拉伯半岛。土耳其、利比亚、苏丹、埃及亦产。

【历史趣闻】 产地土著居民很早就将树干或树枝经切伤后流出并自然干燥的树脂用于熏香;在生活实践中逐渐用于治病,主要作为祛瘀活血、舒筋止痛的药品。以它配制成的药品对胸腹疼痛、痛经、跌打损伤及痈肿疮毒具有明显的疗效。

　　乳香在我国药用已有 1 700 年的历史。中医用于行气活血、舒筋止痛、排脓、消肿,治疗气血瘀滞、心腹疼痛、跌打损伤、风湿痹痛、痛经、产后瘀血等症。

【采收】 以油胶树脂入药。夏季将树干皮部切伤后渗出并自然干燥的树脂采集作为药材。

乳香药材呈小形乳头状、泪滴状或不规则小块,有时粘连成团块。淡黄色,半透明,有的表面无光泽,并常带有一层类白色粉尘。质坚脆,断面蜡样光泽。气微芳香,味微苦,咀嚼之成柔软可塑性块,唾液成乳白色,并有微香辣感。本品少量于水共研,能形成白色乳状液。

【化学成分】本品含树脂 60%～70%、树胶 27%～35%、挥发油 3%～8%。树脂部分含 α、β-乳香酸及其衍生物;α、β-香树脂素的衍生物,如 α-香树脂酮。树胶主要为多聚糖;又谓含西黄芪胶粘素(Bassorin)6% 及苦味质等。挥发油含 α-水芹烯、二戊烯、d-马鞭草烯醇及马鞭草烯酮等。

【药理作用】本品具有抗炎、抗胃及十二指肠溃疡的作用。其挥发油是镇痛的有效成分。

【临床应用】主要用于治疗急性阑尾炎。

【附注】1. 与本植物产油胶树脂功效相同的植物还有鲍达乳香树 *Boswellia bhaw-dajiana* Birdw. 和野乳香树 *B. neglecta* M. Moore 两种。

2. 洋乳香(熏陆香)为漆树科植物粘胶乳香树 *Pistacia lentiscus* L. 的树干皮部切伤后渗出并自然干燥的树脂。其中含树脂酸约 43%、树脂烃约 50%、挥发油 2%;与水共研,不形成乳状液,因而区别于乳香。

92 甘蓝 *Brassica oleracea* L. (十字花科)

【英文名】Cabbage

【别名】卷心菜

【植物形态】二年生或多年生草本,高 30～90 cm,全体被白粉。基生叶广大;茎生叶倒卵圆形,较小。花轴从包围的基生叶中抽出,总状花序,花淡黄色;萼片 4;花瓣 4。长角果呈圆锥形。花期 5～6 月。

【生态分布】野生甘蓝原产于英吉利海峡和地中海沿岸,不同品种的甘蓝在世界各地栽培。

【历史趣闻】对健康有益的甘蓝是最古老的蔬菜之一。在希腊神话中,甘蓝是宙斯排汗转变而来。古希腊宗教仪式中将甘蓝献给即将生产的母亲以希望有丰富的乳汁。古罗马人用甘蓝作解毒药,尤其对酒精中毒,认为它可解毒及防止或减轻宿醉;甘蓝叶也常用于清洗感染的伤口。今天甘蓝仍用于制备甘蓝敷剂(即用其叶片的中段烫热后敷于患处)。

【采收】以叶入药。取作为蔬菜用甘蓝叶即可。

【化学成分】甘蓝叶富含维生素 A、硫胺素、核黄素和抗坏血酸。

【药理作用】清利湿热,散结止痛,益肾补虚,解毒,防止坏血病。

【临床应用】甘蓝叶经沸水去皮,捣碎或切细制成敷剂,敷于肿胀和疼痛关节部位。

野生甘蓝叶生吃,或煮熟后食用,有助于消化及肝脏解毒。甘蓝的解毒作用,有助于关节炎的长期用药治疗。甘蓝叶富含维生素 C,能有效地防止坏血病。

【注意事项】甘蓝敷剂敷用几小时后,皮肤可能会产生水泡。

93　异株泻根 *Bryonia dioica* Jacq.　（葫芦科）

【英文名】White Bryony

【别名】泻根

【植物形态】多年生蔓生攀缘藤本,根肉质,白色粗壮,直径可达 15 cm。茎蔓生,有卷须;叶大,分裂;花淡黄绿色,成穗着生于叶腋;浆果小,红色。

【生态分布】原产于英国南部及欧洲部分地区,现各地有栽培。

【历史趣闻】从史前到中世纪,泻根粗壮的根被刻成人形作为药用茄参 *Mardragora officinarun* 根的替代品,据称可产生神奇的保护力。古希腊医生戴奥斯柯瑞迪报道异株泻根果实和根可用于坏疽性外伤的治疗。在中世纪的英国,本品常用于麻风的治疗。

【采收】以根入药。秋季挖根。

【化学成分】异株泻根含葫芦素、皂苷、挥发油和鞣质。

【药理作用】异株泻根是一种强泻药,还有适应原样作用;葫芦素有抗癌作用,全株有抗病毒作用。

【临床应用】根除作泻药外,也用于风湿病疼痛及其他炎症疾病,如十二指肠溃疡、哮喘、支气管炎、胸膜炎,还用于降血压。

【注意事项】泻根为有毒植物,必须遵医嘱使用。妊娠期妇女慎用。

【附注】在北美,"白泻根"一词指 *B. alba*,它与 *B. dioica* 的区别是雌花和雄花同株以及浆果黑色。而 *B. cretica* 曾用作泻药及利尿剂,含有毒生物碱——泻根甙 *Bryonin*。

94　紫铆 *Butea monosperma*（Lam.）Ktze.　（豆科）

【英文名】Butea

【别名】单籽紫铆

【植物形态】落叶乔木,高 13～17 m。三出复叶,小叶革质。花成簇,花冠猩红色或橘红色。荚果长矩形,扁而薄,种子扁肾形或瓜子形。花期 3～4 月,果熟期 10 月。

【生态分布】原产印度和马来西亚。我国云南西双版纳州及景东、元谋、耿马等县也有,生于林中或路旁、灌木丛中潮湿处。

【历史趣闻】紫铆自古就是印度民间的草药,特别是它的花,在民间用于治疗肝病和病毒性肝炎。从紫铆树皮切口渗出的树汁叫"孟加拉奇诺",是著名的、温和的收敛剂,也作为囊状紫檀 *Pterocarpus marsupium* 树胶的替代品。

【采收】以树皮、花、叶、树汁、种子入药。一般夏季有荚果时采收,种子果实成熟后采收。

【化学成分】紫铆除种子外,其他部分均含鞣质,还含黄酮类成分紫铆苷和异紫铆苷。种子含紫铆子内酯 *Palasonin*、右旋斑蝥酸 *Cantharic acid*。硬树胶中含油桐酸 *Alenritic acid*、紫茸草醇酸 *Jalaric acid* 和紫草茸酸 *Laccijalaric acid*。

【药理作用】具有驱蛔虫、抗生育活性等作用。

【临床应用】紫铆树汁"孟加拉奇诺"可作为煎剂或酊剂内服,用于酸性消化不良、泄泻和痢疾,并可作为含漱剂用于咽喉肿痛;作为冲洗剂用于阴道炎。树叶和花的煎剂具收敛作用,内服可用于治疗泄泻、月经过多和发热;也可外用治疗痔疮和皮肤病。树叶、树皮或花的煎剂可作为催欲剂,而花有避孕作用,还可治疗肝病和病毒性肝炎。种子具泄下作用,外用治疗疱疹和金钱癣。种子用于驱虫、黄水病、皮肤瘙痒病。

95　鹰叶刺 *Caesalpinia bonducella* Fleming（豆科）

【英文名】Nikkar Nut

【植物形态】多刺灌木,高至 9 m。羽状复叶,多刺。花密集簇生,黄色。荚果有刺,内含黄色种子。

【生态分布】产于印度及世界热带地区,喜温暖湿润气候,生长于草地和荒地。

【历史趣闻】本品为印度及美洲热带地区民间草药,利用历史悠久。种子在民间常用来治疗发热,也作为强壮剂和催欲剂服用。.

【采收】以种子入药。通常在秋冬果实成熟时采集,晒干,除去果荚,收集种子备用。

【化学成分】含油脂(25%)、苦叶素(云实豆素 *Bonducin*)和鞣质。

【药理作用】本品具有抗菌、抗炎、滋补、收敛、催欲等作用。炙种子能降血糖。

【临床应用】在印度本品常与胡椒混合,内服治疗炎症性疾病,例如关节炎等。炙种子用于治疗糖尿病。热带地区民间常将其种子用于强壮身体和催欲剂服用。从种子中提取的油脂可用于美容化妆品中,可软化皮肤。

【附注】产于加勒比海地区的巴哈马云实 *Caesalpina bahamensis* 树皮煎剂可用于治疗肝和肾脏感染,其木质部煎剂用于治疗糖尿病。产于亚洲和非洲的金凤花 *Caesalpina pulcherrima* 的叶浸剂,内服用于治疗肝病和口腔溃疡,而其根的煎剂在安哥拉用于治疗间歇性发热。

96　欧洲风轮菜 *Calamintha ascendens* L.（唇形科）

【英文名】Calamint

【植物形态】多年生草本,茎方形,高至 60 cm,具薄荷香味。叶对生,卵形,被毛。花密集成轮伞花序,腋生或顶生;花萼筒状,绿色;花冠紫红色。小坚果宽卵形,棕黄色。花期 6～7 月,果期 7～9 月。

【生态分布】野生于欧洲、亚洲,从大不列颠群岛向东至伊朗,地中海地区尤为多见。生于路边和干燥地带。

【历史趣闻】据说,有一种大毒蛇,以眼睛和吐出的毒气能杀人,然而本种植物具有驱逐蛇怪的力量。

【采收】以地上部分入药。夏季开花时节采收,干燥保存。

【化学成分】本品含挥发油(0.35%),主要为胡薄荷酮。

【药理作用】本品有抗菌、消炎、发汗、祛痰、消食的作用。

【临床应用】本品具有发汗、退烧作用,是一种温和的治疗呼吸道感染的药物,用于治疗咳嗽和感冒;对胃肠胀气和消化不良也有效。本品与欧蓍草 *Achillea millefolium* 和百里香 *Thymus vulgaris* 合用效果更佳。

【注意事项】妊娠期妇女禁用。

97　金盏菊 *Calendula officinalis* L.（菊科）

【英文名】Calendula, Pot Marigold

【别名】金盏花

【植物形态】多年生草本,高至 60 cm,全株被白色茸毛。单叶互生,椭圆形或椭圆状倒卵形。头状花序单生茎顶,形大,金黄或橘黄色。也有重瓣(实为舌状花多层)、卷瓣和绿心、深紫色花心等栽培品种。花期 5～7 月,果期 6～7 月。

【生态分布】原产南欧,目前栽培于全世界的温带地区,常作为观赏植物种植于庭院中。种子繁殖,适宜于各种土壤。

【历史趣闻】金盏菊是应用历史悠久的药用植物,在西方为常用的、有多种治疗用途的草药。

【采收】以头状花序入药。夏季开花时采收,阴干备用。

【化学成分】主要成分有三萜皂苷、树脂、苦味苷、挥发油、植物甾醇、黄酮、黏液质、胡萝卜素等。

【药理作用】主要具有消炎、解痉、收敛、预防出血、抗菌、抗病毒、解毒和雌激素样作用。

【临床应用】所含树脂成分可杀真菌,可治疗金钱癣、鹅口疮、脚癣以及尿布疹、乳痂等。其黄酮成分有消炎、收敛等作用,可用于治疗刀伤、擦伤、创伤、皮肤发红、发炎(包括轻度烫伤和灼伤)、静脉曲张、粉刺和皮疹。本品的浸剂或酊剂内服可用于治疗胃炎、胃溃疡、局部回肠炎、结肠炎等。浸剂,每次 1 杯,每日 3 次;酊剂,每次 30 滴,开水冲服,每日 3 次。油剂、霜剂和软膏,每日 3 次,外用。

本品有雌激素样作用,可用于调经和止血。浸剂还可用于冲洗霉菌感染。此外,临床还试用于治疗癌症。

【附注】本品使用安全。

98　帚石楠 *Calluna vulgaris*（L.）Hull.（杜鹃花科）

【英文名】Heaether Ling

【别名】苏格兰石楠

【植物形态】矮小的多分枝灌木,高 60 cm。叶细小。穗状花序,花白色或粉红色。花期 6～7 月。

【生态分布】分布在北半球的温带地区,生于荒野、沼泽和开阔地。

【历史趣闻】帚石楠的学名 Calluna 源自希腊语,词义是"扫除",意指用以制作扫帚的植物,因此被翻译成中文的"帚石楠"。戴奥斯柯瑞迪在《药物学》中记载其花序用于治疗蛇咬伤。盖伦认为此植物有发汗作用。帚石楠的根可用来制成管乐器,叶子作床垫的原料,花可制成一种美味的蜜。在许多地方,尤其在苏格兰,白石楠被视为幸运物。

【采收】以花序入药。夏季开花时采收,晾干备用。

【化学成分】本品含类黄酮、熊果苷、鞣质、生物碱、石楠素。

【药理作用】本品有消炎、抗菌、利尿、解毒等作用。

【临床应用】本品除治疗膀胱炎和膀胱感染外,也常用于治疗肾结石和膀胱结石。本品是一种有净化和解毒作用的草药,有助于治疗风湿病、关节炎和痛风。热敷剂用于治疗冻疮。

99　茶 *Camellia sinensis* Kuntze（茶科）

【英文名】Tea

【别名】绿茶

【植物形态】灌木或小乔木,高 1～6 m。叶长圆形,先端短尖,深绿色,革质。花白色,芳香,组成腋生聚伞花序;萼片果时宿存;花瓣 7～8。蒴果扁三角形;种子近球形。花期 11～12 月,果熟期翌年秋季。

【生态分布】原产中国、印度和斯里兰卡。需排水良好的砂质壤土,最适宜茶树生长的土壤酸度为 pH 5.5、年雨量在 1 500 mm 以上的地区。现在主要为栽培植物。

【历史趣闻】在中国,茶自古以来就是人们普遍使用的饮料,后传入日本。中国许多礼仪都与茶有关。印度和斯里兰卡的居民饮用茶的习惯较晚。

【采收】以叶、花蕾入药。一般培育 3 年以上的茶树即可采叶。4～6 月采春、夏茶。花蕾在开花前采摘。均干燥备用。

【化学成分】茶含黄嘌呤、咖啡碱（1%～5%）、可可豆碱、鞣质、黄酮类化合物、油脂和维生素 C。还含芳香油、碳水化合物、蛋白质、氨基酸和多种矿质元素。

【药理作用】茶有兴奋、助消化、收敛、发汗、抗菌等作用。

【临床应用】在中国，茶主要用于助消化，有助于治疗消化道感染。在印度草医药学中，茶用作发汗剂、收敛剂、消化剂和神经强壮剂，用于治疗眼疾、痔疮、发热和疲劳。茶叶外用可缓解昆虫蜇伤、皮肤肿痛以及日晒斑。

中国的研究表明，绿茶有益于肝炎的治疗。日本的研究显示，茶含有抑制牙齿损伤的成分。

【附注】根据制茶方法不同，茶的品质上有差异。茶叶可分为绿茶、红茶、乌龙茶、白茶、黄茶、青茶等品种。绿茶提取物还用于化妆品中。

100　依兰 *Cananga odorata* （Lamk.）Hook. f. et Thoms. （番荔枝科）

【英文名】Ylangylang

【别名】依兰依兰；香水树

【植物形态】常绿乔木，高达 25 m。叶片为椭圆形，花片为狭长形，花朵颜色有黄色、粉红、紫蓝，有浓郁的香气。

【生态分布】原产印度尼西亚和菲律宾。在亚洲和非洲的热带地区均有栽培。

【历史趣闻】依兰的花在东南亚是一种传统的装饰品，其香气被认为有催欲的作用。

【采收】以花和精油入药。花几乎全年可采，精油为蒸馏花朵而得，以黄色花朵萃取之淡黄色精油最佳。

【化学成分】花、叶的主要成分为精油，其中含里哪醇（11%～30%）、黄樟脑、丁子香酚、牻牛儿醇、倍半萜烯内酯（15%～25%）等。

【药理作用】有抗痉挛、止痛、平衡神经、抗沮丧、增强性机能、催情等作用。

【临床应用】花和精油有镇静、防腐作用。精油有舒缓作用，主要治疗心率过速，降低血压；因其有催欲作用，有助于阳痿的治疗。用花提取的芳香油可用于治疗头痛、目赤、痛风等症；也用于糖尿病和极度疲劳症。

【注意事项】内服精油需在医生指导下进行。

101　白桂皮 *Canella winterana* L. （白桂皮科）

【英文名】Canella，Wild Cinnamon

【别名】野肉桂

【植物形态】乔木，高 15 m。树皮白色；叶椭圆形；花瓣 5，红色；浆果紫黑色。

【生态分布】原产于加勒比海地区和佛罗里达州的海边沼泽及灌木丛中。

【历史趣闻】很早以前民间就将白桂皮的树皮用作调味品和烟草的代用品使用。

印第安人和拉丁美洲的居民常将白桂皮作为肉桂的替代品,其浸液既美味又滋
补(人们认为树皮有刺激作用),还可治疗胃痛和消化不良。

【采收】 以树皮入药。采收树枝,剥取树皮,晾干备用。

【化学成分】 本品含挥发油(1%,成分包括丁子香酚、α-蒎烯和石竹烯)、α-醛类、
树脂、甘露糖醇。

【药理作用】 有细胞毒、抗真菌、抗菌、驱虫作用,有芳香性和刺激性。

【临床应用】 主要用于胃痛和消化不良。

102 大麻 *Cannabis sativa* **L.** （大麻科）

【英文名】 Marijuana

【别名】 大麻草

【植物形态】 一年生草本,茎直立,分枝,高可达 4 m。叶掌状分裂,裂片纤细,有锯
齿。花单性,雌雄异株;雄花黄绿色,排列成长而疏散的圆锥花序;雌花序短穗
状,生于叶腋,绿色。瘦果扁卵圆形,为宿存的黄褐色苞片所包裹。

【生态分布】 原产高加索山脉、中国、伊朗和印度北部。现世界各地有栽培。

【历史趣闻】 在古埃及,大麻被用于治疗眼部发炎。首先记载大麻应用的是在印
度,大约公元前 800 年印度就记载了大麻用于治疗充血。大麻也出现在中国古
代的医学著作中,1 世纪的《神农本草经》中有记载,被记述用于治疗女性疾病、
痛风、风湿、疟疾、脚气病、便秘和失神。公元 3 世纪时,将大麻叶制成浸剂或整
片叶服用作为手术中减轻疼痛的药剂使用。著名的是维多利亚女王就曾服用
大麻来止痛。到 19 世纪,本品作为止痛剂则常用于痛经和痉挛性疼痛。

【采收】 以雌株花序、种子入药。秋季种子成熟时采收。

【化学成分】 大麻含有 60 多种不同类型的大麻苷,包括 Δ9-四氢大麻酚(THC)。
也含类黄酮、挥发油和生物碱。种子油中含有约 55%的亚油酸、20%α-亚麻酸
及 1.5%γ-亚麻酸。

【药理作用】 大麻是著名的止痛剂。也有降血压作用。种子是缓泻剂。

【临床应用】 对多种妇科硬化症、脑中风和其他的肌肉病痛,大麻作为止痛剂能减
轻患者精神紧张和肌肉痉挛,对接受化疗的癌症和艾滋病患者尤其有帮助。本
品有降压作用,可用于治疗青光眼、眼内压异常升高的疾病。大麻还可减轻哮
喘、痛经、关节炎、风湿病,并能治疗抑郁症和促进睡眠。大麻种子的缓泻作用,
尤其对中老年人便秘有效;种子中含有大量不饱和脂肪酸,可作为饮食补充剂。

【注意事项】 须在医生指导下使用。

【附注】 大麻是唯一含有 THC(作用于精神的主要成分)的植物。种植大麻提取纤
维和种子是合法的,如果用于制取毒品是非法的。在一些国家中,种植、加工和
使用大麻为非法。

103　刺山柑 *Capparis spinosa* L.（白花菜科）

【英文名】Caper

【别名】山柑

【植物形态】多年生藤本状半蔓生灌木。枝条平卧地上,小枝淡绿色。单叶互生,
叶片卵圆形,全缘,托叶成倒钩刺状。花单生于叶腋,花瓣白色或淡绿色。浆果
椭圆形,内皮呈血红色。种子多数,有辛辣味。花期夏季。

【生态分布】原产地中海地区,生于开阔地带及多石地带。

【历史趣闻】古希腊人将刺山柑作为食物(可能会引起胃部不适)。而至今仍为普
遍使用的辛辣调味品。

【采收】以根皮、茎皮、花蕾入药。夏季开花前采集花蕾及茎皮、根皮,干燥备用。

【化学成分】刺山柑含酚性成分。

【药理作用】花蕾有缓泻作用;茎皮味苦,有杀菌、消炎、利尿作用;根皮有净化和防
止内出血作用。

【临床应用】花蕾与醋合用,可减轻胃痛。茎皮饭前食用可增加食欲。根皮常用
于治疗皮肤病、毛细血管脆弱及缓解擦伤。本品浸剂可用于治疗霉菌性阴
道炎。

【附注】在开花之前采集刺山柑的花蕾,腌制后用于烹调。根皮提取物也可用于化
妆品的制作。

104　荠菜 *Capsella bursa-pastoris*（L. ）Medic.（十字花科）

【英文名】Shepherd's Purse

【别名】荠;清明菜

【植物形态】一年或二年生草本,高 20~50 cm。茎直立。基生叶丛生,呈莲座状;
叶片大头羽状分裂,顶生裂片较大,卵形至长卵形;茎生叶狭披针形。总状花序
顶生或腋生;花瓣白色,匙形或卵形。短均果倒卵状三角形或倒心状三角形,扁
平。种子椭圆形,浅褐色。

【生态分布】原产欧洲和亚洲,温带地区都有生长。

【历史趣闻】古希腊和古罗马的医生推荐荠菜的种子作为泻药。直到 16 世纪,意
大利医生才将荠菜用来止血,特别是止尿血。殖民者将本品带到了北美洲。第
一次世界大战期间,当止血的药草北美黄连和麦角供应不足时,荠菜被用作替
代品。同时期的草药学家将其用于血尿、鼻血、月经过多和产后出血的治疗,推
荐内服应用干燥的荠菜而非新鲜的。

【采收】以地上部分入药。全年都可采收。

【化学成分】本品含类黄酮、多肽、胆碱、乙酰胆碱、组胺和酪胺。

【药理作用】具有和脾、利水消肿、止血、明目、消炎的功效。

【临床应用】荠菜为最好的治疗出血或止血的药物之一,用于治疗严重尿血,其副
　　作用弱于麦角。它毒性低,且有较好的耐受性,几乎可用于从鼻出血到尿道出
　　血的各种症状。荠菜还有收敛作用,用于膀胱炎时的尿道消毒,还可治疗痢疾
　　和眼病。

【注意事项】本品含有类似药物催产素的物质,孕妇和希望怀孕的妇女不要使用。
　　如需要使用,需遵医嘱。

105　小米椒 *Capsicum frutescens* L.（茄科）

【英文名】Cayenne,Chili

【别名】辣椒;非洲辣椒

【植物形态】多年生草本或灌木植物,高至 1 m。叶子卵状披针形,花白色。果实
　　大多为长圆锥形,长至 10 cm,先端像毛笔的笔尖,青色,成熟后变成红色或者
　　黄色,含多数白色种子。一般都有强烈辣味。

【生态分布】原产美洲热带地区,喜温暖、潮湿。16 世纪引种至欧洲,现在热带地
　　区多有栽培,主要为印度和非洲。

【历史趣闻】辣椒原来生长在中南美洲热带地区。玛雅人民间用于治疗细菌性感
　　染。欧洲殖民主义到达美洲以后,辣椒 1493 年率先传入欧洲,大约 1583—
　　1598 年传入日本。辣椒传入中国的年代未见具体的记载,但是比较公认的中
　　国最早关于辣椒的记载是明代高濂撰《遵生八笺》(1591 年),有:"番椒丛生,白
　　花,果俨似秃笔头,味辣色红,甚可观"的描述。据此记载,通常认为,辣椒即是
　　明朝末年传入中国。

【采收】以果实入药。夏季果实成熟时采收,阴干备用。

【化学成分】本品含辣椒碱 0.1%～0.5%、胡萝卜素、黄酮、挥发油、甾体皂素。

【药理作用】小米椒药用为温和的刺激剂。主要作用有刺激、健胃、驱风、抗痉挛、
　　杀菌、发汗、增强皮肤血液循环、镇痛等。所含辣椒碱有促进血流、调节体温的
　　作用。

【临床应用】本品常用于缓解循环系统疾病。它可促进皮肤局部血流,减少神经末
　　梢的敏感性,还能治疗银屑病、神经疾病、头痛和关节炎以及未溃破时的冻疮。
　　内服治疗腹痛、胀气和腹泻,促进消化液分泌。用少量小米椒制成的含漱剂可
　　治疗咽喉痛。内服还可治疗痢疾。

　　小米椒粉末少许加入到 25 mL 柠檬汁中,用热水冲淡,加蜂蜜,制成含漱
　　剂,治疗咽喉痛。用 100 g 切碎的小米椒加 2 杯(500 mL)油,加热煨,作为风湿
　　性肢体的按摩剂。酊剂 20 滴,加 1/2 杯(100 mL)柳皮酊,每日 2 次,每次 1 茶
　　匙(5 mL),内服治疗关节炎。软膏剂用于未溃破时的冻疮。

【注意事项】胃溃疡患者、妊娠期及哺乳期妇女禁用。避免与眼睛和伤口接触。

【附注】本品还是重要的烹饪作料。

106　倒地铃 *Cardiospermum halicacabum* L.（无患子科）

【英文名】Balloon Vine

【别名】倒藤卜仔草；三角卜；假苦瓜

【植物形态】一年生或二年生缠绕性藤本，长至 3 m。叶互生，二回三出复叶，小叶
卵形披针形；花腋生，两性花，花瓣白色，4 枚，2 枚较大，另 2 枚各具冠状鳞片 1
枚，雄蕊 8 枚，雄花与两性花相似，雌蕊退化。果膨大近于球形，种子黑色。

【生态分布】分布于各热带、亚热带低海拔地区，生于路旁、山边，甚至墙角皆能
生长。

【历史趣闻】亚马孙土著人将倒地铃种子捆在臂带内，用于驱避蛇类。印度草药
中，倒地铃的根用于延迟月经和减轻背部疼痛及关节炎。

【采收】以根、叶和种子入药。夏秋季采集，干燥备用。

【化学成分】含有生氰苷类成分。

【药理作用】倒地铃有清热、利尿、凉血、去瘀、解毒之效。全草有止痛、镇静作用。

【临床应用】用于治疗肺炎、黄疸、糖尿病、淋病、疔疮、风湿、跌打损伤、蛇咬伤等。

【注意事项】妊娠期妇女慎用。叶以及种子有小毒，误食之后会有腹痛、腹泻症状，
也有可能产生癫痫状的痉挛，使用时应注意。

107　番木瓜 *Carica papaya* L.（番木瓜科）

【英文名】Papaya

【别名】木瓜；番瓜；万寿果

【植物形态】草质乔木，生长迅速，高达 8 m。叶大，簇生于茎的顶端。花有单性或
完全花，有雄株、雌株及两性株。浆果大，肉质，成熟时橙黄色或黄色，长圆形、
倒卵状长圆形、梨形或近球形，果肉柔软多汁，味香甜；种子多数。花果期全年。

【生态分布】原产于美洲热带地区，现在全世界各热带地区均有栽培。

【历史趣闻】玛雅人将番木瓜汁液、芽和乳液作草药使用。在拉丁美洲的热带地
区，用其叶促使肉类鲜嫩。数百年前，加勒比地区印第安人发现把肉卷在木瓜
叶里面，肉会变得更鲜嫩。如今，番木瓜的提取物是大部分肉类软化剂的有效
成分。印第安人将未成熟的番木瓜切口，收集其中乳液，用于治疗银屑病、癣菌
病、外伤和感染。加勒比海地区印第安妇女食用未成熟的番木瓜来帮助通经、
堕胎和分娩。欧洲人将本品引入亚洲热带地区后，迅速被当地居民用于治疗疾
病。菲律宾人用根的煎剂治疗痔疮。爪哇人认为食用果实可预防关节炎。日
本人用其乳液治疗消化不良。亚洲地区，番木瓜的叶用于治疗外伤，乳液涂于
子宫颈促进分娩。

【采收】以果实、乳液、叶、花、种子入药。全年均可采集。

【化学成分】果实含葡萄糖、果糖、蔗糖、胡萝卜素、维生素 C、酒石酸、枸橼酸、苹果酸等;并含有蛋白酶(木瓜蛋白酶、木瓜凝乳蛋白酶)、微量生物碱。未成熟果实的汁液中含更多量的番木瓜蛋白酶、脂肪酶。

【药理作用】番木瓜有健胃消食、滋补催乳、舒筋通络的作用。叶有强心、消肿作用。

【临床应用】番木瓜果实、叶和乳液含有多种酶(如木瓜蛋白酶等),主要用于助消化,不仅能消化蛋白质,而且也能消化淀粉。研究发现,本品可预防胃溃疡。番木瓜树干的乳液外敷,可加速伤口溃疡、烫伤、疣及癌样肿瘤的愈合。1982 年,FDA 批准本品的另一种酶(木瓜凝乳蛋白酶)作为治疗椎间盘突出的药物,直接注射在椎间盘突出部位,有助于溶解细胞碎屑。种子有轻泻作用,可用于驱蛔虫;乳液有更强的类似驱虫效果。花的浸剂内服用于通经;成熟果实的煎剂有助于治疗小儿持续性腹泻和痢疾。叶还常用于敷裹伤口。

【注意事项】种子、叶和未成熟果实孕妇慎用。

【附注】种子可以用于榨油。

108 红花 *Carthamus tinctorius* L.（菊科）

【英文名】Safflower

【别名】草红花

【植物形态】一年生草本,高至 90 cm。茎直立;叶椭圆形至卵形,边缘多刺。头状花序顶生或腋生;总苞苞片多层,花冠黄色。瘦果椭圆形或倒卵形。

【生态分布】原产于伊朗和印度西北部以及非洲。现在,北美及远东地区均有分布;各地有栽培,可生于荒地,耐旱。

【历史趣闻】红花最早被用作红色和黄色染料,用于纺织物的染色和制作化妆品。古代红花提取物曾用于染制包裹木乃伊的布匹。后来逐渐药用。民间以其花泡茶饮用,可退热和发汗。19 世纪北美洲草药学中,将红花用于发汗、通经以及治疗麻疹。

【采收】以花入药。夏季开花时采收,将花干燥后备用。

【化学成分】含黄酮及色素(包括羟基红花黄色素 A、红花黄色素 B 和红花红色素)、木酚素、多糖等。

【药理作用】红花具有抗血小板聚集、抗血栓形成、抗动脉粥样硬化、抗缺血所致损伤、保护肾功能、抗氧化、抗肿瘤、抗骨质疏松、调节免疫功能等作用。

【临床应用】民间将红花作为兴奋剂、泻药、止汗剂、通经药、堕胎药、祛痰剂使用,还用于治疗肿瘤。红花籽油可用于预防动脉粥样硬化。在印度医学中,红花全草用芝麻油加热提取,局部按摩用于治疗风湿性关节疼痛、肢体麻木等。

【附注】除药用外,红花色素可用作染料、食品、化妆品的天然色素添加剂。

109　葛缕子 *Carum carvi* L.（伞形科）

【英文名】Caraway

【别名】贡蒿

【植物形态】一年生草本,气味芳香,高达 70 cm。茎有脊纹;叶羽状分裂;复伞形
　　花序,花小,白色。双悬果矩圆状卵形。夏季开花。

【生态分布】欧洲、亚洲和北美均有野生,喜生长于海拔 2 200 m 以上阳光充足地
　　带。在欧洲、北美均有栽培。

【历史趣闻】葛缕子是阿拉伯医生所熟悉和使用的草药。13 世纪开始在欧洲使
　　用,是历史上保持主要药用用途的少数草药之一。古希腊医生戴奥斯柯瑞迪曾
　　指出葛缕子(果实)助消化,用于消化不良、胀气和婴儿腹绞痛。在欧洲、中东和
　　早期的美洲,本品是受欢迎的缓泻添加剂,可缓解泻药的一些强烈作用。

【采收】以干燥种子(果实)和精油入药。夏末采收种子,蒸馏精油。

【化学成分】果实(种子)含挥发油 3%～7%,油的主要成分为:香芹酚(约占 50%
　　～60%)、香芹酮、d-紫苏醇。另含有脂肪油、类黄酮、多糖、蛋白质和呋喃香
　　豆素。

【药理作用】葛缕子有镇咳、平喘、健胃、驱风、滋补、抗痉挛、抗菌、抗真菌等作用。

【临床应用】种子能舒缓消化道平滑肌,用于缓解消化道的胀气,增加食欲,对抗由
　　消化不良产生的气体引起的心率失常,并减轻痉挛和痛经。种子还有祛痰和滋
　　补作用,常用于支气管炎和咳嗽,尤其适宜于儿童。本品还可增加乳汁分泌,舒
　　缓子宫平滑肌,并无刺激性。稀释的精油可用于治疗疥疮。

【注意事项】除遵医嘱外,精油不可内服。

【附注】《印度药典》1966 年版规定本品挥发油含量不少于 35%;《欧洲药典》2002
　　年版规定本品挥发油含量不少于 2 mL/kg。《美国药典》2005 年版规定本品精
　　油中含 d-香芹酮不得多于 50.0%(v/v)。

110　狭叶番泻 *Cassia angustifolia* Vahl.（豆科）

【英文名】Senna Leaf

【别名】番泻叶

【植物形态】多年生小灌木,呈草本状,高约 1 m。叶为偶数羽状复叶,基部稍不对
　　称,托叶卵状披针形。总状花序腋生,花瓣 5,黄色,倒卵形。荚果扁平,长
　　方形。

【生态分布】原产东非热带近海或岛屿地区,阿拉伯南部、印度西北部及南部、巴基
　　斯坦。广泛种植于印度和巴基斯坦。狭叶番泻主产于印度,商品名:印度番泻

叶或丁内未利番泻叶 *Tinnevelly senna*。

【历史趣闻】早在公元 9 世纪,狭叶番泻就被阿拉伯医生使用。印度草医学上,被用来治疗皮肤病、黄疸、支气管炎、贫血症,也治疗便秘。

【采收】以干燥叶和果实入药。开花或开花前采集叶,秋季果实成熟时采集豆荚。

【化学成分】狭叶番泻含番泻苷(Sennoside)A、B、C、D,含量约 1.5%～3.0%,以番泻苷 A、B 为主,还有大黄酚、大黄素、大黄素甲醚、3-甲基-8-甲氧基-2-乙酰基-1,6-萘二酚-6-O-β-D-葡萄糖甙。此外,还有多糖、黄酮类化合物(如鼠李素、山奈酚)、微量挥发油及树脂。

【药理作用】具有泻下、抗菌、止血的作用。番泻叶苷能刺激大肠内壁,导致肌肉强烈收缩,在服用 10 h 后引起肠蠕动。番泻叶苷还能阻止大肠对液体的吸收,以保持大便松软。

【临床应用】狭叶番泻用水浸泡饮服,治疗老人便秘,哺乳期妇女回乳时服用,效果良好。狭叶番泻研粉口服,可治疗急性胃炎出血及十二指肠出血。煎剂灌肠,可治疗肠梗阻,手术后服用可促进肠蠕动恢复,缩短排气、排便时间,提前进食(流质)。尚可治疗流行性出血热、急性胰腺炎及中毒性肠麻痹等。

【附注】尖叶番泻 *C. acutifolia* Delile 主产埃及,商品名:埃及番泻叶或亚历山大番泻叶 *Alexandria senna*。小叶长卵圆形。成分类似狭叶番泻,含量相对比较高。其荚果中番泻苷含量达 2%～5%。

本品为《印度药典》、《美国药典》、《中国药典》、《欧洲药典》及《日本药典》所收载。

111 腊肠树 *Cassia fistula* L. (豆科)

【英文名】Indian Laburnum

【别名】阿勃勒

【植物形态】乔木,高可达 15 m。羽状复叶互生,小叶对生,薄革质,阔卵形,卵形或长圆形,全缘。总状花序疏散,下垂;花萼片长卵形;花瓣黄色,倒卵形。荚果圆柱形,黑褐色;种子多数,为横隔膜所分开。花期 6～8 月,果期 10 月。

【生态分布】原产印度,中国南部有栽培。

【历史趣闻】在印度阿育吠陀医药中叫阿勃勒,用其树皮、种子、叶,作为泻药使用。

【采收】以成熟果实入药。秋末采收果实,干燥保存。果肉气味特异,味甘、微辛凉。

【化学成分】果实含蒽醌类化合物为腊肠豆酸。果肉含蒽醌类化合物,主要为大黄酸、芦荟苷,还有葡萄糖、蔗糖、鞣质、果胶、树脂及少量挥发油等。

【药理作用】具有泻下、肠兴奋、镇静、抑菌作用,还有干扰素样抗病毒活性。

【临床应用】成熟果肉与固化甘蔗汁制成的水煎剂,可用于治疗昏迷性高烧及肺炎
　　　　引起的发烧。

【附注】《印度药典》1966 年版规定,本品含水溶性浸出物不得少于 28%。腊肠果
　　　　实在中国用于肝炎、肝中毒、便秘、四肢肿胀的治疗。

112　决明 *Cassia obtusifolia* L.（豆科）

【英文名】Cassia Seed

【别名】草决明;决明子

【植物形态】一年生半灌木状草本,高 0.5～2 m。叶互生,羽状复叶;小叶 3 对,叶
　　　　片倒卵形或倒卵状长圆形。花成对腋生;总花梗极短;萼片 5,倒卵形;花冠黄
　　　　色,花瓣 5,倒卵形。果细长。种子多数,菱柱形或菱形略扁,淡褐色,光亮,两
　　　　侧各有 1 条线形斜凹纹。花期 6～8 月,果期 8～10 月。

【生态分布】原产美洲,后传至亚洲热带地区广泛栽培。

【历史趣闻】决明子最早收载于日本的药书《草本和名》(918 年),日本民间使用很
　　　　广泛,一般称为“决明茶”,常代茶饮用。可治疗慢性胃肠炎、慢性便秘等,对各
　　　　种眼疾也有效。还可用口嗽决明子稀煎液治疗扁桃腺炎等。全草浸液洗浴,可
　　　　促进血液循环。

【采收】以种子入药。秋季采收,干燥保存。

【化学成分】决明子含蒽醌化合物,如大黄素、大黄酚、大黄酸、钝叶素、决明素、柯
　　　　决明素、橙黄决明素以及这些化合物的苷,还有脂肪、甘露糖等。

【药理作用】具有降血压、调血脂、抗菌、保肝、调节免疫功能等作用。还有润肠通
　　　　便、促进胃液分泌和收缩子宫催产的作用。

【临床应用】用于清肝明目、通便等,可治疗头痛、眩晕、青光眼、目赤昏花、高血压、
　　　　肝炎、习惯性便秘、小儿消化不良等。

【附注】小决明 *C. tora* L. 原产于亚洲热带地区,现主要产在印度、泰国、老挝、越
　　　　南、中国,日本有栽培。药用与决明相同。种子呈短圆柱形,较小。表面棱线两
　　　　侧各有 1 片宽广的浅黄色带。两种决明《日本药典》第 14 版有收载;《中国药
　　　　典》2005 年版规定,含大黄酚不得少于 0.080%。

113　欧洲栗 *Castanea sativa* Mill.（壳斗科）

【英文名】Sweet Chestnut

【别名】欧栗;甜栗;百骑大栗树

【植物形态】落叶乔木,高可达 30 m。树皮光滑,银灰色。叶披针形,亮绿色。雌
　　　　花和雄花的花序均为柔荑花序。黄绿色带刺的壳斗内含 2～3 枚光滑、褐色的
　　　　坚果。夏季开花,秋季结果。

【生态分布】原产地中海地区、小亚细亚地区和高加索地区,在欧洲广泛生长。

【历史趣闻】相传古代阿拉伯国王的王后亚妮,有一次带领百骑人马到埃特纳火山游玩,忽然天降大雨,百骑人马连忙跑到大栗树下避雨。巨大浓密的树冠如天然华盖,给百骑人马遮住了大雨。因此,皇后高兴地称它为"百骑大栗树"。传统上欧洲栗被认为是经土耳其进入撒丁岛的,人工栽培用以采收木材和坚果。

【采收】以叶和树皮入药。一般夏季采收,干燥备用。

【化学成分】本品含鞣质、塑体醌类和黏液质。

【药理作用】有镇咳、健胃、收敛、抗痉挛、抗菌、抗真菌等作用。

【临床应用】叶的浸剂服用可治疗百日咳、支气管炎和支气管充血。叶和树皮的煎剂作含漱剂对咽喉疼痛有效,内服用于治疗腹泻。叶还可用于治疗风湿病,减轻背部疼痛,缓解关节或肌肉僵硬。

【附注】欧洲栗是有名的干果,坚果为营养丰富的食物,可以烤、蜜制或制成粉。树干是有名的木材。花有时也添加到烟草的混合香料中。

114　梓树　*Catalpa ovata* Don.　(紫葳科)

【英文名】Ovate Catalpa

【别名】梓;楸

【植物形态】落叶乔木,高达 15 m。叶对生,有时轮生,阔卵形,长宽近相等,全缘或浅波状,常 3 浅裂。顶生圆锥花序。花萼蕾时圆球形,2 唇开裂。花冠钟状,淡黄色,内面具 2 黄色条纹及紫色斑点。蒴果线形,下垂,长 20~30 cm。

【生态分布】原产于中国、日本。梓树在中国分布于长江以北,海拔 500~2 500 m 的低山河谷及湿润土壤,野生者已不可见,多栽培于村庄附近及公路两旁。

【历史趣闻】梓实是日本民间草药,第 5 改正《日本药局方》开始收载。民间多用单味梓实治疗肾炎、肾硬变引起的浮肿,作为利尿剂效果较好。也作家庭药使用。

【采收】以果实入药。秋季果熟时采收,干燥备用。

【化学成分】本品含梓苷、对羟基苯甲酸等。

【药理作用】果皮和种子的水提取物对小鼠、家兔均有利尿作用。在大鼠利尿实验中,脱-对-羟基苯甲酰梓苷的作用强于梓苷,前者主要表现为钠利尿,后者为氯利尿。其利尿作用是由于梓苷对肾小管的影响所致,对大鼠碳酸酐酶无抑制作用,对循环系统几无影响,毒性弱。

【临床应用】用于利尿,对浮肿、糖尿病、蛋白尿、血尿、肾脏病显特效,还可治疗尿路结石、膀胱炎、湿性腹膜炎、腹痛、肝病、神经痛、感冒等。惊厥或牙痛时可捣碎口含,或口含浓煎液。此外,开白花的梓实可治脚气、急性肾炎、假性尿毒症、尿频性膀胱炎、尿路结石等症。

【附注】《日本药典》第 14 版收载,同时收载了另一种楸树 C. bungei C. A. Meyer。

115　巧茶 *Catha edulis* Forsk（卫矛科）

【英文名】Catta,Khat

【别名】阿拉伯茶;卡特

【植物形态】乔木,高 15 m。枝条带红色;叶薄革质,卵形;聚伞花序单生叶腋;花小,黄色或白色;花萼 5;花瓣 5。蒴果橙红色,圆柱状;种子黑褐色。

【生态分布】原产中东和非洲,在埃塞俄比亚、索马里、东非和阿拉伯半岛也有栽培。东南亚地区也广泛生长,中国海南、云南有栽培。

【历史趣闻】巧茶很早就在非洲和阿拉伯国家广泛使用,尤其是也门,人们经常用来咀嚼。其新鲜叶子的传统用法与古柯叶相似,咀嚼时具刺激感,能减轻抑郁、饥饿和痛苦。几百年来,巧茶一直以咀嚼后使人感到兴奋而著称。在一些非洲国家和中东国家,阿拉伯人素爱咀嚼巧茶的嫩叶,巧茶的嫩叶具有较强的刺激兴奋作用,据称能提高精神和增强男子性欲。

【采收】以干燥叶及嫩枝入药。春、夏季采收,干燥保存。

【化学成分】含生物碱(伪麻黄碱 1% 和麻黄碱等)、鞣质、挥发油。中国学者从巧茶中分离得多个木栓烷型三萜类成分。不同植物中的 Khatamine 含量有很大差别,一般在 0.1%(也门、马达加斯加)～0.5%(肯尼亚)之间。

【药理作用】麻黄碱类生物碱能强烈地刺激中枢神经系统、抗过敏和抑制食欲。因此,巧茶作为一种兴奋剂、强壮剂和食欲抑制剂而被服用。

【临床应用】服用巧茶浸剂,或吸烟,或咀嚼,均可产生与古柯叶相似的作用。咀嚼巧茶鲜品或服浸液可治疗痢疾等疾病。在非洲,老人服用巧茶可兴奋和改善脑的功能。在德国,用巧茶减肥。

【附注】经研究表明,阿拉伯茶还能改善男性生殖能力。英国研究人员发现阿拉伯茶的叶子含有兴奋剂阿茶酮,这种物质不太稳定,分解后产生的阿茶碱和降麻黄碱可以提高精子活力,增加卵子受精的机会。阿拉伯茶叶所含的与 PPA 相关的化学成分已经在临床上使用,其产品可用于减肥和治疗哮喘。

116　长春花 *Catharanthus roseus*（L.）G. Don.（夹竹桃科）

【英文名】Madagascar Periwinkle

【植物形态】多年生直立草本或半灌木,高至 60 cm。叶对生,倒卵状矩圆形。聚伞花序顶生或腋生,有花 2～3 朵;花冠红色,高脚碟状,花冠裂片 5 枚。菁葵果 2;种子无种毛。

【生态分布】原产于非洲东部马达加斯加岛,喜温暖气候。现在世界热带和亚热带地区有栽培。

【历史趣闻】长春花为南非、斯里兰卡和印度等地的民间草药,多用于治疗糖尿病,后发现其有抗癌作用。在加勒比海地区,本品的花作为止眼痛的洗剂。

【采收】以地上部分或全草入药。夏季采收地上部分,秋季挖根、洗净后干燥,备用。

【化学成分】主要含有吲哚生物碱类成分,包括长春碱和长春新碱等。

【药理作用】长春碱和长春新碱为重要的抗肿瘤成分。研究表明,长春花具有抗肿瘤、降血糖和降血压等作用。

【临床应用】目前,长春花主要用于治疗恶性淋巴瘤、淋巴肉瘤、单核细胞性白血病、急性淋巴白血病、绒毛膜上皮癌、肺癌、乳腺癌、软组织肉瘤、神经母细胞瘤等。

【注意事项】本品有毒,需在医生指导下使用。

【附注】长春花是常见的观赏植物。

117　欧洲类叶牡丹 *Caulophyllum thalictroides* Michx.　(小檗科)

【英文名】Blue Cohosh, Squaw Root

【别名】葳岩仙;蓝升麻

【植物形态】多年生草本,高至1 m。叶大,三裂;花紫蓝色;浆果深蓝色。

【生态分布】原产北美东部、加拿大的曼尼托巴省至美国阿拉巴马州的很多地区,野生于林地、溪谷的北坡和潮湿岸边。主要为野生,也有栽培。

【历史趣闻】欧洲类叶牡丹是美洲土著居民许多部落都使用的草药,主要是治疗妇科疾病,被称为治疗妇科疾病的神药。直到1905年,本品才被记载在《美国药典》里。现代使用方法与传统方法没有本质的区别。到目前还认为是专门的妇科药,主要用于收缩子宫,减轻子宫和卵巢的疼痛,调节月经流量。

【采收】以根和根茎入药。秋季挖取,晾干备用。

【化学成分】本品含生物碱(葳岩仙碱、金雀花碱、木兰花碱)、甾体皂素(葳岩仙皂素)和树脂等。

【药理作用】使子宫收缩,促进分娩;调节月经周期,减少月经过多或缓解痛经。

【临床应用】本品含有甾体皂苷,可帮助分娩和治疗妇科疾病。煎剂可用于调经和治疗关节炎;酊剂用于止痛和催产。

【注意事项】据报道,本品所含生物碱可能导致子宫内胚胎和胎儿畸形,因此,怀孕期妇女不能使用。本品还可引起接触性皮炎。

118　红根鼠李 *Ceanothus americanus* L.　(鼠李科)

【英文名】New Jersey Tea

【别名】蓟木;美洲茶;新泽西茶

【植物形态】落叶灌木,高至 1.5 m。叶片卵圆形,灰绿色,有茸毛。花束状,白色。夏季开花。

【生态分布】原产北美洲东部。

【历史趣闻】美洲土著人用其根及根皮治疗发热和黏膜疾病,如咽喉疼痛和充血。北美切罗基人将其根制成的洗剂用于治疗皮肤癌。在美国独立战争期间,其叶作为茶叶的替代品。本品有促进凝血作用。

【采收】以根、根皮和叶入药。春季采挖根,秋季采收叶,干燥备用。

【化学成分】本品含鞣质、生物碱、树脂及一种凝血剂。

【药理作用】有收敛、祛痰、抗菌、消炎、降血压等作用。

【临床应用】本品用于治疗咽喉疼痛、支气管炎、哮喘和咳嗽。也用于治疗腹泻和痢疾;还有镇静和降血压效果。

【附注】卡塔利娜美洲茶 *C. arboreus* 又称毡叶美洲茶、树状美洲茶,产于加利福尼亚沿海岛屿;常绿乔木,高 5～8 m;叶面深绿色,叶背白色,密生短柔毛;花蓝色,芳香,早春开放。叶也代茶叶用。

119　黎巴嫩雪松 *Cedrus libani* L.（松科）

【英文名】Cedar

【别名】西洋杉

【植物形态】常绿乔木,高 40 m;大枝一般平展,小枝略下垂;树皮灰褐色。叶针状,质硬,墨绿色。雌雄异株,稀同株,花单生枝顶。球果椭圆形,成熟后种鳞与种子同时散落,种子具翅。球果翌年 10 月成熟。

【生态分布】原产于叙利亚与土耳其东南部,分布在海拔 1 000～2 000 m 的山区,那里多雾,空气新鲜,土质良好,雨量适中,这些得天独厚的自然条件,很适合雪松的生长。

【历史趣闻】Cedar 是闪族语,意指精神的力量,更是恒久信仰的象征。雪松是人类最早使用的芳香物质之一,常被用为寺庙中的焚香,因而使人对它存有神秘的印象。黎巴嫩雪松是建造巴比伦空中花园和所罗门庙宇的材料,其挥发油用于熏香、香水和尸体的防腐香料。

【采收】以叶、木材和挥发油入药。枝叶全年可采;一般在夏季蒸馏挥发油。

【化学成分】含挥发油,油中含雪松烯(50%)、雪松醇等。

【药理作用】黎巴嫩雪松有杀菌和祛痰作用。精油有强的杀菌、收敛、利尿、化痰和镇静作用。

【临床应用】枝叶用于清洁呼吸道。精油稀释后,局部按摩治疗充血、胸部感染和膀胱炎,也用于治疗体表外伤和溃疡。

【注意事项】除遵医嘱外,精油不可内服。

111

【附注】雪松 *Cedrus deodora*（Roxb.）G. Don(喜马拉雅雪松)高达 85 m。原产于喜马拉雅山西部自阿富汗至印度海拔 1 300～3 300 m 间；中国自 1920 年起引种,现在长江流域各大城市中多有栽培。其树干、枝、叶均入药。有祛风活络、活血、止痢、发汗、杀虫和利尿等作用。

120 南欧朴 *Celtis australis* L. （榆科）

【英文名】Southern Hackberry

【别名】欧朴

【植物形态】落叶乔木,高至 25 m。树冠圆顶形;叶披针形;花绿色;果实小,紫黑色。

【生态分布】原产于地中海地区和亚洲西南部,欧洲栽培。

【历史趣闻】南欧朴为地中海地区民间草药,习用已久。

【采收】以叶和果实入药。夏季采集叶片,秋季采集果实,鲜用或干燥后使用。

【化学成分】叶和果实含鞣质和黏液质。

【药理作用】有杀菌、收敛、利尿、抗微生物作用。

【临床应用】叶和果实制成煎剂内服,用于减轻月经期大量出血及月经期间的子宫出血。果实、叶用于收敛消化性溃疡,还用于治疗腹泻和痢疾。

【附注】南欧朴也作分界的树木。

121 矢车菊 *Centaurea cyanus* L. （菊科）

【英文名】Cornflower

【植物形态】一年生草本,高至 90 cm,幼时被白色绵毛。基生叶长椭圆状披针形,全缘或提琴状羽裂;中、上部叶条形,全缘或有疏锯齿。头状花序单生于枝顶;总苞钟状,总苞片多层;花冠近舌状,多裂,紫色、蓝色、淡红色或白色。瘦果椭圆形,冠毛刺毛状。

【生态分布】原产于欧洲、近东。适生于气候温和的地区。

【历史趣闻】在欧洲,矢车菊是普遍使用的草药,其医疗作用在 12 世纪的圣·海尔德加的手稿中被首次提及。后来,草药学家比尔兰德·马蒂利(1501—1577年)在"药效形象学说"基础上推测,认为矢车菊的外形表明它可以治疗的疾病,即矢车菊的花是深蓝色的,象征着可使眼睛健康。由于这个原因,认为它可以治疗眼病。在法国,该植物被称为易破碎的眼镜。

【采收】以花、种子、叶入药。夏季花刚开放时采集花、叶,秋季采收种子,干燥备用。

【化学成分】含花色素类、黄酮类化合物、倍半萜烯内酯(包括 Cnicin)、乙炔和香豆素。

【药理作用】民间认为矢车菊有抗炎、抗菌作用。近代研究也表明,其具有抗炎、抗菌、抗肿瘤、利尿等作用。

【临床应用】在法国,民间将矢车菊一直作为治疗眼病的药物,其过滤的浸液可作为洗眼液,花瓣作为外敷剂使用。矢车菊花瓣可作为苦味强壮剂和兴奋剂服用,能改善消化功能,保护肝脏,并可提高对感染的抵抗力。其种子作为一种缓泻剂适宜于儿童。叶的煎剂可用于治疗风湿病。现代临床还将矢车菊用于预防尿石症的复发。

【附注】粗糙矢车菊 *Centaurea scabiosa* 也是中世纪油膏剂的一种,外用用于愈合创伤和治疗皮肤感染。

122　积雪草 *Centella asiatica*（L.）Urban（伞形科）

【英文名】Gota Kola,Indian Pennywort

【别名】崩大碗;活血丹

【植物形态】多年生匍匐草本,长至 50 cm。叶互生,扇形。伞形花序头状,2～3 个生于叶腋,每花序上有 3～6 朵无柄小花;花白色或红紫色。果小,扁圆形。花期 4～5 月,果期 5～6 月。

【生态分布】原产于印度,分布于澳大利亚、南非、美洲、东欧、亚洲的热带和亚热带地区,生于湿润的河岸、沼泽、草地中。

【历史趣闻】积雪草为印度阿育吠陀医学用药物,目前西方也已广泛应用。西方国家将本品作为滋补药,用于恢复活力。印度用于治疗麻风,新鲜叶治疗小儿腹泻。斯里兰卡用叶喂象,认为可以延长生命。

【采收】以地上部分或全草入药。地上部分全年可采,一般采集野生品。采收后,洗净,晾干备用。

【化学成分】主要成分有三萜皂苷(积雪草苷、玻热模苷、参枯苷)、生物碱(积雪草碱)、苦味质(维拉林)等。

【药理作用】主要作用有滋补、抗风湿、利尿、镇静、扩张末梢血管,可恢复活力,加强神经功能和增强记忆,集中注意力。

【临床应用】本品用于治疗皮肤病和创伤,治疗风湿病和风湿性关节炎,促进静脉血液循环。此外,还用于治疗高血压、气喘、气管炎以及提高生育力。

　　本品剂型有粉剂、浸剂、酊剂、膏剂等。粉剂为生药 1～2 g,用水冲服,每日 1 剂。浸剂每日 35 mL。酊剂每次 3～5 mL,每日 3 次。膏剂为取生药粉末 2 汤匙,加热水 25 mL,搅成糊状,外敷,治湿疹。

【注意事项】本品有时会引起光过敏反应。

123　吐根 *Cephaelis ipecacuanha* A. Richard（茜草科）

【英文名】Ipecac

【别名】巴西吐根

【植物形态】常绿矮小灌木,高30～35 cm。根呈扭曲圆柱形,暗棕色。茎青绿,具纵棱近方形。叶对生,椭圆形至卵圆形。花小,白色,2～3朵簇生于顶部或叶腋。核果近球形,熟时枣红色。花果期3～4月至9～10月。

【生态分布】生长在南美洲,主要产于巴西。喜高温、高湿和荫蔽的环境,要有50%的荫蔽度。中国海南有引种。

【历史趣闻】吐根是南美印第安人的药品,1601年首次由基督教传教士述及,于1672年Le Gras将其传入欧洲,到1690年已成为众所周知的药品。吐根被认为是痢疾的治疗药物,对阿米巴性痢疾效果较好,而对细菌(杆菌)性痢疾作用较弱。吐根一直作草药使用,被大多数国家药典收载。

【采收】以根和根茎入药。于开花采挖3年生植物的根和根茎,干燥备用。

【化学成分】含异喹啉生物碱、鞣质和苷类。

【药理作用】生物碱有祛痰作用,大剂量会引起呕吐和腹泻。本品有强力杀灭阿米巴原虫作用。

【临床应用】作为催吐药疗效确切,即使中等剂量也能刺激呕吐直至胃内容物被除清;小剂量使用是强祛痰剂,常用于许多止咳成药中,用于支气管炎、百日咳的治疗。它仍用于阿米巴性痢疾。

【注意事项】根和根茎有毒,不要直接使用;含吐根的处方,使用时也不能过量。妊娠期妇女忌用。

【附注】《美国药典》2005年版规定含总的吐根醚溶性生物碱不得少于2.0%。《英国药典》2000年版除收载本品外,还收载有 *C. acuminata* Karsten,规定含总生物碱,以吐根碱计不得少于2.0%。

124　长角豆 *Ceratonia siliqua* L.（豆科）

【英文名】Carob Tree

【别名】角豆树

【植物形态】常绿小乔木,高10 m。叶为偶数羽状复叶,小叶2～3对,革质。花小,绿色,单生或组成总状花序生于老枝上;萼管陀螺状,裂片5;花瓣缺。荚果延长,扁平,棕紫色;种子间充满肉瓤状物质。

【生态分布】原产于欧洲西南、西亚和北非。在暖和的温带地区的贫瘠土壤上生长茂盛。

【历史趣闻】在古埃及,长角豆的豆荚与粥、蜂蜜和蜡调和在一起,作为治疗泄泻的药物;也用在驱虫、治疗视力差和眼睛感染的处方中。希腊的内科医生发现长角豆有减轻胃痛和帮助消化的作用。其果肉长期作为一种甜食,用于含酒精饮料中;也可制成粉末作为有可可味道饮料的主要成分。

【采收】以果实和树皮入药。夏末或秋季采收,干燥备用。

【化学成分】果实含蔗糖达 70％,另含有脂肪、淀粉、蛋白质、维生素及鞣质等。

【药理作用】具泻下作用,然而果肉的煎剂能抗泄泻,能和缓地帮助清除和减轻肠道内的刺激。树皮也是强的收敛剂。

【临床应用】服用果实和树皮的煎剂可治疗泄泻。

【附注】长角豆种子含有半乳甘露聚糖胶,是早期加工、使用的半乳甘露聚糖胶的主要原料来源。

125　冰岛衣　*Cetraria islandica*（**L.**）**Ach.**　（梅衣科）

【英文名】Iceland Moss

【别名】冰岛地衣;冰岛苔

【植物形态】为黄绿色的地衣,卷曲、柔韧、簇生,横径长至 8 cm。

【生态分布】原产于欧洲南部和阿尔卑斯山地区,生长于次北极及高山山地的岩石和树皮上,尤其在针叶树的树皮上生长茂盛。

【历史趣闻】冰岛衣自古民间就用于治疗咳嗽,在欧洲民间草药中曾用于治疗癌症。

【采收】以全体入药,全年可以采收。

【化学成分】本品含地衣酸(包括松萝酸)、多糖(约 50％)以及其他地衣酸。

【药理作用】地衣酸有强力抗菌作用,多糖有抗病毒作用。本品有强的润滑作用。冰岛衣味苦,在肠道内,既有润滑作用,又有毒副作用,单用与合用作用几乎一样。

【临床应用】本品可用于润滑胸腔黏膜、抗充血、缓解突发性干咳,尤其对老年人有帮助。本品也用于慢性消化道疾病,如过敏性肠道综合征。

【注意事项】本品有一定毒性,应在医生指导下使用。

126　黄矮百合　*Chamaelirium luteum* **L.**　（百合科）

【英文名】Blazing Star, False Unicorn Root

【别名】矮百合

【植物形态】多年生草本,高至 1 m。叶长披针形,深绿色。穗状花序,花绿白色。

【生态分布】原产北美,生于密西西比河东部的低洼、潮湿,但排水良好的地区。人工栽培困难。

【历史趣闻】本品为传统的北美草药,主要为妇女用药,特别是妇女生殖器官疾病。美洲土著妇女咀嚼本品以预防流产。本品在英美草药中占有重要地位。阿肯色州居民用它治疗创伤和溃疡。

【采收】以根及根茎入药。秋季挖根,采集野生原料使用。

【化学成分】根及根茎含甾体皂苷(含量 9%)、糖苷(百合毒苷、百合素)等。

【药理作用】本品有强健子宫和卵巢、调经和利尿的作用,能促进卵巢正常释放激素,促进月经的正常循环。本品对消化功能有改善作用。

【临床应用】黄矮百合是一种治疗子宫病及卵巢病的主要草药,能治疗月经不调及闭经,能促使卵巢在每月同一时期分泌激素。它可治疗子宫内膜异位症、子宫炎、卵巢囊肿及更年期综合征。

   煎剂治疗绝经期疾病,每日 2 次,每次 1/2 杯。酊剂可长期服用,以强健子宫。

【注意事项】本品需要连续服用数月才能对经期有明显疗效。

127　果香菊 *Chamaemelum nobile*（L.）All.（菊科）

【英文名】Roman Chamomile

【别名】白花春黄菊;罗马洋甘菊

【植物形态】多年生草本,有强烈的香味,高至 50 cm。茎直立,分枝。叶互生,二至三回羽状复叶,末回裂片很狭。头状花序单生于枝顶,具异形花。舌状花雌性,白色;管状花两性,黄色。瘦果,无冠状冠毛。夏季开花。

【生态分布】原产西欧、欧洲及一些温带地区有栽培。

【历史趣闻】果香菊是欧洲民间草药。治疗消化系统疾病时,果香菊常与母菊交替使用,然而果香菊浸剂比母菊作用更加强烈。

【采收】以花和精油入药。夏季采收鲜花,蒸馏精油,或将鲜花干燥备用。

【化学成分】花含 1.75% 精油(其中包括惕各酸酯、当归酸酯、母菊和其他倍半萜内酯)、类黄酮、香豆素和酚酸。

【药理作用】有镇静、解痉、止痛的作用,还有抗菌、抗炎和抗变态反应的作用。

【临床应用】用于治疗恶心、呕吐、消化不良、食欲不振有良效;还可减轻急腹症、痉挛和其他痉挛性疼痛,并有助于使消化功能恢复正常。果香菊口服可治疗头痛及周期性偏头痛,儿童亦可服用;对皮肤过敏也有帮助。

【注意事项】无医嘱不可内服精油。

【附注】有些国家严格限制精油使用。

128　柳兰 *Chamaenerion angustifolia*（L.）Scop.（柳叶菜科）

【英文名】Rosebay Willowherb

【植物形态】多年生草本,茎直立,高可至 2 m。单叶互生、长披针形、近全缘。总状花序顶生,穗状,花红紫色,大而多。蒴果线形。花期 6～8 月。

【生态分布】分布于欧洲和西亚,生于路边、河边及开阔地带。

【历史趣闻】柳兰为欧洲传统草药。在西伯利亚,俄罗斯民间一种含酒精的饮料就是用柳兰和伞菌菇制成的。

【采收】以地上部分入药。夏末开花时节采收,晾干备用。

【化学成分】柳兰地上部分含黄酮和鞣质。

【药理作用】本品有抗菌、抗炎、润滑、收敛、抗过敏等作用。

【临床应用】用于治疗腹泻、黏液性结肠炎及过敏性肠综合征。也可制成软膏,治疗儿童皮肤疾病。本品曾经用于治疗前列腺疾病。

【附注】柳兰根有小毒,但嫩叶可作野菜食用。

129　母菊 *Chamomilla recutita* L.（菊科）

【英文名】German Chamomile

【别名】洋甘菊;欧苦菊

【植物形态】一年生草本,高 30～60 cm。茎直立。叶互生,2～3 回羽状分裂,裂片短,窄线形。头状花序排列成伞房状;总苞半球形;舌状花 1 层,生于花序外围,雌性,白色;其内为管状花,多数,两性,黄色。瘦果椭圆形,无冠毛。

【生态分布】原产于欧洲和西亚,分布于欧洲各国和温带地区,生长在田野、路边,常作为观赏植物栽培。

【历史趣闻】母菊为欧洲广泛使用的草药和饮料原料,被视为万灵药,可说是欧洲的人参。常用于治疗某些神经系统疾病,如神经紧张和烦躁;外用治疗某些皮肤病,如湿疹。德国 1 世纪时就开始使用母菊,并称为"Capable of Anything",多用于消化不良、胃酸过多、胃炎、胀气、腹痛、胃溃疡、疝气、局限性回肠炎、便秘综合征、精神紧张等。

【采收】以头状花序入药。夏季开花时采收,晾干备用。

【化学成分】含挥发油(2%)、黄酮类、苦味糖苷、香豆素和鞣酸等。挥发油中含有α-没药醇、金合欢素、螺醚、春黄菊定等;黄酮类有洋甘菊定、芸香苷、木犀草素等;苦味糖苷有洋甘菊苷等。

【药理作用】有抗炎、抗菌、预防溃疡、镇痉、松弛、祛风和抗过敏等作用。α-没药醇及其氧化物有松弛平滑肌的作用,顺式螺环醚可抑制水肿,薁类化合物有抗过敏和消炎作用,黄酮类和香豆素类可抗菌、抗病毒,芳香油具有杀菌和杀真菌活性,对革兰氏阳性菌和白色念珠菌最为有效。

【临床应用】本品用于治疗某些消化系统疾病和皮肤病;其煎剂还显示有催眠作用。制成的袋泡茶用于治疗失眠、喉炎、坐骨神经痛、消化不良和腹泻;还可用于儿童腹痛、牙痛和婴儿痉挛等。浸剂服用,可用于助消化、退烧和肠胃气胀;大剂量时可催吐;外用洗伤口和止痛。以鲜花或干花浸入橄榄油中 24 h,制成搽剂用于关节肿痛。

　　在德国有含母菊的一种称之为"Kamillosan"的膏药敷于下肢皮肤炎症处,显示消炎、去臭味、清凉和微弱麻醉作用。

【注意事项】本品是安全的,但如掺杂有少量臭春黄菊 Anthemis cotula,因含有臭春黄菊内酯易致敏原,应检查后使用。

130　桂竹香 *Cheiranthus cheiri* L.（十字花科）

【英文名】Wallflower

【别名】香紫罗兰;黄紫罗兰

【植物形态】多年生草本植物,株高 35～50 cm。茎直立。叶互生,披针形,全缘。总状花序顶生,花瓣 4 枚,花色橘黄或黄褐色、两色混杂,有香气。花期 4～6月。长角果。

【生态分布】原产南欧,现各地普遍栽培。耐寒。喜向阳地势、冷凉干燥的气候和排水良好、疏松肥沃的土壤。

【历史趣闻】1735 年,爱尔兰草药学家 K'Eogh 记述桂竹香:"干花煎剂或种子浸酒服用可刺激排尿和月经,以及排出流产婴儿、胎盘。"

【采收】以叶和花入药。开花时采集花和叶,鲜用或干燥备用。

【化学成分】含桂竹香苷和其他强心苷。

【药理作用】有强心、利尿、活血通经、泻下作用。

【临床应用】本品过去作利尿剂使用。小剂量,有强心作用,其治疗心力衰竭的方式与毛地黄的作用相似。

【注意事项】超过小剂量时就有毒性,现很少应用。

【附注】桂竹香是春季庭院中栽培较为普遍的一种草花,也可作切花用。

131　白屈菜 *Chelidonium majus* L.（罂粟科）

【英文名】Greater Celandine

【别名】山黄连;牛金花

【植物形态】多年生草本,高 30～100 cm,有黄色乳汁。茎直立。叶互生,1～2 回羽状全裂,小叶黄绿色。花数朵伞状排列;花瓣 4,黄色,倒卵形。蒴果线状圆柱形,成熟时由基部向上开裂。种子多数,卵球形,黄褐色。

【生态分布】原产欧洲、西亚和北非,生于宅旁、开阔地、路边、沼泽地,生长茂盛。

【历史趣闻】在民间,白屈菜被视为可治疗百病的草药,用于治疗视力问题,尤其是用于去除白内障已有千年历史。根据 Dlimy 和戴奥斯柯瑞迪记载,将其茎或叶切割后流出的乳液内服,有明亮眼睛的作用。

【采收】以地上部分和乳液入药。地上部分于春末或夏初采收,晾干备用。

【化学成分】白屈菜含有异喹啉类生物碱,包括别隐品碱、小檗碱、白屈菜碱及鹰爪豆碱。

【药理作用】白屈菜有镇痛、止咳、平喘、消肿的作用。白屈菜的某些生物碱有温和的止痛作用,白屈菜碱有抗痉挛和降血压作用,鹰爪豆碱有升血压作用。

【临床应用】西方与中国均将白屈菜用于治疗支气管炎、百日咳、哮喘。本品的抗痉挛作用可扩大到胆囊,提高胆汁流量,用于治疗黄疸、胆结石、胆囊疼痛;长期用作解毒药,还可减轻和加速湿疹痊愈。

　　白屈菜的黄色乳液用于治疗疣、金钱癣和慢性蛋白不溶性酶激增导致的恶性肿瘤。

【注意事项】遵医嘱使用;妊娠期和哺乳期妇女慎用。有些国家严格限制本品的应用。

132　窄叶蛇头草 *Chelone glabra* L.（玄参科）

【英文名】Balmony

【别名】蛇头草

【植物形态】多年生草本,高至 60 cm。叶长椭圆形。花序短穗状,花二唇状,花冠白色至紫色。

【生态分布】原产北美东部,生于沼泽地、潮湿林地和河岸地带。

【历史趣闻】Chelonge(蛇头草)在希腊语中意为"乌龟",指花头形似乌龟的头。

【采收】以地上部分入药。夏季或秋初开花时采收,干燥备用。

【化学成分】含树脂和苦味质。

【药理作用】蛇头草为强的苦味剂,具有抗菌、抗炎、抗抑郁、泻下、止痛等功效。

【临床应用】蛇头草常用于胆结石和其他一些胆囊疾病的治疗,能刺激胆汁流量。它还能减轻恶心、呕吐和肠绞痛,并可驱蠕虫;也可作为抗抑郁剂。适宜作为儿童用药。

133　土荆芥 *Chenopodium ambrosioides* L.（藜科）

【英文名】Wormseed

【别名】红泽蓝

【植物形态】一年生或多年生草本,高 50～80 cm,揉之有强烈臭气。茎直立。叶互生,披针形,边缘有锯齿。花黄绿色,着生于分枝或不分枝的穗状花序上;花被裂片 5。果扁球形;种子肾形。花期 5～6 月。

【生态分布】原产于美洲中部、南部和加勒比海地区,现在美国马里兰州广泛种植,中国也有栽培。

【历史趣闻】土荆芥有数百年的药用历史,其驱虫作用广为人知,尤其对蛔虫和钩虫。美洲中部的玛雅人用土荆芥驱虫。在美国东部地区的欧洲定居者也用本品来驱虫,尤其是用于儿童。Catawba 人用土荆芥制成敷剂,用于治疗蛇咬伤和解毒。

【采收】以带花序的地上部分入药。夏季采收,干燥备用。

【化学成分】含精油和三萜皂苷。精油中含有高达 90% 的驱蛔素及香叶醇、甲基水杨酸。

【药理作用】驱蛔素为强力驱虫成分。本品有祛风、杀虫、通经、止痛的作用。

【临床应用】常用于消化系统疾病,叶内服可治疗急性腹痛和胃痛;有松弛肌肉作用,可用于治疗痉挛性咳嗽和哮喘。全草压制的汁液作为痔疮的洗剂外用。

【注意事项】遵医嘱使用,过量会有毒性。妊娠期妇女慎用。有些国家限制本品的使用。

134　伞形喜冬草 *Chimaphila umbellata*（L.）Barton（鹿蹄草科）

【英文名】Pipsissewa

【别名】伞形梅笠草

【植物形态】常绿多年生草,高 10～20 cm。茎直立。叶倒披针形,革质,有光泽。伞形花序,有花 3～4 朵;花萼 5 裂;花瓣 5,白色,偶有蔷薇色。蒴果扁球形。花期 7 月,果期 8～9 月。

【生态分布】原产于北美、欧洲和亚洲,生长于林地、阴凉处和沙土中。

【历史趣闻】北美土著民族将伞形喜冬草用于发汗和解热,包括斑疹伤寒。欧洲定居者用它治疗风湿病、泌尿系统疾病和肾脏疾病。

【采收】以叶入药。夏季采收,晾干备用。

【化学成分】含异高熊果酚甙 *Isohomoarbutln* 和肾叶鹿蹄草甙 *Renifolin*。叶中含熊果酚甙 *Arbutin* 17%～22%。

【药理作用】本品有收敛、滋补、利尿、止痛等作用。

【临床应用】浸剂用于治疗膀胱炎、尿道炎等,也作淋病、肾结石治疗的处方用药。通过增加尿量,可用于治疗风湿病和痛风。新鲜叶外用,治疗关节炎或肌肉痛以及水疱和肿胀。

【注意事项】不可长期使用。

【附注】本品收载于 1820—1916 年的《美国药典》。

135　美国流苏树 *Chionanthus virginicus* L.（木犀科）

【英文名】Fringe Tree

【别名】美国香槐

【植物形态】落叶小乔木或灌木,高至 10 m。树皮灰色,小枝四方形。单叶对生,窄椭圆形、矩圆形或倒卵形。花单性异株,聚伞状圆锥花序顶生,花白色,有香气,花冠 4 瓣,雄花花冠比雌花长。花期 5～6 月。核果卵形,深蓝色,9 月成熟。

【生态分布】原产于美国,从宾夕法尼亚州南部到佛罗里达州和德克萨斯州均有分布,现在东南亚也有生长。生于河岸边潮湿灌木丛地区。

【历史趣闻】美洲土著和欧洲移民者将本品用于治疗眼部炎症、齿龈松软。路易斯安那州的 Choctaw 人将捣碎的树皮用于治疗割伤或擦伤。阿拉巴马州的土著居民用树皮治疗牙痛。在 19 世纪传统英美医学中,美国流苏树被认为有滋补作用,树皮常用于长期生病患者的康复。

【采收】以根皮、茎皮入药。根春季采挖,夏季采集茎皮,干燥备用,有时也用鲜品。

【化学成分】本品含皂苷(包括毒灰木脂)和苷类。

【药理作用】本品有滋补、缓泻、镇痛、排石、降血糖、保肝等功效。

【临床应用】根皮能刺激胆汁流量,还作温和的缓泻剂,主要用于胆囊疼痛、胆结石、黄疸和长期体弱者,可增强胰脏和脾脏功能。实验表明,本品能降低尿中血糖水平,亦可增加食欲和促进消化,对肝脏等慢性疾病极有疗效。将捣碎的树皮制成外敷剂,用于缓解疼痛和治疗外伤。

136　南美防己 *Chondrodendron tomentosum* Ruiz et Pavon（防己科）

【英文名】Pareira

【植物形态】热带雨林中的高大攀缘藤本,长至 30 m。叶大,长至 30 cm。花聚集成簇状。

【生态分布】生长于亚马孙河流域和巴拿马热带雨林中。

【历史趣闻】亚马孙人和南美印第安人用沾有箭毒的镖、箭、矛来麻醉猎物和获取猎物。传统的箭毒组方中至少有 10 种或更多的不同植物,而南美防己是其中必备的主要成分。

【采收】以根及藤茎入药。药用均来自野生植株,全年可采。

【化学成分】本品含生物碱,包括 δ-管箭毒碱和 L-箭毒碱。

【药理作用】δ-管箭毒碱是一种强的肌肉松弛剂。味苦和微甜的根和藤茎是温和的泻下剂、强壮剂和利尿剂,同时也可通经。

【临床应用】本品主要用于减轻尿道的慢性感染,也用于调经。在巴西用于毒蛇咬伤,根的浸剂内服,而捣碎的叶外敷。

现代研究,该植物有许多生物碱,其中管箭毒碱(氯化箭毒碱)被用于手术中的肌肉麻醉。

【注意事项】本品需遵医嘱使用。有些国家对南美防己及箭毒限制使用。

【附注】南美防己的毒性是由其所含有毒成分直接进入血液而引起的,如口腔无破损或炎症,服用本品是安全的。

137　皱波角叉菜 *Chondrus crispus*（Lyngb.）Stackh.　（杉藻科）

【英文名】Irish Moss, Carrageen

【别名】箭尾鹿角菜

【植物形态】为红藻类植物。植物体伸展,有分叉,外形似扇形,长至 25 cm,棕红色。

【生态分布】分布于欧洲和北美洲的大西洋沿岸,生长于水线以下,附着在岩石和石块上。

【历史趣闻】欧洲人利用皱波角叉菜已有数百年的历史。欧洲人开始主要收取冲到海岸上的角叉菜,将干角叉菜煮沸,提取角叉菜胶,可作轻缓泻剂。

【采收】以全草入药。在北美洲夏季和爱尔兰的秋季里,手工采收,或退潮后在阳光下晒干后收集。

【化学成分】本品含多糖(大量)、蛋白质(10%)、氨基酸、碘和溴及其他矿物质。

【药理作用】本品有祛痰、润滑、抗菌、抗炎,还有溶血作用。

【临床应用】主要用于咳嗽和支气管炎,可促进痰的咳出,润滑干燥的黏膜。本品对胃酸、胃炎和泌尿系统感染(如膀胱炎)有治疗作用,通常与某些有关的草药联合使用。本品对康复期病人有营养价值,还可外用治疗皮肤发炎,也作溶血药物使用。

【注意事项】本品有溶血作用,不可用于抗凝血。

138　菊花 *Chrysanthemum morifolium* Ramat.　（菊科）

【英文名】Chrysanthrmum

【别名】杭菊,贡菊

【植物形态】多年生草本,高至 1.5 m。根状茎多少木质化。茎直立,基部有时木质化。叶卵形至披针形,边缘有粗大锯齿或深裂。头状花序单生或数个集生于茎枝顶端;舌状花白色、红色、紫色或黄色。瘦果不发育。

【生态分布】原产中国。菊花适应性强,性喜温暖,耐寒冷,喜湿润,但怕涝,喜阳光充足,忌遮阴,喜肥沃、排水良好的砂质壤土。生于山坡、灌丛、河边湿地、田边、路旁。目前世界各地广泛栽培,春天或初夏用插枝繁殖。

【历史趣闻】在西方,菊花是一种装饰品,而在中国却是一种很普通的草药,也是一种提神的饮品。在中国民间,菊花作为药物和饮料已有几千年的历史,首载于公元 1 世纪的《神农本草经》一书。

【采收】以头状花序入药。夏秋季节,当花朵初开时采集,通常晒干备用。

【化学成分】含生物碱（包括水苏碱）、挥发油、倍半萜内酯、黄酮类（包括芹菜苷元）、甜菜碱和胆碱、维生素 B_1 等。

【药理作用】具有发汗、抗菌、降血压、清热解毒、退热等作用。现代研究表明，菊花有降血压作用，对减轻与高血压相关的头疼、眩晕、失眠等症状非常有效。菊花对心绞痛也有缓解功效。

【临床应用】菊花能明目，缓解眼痛；能治疗感冒、流感等流行性疾病。菊花茶常用于退热、抗感染和解毒，并能解除轻微的发热，缓解紧张性头疼，还能生津止渴、除口臭。鲜叶制成的抗菌药膏可用于治疗粉刺、斑点、疮疖和皮肤发炎等。

139　菊苣 *Cichorium intybus* L.（菊科）

【英文名】Chicory

【别名】苦苣；咖啡草

【植物形态】多年生草本植物，高 1.5 m。根肉质、短粗。茎直立，有棱，中空。叶互生，长倒披针形，头状花序，花冠舌状，花色青蓝。

【生态分布】原产欧洲，分布于北非和西亚，生于路旁、河岸和干燥土壤中，欧洲有栽培。

【历史趣闻】普林尼记载，菊苣汁混合玫瑰花油再与醋混合可治头痛。焙干的根一般作咖啡的替代品，嫩根煮后可食用。俄罗斯、乌克兰等民族将菊苣用于健胃助消化，治疗胃炎、肝炎、神经衰弱；外用治疗湿疹。

【采收】以根、叶和花入药。根在春季或秋季采挖，开花时采收花和叶。

【化学成分】根含菊糖（高达 58%）、咖啡酸、香豆素、类黄酮、聚炔、精油（包括倍半萜内酯）和维生素、矿物质。

【药理作用】菊苣有清热、利尿、利胆、抗菌、消炎的功效。

【临床应用】花和叶对肝脏和消化道是很好的温和的苦味强壮剂。根有保护胃和肝的功能及清洁尿路感染的功效。菊苣也用于风湿病和痛风，还是温和的泻下剂，尤其适宜于儿童。叶和花的浸剂有助消化的功能。

140　总状升麻 *Cimicifuga racemosa* Barton（毛茛科）

【英文名】Black Cohosh, Black Sucke Root

【别名】北美升麻；黑升麻

【植物形态】灌木状草本，高至 2.5 m。根黑色。复叶，互生。穗状花序，花白色。全株有辛辣味，是一种不愉快的气味。

【生态分布】原产北美东部，分布于加拿大、美国东部直至佛罗里达州南部。欧洲有引种。

【历史趣闻】美洲人非常重视北美升麻，并用在相当多的情况下，从妇科病到被响尾蛇咬伤的治疗都使用它。19 世纪的美国科学家将总状升麻用于发烧、痛经、关节炎及不眠症的治疗。北美印第安人利用这种药草来治疗风湿症、肿痛、发炎以及各种妇科疾病;还用它来催经、舒缓经痛和助产。

【采收】 以根和根茎入药。秋季种子成熟时采收根和根茎,干燥备用。

【化学成分】 根含三萜皂苷(如升麻苷、Acetin)、异黄酮(刺芒柄花素)、异阿魏酸等及芳香酸、鞣质、树脂、脂肪酸等成分。

【药理作用】 刺芒柄花素有结合雄激素受体的作用。

【临床应用】 临床证明,总状升麻提取物能减少妇女绝经期垂体黄体酮的分泌。法国报道,总状升麻与贯叶连翘合用治疗痛经等症,有效率达 78%。动物实验表明,本品可用于治疗骨质疏松。

　　剂型有煎剂、酊剂、丸剂等,一般可连续服用 6 个月。

【注意事项】 大剂量服用会产生急腹痛、恶心、头痛、眩晕等症。哺乳期和妊娠期妇女忌用。

【附注】 本品收载于《美国药典》和《英国药典》。

141　金鸡纳 *Cinchona ledgeriana* Moens.（茜草科）

【英文名】Cinchona, Peruvian Bark Tree

【别名】莱氏金鸡纳

【植物形态】 常绿乔木,叶对生,革质,全缘。圆锥花序顶生,花白色或淡红色。蒴果卵形至椭圆形,内含多数有翼的种子。

【生态分布】 原产于美洲热带山区,尤其在秘鲁。现种植在印度、印度尼西亚和部分非洲地区。中国云南及海南有栽培。

【历史趣闻】 早期的南美洲人对金鸡纳树皮的药用价值不很了解,主要是因为他们很恐惧其苦味。虽然秘鲁人在 1513 年就发现了金鸡纳,但直到 1630 年人们才用它的树皮治疗发烧。金鸡纳是治疗疟疾特效药奎宁的资源植物,首载于1633 年秘鲁的耶稣传教士所著的书中。1677 年,伦敦药典首次以 Cortex Peruanus 收载。除抗疟外,还应用于发烧及消化系统疾病。秘鲁土著居民长期使用其树皮解热、助消化和抗感染。

【采收】 以树皮和根皮入药。全年可采,采剥 6～8 年生树木的树皮、枝皮和根皮,鲜用或干燥备用。

【化学成分】 含生物碱约 26 种,以奎宁、奎尼丁、辛可尼丁含量较多。总生物碱含量约 5%～8%,最高可达 15%。

【药理作用】 除奎宁为抗疟疾的特效药外,总生物碱能对整个消化系统产生反射刺激,增加胃液分泌。奎尼丁是一种心脏抑制药,能减慢心率,改善心率失常。

【临床应用】 有退热、抗疟、补益、刺激食欲、镇痉、抗菌的功效,为苦味健胃药和强壮药,还可促进子宫收缩及治疗心脏病等。煎剂为治疗发热的良药;漱口液用于治疗咽喉痛;酊剂极苦,用于助消化。

【注意事项】过量服用会引起"金鸡纳"病,严重者会导致昏迷或死亡。在一些国家被禁用。

【附注】金鸡纳属植物,红金鸡纳树 *C. succirubra* Pavon ex Klotzsch、黄金鸡纳树 *C. calisaya* Wedd. 、棕金鸡纳树 *C. officinalis* L. 及其与上述种的杂交种,均含有类似的生物碱和同样的药理作用。《印度药典》1966 年版规定,金鸡纳属植物的总生物碱不得低于 6%。《欧洲药典》2002 年版规定,本品总生物碱不得少于 6.5%,其中奎宁类生物碱不得少于 30%,也不得多于 60%。

142 香樟 *Cinnamomum camphora* (L.) Presl. (樟科)

【英文名】Camphor Tree

【别名】樟树;芳樟;乌樟

【植物形态】常绿乔木,高可达 30 m;枝和叶都有樟脑味,小枝绿色。叶互生,卵形,上面绿色,下面灰绿色,两面无毛。圆锥花序腋生;花小,淡黄绿色;花被裂片 6,椭圆形,子房球形。果球形,熟时紫黑色;果托杯状。花期 5~6 月,果期 8~9 月。

【生态分布】香樟适应性强,原产我国热带、亚热带地区及东南亚各国,属亚热带常绿树种。现在世界热带、亚热带地区有栽培。

【历史趣闻】香樟的利用历史悠久,可以追溯到 1 000 多年以前。在中国和东南亚地区的居民把樟树看作是神之树,经常用于各种仪式。它强烈的芳香气味吸引着人们,中国人把它用于造船和修建寺庙。它在对尸体进行防腐处理方面应用广泛。樟树叶子簇拥在战马周围,以避免瘟疫。波斯国王查尔二世认为它可以保护巴比伦宫殿中的珠宝。意大利的考古学者在婆罗洲考古发现了存放在罐子中的樟木制品,其有机物质保存完好。

【采收】以叶、枝及木材入药。树叶全年均可采收,一般夏秋季节采收为宜。粗枝及木材在树木更新砍伐时采收。阴干的叶子及木材均可用水蒸气蒸馏方法蒸取芳香油。

【化学成分】主要有效成分为芳香油。香樟精油主要化学成分有:芳樟醇(50%~65%)、乙酸芳樟酯、丁香醇、1,8-桉叶素、香叶醇、香茅醇、樟脑、莰烯、蒎烯、苧烯等。

【药理作用】香樟叶及精油可作为止痛剂、抗抑郁药、抗菌剂、抗痉挛剂、强心剂、驱风药、收敛剂、利尿剂、兴奋剂、发汗剂、驱蠕药、创伤药等。

【临床应用】香樟叶及精油能刺激心脏、呼吸和循环系统,提高血压,消除肺内的阻塞物,缓解呼吸困难。它有镇静作用,对便秘和腹泻都很有效;在过去它被认为对诸如霍乱、肺炎和肺结核等疾病有用。一般防止传染病是很有效的。它用于泌尿系统可以避免性器官的过度兴奋。

【注意事项】芳樟精油具有一定的刺激性,如果过量使用会引起抽搐和呕吐。孕妇禁用。

143　锡兰肉桂 *Cinnamomum zeylanicum* Bl.（樟科）

【英文名】Caylon Cinnamon Bark

【别名】肉桂皮

【植物形态】常绿乔木,高 8～18 m。树皮棕红色。叶革质或近革质,通常对生,卵形或卵状披针形。花序腋生或顶生;花黄色。果卵形,黑色。花期 1～3 月,果期 8～9 月。

【生态分布】原产斯里兰卡和印度。在菲律宾和西印度群岛已广泛种植。

【历史趣闻】桂皮曾比黄金贵重,古埃及用于尸体防腐及巫术;中世纪,欧洲用于宗教仪式和作为调味品。无论是印度还是欧洲,肉桂皮传统上均作为温药,常与姜一起配合用于治疗“寒”症。肉桂可刺激血液循环,还是治疗消化系统疾病的一味传统药物。

【采收】以树皮入药。砍伐树干时,剥取树皮,将树皮刮去外层栓皮,多片重叠干燥而成药材“桂皮”。

【化学成分】含挥发油达 4%,尚含鞣酸、香豆素及胶浆。挥发油中桂皮醛占 65%～75%,丁香醇 4%～10%。

【药理作用】其挥发油具有抗病毒、刺激作用。现代药理研究表明,桂皮醛具有止痛、镇静作用,其提取物有抗菌、抗真菌作用。

【临床应用】本品用于恶心、呕吐、腹泻以及肌肉痛。对病毒性疾病,如感冒也有效。本品对消化功能低下的患者,能增强消化机能,主要用于康复期身体虚弱的治疗。有轻微的通经作用,能刺激子宫、通经血。在印度作为一种避孕药用于产后避孕。

【附注】现在肉桂皮在亚洲作为美味佳肴的添加剂;在非洲用于烹饪;在欧洲用于甜食和饮料。全株提取的精油可作为食品和香料的加味。

《印度药典》1966 年版规定,本品挥发油不得少于 1.0%(V/W)。《欧洲药典》1997 年版规定,本品挥发油不得少于 12 mL/kg。《日本药典》第 14 版规定,本品含总桂皮醛不得少于 60%(V/W)。

144　药西瓜 *Citrullus colocynthis* Schrader（葫芦科）

【英文名】Bitter Apple, Colocynth

【别名】苦苹果

【植物形态】多年生毛茎攀缘藤本植物。卷须分叉,叶片多毛、深裂。花小,浅黄绿色。果圆球形,大似苹果,黄色或绿色,味苦。种子多数。

【生态分布】原产于非洲北部、印度西北部,以北非、埃及的荒芜干旱地区最多。

【历史趣闻】药西瓜为埃及、印度的传统草药。果实可制成一种通便剂,还可作诱捕啮齿类动物的饵料。

【采收】以近成熟的果实入药。一般在 9、10 月收集果实,晒干,去果皮。中果皮类白色,内为黄色瓜瓤,有棕色种子,种子边缘不隆起,这是与西瓜的区别点。

【化学成分】含药西瓜苷(*Colocynthin*,0.6%;生药水解可得西瓜素 *Elaterin*)、药西瓜醇 *Citrullol*、植物固醇、脂肪油等。

【药理作用】本品有缓解疼痛、通气、消肿、止痛的作用。葫芦素具有抗肿瘤活性。

【临床应用】本品主要用于治疗便秘、牙疼、胸闷、风湿等疾病。本品用量很少,制成煎剂、浸剂或酊剂,一次量 0.01~0.3 g(极量)。通常以其微量制成丸剂,治疗习惯性便秘。

【注意事项】本品大剂量能引起呕吐、肠炎。按医嘱使用。

145　西瓜 *Citrullus vulgaris* Schrad. （葫芦科）

【英文名】Watermelon

【别名】水瓜;寒瓜;夏瓜

【植物形态】一年生蔓性草本植物。叶互生,有深裂、浅裂和全缘。雌雄异花同株。花冠黄色。果实有圆球、卵形、椭圆球、圆筒形等。果肉有乳白、淡黄、深黄、淡红、大红等色。种子扁平、卵圆或长卵圆形,平滑或具裂纹。

【生态分布】原产于热带非洲,生于亚热带至热带地区。

【历史趣闻】埃及神话中将西瓜说成是来自塞思神的精液。西瓜在埃及应用已有 4 000 年以上的历史,用其治疗手指颤动、便秘和驱除恶魔带来的疾病。

【采收】以果实和种子入药。果实成熟后采收。

【化学成分】果实含大量水分(约 93%),还含有糖(5.6%)、蛋白质、脂肪、多种维生素及微量元素等。

【药理作用】西瓜含有瓜氨酸和精氨酸,可增加肝脏尿素量,故能增加尿量。

【临床应用】在中医药中,西瓜主要用于治疗过度发汗、口渴、体温升高、少尿、腹泻和易怒,或以发怒为特征的中暑。果实和汁液可以缓解上述症状,增加尿量和洁净肾脏。果实有提神、消除胃肠胀气作用,也用于治疗肝炎。夏天,西瓜常用于治疗支气管炎和哮喘;果肉可外用于发炎发热的皮肤,也可防止晒黑。种子捣碎后用于驱虫。

146　酸橙 *Citrus aurantium* **L.**（芸香科）

【英文名】Bitter Orange

【别名】香圆；枳壳

【植物形态】常绿小乔木，枝三棱状，有棘刺。叶互生，倒卵状椭圆形，半革质，有半透明油点。花白色，有香气，数朵丛生于叶腋；花萼、花瓣均 5 片。柑果球形，淡黄色，味苦。

【生态分布】原产亚洲热带地区，现在热带和亚热带地区均有分布，地中海沿岸尤其在西班牙有酸橙果园。

【历史趣闻】酸橙食用和入药已有上千年历史。从花中提取到的橙花油，与叶和嫩枝中提取而有避孕用途的挥发油一样有名。两种提取物都可作香料使用。橙花水是提取挥发油的副产物，可用于香料和医药，还可为糖果、烘烤糕点添加香味。

【采收】酸橙的果实、果皮、叶、花、种子及挥发油均可药用。夏季采花，秋季采果，叶全年可采。水蒸气蒸馏提取挥发油。

【化学成分】果皮含有挥发油（90％的柠檬烯）、类黄酮、香豆素、三萜、维生素 C、胡萝卜素和果胶。叶的挥发油主要为乙酸芳樟酯（50％）；花的挥发油主要含芳樟醇（35％）。未成熟果实含有柚皮苷、橙皮苷等成分。

【药理作用】本品有理气宽胸、提肛消胀之功效；可作为健胃剂、强壮剂、驱风剂和矫味剂。

【临床应用】果实的浸剂可用于退热、缓解头痛、平缓心悸。汁液有助于机体排除废物。在中药中，其未熟的果实叫"枳实"，有助于减轻胃肠胀气和腹满胀痛。酸橙的精油，尤其是橙花油，是镇静剂，用于降低心率、缓解心悸、促进睡眠和治疗消化道疾病。稀释的橙花油用于按摩。花的蒸馏液可用于解痉和镇静。

【注意事项】除遵医嘱外，精油不可内服。

147　香柠檬 *Citrus bergamia* **Riossa & Poit.**（芸香科）

【英文名】Bergamot

【别名】贝加毛橙；佛手

【植物形态】常绿乔木，高 10 m。叶尖椭圆形。花白色，有浓香。果实椭圆形，黄绿色；果皮有芳香气味。

【生态分布】原产于亚洲热带地区，后在地中海地区及美洲栽培，并培育了不少栽培品种，目前主要产于意大利南部的卡拉布里亚省，主要为栽培品种。

【历史趣闻】意大利引进香柠檬已有数百年的历史。目前不仅在民间作为草药使用，从果皮中榨出的油，是格雷伯爵茶的增味剂，更能显出其茶的风味。

【采收】常以其精油入药。果实成熟后，从果皮中冷榨出精油备用。

【化学成分】精油中含乙酸芳樟酯（30％～60％）、柠檬烯（26％～42％）、芳樟醇（11％～22％）、佛手柑内酯和二萜类。

【药理作用】香柠檬果具有止渴生津、祛暑、安胎、疏滞、健胃、止痛等功能。

【临床应用】香柠檬果实富含维生素 C 和维生素 P，能增强血管弹性和韧性，可预防和治疗高血压和心肌梗死症状。香柠檬精油可用于缓解精神紧张、放松肌肉痉挛和促进消化。

【注意事项】香柠檬精油慎服。

【附注】香柠檬精油也用于防晒化妆品中。

148　柠檬 *Citrus limon*（L.）**Burm. f.**（芸香科）

【英文名】Lemon

【别名】洋柠檬

【植物形态】常绿小乔木，高至 7 m。单叶互生，叶片椭圆形或长卵形，边缘有锯齿。花单生或数朵集生于叶腋或顶端，花大，花瓣上部白色，下部紫色。果实广椭圆形至倒卵形，表面光滑，熟时黄色；果皮厚，密布油腺点。味极酸，香气浓。柠檬具有多次开花多次结果的特性。

【生态分布】原产印度、马来西亚，目前地中海沿岸、东南亚和美洲等地都有分布，中国台湾、福建、广东、广西等地也有栽培。春季用种子繁殖，喜排水良好和阳光充足的环境。

【历史趣闻】柠檬于中世纪传入欧洲。1887 年引入美国加州，现在加州南部的柠檬产量已可与原产地印度相比了。由于柠檬富含维生素 C，印度民间常用作解毒剂和止血剂，并治疗某些疾病。

【采收】以果实和果皮入药。冬季维生素 C 含量最高时采收。

【化学成分】含挥发油（果皮含量达 2.5％），香豆素，黄酮，维生素 A、B、B_2、B_3 和 C（果实含 40～50 mg/100 g）。挥发油中含柠檬烯（70％）、α-松油烯、β-蒎烯、柠檬醛等。

【药理作用】本品主要有防腐、抗风湿、抗菌、抗氧化、解热等作用。

【临床应用】柠檬在体内起碱性作用，用于治疗风湿痛；黄酮有抗氧化和增强血管内壁，特别是对静脉毛细血管的作用，有助于治疗静脉炎和擦伤、青肿。本品也用于预防动脉硬化，能增强血管弹性，预防循环系统疾病和牙龈出血。常服本品有益于身体健康和治疗慢性疾病。挥发油有抗菌、防腐的作用。果汁用于治疗感冒、流感和肺部感染；还能增强食欲、降低胃酸，治疗溃疡、关节炎、痛风和风湿病；还用于治疗粉刺、脚癣、冻疮、虫咬伤、金钱癣、日光灼伤和疣。柠檬汁可作为含漱剂用于咽喉炎和牙龈炎。

柠檬汁 20 mL 加入 50 mL 热水,再加一小撮大蒜和桂皮,每日 3 次,治疗感冒。20 mL 柠檬汁和 20 mL 热水制成含漱剂,用于治疗咽喉炎。取 5 滴柠檬精油加 1 汤匙橄榄油,外搽,治疗口腔溃疡。

【注意事项】精油不可内服。

149 葡萄叶铁线莲 *Clematis vitalba* L. (毛茛科)

【英文名】Traveler's Joy

【别名】欧洲铁线莲

【植物形态】多年生草本,蔓生,可攀缘至 30 m。叶对生,三出复叶,小叶片卵圆形。花小,白色,有香味。种子顶端有长毛。

【生态分布】遍布整个欧洲,西亚和北美洲也有分布,生于路旁和林地中,在温带地区作为装饰花卉。

【历史趣闻】为欧洲传统草药,民间外用于治疗关节肿痛、虫蛇咬伤。

【采收】以叶入药,夏季采收,干燥后备用。

【化学成分】叶含内酯、原银莲花素和皂苷。

【药理作用】原银莲花素有腐蚀性和刺激性。叶有利尿、理气、通便、活血、止痛的作用。

【临床应用】叶可刺激皮肤,引起皮肤变红,起水疱,但有强的止痛效果。外用可治疗关节炎,有助于减轻疼痛及促进废物清除。它有利尿作用,内服用于治疗泌尿系统疾病。其汁液有减轻头痛和周期性偏头痛的作用;若用鼻闻,会引起鼻黏膜损伤。

【注意事项】遵医嘱服用,慎内服。

150 地中海蓟 *Cnicus benedictus* L. (菊科)

【英文名】Holy Thistle

【别名】藏掖花

【植物形态】一年生直立草本。茎红色,多刺,高至 65 cm;叶革质,边缘多刺;头状花序生茎枝顶端,花黄色,夏、秋季开花;瘦果圆柱形,褐色。

【生态分布】原产于地中海地区和西亚,现欧洲和美国东部均有种植,生于干燥、多石和开阔地带。

【历史趣闻】16 世纪早期本品被带到了欧洲,刚开始是在寺院里种植,人们用它来治疗瘟疫。在印度的传统用药中,本品被用来治疗厌食症、消化不良、肠胃气胀、食欲不振等症。在美国和德国,地中海蓟被用来利胆和治疗肠胃疾病。

【采收】以叶和花枝入药。夏季采收,干燥备用。

【化学成分】含木脂素、倍半萜内酯(包括蓟苦素)、木脂素内脂、挥发油、聚乙炔、类黄酮、三萜、植物甾醇、鞣质和矿物质。

【药理作用】本品作为苦味滋补剂,能刺激唾液腺、胃、胆囊和肠的黏液分泌,从而促进消化;还有驱风、止泻、抗菌、消炎等作用。

【临床应用】主要用于消化系统疾病,治疗食欲不振、消化不良、肠胃胀气等症,也用于治疗间歇性发热。本品还是温和的祛痰剂和抗菌剂,制成香脂还可治疗外伤和疼痛。剂型有水煎剂、流浸膏剂、酊剂、片剂。

【注意事项】有些人对本品可能会有过敏反应,超剂量服用可致呕吐。妊娠期妇女慎用。

151　岩荠 *Cochlearia officinalis* L.（十字花科）

【英文名】Scurvy Grass

【别名】辣根菜;坏血病草

【植物形态】多年生草本,高 20～40 cm,全株无毛。叶多少肉质,基生叶圆心形或肾形;茎中部叶及上部叶卵形或近圆形,基部抱茎。总状花序初紧缩后延长;花白色,芳香。短角果卵形或圆形。种子椭圆形,稍压扁,红棕色。

【生态分布】原产欧洲、亚洲温带地区及北美,生于沿海盐渍化土壤及盐质湿地中,偶有栽培。

【历史趣闻】岩荠为欧洲西北部及阿尔卑斯山居民的传统草药。嫩苗可以解毒,被誉为"春季滋补品"。

【采收】以叶和地上部分入药。夏季开花时采收,干燥备用。

【化学成分】含 Glucosilinates、挥发油、苦味质、鞣质、维生素 C 和矿物质。

【药理作用】本品富含维生素 C,船员等用它防治由于缺乏维生素 C 引起的坏血病和牙龈出血。本品的挥发油对坏血病也有预防作用。

【临床应用】本品除可治疗坏血病外,还是防腐剂和缓泻剂,用于治疗消化不良、口腔及牙痛病。本品与豆瓣菜 *Nasturtium officinale* 有相似的功效,用于利尿和治疗营养缺乏。本品制成的含漱剂可用于治疗口腔溃疡;外用可治疗色斑和丘疹。

【附注】全草可作野菜食用。

152　党参 *Codonopsis pilosula*（Franch.）Nannf.（桔梗科）

【英文名】Codonopsis

【别名】多毛党参

【植物形态】多年生草质缠绕藤本,有白色乳汁。根胡萝卜状圆柱形。茎长约1.5 m。叶对生;叶片卵形或狭卵形,边缘有波状钝齿。花1～3朵生分枝顶端;

花萼裂片 5,花冠淡蓝绿色,5 浅裂。蒴果,有宿存花萼。

【生态分布】原产中国,在山西、四川很常见。喜凉爽气候,生于林边或灌丛中。

【历史趣闻】党参是中国民间使用历史悠久的草药。中医药认为它是一种温和的滋补药,具有很重要的地位。它能增强体力,有助于机体的适应力。

【采收】以根入药。种子繁殖,在生长 5～6 年后的秋季地上部分枯死时采挖,干燥备用。

【化学成分】含三萜皂苷、甘油硬脂酸酯、烯烃和烯烃糖苷类、多糖、甾醇。

【药理作用】党参具有补气、补肺和补脾脏功效,有助于新陈代谢的平衡。有调节机体、兴奋和滋补作用。现代研究证明,党参可增加血红蛋白和血红细胞的水平,降低血压;并有提高机体对紧张的耐受力和保持机敏的状态。

【临床应用】党参常用于手足疲劳、全身困倦和消化系统疾病,如食欲不佳、呕吐、腹泻等。还可治疗虚热症状,包括颈部肌肉紧张、头痛、烦躁和高血压等。哺乳期妇女常服党参以增加乳汁和补血。党参还可清除肺部黏液,治疗气短和气喘。

【附注】川党参 *C. tangshen* Oliv.、素花党参 *C. modesta* Nannf. 也作党参用。

153　小粒咖啡 *Coffea arabica* L.（茜草科）

【英文名】Coffee

【别名】阿拉伯咖啡;小果咖啡

【植物形态】常绿小乔木或大灌木,株高 5～8 m。叶薄革质卵状披针形或披针形,暗绿色,具光泽。聚伞花序数个簇生于叶腋内,花冠白色,芳香。浆果小,成熟时阔椭圆形,红色。每个果有 2 粒豆瓣状的种子。花期 3～4 月。

【生态分布】原产于东非热带地区。"咖啡"一词来源于"Caffa",为埃塞俄比亚一个地区的名称,即咖啡最早是在这里发现的。现在咖啡已广泛栽培于各热带地区。

【历史趣闻】考古学家发现,东非史前人就偏爱咖啡强烈的兴奋作用。他们在部落战争前、长期狩猎前或其他需要警觉、体力和耐力的活动前,服用未烘焙过的咖啡豆。作为普通兴奋剂服用很有效,对中枢神经系统作用尤其明显,能促进感觉和体力。在印度传统草药医学中,未成熟的咖啡豆用于治疗头痛,而成熟的、烘烤过的咖啡豆用于治疗腹泻。

【采收】以种子入药。果实成熟时采收,果实经过发酵、晒干、烘焙成优质的咖啡豆。

【化学成分】含咖啡因、黄嘌呤、可可碱、茶碱以及鞣质。

【药理作用】咖啡因具强烈的兴奋作用。茶碱是兴奋剂,而且能松弛平滑肌。咖啡能增加心搏出量,刺激消化液的分泌。

【临床应用】本品是一种强利尿剂,也可用于治疗头痛和偏头痛。咖啡因与止痛药配合使用,可治疗顽固性头痛。咖啡灌肠剂能有效地清洁大肠,能治疗贫血引起的月经过多,能治疗时差引起的定向障碍、失眠和疲倦。咖啡还能加快体内新陈代谢,有助于减肥。咖啡还能治疗哮喘。咖啡能减轻充血,用于治疗胸腔充血、伤寒、流感和过敏等疾病。

【注意事项】妊娠期妇女服用时,需遵医嘱。

154　苏丹可乐果 *Cola acuminata* **Schott et Endl.** （梧桐科）

【英文名】Cola Nut，Kola Nut

【别名】可拉豆

【植物形态】常绿大乔木,高可达 20 m。叶片革质,互生,深绿色。花黄白色,单生。荚果大,木质化,内有种子 5～10 枚。种子初时黄白色,成熟时红色。花期盛夏。

【生态分布】原产西非。在热带地区,如尼日利亚、巴西和西印度群岛有大量种植。

【历史趣闻】几千年前,非洲中西部地区的人们就开始咀嚼可乐果,用于健胃、滋补和壮阳。西印度群岛的可乐果有可能是由非洲奴隶带来种子栽培繁殖起来的。西非的奴隶将其带入巴西及加勒比海地区。在加勒比海地区被广泛用作利尿剂,治疗尿液潴留,还用于帮助消化及治疗腹泻、疲劳和心脏病。1886 年,亚特兰大的药剂师约翰·斯蒂斯·彭伯顿(John Styth Pemberton)配制了一个治疗感冒的新药方。他在自家后院的三脚黄铜罐里将可乐果和可可的提取物与糖混合在一起,在加入碳酸水后,得到了一种新的提神的饮料,他的书记员将其称为"可口可乐"。两年后,他将这个配方以 2 300 美元的价格卖给了当地的商人阿萨·坎德勒(Asa Candler)。阿萨·坎德勒是一位雄心勃勃的营销者,到了 1895 年,可口可乐已成为全美销量最大的软饮料。至今,可口可乐已是全世界最著名的产品之一。由于在美国宣布可卡因为非法之后,目前已将其中的可卡因剔除。

【采收】以干燥成熟种子入药。果实成熟后采收,晒干后,取出种子。

【化学成分】种子含有咖啡碱(达 2.5%,含量高于咖啡)、可可碱,亦含少量栎鞣红 *Phlobaphene*、丹宁和花青素甙等。

【药理作用】研究表明,可乐果种子能兴奋中枢神经系统,增加机体的灵活性和肌力,抗嗜睡症,现已成为一种抗抑郁症的药物。

【临床应用】本品有健胃、强壮和催欲作用。在美国用于治疗抑郁、缓解严重的生理和心理压力,并推荐用于治疗腹泻、肺炎、伤寒、偏头痛、晕船、孕妇晨吐及帮助戒烟。在西非和英裔美国人中广泛用于慢性病恢复期。此外,它也用于治疗头痛、偏头痛和痢疾。

【注意事项】高血压、消化性胃溃疡或心悸者忌服食本品。

【附注】光亮可乐 C. nitida 生长在非洲、巴西和西印度群岛,与苏丹可乐果一样药用。

155　秋水仙 Colchicum autumnale L.（百合科）

【英文名】Meadow Saffron

【别名】草原藏红花

【植物形态】多年生草本,株高(连球茎)10 cm,球茎卵形。叶披针形,带斑点。8～10 月开花。每葶开花 1～4 朵,花蕾纺锤形,开放时漏斗形,花瓣 6,淡粉红色(或紫红色)。蒴果,种子多数,呈不规则的球形,褐色。

【生态分布】广布于欧洲和北非。生长于林地和潮湿草地中,多地有栽培。

【历史趣闻】本品有毒,曾被禁用。中世纪阿拉伯内科医生用它治疗关节疼痛和痛风。直到 19 世纪,秋水仙才被多数草药医生所接受。

【采收】以球茎和种子入药。初夏采收球茎,秋季采收种子。

【化学成分】本品含生物碱(秋水仙碱)和黄酮。

【药理作用】秋水仙碱有消炎作用。由于它作用于细胞分裂周期,对胎儿有致畸作用。但它却用于实验室培育新遗传品系。

【临床应用】本品是治疗急性痛风的传统药,也用于治疗白血病,对贝赫切特综合征(眼、口、生殖器三联综合征)及一些有反复溃疡等症状的慢性病也有效。内服,甚至在低剂量下也会显示有明显的副作用;外用可缓解神经痛和治疗疥疮。

【注意事项】本品极毒,使用需遵医嘱。妊娠期妇女禁用。有些国家限制使用。

【附注】丽江山慈姑 Iphigenia indica Kunth 的干燥鳞茎以及全株均含秋水仙碱,鳞茎中含量达 0.1%。其分布于中国西南部、印度和缅甸。

156　毛喉鞘蕊花 Coleus forskohlii（Willd.）Briq.（唇形科）

【英文名】Coleus

【别名】鞘蕊苏;束毛鞘蕊花;福考鞘蕊花

【植物形态】多年生芳香草本,具块茎状根,茎直立,四棱,高至 60 cm。叶卵圆形,边缘具圆齿,近肉质,两面密被绒毛及柔毛。轮伞花序由 6～10 朵花组成;萼钟形,喉部内面密被长柔毛,5 齿;花冠紫蓝色,冠檐二唇形。小坚果圆形,压扁。花期 9 月。

【生态分布】原产于印度,生于印度平原和喜马拉雅山脚,分布于亚热带和温带地区,包括尼泊尔、斯里兰卡、缅甸及非洲东部部分地区。现在为常见的观赏植物。喜阳光充足或稍荫蔽及排水良好的土壤。

【历史趣闻】本品为印度民间草药,属阿育吠陀体系,传统用于治疗消化系统疾患。

1970 年,从本品中分离出活性成分福考素,经印度、德国合作研究,证实福考素对心力衰竭、青光眼、支气管哮喘有良好疗效。

【采收】以根和叶入药。秋季采收根和叶,干燥备用。

【化学成分】本品主要含挥发油和二萜(福考素)。

【药理作用】本品的主要作用为降血压、止痛、扩张支气管、扩张血管、强心。

【临床应用】福考素有重要的医疗价值,包括降血压、松弛平滑肌、增加甲状腺激素的释放、促进消化道分泌、降低眼压。印度用于治疗消化系统疾病,如驱风、去胀气、治腹痛。本品还用于循环系统疾病,如治疗充血性心力衰竭、冠状动脉供血不足、改善脑血液循环。还有抗菌、止痛作用,可用于治疗气喘、气管炎。

本品煎剂,取根 15 g,加水 500 mL,煎后,为 2 日量,分多次服用,治疗气管炎和哮喘。浸剂,每日 2 次,每次 1 杯,驱风、去胀气。

157 二蕊紫苏 *Collinsonia canadensis* L.(唇科形)

【英文名】Stone Root

【植物形态】多年生草本,株高 1 m。茎方形,叶卵形,花黄绿色,冠檐二唇形,雄蕊 2,小坚果卵圆形。

【生态分布】原产于北美东部潮湿林地中。

【历史趣闻】为北美土著民族传统草药。

【采收】以根、根茎和叶入药。夏季采集叶片,秋季挖掘根茎。晒干备用。

【化学成分】本品含挥发油、鞣质和皂苷。

【药理作用】根及根茎常用作发汗剂、利尿剂、滋补剂、收敛剂,有抗菌、消炎作用。

【临床应用】本品曾用于降低背部静脉压力,从而缓解和预防痔疮及静脉曲张形成。在处方中用于消除体液潴留,也用于治疗肾结石、胆绞痛及水肿。作为收敛剂,能促进肠蠕动,对肠过敏综合征、黏液性大肠炎等消化系统疾病有效。

新鲜叶片或根茎制成的药膏外用治疗擦伤、刀伤和疮痈毒肿。

158 没药 *Commiphora molmol* Engl.(橄榄科)

【英文名】Myrrh

【别名】花没药;没药树

【植物形态】灌木或低矮乔木,高至 5 m。树干具多数不规则棘刺状的粗枝;树皮薄,灰白色。叶散生或丛生,三出复叶;小叶倒长卵形或倒披针形,中央 1 片较大。花小,丛生于短枝上;萼杯状,宿存,上具 4 钝齿;花冠白色,4 瓣。核果卵形,棕色。花期夏季。

【生态分布】原产北非东北部,主要是索马里。目前,生长于埃塞俄比亚、沙特、印度、伊朗和泰国。生于灌木丛中,喜排水良好的土壤和阳光充足的环境。

【历史趣闻】印度阿育吠陀医学中,用没药作为滋补药、催欲药和净化血液,还用于改善智力。没药在印度和中东地区,中世纪时就广泛应用于治疗口腔、牙龈、咽喉炎及消化道疾病,还用于治疗月经不调和痛经。中国使用没药已有1 000年的历史,中医用于治疗瘀血心腹诸痛、跌打损伤、痹痛拘挛、痈疽肿痛或溃久不敛等病症。

【采收】以油胶树脂入药。11月至翌年2月采收。树脂可由树皮裂缝自然渗出;或将树皮割破,使油胶树脂从伤口渗出。初呈淡黄白色黏稠液,遇空气逐渐凝固成红棕色硬块。采得后去净杂质,置干燥通风处保存。

【化学成分】含树脂25%～40%、树胶30%～60%、挥发油3%～8%,尚含苦味质(少量)、蛋白质、甾体、没药酸 Myrrholic acid、甲酸、乙酸、氧化酶、水分及各种杂质。树脂的大部分能溶于醚,不溶性部分含α及β罕没药酸 Heerabomyrrholic acid,可溶性部分含α、β与γ没药酸 Commiphoric acid、次没药酸 Commiphorinic acid、α与β罕没药酚 Heerabomyrrhol、α与β罕没药脂酸 Heerabomyrrholic acids、没药萜醇 Commiferin;树胶,类似阿拉伯胶,水解后得阿拉伯糖、木糖、半乳糖等;挥发油中含有没药烯、丁香酚和倍半萜类。

【药理作用】没药主要有兴奋、防腐、抗菌、抗炎、收敛、祛痰、解痉和驱风的作用。

【临床应用】本品不溶于水,一般采用粉末或酊剂。内服容易被肠吸收,通常多为外用或作含漱剂。本品为世界各国治疗咽喉炎、口腔溃疡、牙龈炎的主要草药,稀酊剂作为漱口剂和含漱剂治疗相关器官的感染和发炎。外用治疗粉刺和疖以及皮肤轻度发炎。本品干燥后略具麻醉作用,德国曾用于因肢体修复术引起的褥疮。

酊剂治疗口腔溃疡,每小时用少量轻搽1次。粉末治疗齿龈痛,每日3次,每次用少许按揉患处。漱口剂,取1小汤匙酊剂用100 mL水稀释,漱口治疗咽喉痛。精油3滴,用1汤匙油稀释,用少许按摩患处,治疗充血性鼻窦炎。胶囊剂治疗气管充血,每日2次,每次300 mg。

【注意事项】妊娠期妇女不可使用。精油不可内服。

【附注】大部分没药树的近缘种都产没药。

159　毒参 *Conium maculatum* L.（伞形科）

【英文名】Hemlock

【别名】欧毒芹;芹叶钩吻

【植物形态】二年生草本,高至2.5 m。茎细长,带红色斑点。叶片二回羽状分裂,末回裂片卵状披针形,边缘羽状深裂;茎生叶有叶鞘。复伞形花序生于茎和枝顶端呈聚伞状;花小,白色。果实小,近卵形,带珠状棱纹。花期 7～9 月。

【生态分布】广布于欧洲,在亚洲温带地区和北美也有生长,生于湿润草地、河边或开阔地带。

【历史趣闻】古希腊时,本品是著名的刑用毒品。公元前 399 年,苏格拉底就是服用毒参而身亡的。在 19 世纪,本品作为止痛药剂使用。

【采收】以叶和种子(果实)入药。夏季果实成熟时采收,干燥保存。

【化学成分】本品含生物碱(毒芹碱等)和挥发油。

【药理作用】毒芹碱极毒,可导致先天性畸形,极小剂量使用有镇静和止痛作用,大剂量使用则导致麻痹和死亡。现已很少使用。

【临床应用】曾用于治疗癫痫、帕金森病和小舞蹈病,也用于治疗急性膀胱炎。

【注意事项】禁止内服。外用需遵医嘱。有些国家限制使用。

160　铃兰 *Convallaria majalis* L.（百合科）

【英文名】Lily of the Valley

【别名】草玉玲;欧铃兰

【植物形态】多年生宿根草本,高至 30 cm。叶 2 枚,椭圆形。花葶由鳞片腋伸出;总状花序偏向一侧;花乳白色,阔钟形,下垂。浆果球形,熟后红色。种子椭圆形,扁平。花期 5～6 月,果期 6～7 月。

【生态分布】原产欧洲,在北美和亚洲北部也有分布,是一种常见的庭院花卉植物。

【历史趣闻】据说公元前 200 年,太阳神阿波罗将铃兰作为礼物献给康复之神埃斯科拉庇俄斯。16 世纪,草药学家约翰·杰勒德记述了欧铃兰的药用价值:"每日饮用欧铃兰酒蒸馏液 1 匙,可使失音和中风患者恢复声音,并能治疗痛风,舒心止痛。"

【采收】以叶和花入药。春末初开花时采摘叶和花,干燥备用。

【化学成分】本品含强心苷和黄酮苷。强心苷包括强心甾类、铃兰苦苷、铃兰苷、铃兰醇苷等。

【药理作用】在欧洲,铃兰作为毛地黄 *Digitalis purpurea* 的替代品使用。无论是在心血管疾病还是肺气肿类慢性肺病的治疗上,这 2 种药都有很好的抗心力衰竭作用。

【临床应用】本品可用于治疗心脏病,可使衰竭的心脏规律而有效地缓慢搏动,促进血液通过心脏内部冠状动脉。低剂量能保持心率、增加尿液。

【注意事项】遵医嘱使用。有些国家限制使用。

161　古巴香脂树 *Copaifera langsdorfii* Desf.（豆科）

【英文名】Copaiba

【别名】柯拜巴脂;巴西柴油树

【植物形态】常绿乔木,高至 18 m,其树冠好似一把阳伞。羽状复叶;花小,白色。

【生态分布】原产南美热带地区,在南非也有分布。

【历史趣闻】古巴香脂在巴西使用历史悠久,然后传到欧洲。1635 年,葡萄牙修道士 Manol Tristaon 发现它可以促进伤口愈合,祛除瘢痕。

【采收】以油树脂入药。在树干上钻孔,油树脂即可流出,干燥后采集。

【化学成分】油树脂含 30%～90%的挥发油(含有 α-、β-石竹烯、倍半萜烯等)、树脂和萜酸等。

【药理作用】本品具有防腐、利尿、兴奋的功效,至今仍在巴西广泛使用。

【临床应用】主要用于清除胸腔和泌尿生殖系统的分泌物,增加黏膜湿润性,促使痰液咳出。酊剂可治疗支气管炎、慢性膀胱炎、痢疾、痔疮;外用治疗湿疹等皮肤病。

【注意事项】使用过量易中毒。遵医嘱使用。

【附注】油树脂一般不溶于水。除本种植物外,同属植物 *Copaifera reticulata* Ducke.、*C. officinalis* L.、*C. guianensis* (Desf.) Benth. 等均可用于采集油树脂。

162 三叶黄连 *Coptis trifolia* (L.) Salisb. (毛茛科)

【英文名】Goldthread

【植物形态】多年生草本,株高 15 cm。根细长,金黄色。叶 3 裂。单花,小,白色。

【生态分布】原产北美东部,从加拿大的拉布拉多至美国的田纳西州都有分布,生于潮湿地带。

【历史趣闻】乔纳森·卡弗(Jonathan Carver)在他的北美游记(1779 年)中写道:"三叶黄连在印第安人和殖民者中十分受欢迎,用于治疗口腔溃疡,但味道极苦。"蒙塔格尼人用本品煎剂治疗口腔、唇部和眼部疾病。密诺米尼人用含漱剂治疗儿童喉部疾病、口腔溃疡及口腔癌。

【采收】以根茎入药。秋季挖掘根茎,干燥保存。

【化学成分】本品含异喹啉类生物碱,包括小檗碱和黄连碱。

【药理作用】本品有抗菌、抗真菌、抗炎、降血压、滋补、解热等作用。

【临床应用】在北美传统草药中是很好的苦味滋补剂,治疗消化不良和胃部疾病。洗液可用于霉菌性阴道炎。含漱剂治疗口腔溃疡、唇炎和咽喉炎。过去常使用本品,现在较少使用。

【注意事项】遵医嘱使用。妊娠期妇女禁用。

【附注】本品的化学成分与北美黄连 *Hydrastis canadensis* 类似,可能作用机理相同,可以作为北美黄连的替代品使用。

163　芫荽 *Coriandrum sativum* **L.**（伞形科）

【英文名】Coriander，Cilantro

【别名】胡荽

【植物形态】一年生草本，高 30～50 cm，全株无毛，有强烈香气。茎生叶互生，二至三回羽状分裂，最终裂片狭线形，全缘。复伞形花序顶生；花瓣白色或淡红色，在小伞形花序外缘的花具辐射瓣。双悬果近球形，熟时不易分开。花期4～7 月，果期 7～9 月。

【生态分布】原产南欧和西亚地区，全世界都有栽培。

【历史趣闻】芫荽叶在亚洲、北非和欧洲的使用已有 2 000 多年的历史，在古埃及使用，一般作为春药，希波克拉底等也使用本品。芫荽在汉代（公元前 202—公元 9 年）传入中国。罗马学者和博物学家普林尼描写道："涂于痛处……用于烧伤、痈等，加入人乳可清洗眼睛。"

【采收】以种子（果实）、精油和叶入药。果实于夏末成熟时采收，晒干后保存。

【化学成分】芫荽叶主要成分：挥发油（1.5％以上），其中有 δ-芳樟醇（约 70％）、α-蒎烯和萜品烯；叶还含黄酮、香豆素、苯酞、酚酸以及维生素 C、胡萝卜素等。芫荽籽含精油约 2％，其中主要为芫荽萜醇（60％～70％）、d-α-蒎烯（约 5％）、dl-α-蒎烯、β-蒎烯、d-芳樟醇、牛儿醇、莰醇、癸醛、樟脑等。

【药理作用】芫荽有促进外周血液循环的作用。芫荽籽能增进胃肠腺体分泌和胆汁分泌。挥发油有抗真菌作用。

【临床应用】芫荽作为药品，其提取物能温和地治疗胃肠气胀和急性腹痛，缓解胃肠痉挛和精神紧张。咀嚼芫荽叶可以清新口气，尤其是食用大蒜 *Allium sativum* 以后。洗液外用治疗风湿痛。在欧洲被认为有壮阳效果。

【注意事项】精油禁止内服。

【附注】芫荽叶常用作蔬菜香料。

164　延胡索 *Corydalis yanhusuo* **W. T. Wang**（罂粟科）

【英文名】Yanhusuo

【别名】元胡，东北延胡索

【植物形态】多年生小草本，块茎扁球形，直径 7～15 mm，断面深黄色。茎高 20 cm，单生或上部分枝，有叶 3～4 片，叶为 2 回 3 出全裂，裂片披针形或窄长卵形。总状花序有花 3～8 朵，排列稀疏，苞片卵形，全缘。花萼小，早落；花瓣 4 枚，紫红色。蒴果狭长扁柱形。

【生态分布】喜凉爽湿润气候，生于林缘、草地。产于中国华东、华中地区；在中国东部地区常有种植。种子或根茎繁殖。

【历史趣闻】在中国，延胡索是一种很重要的中药材，它的应用历史至少可追溯到

8世纪以前。它有助于活血和止痛,尤其是用于治疗经期腹痛、胸部和腹部疼痛。

【采收】以根茎入药。当地上部分枯萎时采收根茎。在中国东南部地区种植时,一般在初夏地上部分就会枯萎。根茎洗净,干燥备用。

【化学成分】含生物碱(包括延胡索乙素、延胡索碱、延胡索丑素、原阿片碱)、原小檗碱类生物碱(狮足草碱)等。

【药理作用】本品具有止痛、抗痉挛、镇静等功效。现代研究证明,其根茎粉末的止痛作用相当于吗啡的1%,是草药中最强力的止痛剂。延胡索碱是具有强止痛作用的生物碱。延胡索乙素(四氢巴马汀)在中枢神经系统中,通过阻断多巴胺受体来实现止痛和安定作用,同时,还可兴奋垂体前叶腺。

【临床应用】本品常用于治疗各种原因引起的疼痛。它最常用于治疗月经痛。还用于治疗多种类型的腹痛,如阑尾炎、胃及十二指肠溃疡。但本品很少单独使用,常与其他草药配合应用。

【注意事项】孕妇忌用。

【附注】齿瓣延胡索 *Corydalis remota* Fisch. ex Maxim. 与延胡索形态相似,不同点:苞片分裂;总状花序多花,排列较紧密。主要分布于中国东北、内蒙古,也作延胡索使用。卡瓦紫堇 *C. cava* 产于欧洲南部,可用于治疗偶然性战栗和肌肉运动失调(发抖)。加刺拉紫堇 *C. gariana* 原产于喜马拉雅山,在印度用作解毒剂和滋补剂,用于治疗皮肤病和泌尿生殖器官感染。

165　锐刺山楂 *Crataegus oxyacantha* L.（蔷薇科）

【英文名】Hawthorn

【别名】尖刺山楂;多刺山楂;欧山楂;圣母花

【植物形态】多为灌木,偶见乔木。树皮浅灰色,有裂纹。多分枝,枝条上生有长尖而硬的白色棘刺。叶互生,边缘有锯齿,暗绿色。花白色;果实亮红色。

【生态分布】广泛生长在整个不列颠岛和北半球气候温和的地区。种子需18个月才发芽,一般采用扦插繁殖。

【历史趣闻】山楂在中世纪被视为希望的象征,用于治疗多种疾病。19世纪,爱尔兰医生首先将其用于治疗心脏和循环系统疾病。其花与果实很少直接用来食用,大都制成果酱、果脯,然后制作各种点心。欧山楂花的蜂蜜颇为珍贵。欧洲的农场大多种植欧山楂,认为其有肉类和奶制品保鲜的作用。法国马赛港渔民在船头挂着一束欧山楂花,以祈求渔事旺盛。西部诺曼底海岸人认为到欧山楂树前拜一拜,可以给赌马或六合彩带来好运。

【采收】以花枝和果实入药。春季末采收花枝,夏末秋初采收果实,干燥备用或鲜用。

【化学成分】花、叶、果含有黄酮类、三萜化合物、花青素、原花青素、胺类、多酚类、香豆素、鞣质。另外还含有芸香苷、槲皮素 *Quercitin*、矿物质、牡荆素、有机酸、蛋白质、氰化糖苷、糖类、胶质、维生素 C。花的特有成分是三甲胺；树皮中特有成分是山楂素和尖刺碱。

【药理作用】本品能强心、保护心肌、提高心肌能量转换、降低耗氧量、调节心率，还能降血脂、抗氧化、抗病毒、抗炎等。

【临床应用】用于补心、扩张血管、松弛、抗氧化。治疗心绞痛和动脉硬化疾病，改善心脏功能，治疗轻度充血性心力衰竭和心律不齐，还能降低高血压和提高低血压，从而保持血压的正常状态。欧山楂和银杏合用可增强记忆，其花和叶制备的茶剂有镇静催眠作用，因此有"睡帽"之美称。德国天然药物研究开发中，欧山楂非常出名，将山楂制剂作为治疗心血管疾病的药物，已载入了《德国药典》。《欧洲药典》《英国药典》《美国药典》均有收载。

【附注】欧洲产单子山楂 C. *monogyna* Jacq. 的成分和药用价值与锐刺山楂相同，通常并用。

166 三叶马槟榔 *Crataeva nurvula* Buch.-Ham. （白花菜科）

【英文名】Varuna

【别名】沙梨木

【植物形态】落叶乔木，高至 15 m。浅黄色花。

【生态分布】产于印度和孟加拉国，常见于河岸，也常种植于寺庙附近。

【历史趣闻】三叶马槟榔的树皮是印度重要的传统草药之一，公元前 8 世纪的文献中有记载，主要用于治疗肾脏和膀胱疾病。约在公元 1100 年，它成为印度草药学中治疗肾结石的主要药物。在印度民间，它可治疗很多疾病，如气喘、支气管炎和皮肤病，树皮也可治疗发烧、胃痛、呕吐和蛇咬伤；新鲜的树叶捣烂与醋混合可缓解疼痛和关节炎。

【采收】以树皮、树叶入药。一般春天采集树叶，树皮全年可以采收。树皮干燥后备用。

【化学成分】含皂角苷、黄酮类、植物甾醇、硫代葡萄糖酸酯等。

【药理作用】树皮和树叶具有利尿、抑制膀胱和肾结石形成的作用。还有抗菌、消炎、止痛、抗风湿、解蛇毒等作用。

【临床应用】近代，印度临床研究表明，本品能促进膀胱功能正常，阻止膀胱结石的形成，似乎也可以减少尿中结石成分在肾脏中的沉积。研究还表明，本品用于治疗尿路感染，或由前列腺增大引起的膀胱疾病有效。临床研究证明，85% 的具有慢性尿路感染患者，使用本品治疗，4 周后症状消失。目前，本品在西方用于预防和治疗肾结石，对于那些有结石形成趋向的人或已有小结石的患者，服用本品后可以减少结石或减小结石的可能。本品与杀菌药、免疫增强药合用，治疗泌尿道感染（包括膀胱炎）非常有效。

167　海茴香　*Crithmum maritimum* L.　（伞形科）

【英文名】Sea Fennel，Samphire

【别名】海马齿；圣彼得草

【植物形态】一年或二年生草本，高至 60 cm。小叶细长，肉质，亮绿色。花小，黄绿色。

【生态分布】分布于大西洋、地中海、欧洲和小亚细亚的黑海沿岸，生于沿海岩石和峭壁上。

【历史趣闻】自古以来就广为人知的海茴香，曾受到很高的评价。1597 年，英国草药学家约翰·杰勒德认为本品"是最美味的调味料，能消除肠胃积食、泌尿结石和沙状微粒物质"。本品最早出现在 1837 年的《法国药典》中。水手们出远洋时会带着它，因为它含有丰富的维生素 C 与矿物质。

【采收】以地上部分入药。通常秋季采集。

【化学成分】本品含挥发油、果胶、维生素（尤其是维生素 C）和矿物质。

【药理作用】本品有抗菌、滋补、利尿等作用。

【临床应用】本品能利尿，对肥胖症有作用。由于富含维生素 C 和矿物质，可用于治疗胃肠胀气和消化不良。

【附注】本品现在已很少药用。但大量使用于美容工业。

168　番红花　*Crocus sativus* L.　（鸢尾科）

【英文名】Saffron

【别名】藏红花；西红花

【植物形态】多年生草本，鳞茎扁球形，茎高达 23 cm。叶窄线形，花红紫色渐变至紫色。花的柱头 3 枚，红色，线形。

【生态分布】原产于印度、巴尔干半岛、地中海东部，在印度、西班牙、法国、意大利和中东也有栽培。

【历史趣闻】公元前 5 世纪克什米尔的古文献中对番红花就有记载。在古希腊和罗马，番红花不仅用于药品和食品，也用于化妆品颜料。中世纪末期，番红花作为药用在欧洲很盛行。如草药学家克里斯托弗·卡顿（Christopher Catton）所说："本品能解郁安神，功效直达心脏，能使人开怀欢欣。"

【采收】以花的柱头入药。初秋摘取柱头，干燥备用。

【化学成分】柱头含多种胡萝卜素类化合物，含量约 2%，其中分离得番红花甙（crocin）-1、番红花甙-2、番红花甙-3、番红花甙-4、反式和顺式番红花二甲酯、

α-,β-胡萝卜素、α-番红花酸、玉米黄质、番茄红素、番红花苦甙。另含挥发油
0.4%~1.3%,油中主要含番红花醛,为番红花苦甙的分解产物,其次含桉油
精、蒎烯等,此外含异鼠李素、山奈素及维生素 B_1 和维生素 B_2。

【药理作用】本品有兴奋子宫、活血止血、抗肾炎、抗动脉粥样硬化、抗癌等作用,还
有抗自由基氧化及促进视网膜动脉血流量等多种药理作用。

【临床应用】用于调经、止痛、止血、缓解消化不良等。尽管番红花药用历史悠久,
但现在人们很容易找到更便宜和更好的药草来替代番红花治疗妇女月经病,缓
解消化不良和止痛。在中国草药医学中,番红花的柱头时常用于治疗胸痹心
痛,刺激月经来潮或解除腹痛。

【注意事项】本品过量服用会导致孕妇流产。妊娠期使用量与常规烹调使用量
相当。

【附注】《中国药典》2005 年版规定,本品含西红花苷Ⅰ和西红花苷Ⅱ的总量不
得少于 10.0%。《欧洲药典》2002 年版有收载。《日本药典》第 14 版亦有
收载。

169　血红白叶藤 *Cryptolepis sanguinolenta*（Lindl.）Schlecter（萝藦科）

【英文名】Cryptolepis

【植物形态】攀缘蔓性灌木。叶对生,卵圆形,全缘,羽状叶脉。聚伞花序,顶生或
腋生;花黄白色。蓇葖果双生,长圆形,种子长圆形,有白色冠毛。

【生态分布】分布于非洲的热带和亚热带地区,主要生长在非洲西海岸,如加纳
等国。

【历史趣闻】血红白叶藤的根为非洲传统草药。民间主要用于治疗疟疾;还用于抗
寄生虫、抗菌、抗病毒、健胃。尼日利亚将其根的浸渍液治疗肠绞痛及生殖系统
感染。

【采收】以根入药。一般夏季挖取根部,洗净,干燥备用。

【化学成分】含紫色吲哚生物碱,血红白叶藤碱 *Cryptolepin*。

【药理作用】血红白叶藤碱有强心、扩张血管、降血压及抗菌等作用。本品有杀灭
恶性疟原虫的作用;与氯喹相比,40%的患者服用氯喹有副作用,而服用本品未
见有副作用。本品提取物(含 *Cryptolepin*)有降血糖作用。

【临床应用】本品除用于抗疟外,还用于感染性疾病,如胃病、肠功能紊乱、生殖泌
尿系统感染、上呼吸道感染以及类风湿病。本品提取物可用于Ⅰ型(胰岛素依
赖)和Ⅱ型(非胰岛素依赖)糖尿病。将本品研成细粉外用,可治疗创伤、疮疖
等。将其制成粉剂、胶囊剂、茶剂或酊剂内服,可治疗各种疾病。

【注意事项】在医生指导下内服。

170　西葫芦 *Cucurbita pepo* L.（葫芦科）

【英文名】Pumpkin

【别名】番瓜；美洲南瓜

【植物形态】一年生草本，茎蔓性。叶圆形，边缘深裂。雌雄同株异花，花大，黄色。
果实大，成熟时橙色。

【生态分布】原产于北美，现在全世界均有栽培。

【历史趣闻】本品在美洲中部和北部广泛使用。玛雅人用植物汁液治疗烧伤，梅诺
米尼人用种子作利尿剂，欧洲殖民者用瓜子、水、牛奶或蜂蜜混合研磨物来驱
虫。在北美，本品不仅是家庭药方，也是专业医生的标准用药。

【采收】以种子和果肉入药。秋季果实成熟时采收。

【化学成分】西葫芦含有较多维生素 C、葡萄糖等营养物质，尤其是钙的含量极高。
种子含脂肪油（30%～50%），主要为亚油酸（43%～56%）和油酸（24%～
38%）；还含蛋白质（30%～51%）、甾体、南瓜子氨酸、维生素 E、β- 胡萝卜素和
矿物质。

【药理作用】西葫芦具有清热利尿、除烦止渴、润肺止咳、消肿散结的功能。种子是
安全有效的驱虫药。

【临床应用】对于不能使用药物作用强烈的及有毒药物的儿童和孕妇，该种子是最
好的驱虫药，有很好的祛除绦虫的作用。种子对早期前列腺增生有明显的疗
效。果肉煎剂能缓解肠部炎症，制成药膏外用可治疗烧伤。

　　研究表明，在甾体激素和抗炎双重作用下，能减轻良性前列腺增生（BPH），
临床上用本品瓜子与锯叶棕 *Serenoa rebens* 联合使用治疗良性前列腺增生
（BPH），混合提取物可增加尿流量，减少排尿频率。

【附注】有报道，西葫芦含有一种干扰素的诱生剂，可刺激机体产生干扰素，提高免
疫力，发挥抗病毒和抗肿瘤的作用。

171　孜然芹 *Cuminum cyminum* L.（伞形科）

【英文名】Cumin

【别名】枯茗；安息茴香

【植物形态】一年生草本，高 20～50 cm，茎直立，较细弱。叶互生，二回羽状全裂，
裂片线形。复伞形花序，小伞形花序有 5～8 朵花；萼具 5 个明显尖齿；花冠紫
红色或白色，花瓣椭圆形。双悬果狭长椭圆形，分果肋线有短毛。花期 4～
5 月。

【生态分布】原产埃及，在南欧和亚洲广泛种植。

【历史趣闻】孜然芹为古埃及著名香料和草药。本品用于消化系统疾病、胸腔疾病
和咳嗽，还作为牙痛的止痛剂使用。本品在《旧约全书》中有记载，中世纪盛行。

在中国、印度和中东,作为调味品,尤其用于咖喱粉和泡菜中。

【采收】以果实(种子)入药。秋末果实成熟时采收,干燥保存。

【化学成分】种子含有挥发油(2%～5%)、脂肪酸和黄酮。挥发油中主要有醛类(25%～35%)、蒎烯、α-萜品醇等。脂肪酸的主要成分为岩芹酸、亚麻酸和亚油酸等。

【药理作用】果实及挥发油有祛风、兴奋神经和健胃作用。挥发油对革兰氏细菌和真菌均有较强的抑制作用。

【临床应用】在印度草药中用于失眠、感冒和发热;与洋葱汁混合制成软膏剂外用,治疗蝎子蜇伤。本品还能缓解胃肠胀气,促进消化以及催乳等。

【附注】本品的催乳作用与小茴香 *Foeniculum vulgare* 籽作用相似。在药用方面,本品也与葛缕子 *Carum carvi* 和洋茴芹 *Pimpinella anisum* 籽作用相似。

172　地中海柏木 *Cupressus sempervirens* L.（柏科）

【英文名】Cypress

【植物形态】常绿乔木,高至 30 m。叶小,鳞形,叶互生,墨绿色。球花雌雄同株,单生枝顶,雄球花长椭圆形,黄色;球果球形,第 2 年成熟,熟时种鳞木质,开裂;种子有翅。

【生态分布】原产土耳其,在地中海地区有栽培。

【历史趣闻】古希腊人将球果捣碎浸泡在酒中,用于治疗痢疾、咯血、哮喘和咳嗽。

【采收】以球果、树枝和精油入药。春季采收。

【化学成分】球果和树枝含有挥发油(包括蒎烯、莰烯和雪松醇等)和鞣质。

【药理作用】本品有抗菌、抗真菌、解痉、退热、收敛、止血等作用。

【临床应用】水煎液或精油稀释液外用,可收缩静脉血管,治疗痔疮。球果足浴可清洁脚部皮肤,抑制汗脚。本品煎剂内服可以抗痉挛,补身健体,治疗哮喘、咯血和痉挛性咳嗽,还能改善流感带来的咽喉疼痛和风湿性关节炎疼痛。

【注意事项】精油内服需遵医嘱。

173　芒果姜 *Curcuma amada* Roxb.（姜科）

【英文名】Mango Ginger

【植物形态】多年生芳香草本,高 90 cm,叶长渐尖,先端长有白色或淡黄色花。

【生态分布】产于印度次大陆的大部分地区,喜热带或亚热带气候,主要为栽培品,根茎可食。

【历史趣闻】芒果姜的根茎具香味,与鲜芒果的香味相似,民间利用历史悠久,常制作成腌泡茶食用。在印度,芒果姜也是传统草药,有助于治疗消化不良等疾病。

【采收】以根茎入药,全年可采,鲜用或干燥备用。

【化学成分】含挥发油及辛辣成分。

【药理作用】本品具有抗菌、抗炎、止痛、滋补、强壮、助消化、抗氧化等作用。

【临床应用】在印度传统草药中,用于治疗胃肠胀气、胃痛、呼吸困难、食欲不振、呃逆、消化不良、腹痛以及便秘;还用于治疗咳嗽及其他类似支气管炎等的胸部疾病。根茎捣碎或磨碎外敷在皮肤上用于治疗皮肤溃疡、青肿、创伤及扭伤。

【附注】本品与姜黄 *C. longa* 有相似的功效。其精油常用于香水及化妆品。

174　姜黄 *Curcuma longa* L.（姜科）

【英文名】Turmeric

【别名】毛姜黄;印度姜黄

【植物形态】多年生草本;高达 1.5 m。根状茎卵形,深黄色,极香;根粗壮,末端膨大成块状,断面红棕色。叶片矩圆形或椭圆形,先端渐尖。穗状花序圆柱状;花萼先端具不等的 3 钝齿;花冠管比花萼长 2 倍多,3 裂;白色,中部黄色;很少结实,蒴果膜质,球形,种子卵状长圆形,具假种皮。花期 8~11 月。

【生态分布】原产于亚洲热带和亚热带地区,中国、印度及东南亚均产。喜温暖湿润气候,喜稍荫蔽的环境,要求肥沃、疏松、排水良好的土壤,多石、重黏土不适合姜黄根茎生长。中国、印度等地均有栽培。

【历史趣闻】姜黄在印度和中国的应用历史悠久,其鲜黄色和香味很早就成为印度人喜爱的食物,特别是对消化系统和肝脏疾病有效。在印度和中国草药医学中,姜黄是治疗黄疸的传统药物,传统上也用于治疗其他消化系统疾病,如胃酸过多和胃炎。它有助于黏液的增加和保护胃壁,也可减轻恶心。20 世纪 70 年代初期,印度研究证实了姜黄的传统作用,即可治疗黄疸、消化系统疾病、关节炎以及一些皮肤病等。

【采收】以干燥或鲜的根茎入药。冬季茎叶枯萎时采挖,洗净,煮或蒸至透心,晒干,除去须根。

【化学成分】姜黄根茎含挥发油 1.3%~6%、色素 0.5%~6%、脂肪 5%~10%、苦味素、姜黄素、树脂、蛋白质、纤维素、戊聚糖、淀粉 40%~50%、矿质元素等。此外,还含齐墩果油树脂、阿拉伯糖、果糖、葡萄糖、脂肪油等。

　　挥发油中含有倍半萜约 58%、姜烯约 25%、桉油精约 1%、dα-水芹烯约 1%、d-桧烯约 0.6%、龙脑约 0.5%。又含姜黄酮,芳香姜黄酮等。

【药理作用】本品具有降血脂、抗血凝和抑制血小板聚集作用;还具有抗孕、兴奋子宫、利胆、消除胃痛、抗氧化、抗菌作用。姜黄提取物有驱虫活性,姜黄酮有昆虫驱避活性,可杀蝇。

【临床应用】姜黄是有效的抗炎剂、抗菌剂、预防癌症药,还有抗艾滋病毒(HIV)的作用,也是人体复合促进剂、防腐剂、免疫剂,可解毒、补脑,治疗白带过多,清除瘙痒,治疗顽固性皮肤病、创伤等。据研究证明,本品的抗炎作用比氢化可的松还强。

【附注】《印度药典》1966 年版规定,本品含挥发油不得少于 4%。《中国药典》2010年版收载,规定姜黄含姜黄素不得少于 1.0%。

175　莪术 *Curcuma zedoaria*（Christm.）Rosc.（姜科）

【英文名】Zedoary

【别名】黄莪术

【植物形态】多年生草本,根淡黄色,具有芳香口味。叶片长椭圆形渐尖,花粉红色或黄色。

【生态分布】产于印度和东南亚,喜热带和亚热带气候,有野生,但常见于栽培。在印度、孟加拉、印度尼西亚、中国南方及马达加斯加均有种植。

【历史趣闻】莪术的根茎在印度和中国都是民间草药。也常用于辛香料及香水,功用与生姜有许多相似之处。

【采收】以根茎入药,秋季采挖,洗净,鲜用或干燥备用。

【化学成分】含挥发油、倍半萜烯、姜黄酮、莪术醇及莪术二酮。

【药理作用】莪术醇和莪术二酮有抗癌作用。中国研究表明,莪术可减少子宫癌的发生,增强放疗和化疗杀死癌细胞的作用。

【临床应用】在中医药学中,莪术经常代替姜黄 *C. longa* 使用。莪术是一种有芳香气味和苦味的消化道兴奋剂,可用于治疗消化不良、恶心、胃肠胀气、腹胀以及改善消化功能。在中国,莪术根茎还用于治疗某些类型的肿瘤。

176　附生菟丝子 *Cuscuta epithymum* Murr.（旋花科）

【英文名】Dodder，Hellweed，Devil's Guts

【别名】亚麻菟丝子

【植物形态】无叶寄生藤本植物,茎纤细,多为黄红色。花淡红色,有香味。蒴果近球形。

【生态分布】分布于欧洲、亚洲和南非,生于沿海和山地。

【历史趣闻】在欧洲,附生菟丝子历来是不受欢迎的植物,被认为是地狱的野草、恶魔的肠子。因为它会缠绕、绞杀宿主植物。它的宿主植物有百里香 *Thymus vulgaris*、荆豆 *Ulex europaeus* 和其他农作物,如豆类。但它还是有药用价值的。戴奥斯柯瑞迪在《药物学》中记载,本品在古代与蜂蜜混合服用能清除"黑胆汁",改善忧郁症。1652 年,草药学家尼古拉斯·卡尔佩泊同样介绍其能"清除黑胆汁和黄胆汁"。

【采收】以地上部分入药。夏季采收细茎,干燥备用。

【化学成分】本品含黄酮(如山柰酚、槲皮素)和肉桂醇。

【药理作用】具有抗菌、抗炎、滋补、缓泻、利尿等作用。

【临床应用】本品传统用于清除黑胆汁,现在使用较少。它能治疗肝脏和胆囊疾病、恢复肝功能以及治疗黄疸。还有缓泻作用,用于泌尿系统疾病的治疗。

【附注】中国使用的菟丝子 *Cuscuta chinensis* Lam. 是种子,功能相似。

177 瓜尔豆 *Cyamopsis tetragonoloba*(L.)Taubert（豆科）

【英文名】Guar Gum

【植物形态】一年生草本,茎直立,高 60 cm。叶互生,3 小叶,小叶长 5～10 cm,卵圆形,有锯齿,多毛。花小,生于密集的腋生总状花序上,紫色、粉红到白色。果实为压扁的长圆形豆荚,有喙;种子每荚 5～12 粒,广椭圆形,白色,灰色或黑色,坚硬。

【生态分布】原产印度次大陆,印度和巴基斯坦广泛分布。喜温暖干燥气候。目前已为人工栽培。

【历史趣闻】瓜尔豆有起源于亚洲热带和非洲热带两种说法。但较多的学者认为,非洲热带是瓜尔豆的起源中心。如谢莫维奇(俄罗斯)认为:在公元9—13 世纪时,随着印度和阿拉伯之间贸易的发展,印度沿海地区每年需要从阿拉伯进口大量的马,当时运输马的海船,将塞内加尔瓜尔豆作为马料带到印度。而印巴次大陆西部干旱地区的气候土壤条件很适合瓜尔豆繁衍生长,经过长期的栽培选择,逐步驯化为现今的瓜尔豆。

瓜尔豆在印度和巴基斯坦民间历来作为食物使用,有时也作药用。由于其种子内胚乳含有大量半乳甘露聚糖胶,二战期间欧洲长角豆胶缺乏时,美国科研人员开始将瓜尔豆代替长角豆用于造纸工业,后来瓜尔豆胶逐渐发展成用于食品业、矿业、造纸业和化妆品的王牌胶。

【采收】以种子入药,荚果成熟后采收,晒干,脱皮取种子,干燥备用。

【化学成分】种子含有大量半乳甘露聚糖胶。

【药理作用】本品具有轻泻、消食、降血糖、降胆固醇的作用。本品与卵叶车前 *Plantago ovata* 的功效相似。

【临床应用】在印度草药医学中,本品是一种轻泻药和助消化药。它能延缓胃的排空,从而减缓对碳水化合物的吸收。因此,它有助于维持血糖水平,在糖尿病的前期及后期的初始阶段均有一定的治疗作用。此外,它还能降低胆固醇。

【注意事项】瓜尔豆胶可导致肠胃气胀、腹胀和肠梗阻,注意不要过量使用。

178 榅桲 *Cydonia oblonga* **Mill.** （蔷薇科）

【英文名】Quince

【别名】木梨

【植物形态】落叶小乔木,高至 8 m。幼枝有绒毛。叶卵形或长圆形,表面暗绿色,背面密被绒毛。花单生枝顶,白色或粉红色。果梨形,黄色,有香味。花期 4～5 月。

【生态分布】原产亚洲西南部和中部地区,现在广布于欧洲,尤其是地中海地区;生于土壤潮湿、肥沃的篱笆边和灌木林中。

【历史趣闻】在古希腊和地中海东部,本品作为水果和药物使用。公元前 460—公元前 377 年,古希腊医师希波克拉底时代,用作收敛剂。戴奥斯柯瑞迪记录了含榅桲油的处方,外用于瘙痒、伤口感染和扩散性疼痛。

【采收】以果实和种子入药。秋季果实成熟后采收,阴干。

【化学成分】成熟的果实含糖 10.58%（其中主要为果糖,占 6.27%）,鞣质0.66%,原果胶 4.7%,有机酸 1.22%（为苹果酸、酒石酸、柠檬酸）和挥发油。果皮含具有果实特殊气味的庚基乙基醚和壬基乙基醚。种子含黏质达 20%,苦杏仁甙 0.53%,脂肪油 8.15%,油中含肉豆蔻酸和异油酸的甘油酯。

【药理作用】本品具有抗菌、抗真菌、收敛、降血压、止痛、缓泻等作用。

【临床应用】未成熟果实是强效收敛剂,用于治疗痢疾,儿童使用安全。果实和果汁做成的含漱剂可治疗口腔溃疡、牙龈炎和咽喉炎。糖浆是一种美味温和的收敛剂,能促进消化。种子富含黏液质,可以治疗支气管炎,并有轻泻作用。

【附注】榅桲果实常做成果酱食用。

179 香茅 *Cymbopogon citratus* **（DC.）Stapf.** （禾本科）

【英文名】Lemon Grass

【别名】柠檬香茅;柠檬草

【植物形态】多年生草本,全株具有柠檬的香味,株高 100～200 cm,丛生、被白腊粉。茎短,生于地下,节轮状;叶鞘抱茎无毛,线状叶从靠近根处长出,叶长60～150 cm,宽约 1 cm,叶片簇生,两面粗糙,背面呈灰白色。秋冬季开花结果,圆锥花序疏散,为多数总状花序组成,颖果。

【生态分布】原产印度南部和斯里兰卡,现广泛栽培于世界热带地区。

【历史趣闻】本品为印度、斯里兰卡的民间草药。叶可作茶剂,增强消化机能,放松肠胃肌肉,治疗痉挛痛和胀气,特别适宜于儿童。印度民间用叶制成糊剂,外涂治疗皮肤癣。在加勒比海地区用于退热。泥罨剂和稀释的精油外用可止痛和治疗关节炎。

【采收】以叶和精油入药。叶全年可采,精油按季节采收,以水蒸气蒸馏而得。

【化学成分】柠檬草茎叶含挥发油、蛋白质、果糖、蔗糖、二十八烷醇、三十二烷醇、三十三烷醇、木犀草素 *Luteolin*、异荭草素 *Homoorientin*、2″-O-鼠李糖基异荭草素、木犀草素-7-O-β 葡萄糖苷、木犀草素-7-O 新橙皮糖苷、绿原酸、咖啡酸、对香豆酸 *P-coumaric acid* 等。

精油主要化学组成：α-柠檬醛、β-柠檬醛(65%~85%)、松油烯和月桂烯(10%~20%)、香叶醇、芳樟醇、甲基庚醇(1%~2%)、甲基庚烯酮(0.2%~0.3%)等。此外,还含香茅素 *Cymbopogone*、香茅甾醇 *Cymbopogonol*。

【药理作用】本品有抗沮丧、抗菌、杀菌、祛肠胃胀气、除臭、帮助消化、利尿、杀霉菌、催乳、杀虫、预防疾病、激励、补身作用。

【临床应用】全株具有柠檬的香味,泡茶饮用具有强力的杀菌剂效果,预防传染病,可治疗胃痛、腹泻、头痛、发烧、流行性感冒等。

【注意事项】非医嘱,精油不可内服。

【附注】茎、叶蒸馏萃取精油,可以作为食品或制化妆品、香水和肥皂香料。

180 菜蓟 *Cynara scolymus* L. （菊科）

【英文名】Artichoke

【别名】朝鲜蓟;菊蓟;洋蓟

【植物形态】多年生草本,高至 1.5 m。茎直立。叶大形,基生叶莲座状;下部茎叶全部宽披针形,二回羽状全裂;中部叶及上部茎叶渐小;全部叶的上面绿色,无毛,下面灰白色,密被茸毛。头状花序极大,生分枝顶端;小花紫红色。瘦果长椭圆形,冠毛白色。

【生态分布】原产地中海地区,生于温暖肥沃土壤上,每 4 年更新 1 次。

【历史趣闻】本品在古希腊和古罗马时期就已被使用。戴奥斯柯瑞迪介绍,将根捣碎外敷,用于清除腋下和身体其他部位恶臭。

【采收】以花、叶和根入药。初夏采集未开放的花和叶,冬季挖根,晾干备用。

【化学成分】全株含倍半萜烯内酯、洋蓟苦素(极苦)、菊糖(大量)。叶含有洋蓟素。

【药理作用】本品有保肝、解毒、抗炎、利尿、降血糖、降血脂等作用。

【临床应用】本品所含洋蓟素有保肝作用,具有很好的药用价值。它与水飞蓟相似,有保肝、解毒和抗炎作用。全株味苦,能刺激消化液(特别是胆汁)分泌,叶的药效特别好。对胆囊疾病、恶心、消化不良和肠胃胀气有效,还能降低胆固醇。在地中海家庭医药处方中,新鲜液汁加酒或水可制成保肝剂。本品是很好的糖尿病病人食品,能显著降低血糖,还能利尿。在法国,本品用于治疗风湿病。

【附注】动物实验表明,本品有调节肝功能作用。其提取物,特别是洋蓟苷能降低肝脏中胆固醇的合成。而叶提取物有明显的抗氧化和保肝作用。

181 油莎草 *Cyperus esculentus* L. （莎草科）

【英文名】Chufa, Tiger Nut

【别名】洋地栗;铁荸荠

【植物形态】多年生草本。株高约 50 cm。块茎圆锥形,棕色。茎直立,由叶片包裹而成。叶互生于基部,线形,表面光滑柔软,叶鞘淡褐色。花长于主茎顶端,黄白色至绿褐色;聚集成穗状花序,小穗多数。小坚果矩圆形,灰褐色。

【生态分布】原产于地中海地区,由阿拉伯人传入西班牙和北非,现在全世界都有分布,包括印度。喜光、耐旱、耐温、耐瘠、耐盐碱,适应性广。喜排水良好、疏松的土壤。

【历史趣闻】早期殖民者开发尼罗河流域时发现油莎草,便一直将其作为当地大众化食品。戴奥斯柯瑞迪认为它有舒胃作用。在印度阿育吠陀医药体系中,本品属于消化、滋补和壮阳药。

【采收】以块茎入药。秋、冬季挖掘块茎,干燥备用。

【化学成分】块茎含脂肪油 20%～30%,油浅茶色,味香,可供食用。另含淀粉约 25%～30%,糖分约 12%～20%,并含少量蛋白质和维生素 A。

【药理作用】本品有抗炎、温胃、滋补、壮阳、利尿和调经的作用。

【临床应用】本品作为消化剂,有温胃、促进胃排空的作用,用于缓解胃胀气,还用于利尿和调经。汁液可以治疗口腔和牙龈溃疡。

【注意事项】安全无毒。

182 柔毛杓兰 *Cypripedium pubescens* Willd. （兰科）

【英文名】Lady's Slipper, American Valerian

【别名】杓兰;美国缬草

【植物形态】多年生草本。茎数枝,外包以宽披针形叶,成鞘状。花生于花葶顶端,花金黄色或紫色。

【生态分布】原产于北美东部,生于林地和草地,由于过度采挖,已很少有野生,栽培数量也不多。

【历史趣闻】在美洲土著人中作为镇静剂和抗痉挛药使用,通常用于调经和缓解分娩痛,并能抗失眠和神经紧张。切诺基族居民用其治疗小儿蛔虫。英美传统药学认为本品有多种用途。1905 年,斯温伯恩·克莱默（Swinburne Clymer）于《天然药物》一书中指出,本品"能治疗反射性功能紊乱、舞蹈病、癔症、紧张性头痛、失眠、低烧、神经紧张、忧郁症和神经压抑导致的胃部不适"。

【采收】以根茎入药。栽培品秋季采挖,干燥备用。

【化学成分】含挥发油、树脂、糖苷和鞣质。

【药理作用】本品有镇静、安神、松弛、止痛等功效。

【临床应用】作为镇静剂和松弛剂,用于治疗焦虑、神经功能性紊乱引起的如心悸、头痛、肌肉紧张、惊慌和一般神经官能症。与缬草 *Valeriana officinalis* 相似,是有效的镇静剂,能缓解神经紧张,使人平静、入睡快。实际上,本品比缬草能更有效地恢复人的健康。

【附注】由于柔毛杓兰野生数量稀少,现已很少使用。因此,对它的研究也很少。

183　降香檀 *Dalbergia odorifera* T. Chen（豆科）

【英文名】Lignum Dalbergiae Odoriferae

【别名】降香黄檀

【植物形态】乔木,高 10～15 m。奇数羽状复叶,小叶近革质,卵形或椭圆形。圆锥花序腋生;花小极多数;萼钟状,裂齿 5;花冠淡黄色或乳白色。荚果舌状长椭圆形,薄而扁平,不裂。种子 1 颗,稀有 2 颗。花期 4～6 月。

【生态分布】产于印度和中国南部(海南)。

【历史趣闻】香黄檀是印度传统草药之一,也是著名的中药材。

【采收】以树干和根的干燥心材入药。全年可以采收,除去边材,阴干。

【化学成分】心材含有挥发油(1.76%～9.70%)和黄酮化合物等。挥发油中有 β-欧白芷内酯 β- *Angelia lacton*、α-白檀油等。黄酮类有芒柄花素 *Formononetin*,3'-甲基黄豆苷元 3'-*Methoxy daidzein* 等。

【药理作用】具有抗凝血、扩张冠状动脉、解汞中毒、抗炎等药理作用。

【临床应用】用于腕腹疼痛、肝郁胁痛、胸痹刺痛、跌打损伤、外伤出血等症。有本品加入的复方丹参注射液及冠心Ⅱ号,临床治疗心脑血管缺血性疾病,获得良好效果。

184　欧瑞香 *Daphne mezereum* L.（瑞香科）

【英文名】Mezereon

【别名】紫欧瑞香

【植物形态】落叶灌木,高至 1.2 m。单叶互生,叶片卵形至披针形,深绿色、质厚,有光泽。花簇生于枝顶;花红色或粉红色。浆果小,红色。花期 3～4 月。

【生态分布】分布于欧洲、北非和西亚,生于潮湿山中、林地,也作庭院植物栽培。

【历史趣闻】北欧民间曾把本品作为轻泻剂或作为药膏外用于癌性溃疡和皮肤溃疡。瑞典植物学家林奈记载,树皮外用于爬虫叮咬和狂犬病伤口。据载,有人吃了小鸟引起死亡,而那些小鸟曾吃了剧毒的欧瑞香浆果。

【采收】以根、根皮和茎皮入药。秋季采收根皮和茎皮,鲜用或干燥备用。

【化学成分】本品含二萜(包括瑞香毒素和欧瑞香素)、黏液质和鞣质。

【药理作用】本品所含瑞香毒素和欧瑞香素的毒性很高,但有抗白血病作用。

【临床应用】本品剧毒,不可内服。偶尔外用作为抗刺激剂,能增加感染部位的血流量。

【注意事项】禁止内服。外用需遵医嘱。不要外敷于已溃破的创面。

185　曼陀罗　*Datura stramonium* **L.** （茄科）

【英文名】Thornapple

【别名】紫花曼陀罗

【植物形态】一年生草本,高至 1 m。茎粗壮,白绿色。单叶互生,阔卵形,边缘有不规则波状分裂。花单生于茎枝分叉间或叶腋间,白色或紫色;花冠漏斗状,5裂,裂片顶端具短尖头。蒴果直立,卵形,表面具有不相等长的坚硬针刺。种子多数,近卵圆形而稍扁,干后黑色。花期 6~10 月,果期 7~11 月。

【生态分布】分布于美洲、欧洲、亚洲和北非。在匈牙利、法国和德国作为药用植物栽培。

【历史趣闻】曼陀罗或称满达、曼扎、曼达,梵文:mandala。意译为坛场,以轮回具足或"聚集"为本意,指一切圣贤、一切功德的聚集之处。

　　本品作为药物使用已有悠久的历史。戴奥斯柯瑞迪曾以 Henbane 之名提到此植物。远古以来欧洲即将它用作家庭药品。中古时期以后被废止不用,直到 1760 年由于 Storckd 的努力才再传入欧洲。由于本品服用一定剂量后能引起幻觉,在古希腊特尔菲城的神谕以及南美印加人中用于占卜。本品能引起幻觉,可用于治疗精神错乱。

【采收】以叶、花和种子入药。夏季采集叶和花,初秋采集蒴果,取出种子,均干燥后备用。

【化学成分】本品含莨菪烷型生物碱(0.2%~0.45%,主要为莨菪碱和东莨菪碱)、黄酮类、睡茄苷、香豆素和鞣质等。其莨菪烷型生物碱与在颠茄 *Atropa bella-donna* 中发现的生物碱相似。

【药理作用】所含东莨菪碱为 M-胆碱受体阻断剂。

【临床应用】可用于抑制分泌,松弛平滑肌。在小剂量范围内,曼陀罗普遍用于治疗哮喘、百日咳、肌肉痉挛及帕金森氏综合征。它可使胃肠道、气管和尿道的肌肉松弛,抑制消化液和黏液分泌,与颠茄一样,可以外用治疗风湿痛和经痛。

【注意事项】遵医嘱使用。由于小剂量就会产生毒性,有些国家限制使用。

【附注】《印度药典》1966 年版规定,本品含托品生物碱以莨菪碱计不得少于 0.25%。

186　野胡萝卜　*Daucus carota* **L.** （伞形科）

【英文名】Carrot

【别名】胡萝卜

【植物形态】一、二年生草本,一般在第一个生长季节长叶,叶为二回复叶,细裂,直立丛生。在近冰点的低温下休眠后,第二年生出高大而分枝的花茎。复伞形花序顶生,花极小,白色或淡粉色。果实为小而带刺的双悬果,各含一粒种子。

【生态分布】原产阿富汗及邻近国家。野胡萝卜已成为分布于欧洲、美国和其他温带国家的杂草。

【历史趣闻】在古希腊和罗马,本品就作为富有营养又能清洁肠道的作物栽培。戴奥斯柯瑞迪介绍其种子能调经,降低尿液潴留,并能"提高生殖能力"。直到16世纪英国才有栽培。时尚女性将其美丽的羽状叶片装饰头发。

【采收】以种子(果实)、根和叶入药。夏季挖根,采叶;果实成熟时采收,种子(果实)干燥备用。

【化学成分】野生胡萝卜的种子含黄酮和挥发油,包括细辛醚、胡萝卜醇、蒎烯和柠檬烯等。栽培品的根含糖、黏液质、胡萝卜素、维生素、矿物质和天冬酰胺。叶富含卟啉。

【药理作用】本品不仅是蔬菜,也是很好的排毒药品。有养肝、利尿和清除肾脏废物的作用。胡萝卜汁是美味饮料和排毒剂,含有丰富的胡萝卜素,能在肝脏中转化为维生素 A。叶含的卟啉能刺激脑垂体释放更多性激素。

【临床应用】磨碎的生根能驱除蛔虫,特别适合儿童。野生胡萝卜的叶有很好的利尿作用,用于治疗膀胱炎,阻止肾结石的形成和清除已形成的结石。种子也有利尿和排除肠胃气体的作用。种子能通经,民间也用于治疗宿醉。叶和种子都能治疗胃肠气胀、疝气和消化不良。

【注意事项】妊娠期妇女禁止服用本品种子。

【附注】研究表明,胡萝卜提取物能解毒保肝。

187　上升山蚂蝗 *Desmodium adscendens* (Sw.) DC. (豆科)

【英文名】Beggarweed

【别名】疏果山蚂蝗

【植物形态】多年生草本,枝叶繁茂,高约 0.5 m;茎有棱角。三出复叶,小叶 3,顶生小叶卵圆形。圆锥状花序顶生或腋生;花萼钟形;花冠粉红色至紫色。荚果。花期 7~9 月。

【生态分布】原产于西部非洲,包括塞拉利昂、利比亚和加纳。

【历史趣闻】在西非,上升山蚂蝗为民间草药,一直用于治疗哮喘和黄疸。

【采收】以茎叶入药。开花后采收地上部分,干燥备用。

【化学成分】含吲哚类生物碱。

【药理作用】具有抗平滑肌痉挛和抗哮喘活性,还能提高肝细胞对感染性或病毒性炎症的抵抗力。

【临床应用】在加纳的各医院里上升山蚂蝗主要用于治疗哮喘。在法国,上升山蚂
蝗用于治疗肝病,包括病毒性甲型、乙型肝炎。本品内服可促进肝功能恢复正
常。内服煎剂或外用洗剂可治疗头痛、背痛及肌肉、关节痛。

188　瞿麦 *Dianthus superbus* L. （石竹科）

【英文名】Fringed Pink

【别名】流苏石竹;十样景花;竹节草

【植物形态】多年生草本植物。高 30～60 cm,茎丛生,直立,节膨大。叶对生,线
形至线状披针形。花单生或数朵集成疏聚伞花序,有香气;萼圆筒状,先端 5
裂;花瓣粉红色或淡紫色,先端深细裂成丝状。蒴果长筒形。种子扁平,黑色。
花期 5～6 月,果期 7～10 月。

【生态分布】分布于中国、日本和欧洲,生于山坡草丛和岩石裂缝中,在中国东部有
栽培。

【历史趣闻】瞿麦在中国、日本及欧洲民间药用已久。中国陶弘景:瞿麦今出近道。
一茎生细叶,花红紫赤可爱,合子叶别取之。子颇似麦,故名瞿麦。

【采收】以地上部分入药。夏、秋二季花果期采割,除去杂质,干燥。

【化学成分】含异红草素 *Isoorientin* 等黄酮化合物,尚含瞿麦皂甙 A～D *Dianthus
saponin*,其中之一的皂苷元为丝石竹皂甙元 *Gypsogenin*。还含挥发油,其中
包括丁香酚、苯甲酸苄酯和水杨酸甲酯等。

【药理作用】本品有清热化湿、利尿通淋作用。研究表明,瞿麦穗较瞿麦其他部位
利尿作用更显著。

【临床应用】用于治疗肾结石、尿路感染和尿中带血。主要用于复方,与丹参 *Sal-
via miltiorrhiza* 配伍,能破血通经,还用于治疗便秘和湿疹。

【注意事项】脾、肾气虚及孕妇忌服。

189　白鲜 *Dictamnus albus* L. （芸香科）

【英文名】Dittany, Burning Bush

【别名】南欧白鲜

【植物形态】多年生草本,高至 80 cm。全株有浓烈香气,丛生,有绒毛。根肉质。
羽状复叶。总状花序顶生,花冠 5 瓣,白色或粉红色,带紫色条纹。花期 6 月,
果期 8～9 月。

【生态分布】分布于欧洲南部和中部、亚洲北部,生于温暖林地。

【历史趣闻】在干燥季节,本品能散发出大量挥发油,如果靠近火,会使植株燃烧。
本品在西伯利亚有些地区,用于酿造利口酒和茶饮料。在欧洲偏方中,作为解

毒剂,用于治疗药物中毒、瘟疫和各种毒虫叮咬。

【采收】以根和花枝入药。夏末采收花枝,一般秋季挖根,干燥备用。

【化学成分】本品有效成分为挥发油,其中包括草蒿脑和茴香脑;另含一种有毒生
物碱,白鲜碱。

【药理作用】本品与芸香 *Ruta graveolens* 作用相似,能强烈收缩子宫肌肉,通经,
甚至导致流产。

【临床应用】本品对胃肠道有抗痉挛作用,用于松弛肠胃、养胃、舒胃,也用于治疗
神经紧张。本品有毒性,现在已很少使用。

【注意事项】本品有毒,遵医嘱使用。妊娠期妇女禁用。

190　黄花毛地黄 *Digitalis lutea* L.　（玄参科）

【英文名】Yellow Foxglove

【别名】草色钟花毛地黄

【植物形态】多年生草本,高至 1 m,全体密被短毛。叶狭披针形,边缘具钝齿,有
长柄。第 2~3 年春于叶簇中央抽出花茎。穗状花序顶生,花冠钟形,下垂,黄
色。蒴果圆锥形,种子细小。花期 5~6 月,果期 6~7 月。

【生态分布】原产于欧洲中部与西部山区。生于林地、路边、山坡。在俄罗斯作为
药用植物栽培。

【历史趣闻】本品在欧洲草药中地位仅次于毛地黄 *D. purpurea*。参见紫花洋地
黄条。

【采收】以叶入药。夏季采收叶,干燥备用。

【化学成分】本品含强心苷(包括卡烯内酯、α- 乙酰洋地黄毒苷)、乙酰洋地黄毒苷
和毛花洋地黄苷。

【药理作用】有抗心力衰竭作用。本品的药理作用与紫花洋地黄和毛花毛地黄
Digitalis lanata 相似,但毒性较小,可替代使用。本品含的生物碱在人体中代
谢较快,能很快排出,可抗心力衰竭,增加心搏强度,降低心搏次数;还能强烈刺
激尿液产生,降低血压,减少血容量。

【临床应用】用于治疗心力衰竭,但临床使用较少。

【注意事项】过量使用会致人命。有些国家限制使用。

【附注】毛花毛地黄 *Digitalis lanata* 与本种相似,可替代使用。

191　毛地黄 *Digitalis purpurea* L.　（玄参科）

【英文名】Purple Foxglore

【别名】洋地黄;紫花洋地黄

【植物形态】多年生草本,高至 1.5 m,全体密被短毛。根出叶卵形至卵状披针形,

边缘具钝齿;第 2～3 年春于叶簇中央抽出花茎,茎生叶长卵形,边缘有细齿。总状花序顶生,花冠钟形,下垂,紫红色或白色。蒴果圆锥形,种子细小。

【生态分布】原产于欧洲中部与南部山区。现已普遍栽培。

【历史趣闻】1775 年,植物学学家威瑟林(William·Withering,1741—1799 年)听说有位农妇能用一种家传的秘方治疗水肿病(即心力衰竭性水肿),效果极好。威瑟林认为值得注意,便开始对其进行有系统的研究。威瑟林发现,农妇的秘方虽含 20 多种药物,但真正起作用的只有紫花洋地黄一种。这种药用植物早在中世纪就有医学家使用过,16 世纪和 17 世纪,英国和德国出版的药用植物著作也都提到过此药。他将洋地黄的花、叶、蕊等不同部分分别制成粉剂、煎剂、酊剂、丸剂,比较其疗效。结果发现,开花前采得的叶子研成的粉剂效果最好。但是,直接使用洋地黄植物的剂量很难准确掌握,因治疗量接近于中毒量。

【采收】以叶入药。夏季采收叶片,干燥保存。

【化学成分】含强心苷,包括地高辛 *Digoxin*、毛地黄毒苷 *Digitoxin*、毛花洋地黄苷等。此外,还含蒽醌、黄酮和皂素。

【药理作用】本品能兴奋心肌,增加心肌收缩力,使收缩期的血液输出量增加而改善血液循环,对心源性水肿患者有利尿作用。

【临床应用】用于快速强心、增加心肌收缩力、降低和稳定心率、刺激尿液产生,减少全身血量而降低血压。本品在人体内代谢非常慢,因而可作为一种长效药。毛地黄对心脏疾病有很强的补益作用,它在不需要增加供氧量的情况下,使心脏搏动更有力、更慢和更有规律。

【注意事项】过量服用本品可致死,因此有些国家限制使用。

【附注】黄花毛地黄 *Digitalis lutea* 的叶,毒性比本品低,可以替代本品使用。《欧洲药典》2002 年版规定,毛地黄含强心苷类成分,以毛地黄毒苷计不得少于 0.3%。

192 绒毛薯蓣 *Dioscorea villosa* L. (薯蓣科)

【英文名】Wild Yam

【别名】长柔毛薯蓣

【植物形态】多年生草本植物,茎蔓生,常带紫色,可攀缘至 6 m。叶子对生,心形,深绿色。雌雄异株;花极小,绿色,均成穗状,雄花序直立,雌花序下垂。蒴果有 3 翅。

【生态分布】原产北美洲和中美洲,生于荫蔽的林地中。现在热带、亚热带和温带地区的一些国家,特别是拉丁美洲(主要为墨西哥)有栽培。

【历史趣闻】本品为美洲及欧洲民间草药。玛雅人和阿孜台克人(墨西哥印第安人)用于止痛。北美及欧洲有些居民用于治疗腹痛和风湿痛。北美和中美洲用于治疗痛经、卵巢痛和分娩疼痛。

【采收】以根和块茎入药。秋季采挖,晾干备用。

【化学成分】主要成分为甾体激素(主要为薯蓣皂苷)、植物甾醇(β-谷甾醇)、生物碱、鞣质、淀粉。

【药理作用】有消炎、止痛、抗痉挛、抗风湿、发汗、利尿等作用。本品提取物有抗氧化作用,可降低甘油三酯,升高高密度脂蛋白胆固醇的水平。

【临床应用】本品除美洲一些国家用于调经和缓解分娩时疼痛外,还用于治疗关节炎和风湿病,可解除肌肉痉挛、僵硬和疼痛;也用于消化系统疾病的治疗,如治疗胆囊炎、过敏性便秘综合征、憩室炎等。

　　本品剂型有酊剂、煎剂、胶囊剂、片剂等。酊剂每日 3~4 次,每次 2~3 mL。片剂或胶囊剂每日 3 次,每次 2 片或 2 粒。

【附注】1936 年,日本科学家用薯蓣皂苷元合成黄体酮和肾上腺皮质激素(如可的松),从此,本品成为工业生产避孕药品甾体激素原料薯蓣皂苷元的植物来源之一。

193　拉毛果 *Dipsacus fullonum* L.（川续断科）

【英文名】Teasel

【别名】越绒草;蓟果

【植物形态】多年生草本,高至 2 m。茎粗壮,被刺。叶披针形,具粗缺刻。穗状花序,花淡紫色,花萼钩状。果球成熟时,花序上的每个小萼片发育成具有整齐而弹性的钩状喙尖。

【生态分布】分布于欧洲、亚洲西部,生于开阔地、路边和河边,有栽培。中国浙江有栽培。

【历史趣闻】欧洲民间草药。早期的本草学者称,其叶汁为"维纳斯浴液",认为对眼睛有好处。

【采收】以根入药。夏季采收,挖根,洗净,晾干保存。

【化学成分】本品含菊糖、苦味质和黄花败酱苷。

【药理作用】有利尿、收敛、发汗和安胃的作用。

【临床应用】通常用于治疗疣、瘘管和癌性溃疡。本品能清洁肠胃,促进消化,治疗痢疾;还能增加食欲,治疗黄疸和各种胆囊疾病。

【附注】果球(花序形成的)有钩刺,可用于纺织物的起绒。

194　阿摩尼亚胶草 *Dorema ammoniacum* D. Don.（伞形科）

【英文名】Ammoniacum

【别名】阿姆尼亚胶草;氨草;胶氨芹

【植物形态】多年生草本,高至 3 m。茎粗壮,小枝密被绵毛,后脱落。根生叶多为
　　　三回羽状分裂;茎部叶鞘三角状,抱茎。圆锥状伞形花序;花瓣宽椭圆形,淡白
　　　色。双悬果有油管。

【生态分布】原产于亚洲中部、伊朗和俄罗斯。

【历史趣闻】本品药用历史悠久,希波克拉底对其曾有记载。在利比亚很常见,名
　　　称起源于当地阿蒙神庙宇。本品在西方和印度都使用。

【采收】以油树脂入药。春末夏初盛花期至初果期,割伤茎部,收集渗出的白色乳
　　　状树脂,阴干,压成块状或磨成粉,密闭保存。

【化学成分】本品含树脂(60%～70%)、树胶、挥发油、游离水杨酸、香豆素。挥发
　　　油中含有阿魏烯和乙酸里哪(醇)酯等。

【药理作用】有消肿止痛、止咳化痰、通经通便、抗痉挛、杀虫等作用。

【临床应用】用于治疗慢性支气管炎、哮喘和咳嗽不止,偶尔用于发汗和通经。本
　　　品现在仍作为抗痉挛药和化痰剂收录于《英国药典》。

【注意事项】内服过量会引起尿血。

195　墨西哥桑 *Dorstenia contrayerva* L. （桑科）

【英文名】Contrayerva

【植物形态】多年生草本,高至 30 cm。茎短;叶掌形,浅裂或深裂,有长柄;花有长
　　　柄,绿色。

【生态分布】原产于中美洲和加勒比海诸岛。野生为主。

【历史趣闻】在西班牙语中,Contrayerva 是解毒剂的意思,意能治疗中毒和毒虫叮
　　　咬。本品被玛雅人和阿孜台克族人作为药用,用途广泛,如制成膏剂用于治疗
　　　皮肤化脓。

【采收】以根茎入药。全年可采。鲜用或干燥后使用。

【化学成分】本品含挥发油。

【药理作用】本品具有芳香刺激性和发汗作用。

【临床应用】偶尔用于伤寒等早期病况,还用于治疗腹泻、痢疾等肠胃疾病。

196　圆叶茅膏菜 *Drosera rotundifolia* L. （茅膏菜科）

【英文名】Sundew

【别名】毛毡苔

【植物形态】多年生草本,常绿食虫植物,高至 15 cm。叶均基生,具长柄;叶片圆
　　　形或扇状圆形,折合成匙形,边缘密生长腺毛,分泌黏液,能捕虫。花葶高 10～
　　　20 cm;花序具 3～8 花;花萼钟形;花瓣 5,白色。蒴果长圆柱形。种子多数,

细小。

【生态分布】分布于欧洲、亚洲和北美,生于山谷溪边或湿草甸中。

【历史趣闻】在 16 世纪和 17 世纪,本品用于治疗精神忧郁症。K'Eogh 在他的《爱尔兰草药》中介绍本品用于去腐疗疮。

【采收】以地上部分入药。夏季开花时采集,洗净泥土,鲜用或晒干后用。

【化学成分】本品含萘醌、酶、黄酮和挥发油。

【药理作用】萘醌具抗菌、抗痉挛和镇咳作用。对流感病毒及金黄色葡萄球菌有抑制作用。

【临床应用】本品对百日咳、支气管炎、哮喘等有较好的疗效,能松弛呼吸肌,促进呼吸功能,消除喘息,减轻百日咳痉挛。

通常与百里香混合制成糖浆,用于治疗小儿咳嗽,还用于治疗胃部疾病。

【附注】本植物野生资源现已稀少,禁止采集。

197　欧洲鳞毛蕨 *Dryopteris filix-mas*（L.）Schott（鳞毛蕨科）

【英文名】Male Fern

【别名】欧绵马

【植物形态】多年生蕨类植物,高至 1 m。根茎棕色,缠结。叶簇生,深绿色,叶柄长 20～30 cm;叶片长圆披针形,长 50～60 cm,二回羽状;羽片约 28 对,披针形。孢子囊群生于中肋两侧,靠近羽轴。

【生态分布】分布于欧洲、亚洲和拉丁美洲的温带地区,生于潮湿阴暗地段。

【历史趣闻】Andreas de Laguna 在他对戴奥斯柯瑞迪的译著（16 世纪）中记载,欧洲鳞毛蕨加蜜水能杀除绦虫。此外,在 19 世纪的德国乡村井上,刻有欧洲鳞毛蕨能驱魔除疫的咒语。

【采收】以根茎入药。秋季挖掘根茎,须在采收后一年内使用,否则失效。

【化学成分】含油树脂(6％),内有间苯三酚衍生物或绵马酸类,还含三萜、脂肪烃、挥发油和树脂。

【药理作用】间苯三酚衍生物或绵马酸有驱虫作用。

【临床应用】用于杀虫,是一种高效的杀虫剂。其根或树脂油对绦虫很有效,通过麻痹绦虫肌肉,削弱其对肠壁的吸附力。如果与非油脂性泻药联合使用,戴奥斯柯瑞迪介绍了两种草药:打碗花 *Convolvulus scammonia* 和嚏根草 *Helleborus niger* 能将寄生虫排出体外。

【注意事项】本品有毒性,大剂量使用会导致肝损伤和失明。有些国家限制使用。

【附注】分布于中国东北的粗茎鳞毛蕨 *Dryopteris crassirhizoma* Nakai,其带叶柄基的干燥根茎,称贯众,含绵马酸类、黄绵马酸类、羊齿三萜、双盖蕨烯、鞣质和挥发油等,有驱虫、止血、清热、解毒等功效。用于虫积腹痛、热毒疮疡、痄腮肿痛、崩漏及防止流感等。

198 紫锥菊 *Echinacea purpurea*（L.）Moench（菊科）

【英文名】Purple Coneflower

【别名】紫花松果菊

【植物形态】多年生草本,高至 50 cm。叶卵形,边缘有粗齿。头状花序生于枝顶,花冠深紫色。瘦果四边形。根圆锥形,气微香,味辛带甜,有刺舌感。夏季开花。

【生态分布】原产北美洲中部,现在野生量很少,主要在美国和欧洲栽培。

【历史趣闻】紫锥菊为北美印第安人民间草药,科曼契人用于牙痛和咽喉痛;苏人用于狂犬病、蛇咬伤和败血症。紫锥菊应用于皮肤消毒也有几百年的历史。在历史上它也用于治疗猩红热、梅毒、疟疾和白喉。

【采收】以地上部分及根和根茎入药。地上部分于花期采收,根部需至 4 年生后的秋季采收。

【化学成分】本品含酰胺类(主要为异丁酰胺)、咖啡酸酯(主要为紫锥菊苷和洋蓟素)、多糖、挥发油(莙草烯)及蓝刺头酮等。

【药理作用】本品的一些成分能刺激免疫系统,提高淋巴细胞和吞噬细胞的活力,增强抗菌和抗感染作用。酰胺类成分有抗菌和抗真菌的作用。研究证明,它是通过刺激免疫系统来提高机体的抗菌和抗病毒能力。

【临床应用】用于治疗各种感染,尤其是治疗慢性感染,如病毒感染后困倦综合征;也可以治疗冻疮、感冒、流感、皮肤病和呼吸道疾病。制成漱口剂用于治疗咽喉感染有效。

本品的剂型有胶囊剂、酊剂、煎剂、片剂、含漱剂等,也有复合制剂。

【注意事项】因为紫锥菊可以影响人体免疫系统,如果正在进行任何的免抑制疫力的治疗,慎服用这种草药。

【附注】同属植物狭叶紫锥菊 *E. angustifolia* 和淡果紫锥菊 *E. pallida* 亦供药用。

199 蓝蓟 *Echium vulgare* L.（紫草科）

【英文名】Viper's Bugloss

【别名】毒牛舌草;蝰蛇牛舌草

【植物形态】多年生草本,高至 1 m,全体被灰白硬毛。单叶互生,窄披针形,叶缘细齿裂,中脉明显,有刺。花小,鲜蓝色,管状,口部裂开,花粉红至紫罗兰色。

【生态分布】原产欧洲,生于荒地、路边、洼地和海岸。

【历史趣闻】本品曾用于预防和治疗毒蛇咬伤。草药学家威廉·科尔斯（William

Coles)称本品:"茎上满布斑点,像蛇或毒蛇,能抗毒素,治疗蝎子蜇伤。"英国草药学家尼古拉斯·卡尔佩泊也称赞本品能很好地治疗毒蛇咬伤。

【采收】以花枝入药。夏末采收花枝,晾干备用。

【化学成分】本品含吡咯双烷类生物碱、尿囊素、紫草素和黏液质。

【药理作用】分离后的吡咯双烷类生物碱有肝毒性。紫草素能抗菌,尿囊素能促进伤口愈合。本品与琉璃苣 *Borago officinalis* 相似,内服有发汗和利尿作用。

【临床应用】本品能促进痰液排出,可用于治疗呼吸道和胸部疾病。制成膏药包扎,是有效的疖痈止痛膏。可能是因为药用潜力不大,或许是吡咯双烷生物碱有毒性,现在很少使用。

【注意事项】禁止内服。

200 鳢肠 *Eclipta prostrata* L. (菊科)

【英文名】Trailing Eclipta

【别名】旱莲草;墨草

【植物形态】一年生草本,高 60 cm,多分枝。叶对生,矛头形至长三角状椭圆形,全缘或有细锯齿。头状花序顶生或腋生;花杂性,舌状花雌性,白色;筒状花两性,有裂片 4。瘦果 3 棱状或 4 棱状,无冠毛。

【生态分布】产于亚洲、非洲和澳洲的热带亚热带地区,喜温暖气候,在印度、中国、澳大利亚的昆士兰岛及新南威尔士特别多见。

【历史趣闻】鳢肠为中国、印度的民间草药,使用多年。它含黑色素,在印度用于染发,母亲用其叶煎水给婴儿洗头,以促进头发的生长。它还用作纹身的墨汁,其叶也可以作为野菜食用。在药物医用方面印度与中国是相似的。

【采收】以地上部分入药,初秋开花时采收,干燥备用。

【化学成分】含皂苷,包括鳢肠亭和 α- 三噻吩甲醇。

【药理作用】中医认为鳢肠有滋阴功效,印度草医学认为它可防止衰老。他们的传统用法都以煎汁制剂用于补肝、防止少白头、止血(特别是子宫出血)。

【临床应用】在加勒比海地区,民间用鳢肠的煎汁治疗哮喘和支气管炎,还用于治疗腺体肿大、头昏眩晕和视力模糊。外用治疗各种皮肤病并作为伤口愈合剂。

201 小豆蔻 *Elettaria cardamomum* Maton var. *minuscula* Burkill.
(姜科)

【英文名】Cardamom

【植物形态】多年生草本,根茎匍匐状,株高至 5 m。具叶的茎和花葶各自生长。叶 2 列,叶片披针形,长 60~70 cm。花穗为圆锥花序,分枝上的花排成蝎尾状。花萼筒状,花冠裂片白色,唇瓣有紫红色脉纹。果实长卵形,浅棕色至灰绿色;种子黑棕色。

【生态分布】原产于印度南部、斯里兰卡,要求高温高湿、荫蔽、无风害、无冻害的环境。现在印度、斯里兰卡、危地马拉以及东南亚各国大量种植。

【历史趣闻】根据印度《吠陀药经》记载:小豆蔻在东方医学上使用已有 3 000 年以上的历史;认为它对消化系统疾病、痔疮和黄疸以及排尿困难等有很好的疗效。印度人经常用小豆蔻来帮助消化,其中有些人把它当做食物的香料添加物,有些人则当做药物使用。印度人也利用小豆蔻来治疗咳嗽或作利尿剂。在印度,许多人还将小豆蔻视为催情壮阳药,但并没有研究证明它,不过小豆蔻有滋补、兴奋的作用,可能会以间接方式达到壮阳的效果。

【采收】以种子(或精油)入药。秋季当天气干燥时,蒴果初熟,用利刀将果穗割下,收取果实,晒干备用。种子磨碎后,用水蒸气蒸馏方法提取精油。

【化学成分】主要含挥发油成分。

【药理作用】民间认为小豆蔻有祛风、健胃的功效。近代研究表明,它具有抗菌、抗氧化、保护胃肠、抗肿瘤、抗血小板聚集等作用。

【临床应用】常用于治疗消化不良、呕吐、腹泻、孕妇晨吐、胃心综合征、胃痛、腹胀、尿道不适等。

【注意事项】精油内服,需遵医嘱使用。

【附注】小豆蔻还可作为食品和化妆品的香料使用。印度有大果的豆蔻,也作小豆蔻用,即大果印度小豆蔻或称尼泊尔小豆蔻 *Amomum subutatum* Roxburgh(我国产称香豆蔻)。

202 刺五加 *Eleutherococcus senticosus*(**Rupr. et Maxim.**)**Maxim.**
(五加科)

【英文名】Siberian Ginseng

【别名】西伯利亚人参

【植物形态】落叶灌木,高至 3 m。茎密被细长倒刺。叶互生,掌状复叶,小叶 3～7 枚,边缘具重锯齿或锯齿。伞形花序顶生,单一或 2～4 个聚生,花多而密。花萼 5 齿;花瓣 5,卵形。浆果状核果,近圆球形或卵形。

【生态分布】原产于俄罗斯东部、中国东北、朝鲜和日本。喜冷凉气候,种子发芽比较困难,可分株繁殖。

【历史趣闻】刺五加作为滋补药,在俄罗斯、日本民间使用有很久的历史,但真正证实其价值的还是近代的研究。俄罗斯对它研究较多,认为它的保健作用胜过它的治疗作用。它是广泛用于紧张和压力状况下人体的舒缓剂,其作用与人参相似,但更具兴奋性。

【采收】以根入药。秋天挖根,洗净,干燥备用。

【化学成分】含刺五加苷(*Eleutherosides*,0.6%～0.9%)、苯丙醇类、木脂素、香豆素、糖类、多糖、三萜皂苷、聚糖等。

【药理作用】本品具有兴奋、滋补、免疫系统的保护与调节作用。它对机体显示有整体的滋补作用,有助于机体的抗热、抗感冒、抗感染、抗体力压力和抗辐射等。它还有助于宇宙飞行员克服失重的作用。

【临床应用】本品是治疗精力衰退的药物,能治疗由于过度工作和长期紧张引起的持久性精力衰退和衰弱。它还有助于慢性疾病的康复,有助于预防感染和维持健康;也有助于治疗阳痿。服用本品还可使运动员的体力增加9%。1986年,前苏联切尔诺贝利发生核灾难时,本品也用来康复受难的人们。

【注意事项】连续服用本品不应超过6周,服用本品时忌服咖啡因。

【附注】五加 *Acanthopanacis gracilistylus* 是西伯利亚人参的近缘植物,在中医药学中用来治疗由阴冷潮湿而引发的疾病。

203　白花酸藤子 *Embelia ribes* **Burm. f.**（紫金牛科）

【英文名】Embelia

【别名】信筒子

【植物形态】攀缘灌木,高3～6 m。叶片纸质或坚纸质,矩圆状椭圆形、椭圆形或卵形,全缘。花序顶生,圆锥状;萼片三角形;花冠裂片分离,椭圆形或矩圆形,白色或白绿色。果实球形,成熟时红色或黑色。

【生态分布】原产印度和东南亚,喜湿润气候,生长于山地的林中或灌丛中。

【历史趣闻】本品为南亚民间草药,在印度至印度尼西亚的家庭常用于驱除儿童肠道寄生虫。

【采收】以果实入药。果实成熟时采收,干燥备用。

【化学成分】含萘甲醌,包括酸藤子素 *Embelin*。

【药理作用】酸藤子素可刺激雌激素和黄体酮的产生,有避孕作用。本品还具有利尿和消除胃肠胀气的作用。

【临床应用】本品可用于治疗消化不良、腹绞痛、便秘和体虚。

【注意事项】本品遵医嘱使用。妊娠期妇女勿服用。

【附注】自20世纪80年代起,本品就作为一种有潜力的避孕药曾被进行研究。

204　印度醋栗 *Emblica officinalis* **Gaertn.**　（大戟科）

【英文名】Indian Gooseberry

【别名】鹅莓;余甘子

【植物形态】落叶小乔木,高至5 m。羽状复叶,2列,小叶片条状矩圆形。花小,单性,雌雄同株,无花瓣,花萼6片,淡绿色。蒴果圆球形,淡绿或黄色。

【生态分布】原产于印度和中东,喜温暖气候,生于山坡林地。现已有人工栽培,以获取其果实。

【历史趣闻】印度醋栗是南亚和西亚的民间草药。公元7世纪时的印度草医学课本中就记载了。据说印度的贤人 Muni Chyawan 因服其果实而恢复精力。

【采收】以果实入药。果实成熟时采收,鲜用或干燥备用。

【化学成分】含挥发油、油脂和鞣质。

【药理作用】本品具有抗菌、抗炎、收敛、抗氧化、止痛、止泻等作用。

【临床应用】印度醋栗可用于延缓衰老、恢复器官功能。在印度草医学中,其果汁用于增强糖尿病患者的胰腺功能,还用于治疗眼疾、关节痛、腹泻和痢疾。

205 榼藤子 *Entada phaseoloides*（L.）Merr. （豆科）

【英文名】Matchbox Bean

【别名】榼藤;过江龙

【植物形态】多年生木质藤本,二回羽状复叶,小叶长椭圆形。穗状花序,花簇生,大小似豌豆,花冠淡黄色。豆荚巨大,扁平,褐色;种子黑色,有光泽。豆荚长1.5 m,为世界上最大的豆荚。

【生态分布】原产澳大利亚和非洲热带地区,喜温暖湿润气候,生长于树林中。

【历史趣闻】榼藤子为澳大利亚土著居民使用的草药之一。它的嫩叶和烘烤过的豆荚可作蔬菜食用。从其茎中获取的纤维可制成渔网、绳索和帆。荚果含大量皂角苷,因而用于洗头。

【采收】以种子入药,豆荚成熟时采收,干燥备用。

【化学成分】含丰富的皂角苷。

【药理作用】种子具有滋补、收敛、抗菌、止痛等作用。

【临床应用】澳大利亚土著居民将本品用于治疗妇女不育症和消化不良,也用作止痛药。

206 麻黄 *Ephedra sinica* Stapf. （麻黄科）

【英文名】Ephedra

【别名】草麻黄

【植物形态】常绿小灌木,常呈草本状,无直立的木质茎,高至40 cm。小枝圆柱形,对生或轮生。叶很细小,膜质鞘状,生于节上。雄球花多数,密集;雌球花单生于枝顶,有苞片4对,种子成熟时变为肉质,红色,种子藏于其中。

【生态分布】原产中国西北,包括内蒙古、新疆等地,喜干燥凉爽气候,常见于沙漠荒地,要求排水良好的土壤。

【历史趣闻】麻黄是一种很强的兴奋剂,在中国中药和其他传统草医药中均具有重要地位。在中东新石器时代的坟墓里发现有麻黄,说明在 60 000 年前麻黄已作为药用了。据说成吉思汗的卫兵因惧怕在放哨时睡着而被砍头,常饮含有麻黄的茶,以保持警觉。传统上,僧人在祈祷、念经时使用麻黄可使精神更加集中,保持平静。中国传统医药将麻黄常用于治疗恶寒、发热、咳嗽和气喘。

【采收】以茎入药。全年可采,干燥后保存备用。

【化学成分】含原生物碱(麻黄碱、伪麻黄碱)、鞣质、皂角苷、黄酮和挥发油。

【药理作用】麻黄碱是其重要的有效成分,有一定的副作用。但麻黄全草几乎无副作用。麻黄大部分的活性成分,在体内具有类肾上腺素的作用,可增加应变力。麻黄具有发汗、扩张支气管、利尿、兴奋、升压等作用。

【临床应用】在西方和中国医药中,麻黄主要用于治疗发冷、发烧、哮喘和枯草热。它可治疗急性感冒和流感,还可升压、退热和缓解风湿痛。

【注意事项】本品须在医生指导下服用。心绞痛、青光眼、高血压、前列腺肿大或甲状腺亢进患者禁用。

207　问荆 *Equisetum arvense* L. （木贼科）

【英文名】Horsetail, Bottlebrush

【植物形态】多年生草本。黄绿色的孢子茎高至 35 cm,营养茎高至 60 cm。根状茎横生地下,黑褐色。地上直立茎由根状茎上生出,细长,有节和节间,节间通常中空,表面有明显的纵棱。节上有轮生的条状分枝。

【生态分布】原产于欧洲、北非、亚洲北部和美洲,生于潮湿土壤。

【历史趣闻】问荆有很长久的药用历史。罗马医生盖伦声称其可治疗严重的肌腱和韧带损伤,并能治疗鼻衄。传统中医用其治疗痔疮、关节炎和痢疾。英国草药学家约翰·杰勒德(John Gerard)于 1597 年叙述:"戴奥斯柯瑞迪说,将本品捣碎外敷,用于伤口治疗和瘘管切除。"17 世纪的英国草药学家尼古拉斯·卡尔佩泊称其具有强大的止血和治疗溃疡的作用,其汁液和煎剂口服或外用,可促进创面愈合。多年来,本品都作为利尿剂使用。19 世纪的全科医生,现代自然疗法的创始者用其治疗尿失禁、淋病、肾结石、肾脏感染、尿路综合征、充血性心力衰竭等引起液潴留及肿胀的疾病。

【采收】以地上部分入药,夏季采收营养茎,干燥备用。

【化学成分】本品含大量的硅酸、硅酸盐(约 15％)、黄酮、酚酸、生物碱(如尼古丁)和甾体。

【药理作用】本品有清热、凉血、止咳、收敛、利尿作用。还是极好的促凝剂,有止血作用。本品含有大量硅元素,可溶解,易吸收,有很好的药用价值。硅元素有助于结缔组织的再生。

【临床应用】本品能止住外伤出血和鼻出血,改善咯血症状;对泌尿生殖系统,能治疗尿道出血,如膀胱炎、尿道炎和前列腺疾病;还用于治疗风湿性关节炎、肺气肿和慢性腿部肿胀等。沐浴时使用本品煎剂能治疗慢性关节扭伤、骨折和湿疹等皮肤病。德国 E 委员会推荐本品外敷治疗创伤。

【注意事项】本品能破坏维生素 B,长期服用需补充维生素 B。严重水肿患者禁止使用。

【附注】本品被认为含有可溶于水的黄金,每吨新鲜茎内含有 4 盎司黄金,泡成茶后,黄金含量微乎其微,但足够治疗风湿性关节炎。

208 加拿大飞蓬 *Erigeron canadensis* L. （菊科）

【英文名】Canadian Fleabane

【别名】飞蓬

【植物形态】一年生草本。茎直立,高至 1 m。叶互生,两面被硬毛,基生叶和下部茎生叶倒披针形;中部和上部叶披针形。头状花序密集成伞房状或圆锥状;总苞半球形;雌花二型:外围下花舌状,淡紫红色,内层小花细筒状,无色;两性花筒状,黄色。瘦果矩圆形,压扁;冠毛 2 层,污白色。

【生态分布】原产北美,现在南美和欧洲均有分布,生于新开垦地。

【历史趣闻】在北美传统医学中,将本品煎煮产生的蒸汽用于发汗,感冒期间鼻吸蒸汽能刺激患者打喷嚏,燃烧本品产生的烟雾能驱赶蚊虫。

【采收】以地上部分入药。开花时采收地上部分,晾干备用。

【化学成分】含挥发油(包括柠檬烯、萜品醇和沉香醇)、黄酮、萜烯、有机酸和鞣质。

【药理作用】本品具有抗菌、抗病毒、消炎、收敛、利尿等作用。

【临床应用】可用于腹泻、痢疾等肠胃疾病。煎剂对出血性痔疮很有效;作为利尿剂用于膀胱疾病;还用于治疗风湿性疾病、淋病和其他泌尿生殖系统疾病。

209 北美圣草 *Eriodictyon californicum* Greene （田基麻科）

【英文名】Yerba Santa，Yerba Mate

【别名】散塔草

【植物形态】常绿灌木,高至 2.5 m。叶披针形,表面亮绿色,被白色毛。花喇叭形,白色或蓝色,聚集成簇。

【生态分布】原产于美国加利福尼亚州和俄勒冈州及墨西哥北部,生于山坡干燥地,分布在海拔 1 200 m 处。

【历史趣闻】西班牙殖民者从美洲土著人那里了解本品药用价值后,将其命名为"圣草"。通常叶子泡茶饮用能治疗伤风、感冒、咽喉疼痛、痰液和哮喘;用其浸液洗浴能缓解发热症状;叶子捣碎制成膏药外敷用于溃疡。

【采收】以叶入药。四季可采。

【化学成分】含挥发油、黄酮(圣草酚)和树脂。

【药理作用】本品芳香,具有愉悦的甜味,有祛痰作用。还能增强体力、补充能量。

【临床应用】本品用于治疗气管炎、支气管炎、哮喘等呼吸系统疾病。

210　单瓣狗牙花 *Ervatamia coronaria* Stapf. （夹竹桃科）

【英文名】Grape Jasmine

【别名】狗牙花;葡萄茉莉

【植物形态】多年生灌木,高至 2 m。叶坚纸质,椭圆形或椭圆状长圆形,叶面深绿色,背面淡绿色。聚伞花序腋生,通常着花 6～10 朵;萼片长圆形;花冠白色,具浓烈香气。蓇葖果,极叉开或外弯;种子长圆形。

【生态分布】单瓣狗牙花属热带植物,喜温暖湿润气候。生长于印度、马来西亚和印度尼西亚等地的林地、沟谷。

【历史趣闻】在印度和东南亚,单瓣狗牙花是常见的民间草药之一。其应用比较广泛,根、叶、木头均作药用,用于治疗不同的疾病。

【采收】以根、叶、胶乳、木部入药,均全年可采,鲜用或干燥备用。

【化学成分】主要含生物碱和树脂。

【药理作用】本品具有抗菌、止痛、收敛、退热、抗过敏、驱虫等作用。

【临床应用】在印度草医学中,单瓣狗牙花根和胶乳用以驱除寄生虫;根还可咀嚼用以止牙痛;胶乳用于治疗白内障(特别是发病初期)、眼睛发炎和视力低弱。其叶的汁液对皮肤过敏和创伤有缓解作用。木头用于退热。在印度尼西亚,单瓣狗牙花根的煎剂用于治疗泄泻。

【注意事项】遵医嘱使用。

211　海刺芹 *Eryngium maritimum* L. （伞形科）

【英文名】Sea Holly, Eryngo

【别名】刺芹

【植物形态】多年生草本;高至 60 cm。单叶,刺条状;花小,白色或绿白色;萼齿硬而尖;花瓣狭,卵圆形,表面有鳞片或瘤状凸起。

【生态分布】分布于欧洲沿海,生于沙质土壤。

【历史趣闻】17 世纪,本品在英国作为甜食使用,还用于防治坏血病。1735 年,K'Eogh 在《爱尔兰草药》中记载,本品能利尿、通经,治疗胃肠胀气,消除肝、肾、膀胱梗阻。在 K'Eogh 时代,本品风靡一时,有助于治疗各种神经系统疾病,如瘫痪和惊厥。

【采收】以根入药。秋季挖根,干燥保存。

【化学成分】含皂苷、香豆素、黄酮和有机酸。

【药理作用】本品有利尿、通经、抗菌、消炎等作用。

【临床应用】在现代欧洲本草中本品作为利尿剂使用,还可治疗膀胱炎和尿道炎。虽然本品不能溶解已经形成的结石,但能阻止结石的形成,减轻肾结石症状。本品还用于治疗前列腺增生、前列腺炎以及胸部疾病。

212　德苦草 *Erythraea centaurium* Pers. （龙胆科）

【英文名】Centaury

【别名】百金花

【植物形态】二年生草本,高至 25 cm。基生叶莲座丛状;花瓣5枚,粉红色,聚集成簇。

【生态分布】原产于欧洲、亚洲西南,现分布在温带地区。

【历史趣闻】在希腊神话中,名骑手喀戎用德苦草治疗毒箭伤。

【采收】以地上部分入药。夏季开花前采收,干燥后备用。

【化学成分】本品含多种苦味成分,如裂环烯醚萜类化合物。

【药理作用】本品水提物有抗炎、解热、镇痛作用。

【临床应用】由于具有温和的苦味,能刺激食欲,促进唾液腺、胃、肠、胆囊分泌消化液,使食物更容易分解消化,有利于充分吸收营养,连续服用几周,效果更加显著。服用制剂时应慢慢呕吸,以促进上消化道机能。

【注意事项】肠胃溃疡患者服用时需遵医嘱。

213　杂色刺桐 *Erythrina variegata* L. （豆科）

【英文名】Indian Coral Tree

【别名】印度刺桐;印度珊瑚树;刺桐

【植物形态】落叶灌木,高至 6 m。茎多刺,羽状复叶,小叶三角形。花红色,形状似豌豆花。荚果长达 30 cm,念珠状;种子1～8粒,暗红色。

【生态分布】杂色刺桐产于南亚次大陆大部分地区,喜温暖气候,生于落叶阔叶林中。有人工栽培。

【历史趣闻】本品为印度、缅甸、尼泊尔等国民间草药,主要用于抗菌、消炎。

【采收】以树皮、叶片入药,全年可采,鲜用或干燥备用。

【药理作用】本品具有抗菌、抗炎、止痛、消食、驱虫等作用。

【临床应用】在印度草药医学中,本品用于治疗炎症、周期性疼痛及与食物和消化有关的疾病,包括厌食症、肠胃胀气、腹绞痛和寄生虫。树皮用于治疗皮肤病、高烧和麻风病。树叶制成的膏药,传统上外敷用于愈合伤口。

【附注】在南亚许多地方,农民将杂色刺桐人工栽种以辅助胡椒的生长。

214　美国猪牙花 *Erythronium americanum* L.（百合科）

【英文名】Adder's Tongue

【别名】美猪牙花

【植物形态】多年生草本，高至 25 cm。茎单生，叶 2 片，椭圆形，有斑纹；花大，花被片 6，分离，开花时强烈反卷，亮黄色。果为蒴果。

【生态分布】原产北美，主要分布于东部，生于潮湿林地和开阔地。

【历史趣闻】美洲土著居民很少使用本品。欧洲移民认为本品药用价值与秋水仙 *Colchicum autumnale* 相似。收载于 1820—1863 年《美国药典》，用于治疗痛风。

【采收】以叶入药。夏季采集叶片，晾干保存。

【化学成分】本品含 α-亚甲基丁内酯。

【药理作用】有抗菌、消炎、利尿、催吐等作用。

【临床应用】叶浸提物用于皮肤病，如溃疡和肉瘤，并能治疗腺体增大。叶或全草的膏剂外用治疗皮肤疾病。新鲜叶具有强烈的催吐作用。

【注意事项】遵医嘱使用。

215　古柯 *Erythroxylum coca* Lam.（古柯科）

【英文名】Coca

【植物形态】常绿灌木，高至 3 m。叶互生，卵圆形。花小，白色，花萼宿存，花瓣 5 片，雄蕊 10～20。浆果小，含种子 1 粒。

【生态分布】原产秘鲁和玻利维亚，生于智利安多斯东部的雨林地区，海拔至 1 500 m。种植在海拔 500～2 000 m 地区。

【历史趣闻】安多斯土著居民在随身携带的小袋内装有古柯叶和石灰，每日时时咀嚼。早期的欧洲旅游者发现咀嚼古柯的居民没有牙齿和牙龈疾病，当地民间用本品治疗牙痛。古柯叶水提取液至今仍作为可乐饮料调味剂使用。但古柯碱长期以来在处方中被查禁。在玻利维亚和秘鲁的文化发展及印第安人艾玛拉族和奇楚亚族的民间医药中，古柯叶均有着重要作用。在高海拔地区，寒冷以及食物缺乏时，咀嚼混有石灰的古柯叶，有强壮身体、抵御寒冷、补充营养的作用。

【采收】以叶入药。在叶子开始卷曲时采收，晾干备用。

【化学成分】含可卡因和其他多种生物碱、挥发油、类黄酮醇、维生素 A、维生素 B、矿物质。

【药理作用】叶中可卡因有兴奋和麻醉作用，古豆碱 *Hygrine* 在 1860 年首次分离出，但直到 1884 年才发现其具有局部麻醉作用。

【临床应用】当古柯叶与酸橙或桦一起咀嚼时，可释放出少量活性成分，其补益作用有助于预防感冒、抗疲劳和改善营养。在南美,古柯叶用于治疗恶心、呕吐、哮喘和加速恢复健康。哥伦比亚将古柯叶作为强心剂。古柯叶的提取物古柯碱可作为局部麻醉剂,但也被非法地用作成瘾剂和兴奋药。

【注意事项】本品须遵医嘱使用。很多国家对古柯叶实行限制使用。

216　花菱草　*Eschscholzia californica* Cham.　（罂粟科）

【英文名】California Poppy

【别名】金英花;加利福尼亚罂粟

【植物形态】一年生或多年生草本,高至 60 cm。叶基生为主,茎上叶互生,多回三出羽状深裂,状似柏叶,裂片线形至长圆形。单花顶生具长梗,花瓣 4 枚,外缘波皱,黄色、橙黄色、粉红或红色。花期春季到夏初。

【生态分布】原产北美西部,广泛栽培作观赏花卉,喜沙质土壤。

【历史趣闻】美洲土著居民将花菱草的汁液用于止痛,治疗牙痛。

【采收】以地上部分入药。夏季采集,鲜用或晾干后备用。

【化学成分】本品含异喹啉生物碱(包括原阿片碱、隐阿片碱和白屈菜碱)、黄酮苷等。

【药理作用】本品有止痛、镇静的作用。

【临床应用】草药医疗中,本品用于儿童体力和精神方面的疾病,还用于治疗遗尿、失眠、神经紧张和焦虑。

【附注】据法国研究,证实本品提取物有镇静、减缓焦虑作用,且无毒性。

217　柠檬桉　*Eucalyptus citriodora* Hook. f.　（桃金娘科）

【英文名】Lemon Scented Gum

【别名】香桉

【植物形态】常绿乔木,高可至 40 m,树干挺直,树皮平滑,灰白色或淡灰红白色,全体具柠檬香气。叶互生,叶片窄披针形,稍弯,两面有黑腺点。伞形花序有花 3～5 朵,排成顶生或腋生圆锥花序;花直径 1.5～2 cm;萼筒杯状。蒴果卵状壶形,或坛状。花期每年 2 次,3～4 月和 10～12 月。蒴果 9～11 月和次年成熟。

【生态分布】柠檬桉原产澳大利亚东部及东北部沿海地区,喜温暖气候,不耐寒,有较强的耐旱力,原产地年降水量 630 mm 左右,集中在夏季。现在许多热带及亚热带地区有栽培。

【历史趣闻】在澳大利亚柠檬桉原产地的居民地区,人们在还不知道疟疾的来源时就用柠檬桉消除"瘴气"了。而在我国,柠檬桉栽培历史不长,主要分布在华南地区。

【采收】以叶入药,夏季采集新生的枝叶。每年可采 2~3 次。用水蒸气蒸馏法加工枝叶提取精油。鲜叶得油率为 0.6%~2%。

【化学成分】主要有效成分为挥发油、树脂等。挥发油的主要成分为香茅醛(65%~80%)、香茅醇、牻牛儿醇、异胡薄荷醇、1,8-桉油素和愈创木醇。

【药理作用】柠檬桉叶及挥发油杀菌力较强,常用作抗菌剂、抗寄生虫、抗神经痛、防腐剂,并有祛痰、退热、止痛的功效。

【临床应用】在欧美国家的芳香疗法中,柠檬桉叶油通常作为桉叶油使用,功效与蓝桉叶油相同,但它的香气有柠檬香味,更讨人喜欢。由于柠檬桉油有清新的香气和很强的杀菌及杀病毒的能力,吸入其蒸汽是非常有效的治疗感冒的天然疗法,不仅可以舒缓鼻塞,还能抑制感冒、流感病毒的滋生。

【注意事项】儿童慎用精油,必要时应在医生指导下使用。

218　蓝桉 *Eucalyptus globulus* Labill.　(桃金娘科)

【英文名】Eucalyptus,Blue Gum

【植物形态】常绿大乔木;高至 100 m,树皮蓝灰色。叶蓝绿色,常被白粉。花通常单朵腋生;萼筒有棱及小瘤体;萼帽状体较萼筒短。蒴果杯状。

【生态分布】原产澳大利亚,生于热带和亚热带地区,19 世纪引种至西方国家,现在世界各热带和亚热带地区的沼泽地带多有栽培。

【历史趣闻】蓝桉为澳大利亚土著居民的传统草药,有强力杀菌作用,民间用于治疗感冒、发热、咽喉痛和其他感染。有些地区的居民应用本品的特殊气味和其他一些精油混合,搓揉胸部,并施以"魔法",治疗儿童的一些疾病。蓝桉生长需要大量水分,在沼泽地区种植的蓝桉可以吸干其水分,以防止疟疾的传播。

【采收】以叶入药。叶全年可采,并用以提取精油。

【化学成分】叶含挥发油(桉叶素含量达 80%)、黄酮、鞣质和树脂。

【药理作用】本品有抗菌、祛痰、促进局部血液循环的作用。桉叶提取物可明显降低糖尿病模型小鼠的血糖水平。果实提取物具有抗菌、抗肿瘤活性。桉叶精油在 6% 以上浓度时有抑制结核杆菌的作用;其精油还有驱蚊、驱跳蚤、驱虱子、驱蠕虫、杀寄生虫、灭阴道滴虫等作用。

【临床应用】桉叶常用于治疗感冒、流感、咽喉痛以及胸部疼痛,如气管炎、肺炎等疾病。稀释的精油揉擦胸部和窦道的皮肤,有温暖和轻度麻醉的作用,有助于治疗呼吸器官感染。稀释的精油还能治疗风湿性关节疼痛和神经痛,并可用于细菌性皮肤感染。

　　含桉叶油的糖用于治疗咽喉痛。胶囊剂治疗气管炎,每日 3 次,每次 200 mg。吸入剂为 10 滴精油加入到热水中,治疗感冒。其他如浸剂治疗气管炎;酊剂用于止咳等。

【注意事项】精油不可内服。婴幼儿要慎用本品。

【附注】在澳大利亚生产桉叶精油的还有 *E. polybractea* 和 *E. radiata* var. *australiana* 2 种。而世界其他国家生产桉叶精油多以蓝桉 *E. globulus* 为主。

219　尤曼桉 *Eucalyptus youmanii* Blakely et Mckie.（桃金娘科）

【英文名】Youmans' Stringybark，Rutin Bearing Eucalyptus

【植物形态】乔木，最高至 30 m。树皮灰色至棕红色，纤维厚实且皱纹明显；嫩叶绿色至蓝绿色。

【生态分布】原产澳大利亚，现在各热带、亚热带地区引种。

【历史趣闻】曾是澳大利亚南部民间传统草药之一。

【采收】以叶入药。全年可采，干燥后保存。

【化学成分】叶主要含芦丁等黄酮类成分。尤曼桉叶含芦丁 12.5%～15.3%，最高达 19.2%。

【药理作用】芦丁具维生素 P 样作用，能降低毛细血管通透性和脆性，促进细胞增生和防止血细胞凝聚，有抗炎、抗过敏、利尿、解痉、镇咳、调节血脂等方面的作用。

【临床应用】芦丁是治疗心脑血管常用药曲克芦丁的原料。临床上芦丁主要用于高血压病的辅助治疗，防治因芦丁缺乏所致其他出血症，如防治脑血管出血、高血压视网膜出血、紫癜、急性出血性肾炎、慢性气管炎、血液渗透压异常等症，还用于预防和治疗糖尿病及合并高脂血症。

【附注】在澳大利亚还有一种能提供芦丁的资源植物大喙桉 *E. macrorhyncha*。

220　丁香 *Eugenia caryophyllata* Thunb.（桃金娘科）

【英文名】Clove

【别名】公丁香；丁子香

【植物形态】常绿乔木，高 10 多米。叶互生，革质，卵状长椭圆形，叶表面密布油腺点。花小，浓香，成顶生聚伞花序，聚合成圆锥状。花蕾似钉形，萼片 4，肉质，初为绿色，后为紫色；花瓣 4，白色稍带浅紫色。浆果卵圆形，稍有光泽，具宿萼，成熟果紫黑色或浅红色。种子小，多数，椭圆形。

【生态分布】原产热带湿热森林地区，喜高温高湿的气候环境，不耐低温和干旱。主要产于坦桑尼亚、马达加斯加。科摩罗、留尼旺、毛里求斯等国亦产。此外，印度尼西亚、菲律宾、中国均有种植。

【历史趣闻】在东南亚地区，丁香在民间应用已有几千年历史，被认为是一种万应药，能治疗所有疾病。丁香的杀菌特性，使其能治疗某些感染性疾病。在亚洲热带地区，人们常常用它来治疗疟疾、霍乱和结核病以及疥螨等寄生虫病。

【采收】以干燥花蕾入药。当花蕾由绿色转红色时采摘,干燥后备用。

【化学成分】含挥发油(主要为丁香酚,含量 85％,以及乙酰丁香酚、水杨酸甲酯等)、树脂、鞣质等。

【药理作用】丁香挥发油具有强烈的杀菌作用。丁香酚具有很强的麻醉和抗菌作用,因而丁香油常用于消除牙痛和作为许多疾病的杀菌剂。乙酰丁香酚具有很强的镇痛作用。

【临床应用】具有杀菌、行气、兴奋、止呕、镇痛、驱虫等功效。丁香对于消化道不适,如肠气、腹绞痛和腹胀等有疗效。其镇痛作用也可治疗咳嗽,尤其是治疗肌肉痉挛型咳嗽。由于丁香能兴奋大脑,增强记忆以及兴奋整个机体,因而在印度和西方国家被用作催欲药。它有利于分娩时子宫肌肉的兴奋和收缩,还可以治疗粉刺、皮肤溃疡、疼痛等皮肤疾病。在印度尼西亚,常与柑橘合用作为驱虫剂。西方草药医学中常用本品作漱口剂起局部麻醉作用,以减轻牙痛等。

【附注】丁香还是有名的调味料。《印度药典》1966 年版规定,本品含丁香油不得少于 15％。《中国药典》2005 年版规定,本品含丁香酚不得少于 11.0％。《欧洲药典》1997 年版规定,本品精油含量不得少于 150 mL/kg。

221 紫果卫矛 *Euonymus atropurpureus* Jacq. (卫矛科)

【英文名】Indian Arrow Wood

【别名】美卫矛;暗紫卫矛

【植物形态】落叶乔木,高至 8 m。树皮光滑。叶对生,椭圆形,边缘有锯齿。花小,紫色,聚集成簇。果实猩红色,4 浅裂。

【生态分布】原产北美东部,生于潮湿林地,靠近水源。

【历史趣闻】达科他人、克里族人等美洲土著居民使用本品作为眼部洗液、创面膏剂,以及妇科用药。土著人介绍本品给早期的欧洲移民后,19 世纪在英国人中开始应用。

【采收】以树皮和根皮入药。秋季采集,干燥备用。

【化学成分】含强心甾体类化合物(强心苷),与洋地黄毒苷类似。还含天冬酰胺、甾体和鞣质。

【药理作用】本品有强心、轻泻和利尿等作用。

【临床应用】能治疗胆囊疾病,用于治疗胆汁和肝脏疾病,也用于治疗湿疹等皮肤病(由于肝和胆囊功能异常引起的)及便秘。当肝脏处于损伤状态时所引起的疾病,本品常与欧龙胆 *Gentiana lutea* 联合使用,能解热。本品含有强心苷,也用于心脏疾病。

【注意事项】本品有毒,遵医嘱使用。妊娠期和哺乳期妇女禁用。

222　大麻叶泽兰 *Eupatorium cannabinum* **L.** （菊科）

【英文名】Hemp Agrimony

【别名】林泽兰

【植物形态】多年生草本,高至 1.5 m。根茎粗壮。茎直立,红色。叶对生,长椭圆形或长披针形,叶两面粗涩,质地稍厚,被稀疏白色短柔毛及腺点。头状花序多数在茎顶及枝端排成密集的复伞房花序;花紫红色、粉红色或淡白色。瘦果黑褐色,圆柱状,冠毛白色。

【生态分布】原产于欧洲,现分布于亚洲西部和北非,生于潮湿林地、沟渠、沼泽和开阔地。

【历史趣闻】在中世纪早期,阿拉伯医生、哲学家阿维森纳(980—1037 年)和其他阿拉伯执业医生就开始使用本品。

【采收】以地上部分和根入药。夏季开花时采收,干燥后备用。

【化学成分】含挥发油(α-萜品烯、p-伞花烃、麝香草酚和甘菊环烃)、倍半萜烯内酯(尤其是泽兰苦素)、黄酮、吡咯双烷类生物碱和多糖。

【药理作用】p-伞花烃具有抗病毒作用;泽兰苦素具有抑制肿瘤和细胞生长的作用;多糖能刺激免疫系统;分离后的吡咯双烷类生物碱具有肝毒性。根具有轻泻和利尿作用,全草有滋补作用。

【临床应用】本品主要用于发热、伤寒、流感和其他急性病毒性疾病。近来,本品作为免疫激活剂,用于抵抗急性病毒及其他感染。

【注意事项】由于含有吡咯双烷类生物碱,使用时需遵医嘱。

223　贯叶泽兰 *Eupatorium perfoliatum* **L.** （菊科）

【英文名】Boneset

【别名】贯叶佩兰;穿心佩兰

【植物形态】多年生草本,高至 1.5 m。茎直立。叶狭披针形,先端尖。花小,白色或紫色。

【生态分布】原产北美东部,生于草地和沼泽地。

【历史趣闻】美洲土著人用本品浸剂治疗感冒、发热、关节炎和风湿病。美洲土著人将其作为发汗剂及治疗发热的古方介绍给早期殖民者,用于治疗引起发热的所有疾病,如流感、霍乱、登革热、疟疾和伤寒;还用于治疗关节炎、感冒、消化不良、便秘和食欲减退。殖民者采纳了此药,使其成为当时美国使用量最广泛的药用植物之一。在美国南北战争中,士兵们不仅用其治疗发热,还将其作为滋补剂,以保持健康。几乎每一个美国农家的阁楼和柴房椽子上都挂有成束的贯叶泽兰,一旦有感冒发热者就派上了用场。本品对 19 世纪美国主要疾病疟疾有极好的治疗作用,一些使用金鸡纳树皮无效的患者改用贯叶泽兰得以痊愈。

【采收】以地上部分入药。夏季开花时采收,晒干保存。

【化学成分】含倍半萜烯内酯(如泽兰叶黄素)、多糖、黄酮、二萜、甾醇和挥发油。

【药理作用】倍半萜烯内酯和多糖具有明显的免疫活性。本品还具有滋补和轻泻作用。

【临床应用】本品的热浸剂能缓解感冒引起的一般症状,能刺激机体抵抗病毒和细菌的感染,通过发汗以降低体温并降低痰液黏度,以利于咳嗽时将痰排出。本品还用于治疗风湿病、皮肤病和寄生虫病。欧洲学者研究表明,本品能治疗轻度病毒和细菌感染,刺激白细胞更有效地发挥吞噬作用。在德国,贯叶泽兰用于治疗病毒性感染,如感冒和流感。

【附注】本品作为解热药曾收载于《美国药典》,1820—1916 年美国药局方将其列为标准药物;1926 年至 1950 年列为药物对照品。但自从阿司匹林出现后,其地位一落千丈。现代草药学家继续推荐本品作为解热药使用。草药学家大卫·霍夫曼(David Hoffmann)记载:"本品可能是治疗流感的最佳药物。"

224　紫苞泽兰 *Eupatorium purpureum* L. (菊科)

【英文名】Gravel Root,Joe Pye Weed

【别名】紫苞佩兰

【植物形态】多年生草本,茎直立,高至 1.5 m。叶对生,长圆形,被腺点。头状花序再排列成伞房状,花紫红色。

【生态分布】原产北美东部,生于草地、河岸和沼泽地。

【历史趣闻】美洲土著居民用来作为利尿剂,用于治疗泌尿系统疾病。1820—1842 年的《美国药典》曾收载本品。

【采收】以根入药。秋季采挖根部,洗净,晒干备用。

【化学成分】本品含挥发油、黄酮和树脂。

【药理作用】有抗菌、消炎、利尿、排石等作用。

【临床应用】本品用于尿道疾病,有助于预防肾结石和膀胱结石的形成,也可减少已形成的结石。还用于治疗膀胱炎、尿道炎、前列腺增生、风湿症和痛风。

【附注】大麻叶泽兰、贯叶佩兰和紫苞佩兰 3 种,虽然是同属植物,植物形态上有许多相似之处,但药用部位和药的性质各不相同,应注意区别。

225　飞扬草 *Euphorbia hirta* L. (大戟科)

【英文名】Pill-bearing Spurge;Asthma Plant

【别名】毛果大戟

【植物形态】一年生或多年生草本,茎直立,高 50 cm。叶长椭圆形,先端尖。杯状聚伞花序再排成紧密的腋生头状花序；小花淡绿色或紫色。蒴果卵状三棱形；种子卵状四棱形，每面有稍明显的横沟。

【生态分布】原产印度和澳大利亚，现广泛分布于热带地区。生于荒坡、沟谷、路边。

【历史趣闻】飞扬草在热带地区的许多国家民间用作草药，在亚洲，民间常用于治疗哮喘。

【采收】以地上部分入药，一般于植株开花时采收，鲜用或干燥备用。

【化学成分】含类黄酮醇、萜类化合物、链烃、酚酸、莽草酸和胆碱。

【药理作用】本品有抗菌、抗炎、祛痰、止痉、舒缓、镇静、驱虫等作用。莽草酸和胆碱有抗痉挛作用。

【临床应用】本品能有效地治疗支气管哮喘、舒张支气管、舒缓呼吸。它是温和的镇静剂和祛痰剂，常用于治疗支气管炎及其他呼吸道疾病，也常与其他抗哮喘草药配伍使用，如胶草 *Grindelia camporum* 和半边莲 *Lobelia inflata*。英美殖民者常将本品用于治疗肠内阿米巴寄生虫病。

【附注】本属相关植物的药用情况：切诺基人用斑地锦 *E. maculata* 治疗乳头疼痛和皮肤病。许多其他北美洲大戟属植物被用于治疗便秘。原产于西印度群岛的披针叶大戟 *E. lancifolia* 的煎剂可用于催乳。*Euphorbia artota* 在马来西亚和印度尼西亚用于治疗闭经，并可作为堕胎药。大戟属的许多植物可治疗箭毒。

226　京大戟 *Euphorbia pekinensis* **Rupr.**（大戟科）

【英文名】Da Ji

【别名】大戟

【植物形态】一年生或多年生草本，茎直立。叶互生，椭圆形至长方形。花小，花序单生于二歧分枝顶端；总苞杯状。雄花多数，伸出总苞之外；雌花 1 枚，具较长的子房柄，花柱 3，分离。蒴果球状，成熟时分裂为 3 个分果爿。种子长球状，暗褐色或微光亮。

【生态分布】原产中国，喜温暖湿润气候，生于旷野、荒地、林地边缘。现在中国东部和中部地区栽培。

【历史趣闻】京大戟为中国民间传统草药，有毒，只在相关的严重疾病中使用。

【采收】以根入药，早春时节采挖其根，洗净，干燥备用。

【化学成分】主要含大戟苷。

【药理作用】本品具有泻下作用。研究表明，京大戟治疗腹水和肾炎很有效，但会产生副作用。

【临床应用】在中草药中，京大戟有毒，因而只在相关的严重疾病中使用。它作为泻药，能排出如肋膜炎和腹水等的多余体液，还可治疗肾病，特别是肾炎。外用敷在发炎的患处,可减轻肿胀。本品不可与甘草的根配伍使用。

【注意事项】京大戟有毒,遵医嘱使用。

227　小米草　*Euphrasia officinalis* **L.**（玄参科）

【英文名】Eyebright

【植物形态】一年生攀缘半寄生草本,高至 50 cm。叶小,对生,卵圆形。穗状花序;花萼管状;花冠白色,带黄色斑点,上唇直立,下唇开展,边缘扇贝形,中央黑色。蒴果长圆形。花期 6～7 月。

【生态分布】分布于欧洲,生于草地和开阔地。

【历史趣闻】本品在欧洲为传统民间草药。

【采收】以地上部分入药。夏季开花时采收,晾干备用。

【化学成分】含环烯醚萜苷(如桃叶珊瑚苷)、黄酮、鞣质、木聚糖和酚酸。

【药理作用】桃叶珊瑚苷具有抗病毒、消炎和抗痉挛的作用,还能清热、除烦、利尿。

【临床应用】本品能减轻炎症,使黏膜收紧,特别适用于结膜炎和睑炎,也用于治疗眼、中耳、鼻窦和鼻腔感染及过敏症状。

228　吴茱萸　*Evodia rutaecarpa*（**Juss.**）**Benth.**（芸香科）

【英文名】Evodia

【植物形态】落叶乔木,高至 10 m。单数羽状复叶,对生,小叶椭圆形至卵形。聚伞状圆锥花序顶生,花雌雄异株,白色。蓇葖果红中带绿色或紫红色,种子 1 粒,卵状球形,黑色,有光泽。

【生态分布】原产中国西藏喜马拉雅山东部地区,喜温暖湿润气候,现在中国许多地方栽培。

【历史趣闻】吴茱萸在中国民间药用已有 3 000 年以上的历史。在公元 1 世纪的《神农本草经》医药典籍中已有记载。

【采收】以果实入药,秋末果实接近成熟时采收,干燥备用。

【化学成分】含吴茱萸啶、吴茱萸碱和去甲基吴茱萸次碱等。

【药理作用】吴茱萸具有显著的温中散寒作用。研究表明,吴茱萸可止痛、降低血压。

【临床应用】在中医药学里,主要用于治疗腹痛、呕吐、泄泻、头痛和脉弱。

【注意事项】遵医嘱使用。

229　荞麦　*Fagopyrum esculentum* **Moench**（蓼科）

【英文名】Buckwheat

【别名】苦荞

【植物形态】一年生草本,高至 50 cm。叶三角戟形。花 5 瓣,白色或粉红色,密集成簇。小坚果角状。

【生态分布】原产于亚洲中部和北部,在温带地区,特别是美国,广泛种植。

【历史趣闻】据说荞麦起源于中东,不是在十字军东征(11、12 世纪)时传入欧洲,就是在更早的时候由阿拉伯人带入西班牙。当时作为粮食的补充品。

【采收】以叶和花入药。夏季开花时采收,晒干备用。

【化学成分】本品主要含有黄酮,尤其是芦丁。

【药理作用】芦丁有很强的抗氧化作用,能强化血管内壁。本品有降血压、降血糖等作用。

【临床应用】本品常用于治疗循环系统疾病,最好泡茶或制成丸剂,与维生素 C 或柠檬汁同服,以帮助吸收。本品特别用于治疗毛细血管脆变,也用于强化肿胀的血管,促进冻疮痊愈。常与椴树 *Tilia spp.* 花合用,治疗视网膜出血,也常与其他植物药合用治疗高血压。

【附注】近年来,进一步的研究发现,荞麦还能降血糖,减少结肠癌和直肠癌的发病率。

230 木苹果 *Feronia limonia*（L.）Swigle （芸香科）

【英文名】Wood Apple

【别名】象橘

【植物形态】乔木,小茎多刺,高至 20 m。羽状叶,小叶无柄,倒卵形或卵形,全缘;叶轴通常有略明显的翼叶。花甚多,细小;花萼在花后常脱落;花瓣卵形,扩展,红色。果实圆球形,大小如橙子,果皮木质,粗糙,果肉味酸甜;种子长圆形而略扁。

【生态分布】原产于印度南部,属热带植物,生于热带树林中或山坡、荒地。现在亚洲各热带地区有栽培,中国台湾有栽培。

【历史趣闻】木苹果是印度民间使用上千年的草药之一,民间用果实和其他药物制成的膏药外敷在乳房上,以调节乳腺。东南亚其他国家民间也将它用于治疗消化系统疾病。

【采收】以果实、树叶入药。树叶全年可采,果实成熟时采收,鲜用或干燥后备用。

【化学成分】果实含果酸、维生素和矿物质。叶含鞣质和挥发油。

【药理作用】果实有兴奋消化系统作用;叶有收敛作用。

【临床应用】在印度,果实主要用于治疗消化系统疾患。叶用于治疗消化不良、胃肠胀气、泄泻、痢疾(尤其是儿童)和痔疮。

231 阿魏 *Ferula assa-foetida* L. （伞形科）

【英文名】Asafoetida；Devil's Dung

【植物形态】多年生草本,高约 2 m。主根肉质;茎中空;叶二至三回羽状分裂。多数白色小花形成伞形花序。双悬果矩圆形。

【生态分布】原产于伊朗、阿富汗和巴基斯坦,喜温暖干旱气候。为获取其树胶而在许多地方人工栽培。

【历史趣闻】阿魏树脂使用的历史悠久。被认为在古罗马时期它就是最受欢迎的香料,有像大蒜一样持久的香气。现在仍是辣酱油中的重要成分而著名。在公元前 7 世纪,有一篇印度医学专题论文 Charaka Samhita 就认为阿魏是治疗肠胃胀气最好的药。

　　阿魏传入中国及药用已有 1 000 多年的历史,唐《新修本草》首载。明《本草汇言》(1624 年)称:"阿魏化积、堕胎、杀虫之药也。其气辛烈而臭,元人入食料中,能辟一切禽兽鱼龟腥荤诸毒。凡水果、蔬菜、米、麦、谷、豆之类,停留成积者,服此立消。"

【采收】以油、树胶和树脂入药。夏季从已生长 4 年的茎秆上采集其树胶(渗出物)。即由茎上部往下割取,将茎秆切断,切断处有乳液流出,上面用树叶覆盖,经 10 天,渗出物凝固如脂,即可刮下,收集。再割去一小段,如上法采收。一般每株可割 3～5 次。

【化学成分】其渗出液含挥发油(6%～17%)、树脂和树胶。挥发油中含有二硫化合物。树脂含倍半萜烯苷、香豆素、臭阿魏素。

【药理作用】挥发油中二硫化合物有祛痰作用,油能恢复消化功能。阿魏亦有降血压、稀释血液的作用。

【临床应用】在中东和印度草医药中,阿魏用于治疗单纯消化性疾病,如胃肠胀气、消化不良和便秘。人们服用阿魏(通常用片剂)用于治疗支气管炎、支气管哮喘、咳嗽和其他胸部疾患。它的刺鼻气味还可帮助治疗神经官能症,并享有盛誉。

【注意事项】成人服用安全,幼儿服用也许有害。

【附注】*Ferula siphion* 在古罗马时期作为避孕药,因其被过度采集而于公元300 年已灭绝。波斯阿魏 *F. persica* 在中东用于治疗风湿病和骨痛。中亚的五福花阿魏 *F. sumbul* 用作神经补剂。*F. jaeschkeana* 近来被作为一种有潜力的避孕药而加以研究。

232　蓬阿魏 *Ferula gummosa* Boiss.　(伞形科)

【英文名】Galbanum

【别名】阿魏脂;波斯树脂;波斯香脂

【植物形态】多年生草本,茎光滑,空心。叶二至三回羽状分裂,裂片细鳞状。伞形花序,花小,白色。双悬果椭圆形。

【生态分布】原产中亚细亚,喜温暖干旱气候。现在伊朗、巴基斯坦、印度为获取其树胶而有人工栽培。

【历史趣闻】几个世纪以来,蓬阿魏在民间一直作为药用。

【采收】以油胶树脂入药。夏季从已生长多年的茎秆上采集其树胶。即由茎上部往下割取,将茎秆切断,切断处有乳液流出,待渗出物凝固变硬后,即可取下,收集。再割去一小段,如上法采收。视情况每株可割多次。

【化学成分】蓬阿魏含挥发油、树脂、树胶以及香豆素、伞花烃内酯。

【药理作用】本品具有消食、解痉、止痛、祛痰等药理作用。

【临床应用】本品可用于刺激消化、消除胃肠胀气、减轻肠痛和腹痛。还可以用于治疗呼吸道感染,排除痰液。另外,将其制成药膏外敷有助于愈合伤口。

233　印度榕树 *Ficus benghalensis* L.（桑科）

【英文名】Banyan Tree

【别名】孟加拉榕

【植物形态】乔木,高至 20 m,树枝上长出气生根可钻入地下生长。单叶,椭圆形。果实为无花果型果实,近圆球形。

【生态分布】原产印度和巴基斯坦,属热带树种,喜温暖湿润气候,野生丛林中。在印度次大陆其他国家也广泛栽培。

【历史趣闻】印度榕树被印度人奉为神物,在民间作为药用已有数千年的历史,树的各个部分几乎均可药用。

【采收】以果实、树皮、叶、乳液、气生根入药。全年可采,鲜用或干燥备用。

【化学成分】含榕树素 *Ficusin*、伯加平 *Bergaptin*、无花果朊酶 *Ficin* 及鞣质等。

【药理作用】本品具有抗菌、收敛、止泻、止血、止痛等作用。

【临床应用】印度榕树的叶和树皮味涩,可用于治疗胃肠道疾病,如止泻、止痢和减少出血。其乳汁外用治疗痔疮、疣以及关节疼痛。而果实是缓泻剂。气生根用来咀嚼,可预防牙龈疾病。树皮在印度草药中还可用于治疗糖尿病。

【注意事项】树的乳汁有毒,不可内服。

【附注】美国中部的榕树 *Ficus continifolia*,其树汁和树皮粉末用于治疗创伤和擦伤。它在印度草药中作为补药、利尿药并用于治疗淋病。*F. lacor* 在中草药里用于发汗,而原产于中国、印度尼西亚和澳大利亚的榕树 *F. retusa* 在中国传统上用于治疗牙痛及龋齿。

234　无花果 *Ficus carica* L.（桑科）

【英文名】Fig

【别名】阿驵;奶浆果

【植物形态】落叶灌木或乔木,高达 12 m,有乳汁。单叶互生,厚膜质,宽卵形或近球形,3~5 掌状深裂,边缘有波状齿。肉瘿花序托有短梗,单生于叶腋。聚花果梨形,熟时黑紫色。

【生态分布】原产阿拉伯南部,后传入叙利亚、土耳其等地,目前,地中海沿岸诸国栽培最盛。

【历史趣闻】最新考古证实人类种植无花果的历史已达一万年之久。更有趣的是,古今中外许多专家学者长期研究考察推断,无花果正是《圣经·旧约》中"亚当夏娃"偷吃的智慧果;而无花果那美丽宽大的叶片,则自然成为《圣经》里描述的人类第一套服装。

【采收】以聚花果入药。夏、秋季摘取未成熟青色聚花果,放于沸水内烫过,立即捞起,晒干或烘干。

【化学成分】含枸橼酸、延胡索酸、琥珀酸、丙二酸、脯氨酸、草酸、苹果酸、莽草酸、奎尼酸、生物碱、甙类、糖类、无花果朊酶等。

【药理作用】具有抗菌、消炎、润肺、止咳、润肠等作用。

【临床应用】主要用于治疗咳喘、咽喉肿痛、便秘、痔疮等疾病。

【附注】无花果的根、叶用于治疗肠炎、腹泻;外用治痈肿。根、叶外用适量,煎水熏洗患处。

235　菩提树　*Ficus religiosa* L.（桑科）

【英文名】Peepal

【别名】印度菩提树

【植物形态】乔木,高至 8 m。叶大,坚韧,心脏形,有尾尖。果为无花果型果实,椭圆形,成对生长,成熟时紫色。

【生态分布】产于印度北部和中部的森林和林缘的水中。喜温暖湿润气候。现广泛分布于南亚次大陆各国,常见于栽培。

【历史趣闻】菩提树被印度人和佛教徒奉为圣物,佛正是在菩提树下获得终极宇宙真理的实现。菩提树还是一种长寿的树。据说,斯里兰卡的一棵菩提树有 2 000 多年的树龄。

【采收】以果实、叶、树皮、乳胶入药,全年可采,鲜用或干燥备用。

【化学成分】果实含果糖、黄酮类和酶。果实及其他部分含榕树素 *Ficusin*、伯加平 *Bergaptin* 等。

【药理作用】本品具有抗菌、收敛、止泻、止血、止痛等作用。

【临床应用】菩提树与印度榕树的功效相似,其树皮和叶味涩,可用于治疗泄泻和痢疾;而叶单独使用可治疗便秘。叶和印度酥油(纯奶油)制成泥敷剂治疗疖疮以及因腮腺炎出现的唾液腺肿大。果实的粉末用于治疗哮喘。胶乳用于治疗疣。

236　旋果蚊子草 *Filipendula ulmaria*（L.）**Maxim.**（蔷薇科）

【英文名】Meadowsweet，Queen of the Meadow

【别名】榆叶蚊子草;合子草;欧洲合子草

【植物形态】多年生草本,高至 1.5 m。茎有棱,光滑无毛。叶为羽状复叶,顶生小叶 3～5 裂,裂片披针形,边缘有重锯齿。顶生圆锥花序;花萼片卵形;花瓣倒卵形,白色,有杏仁味。果弯曲如螺旋状着生于果托上。花果期 6～9 月。

【生态分布】原产欧洲,生于潮湿地带,特别是沟渠和岸边。

【历史趣闻】本品在中世纪时的欧洲就是受欢迎的草药,认为其香气会令人愉快,并用以制作蜂蜜酒。本品含水杨酸盐,后来由此衍生合成了阿司匹林。

【采收】以花枝和叶入药。夏季开花时采收,干燥保存。

【化学成分】本品含黄酮苷(约 1%,主要为槲皮苷)、酚性苷(为水杨酸盐)、挥发油(水杨酸醛等)、多酚(鞣质)。

【药理作用】所含水杨酸盐化合物有阿司匹林类似的作用。本品主要有消炎、抗风湿、收敛、利尿和健胃等作用。

【临床应用】用于治疗胃病和消炎。可治疗胃酸过多症,还可降低人体内酸度,其能治疗关节炎和风湿病,除抗炎外,也可能与降低体内酸度有关。此外,还用于治疗膀胱炎、腹泻(包括儿童腹泻),与其他草药合用还治疗过敏性肠综合征。本品有与阿司匹林相类似的作用(消炎、止痛),但无阿司匹林的溶血作用。

　　酊剂治疗关节痛,取 25 mL,用纱布浸后外敷。丸剂用于风湿痛。用新鲜草加沸水制作的浸剂,每 2 h 服用 100 mL,治疗消化不良。煎剂治疗腹泻,每日 2～3 次,每次 200 mL。粉剂治疗胃酸过多,每日 3 次,每次 10 g,水送服。

【注意事项】阿司匹林过敏者忌服。

237　小茴香 *Foeniculum vulgare* **Mill.**（伞形科）

【英文名】Fennel

【别名】茴香;谷茴香

【植物形态】二年生或多年生草本。茎直立,高至 1.5 m,全株具强烈香气。上部茎生叶卵圆形至阔三角形,3～4 回羽状细裂,最终裂片丝状,叶柄具鞘。伞形花序顶生或侧生,花黄色,萼齿不显,花瓣 5,倒卵形。双悬果长圆形,果棱尖锐,具 5 棱,有特异香气。花期 6～7 月,果期 9～10 月。

【生态分布】原产于地中海地区,现温带地区广泛栽培。

【历史趣闻】在古希腊,本品就有多种药用价值。希波克拉底认为本品能舒胃,治疗婴儿疝气。几百年后,戴奥斯柯瑞迪认为本品有抑制消化的作用,并推荐哺

乳期妇女服用其种子催乳。希腊人还称本品为"Maraino",意思是"变苗条",
有减肥作用。古罗马学者普林尼偏爱本品,在 22 张处方中均加入本品;并记
载,蜕皮后的蛇在小茴香上摩擦后,呆滞的眼睛明亮了,据此,他认为本品能治
疗眼疾,包括失明。古印度阿育吠陀医药体系中认为本品能助消化;小茴香黄
色的小花与胆囊相像,被认为能治疗黄疸。英国草药学家尼古拉斯·卡尔佩泊
认为本品能排气、催乳、明目、缓解病人胃部不适等。牙买加人使用本品治疗感
冒。非洲人使用本品治疗痢疾和消化不良。

【采收】以种子(果实)和精油入药。秋季果实成熟时采收,干燥保存或提取精油。

【化学成分】本品含有约 8％的挥发油(80％为大茴香醚,还有小茴香酮、甲基胡椒
酚等)、黄酮、香豆素和甾醇等。

【药理作用】小茴香籽有抗菌、消炎、刺激食欲、利尿、通经、化痰等作用。挥发油释
放的香气,具有抗痉挛作用。研究还表明,本品有温和的雌激素作用。

【临床应用】本品最常用于消肿、缓解胃痛、利尿和抗感染。与洋茴芹 *Pimpinella
anisum* 和葛缕子 *Carum carvi* 相似,种子(果实)制成浸剂对增强消化功能、减
轻腹胀的功能都十分有效,还可用于治疗肾结石;与某些利尿药,如熊果叶
Arctostaphylos uva-ursi 合用治疗膀胱炎。本品制成漱口剂治疗咽炎,并具有
温和的化痰作用;制成的浸剂或糖浆,治疗儿童疝痛和牙痛;制成滴眼剂用于治
疗眼炎和结膜炎。本品可增加乳汁分泌,长期被认为有减肥和抗衰老的作用。
在德国,本品与葛缕子一样,用于治疗消化不良、胀气、疼痛、肠激惹综合征和婴
儿疝气。大剂量的小茴香能通经;更年期妇女使用本品能缓解更年期不适
症状。

【注意事项】茴香籽可能有毒,请勿过量使用,孕妇和儿童均限制使用。其精油不
可内服。

238　野草莓 *Fragaria vesca* L.（蔷薇科）

【英文名】Wild Strawberry

【别名】欧洲草莓;柔软草莓

【植物形态】多年生草本,茎匍匐。叶 3 裂羽状复叶。花 5 瓣,白色。浆果小,
红色。

【生态分布】原产欧洲和亚洲温带地区。

【历史趣闻】直到中世纪,本品才作为药物使用。1652 年,尼古拉斯·卡尔佩泊记
载了本品的功效:"浆果能舒肝、凉血、健脾、益胃,叶和根能迅速紧化松弛的牙
齿,治疗多孔性腐烂牙龈。"

【采收】以叶和果实入药。初夏采收叶与果实。

【化学成分】叶含类黄酮、鞣质和挥发油。果实含果酸、挥发油、甲基水杨酸盐和

龙脑。

【药理作用】本品为温和的收敛剂和利尿剂。

【临床应用】全株可治疗腹泻和痢疾,但现已很少使用。叶泡茶漱口可止咽痛,用
浸剂擦洗可治轻度烫伤和擦伤。在欧洲,浆果被认为含有清凉和利尿的成分,
见于治疗肺结核、痛风、关节炎和风湿痛的处方中。

【附注】本品目前较少作为药品使用。

239 欧洲白蜡树 *Fraxinus excelsior* L. (木犀科)

【英文名】Ash

【别名】欧洲桦

【植物形态】落叶乔木,高至 40 m,树皮灰白色。叶芽黑色圆锥形;奇数羽状复叶,
对生,小叶 7～13 枚,卵圆形。圆锥花序;花萼钟状;无花瓣。翅果倒披针形。
花期 3～5 月。

【生态分布】分布于欧洲,生于低地和高沼泽地。

【历史趣闻】在挪威神话中,欧洲白蜡树被看作"宇宙之树"。它的根向神的领地伸
展,它的叶触及宇宙最边远的角落。世上第一个人是用它的树干雕刻而成。一
直到 19 世纪,爱尔兰高地人还保留着给每个新生儿喂一勺欧洲白蜡树汁的
习惯。

【采收】以叶和树皮入药。夏季采收树叶,春季采收树皮。干燥备用。

【化学成分】叶含黄酮、鞣质、黏液质、三萜和环烯醚萜。

【药理作用】树皮有滋补和收敛作用,叶有收敛、泻下和利尿作用。

【临床应用】树皮现已很少药用,偶见用于治疗发热。叶可作为番泻叶 *Cassia sen-
na* 的替代品,效力比较温和。

240 墨角藻 *Fucus vesiculosus* L. (墨角藻科)

【英文名】Bladderwrack,Kelp

【别名】黑角藻

【植物形态】多年生棕绿色藻类,长达 1 m。叶扁平分叉,具中空囊状物。

【生态分布】原产于北大西洋海岸和地中海西部海岸。

【历史趣闻】产地沿海居民很早就用墨角藻作燃料,在冬季也用作牛的饲料。后来
用作提取碘和钾的原料。

【采收】以全部藻体入药。全年均可采收。墨角藻是一种贴附在岸边岩石上生长
的褐藻,可在退潮时进行采割。

【化学成分】本品含多酚、多糖和矿物质(其中含碘大于 0.1%)。

【药理作用】多糖具有免疫促进作用,碘能激发甲状腺功能。意大利在一项临床实

验中(1976 年),服用墨角藻的实验组比对照组病例体重减轻更多。近来德国许多实验表明,多酚和多糖具有抗病毒和抗 HIV 病毒活性。

【临床应用】本品由于含有碘,可治疗甲状腺肿大,通过增加甲状腺素生成而加快人体新陈代谢,但可能导致甲状腺功能减退。据说本品还可用于治疗风湿病。

【注意事项】妊娠期和哺乳期妇女禁用。甲状腺疾病患者和服用胰岛素患者使用时需遵医嘱。

241 药球果紫堇 *Fumaria officinalis* L. （紫堇科）

【英文名】Fumitory

【别名】蓝堇

【植物形态】一年生攀缘草本,高至 30 cm。羽状复叶,叶片边缘有锯齿。总状花序,花瓣有管状矩,粉红色,先端栗色。

【生态分布】原产于欧洲和北非,在亚洲、北美和澳大利亚也有分布。

【历史趣闻】本品为欧洲民间传统草药。以其味苦而闻名。

【采收】以带花的地上部分入药。在盛花期采收地上部分的整体或碎段,干燥后备用。

【化学成分】本品含异喹啉生物碱和黄酮。

【药理作用】对肝胆具有刺激和清洁作用,同时具有利尿和轻泻作用。

【临床应用】主要用于治疗慢性皮肤瘙痒、湿疹。

【注意事项】过量使用有毒。遵医嘱使用。

242 山羊豆 *Galega officinalis* L. （豆科）

【英文名】Goat's Rue

【植物形态】多年生丛生草本;高至 1 m。奇数羽状复叶;小叶长椭圆形,先端尖,全缘。花排成顶生或腋生的总状花序;花冠白色或蓝色。荚果线形,圆柱状。

【生态分布】原产于亚洲和欧洲大陆,后移植到英国,喜生于潮湿低地。

【历史趣闻】欧洲民间草药,曾用于治疗鼠疫。民间广泛用作牛饲料。

【采收】以地上部分入药。秋季采收,干燥保存。

【化学成分】含生物碱(山羊豆碱)、植物凝聚素、黄酮和鞣质。

【药理作用】山羊豆碱具有很强的降低血糖作用。此外,还有催乳和利尿作用。

【临床应用】本品主要用于治疗糖尿病,但不能代替常规治疗,在发病早期具有治疗意义。

【注意事项】用于治疗糖尿病时需有医生指导。

243　安古斯图拉树 *Galipea officinalis* Hancock（芸香科）

【英文名】Angostura

【别名】药尬梨

【植物形态】常绿乔木，高至 15 m。树皮灰色，羽状复叶，小叶亮绿色。花气味难闻。

【生态分布】原产于加勒比海部分地区至南美热带地区。

【历史趣闻】南美传统草药，用作滋补品和治疗发热、消化不良。亚马孙土著人用来作鱼毒。

【采收】以树皮入药。树皮全年可采，干燥保存。

【化学成分】含苦味质、生物碱（包括安古斯图拉树碱）、挥发油（1%～2%）。

【药理作用】生物碱具有抗菌活性，能杀死结核杆菌；苦味质有滋补作用，对胃和消化道有刺激作用。本品还有止痉作用，对脊椎神经有作用。

【临床应用】本品是治疗消化不良的代表药物，对腹泻和痢疾也有效；还可用于治疗瘫痪。在南美，有时用来替代金鸡纳治疗发热和疟疾。

【附注】树皮有时还作调味品。

244　拉拉藤 *Galium aparine* L.（茜草科）

【英文名】Cleavers，Goose Grass

【别名】猪殃殃

【植物形态】一年生蔓生草本，高达 1 m。茎细弱，具 4 棱，沿棱有倒生小刺。叶轮生，条状倒披针形。聚伞花序顶生或腋生，花小，花冠白色，4 裂，裂片长圆形。果实小，圆形，绿色，带钩刺。

【生态分布】原产于欧洲和北美，在有些温带地区，如澳大利亚也有分布。大量栽培于庭院和路边。

【历史趣闻】拉拉藤由于能紧紧黏附于毛发和衣物上而得名。戴奥斯科瑞迪认为它能抗疲劳，还介绍了牧牛人利用其茎内筛状组织过滤牛奶的方法。

【采收】以地上部分入药，春末开花前采收，晾干后备用。

【化学成分】含环烯醚萜（如车叶草苷）、多酚酸、蒽醌（仅根部含有）、烃类、黄酮和鞣质。

【药理作用】车叶草苷具有轻泻作用和利尿作用。根据法国研究（1947 年），拉拉藤提取物具有降血压作用。

【临床应用】本品常用于治疗皮肤病，如脂溢性皮肤炎、湿疹和牛皮癣；还能治疗淋巴腺肿大；作为解毒剂也能治疗肿瘤。其汁液有很强的利尿作用，可作利尿剂使用。浸剂和汁液还能治疗肾结石和其他泌尿系统疾病。

245 蓬子菜 *Galium verum* L. （茜草科）

【英文名】Lady's Bedstraw

【别名】疗毒草

【植物形态】多年生蔓生草本,长约 80 cm。茎密被短柔毛。叶轮生,狭条状,暗绿
色。聚伞圆锥花序,稍紧密;花小,淡黄色。果小,果瓣双生,近球状。花期 7
月,果期 8～9 月。

【生态分布】原产欧洲和西亚,后移植到北美。生于干燥草地、路边。

【历史趣闻】具有令人愉悦的芳香气味,在中世纪,常铺在地上作铺垫。本品能使
牛奶凝固,制成奶酪,使其呈现出黄色。K'Eogh 在《爱尔兰草药》中记载:"将
花研碎敷于烫伤处能减轻炎症,敷于伤口能帮助愈合。"

【采收】以地上部分入药。夏季开花时采收,晾干后备用。

【化学成分】含环烯醚萜(如车叶草苷)、多酚酸、蒽醌(仅根部含有)、烃类和凝
乳酶。

【药理作用】味微苦,有抗菌、抗炎、活血去瘀、解毒止痒、利尿、通经作用。

【临床应用】主要用作利尿剂和治疗皮肤病。它和拉拉藤 *Galium aparine* 一样,
可以治疗肾结石、膀胱结石、膀胱炎和其他泌尿系统疾病,偶尔用于治疗慢性皮
肤病,如牛皮癣,非常有效。在法国用于治疗癫痫,但现已很少使用。

246 栀子 *Gardenia jasminoides* Ellis（茜草科）

【英文名】Gardenia

【别名】中国栀子

【植物形态】常绿灌木,高至 3 m。叶对生或 3 叶轮生,有短柄;叶片革质,鲜绿色,
通常呈椭圆状倒卵形或矩圆状倒卵形。花大,白色,芳香,有短梗,单生枝顶;花
萼裂片 5～7;花冠高脚杯状,裂片倒卵形至倒披针形。果黄色,卵状至长椭圆
状,有 5～9 条翅状直棱。

【生态分布】原产于中国东南部各省,喜湿润热带气候。现在中国南部及东南亚广
泛栽培。

【历史趣闻】栀子在中国中草药中使用至少已有 2 000 年的历史。它能提供一种
重要的香精油,可使茶叶气味更为芳香。栀子精油可制成栀子花香水,而且通
常与茉莉花、晚香玉混合使用。其精油亦可用于其他饮料的调香,特别适于橙
汁类饮料的增香。

【采收】以果实入药。果实变为红黄色时采摘,干燥备用。

【化学成分】果实含挥发油、栀子黄素、藏红花素和京尼平苷。

【药理作用】本品味苦,性寒,具有抗菌、抗炎、解热、止血、止痛等作用。

【临床应用】栀子在传统中草药中,多用于解除与热有关的症状,包括发热、心烦、烦

躁、失眠、尿痛和黄疸,亦可用于治疗膀胱炎、头痛和呼吸困难。它还可用于治疗鼻衄、尿血和直肠出血。栀子与蛋清混合,制成粉末敷剂,外敷可治疗瘀伤。

【注意事项】如患有泄泻,勿服用栀子。

【附注】印度北部产 *Gardenia campanulata* 的果实有导泻作用,用于驱除寄生虫。印度北部产的 *Gardenia gummifera* 能抗菌和助消化。太平洋地区的 *G. taitensis* 可减轻头痛。非洲的 *G. thunbergia* 可用于治疗便秘。

247　伏卧白珠树 *Gaultheria procumbens* L.（杜鹃花科）

【英文名】Wintergreen

【别名】冬绿树;平铺白珠树;北美冬青

【植物形态】芳香低矮灌木,高至 15 cm。叶片坚韧,卵圆形;花小,钟形,白色或粉红色。果实亮红色。

【生态分布】原产于北美,生于林地、高山开阔地。

【历史趣闻】美洲土著人广泛将本品用于治疗背痛、风湿痛、发热、头痛、咽喉痛及其他疾病。19 世纪草药医派奠基人 Samuel Thomson 将其与毒参 *Conium maculatum* 合用,治疗严重的体液潴留。在美国独立战争期间,其叶作为茶的替代品。

【采收】以叶、果实和精油入药。夏季采叶,秋初采集果实。晾干备用。

【化学成分】含酚类(如白珠树苷、水杨酸)、挥发油(0.8%)、黏液质、树脂和鞣质。挥发油中,98%以上为水杨酸甲酯。

【药理作用】本品有很强的抗感染、消炎作用。精油具有缓解肌肉、韧带、关节红肿胀痛及炎症的作用。

【临床应用】本品能缓解消化道不适症状,对关节炎、风湿病亦有效。叶泡茶喝能减轻胃肠胀气和绞痛。精油制成的擦剂或膏药,对坐骨神经痛和三叉神经痛等有疗效。精油还能治疗蜂窝组织炎。

【注意事项】对阿司匹林过敏者请勿内服。除遵医嘱外,精油不能内服;精油稀释后也不能外敷于 12 岁以下儿童的皮肤。

【附注】白珠树属 *Gaultheria* 植物的其他种,多含有挥发油,而油中水杨酸甲酯含量为 96%～99%。

248　石花菜 *Gelidium amansii* Lamx.（红藻科）

【英文名】Agar

【植物形态】红褐色半透明海藻。具压扁的丝状根,扁圆形状"藻体"边缘薄,直立、丛生,高 10～15 cm,粗 0.5～2 mm,4～5 回羽状分枝,枝端尖,质地坚硬。四分孢子囊生于小枝顶,成篦形;囊果生于小枝中部,膨胀成丸状,2 室,果孔 2 个。

【生态分布】原产于中国和日本的太平洋沿岸以及南非沿海地区。生长于海平面以下 30 m 的岩石上。晚秋和冬季会结出球状果。

【历史趣闻】石花菜是提取琼胶的主要原料之一。其日本名 Kanten,意思是"寒冷的天气"。这是由于日本人习惯在冬季收获海藻,也是琼胶(琼脂)生产过程中需要冰冻和解冻生产程序的原因。琼胶通常用于食物勾芡,现在更广泛地用于科学研究,是培养微生物的培养基中的主要成分。

【采收】以琼胶入药。商业收获者从海岸边的岩石上耙下石花菜藻体,将清除干净的海藻与硫酸一起煮沸 6 h 后生产出琼胶(琼脂)。

【化学成分】琼脂含多糖,主要是琼脂糖和琼脂胶,含量可达 90%,为黏性物质。

【药理作用】本品具有营养、润肠、缓泻、刺激等作用。

【临床应用】本品主要作为肠内大体积纤维物质的缓泻剂。它有营养肠胃、吸收水分、消除腹胀、刺激肠道运动、促进排便的功效。

【附注】见于太平洋沿岸的 *Gelidium cartilagineum* 和其他近缘种均能生产琼脂,有同样的功效。

249　常绿钩吻 *Gelsemium sempervirens* L.（马钱科）

【英文名】Yellow Jasmine,Gelsemium

【别名】常青钩吻

【植物形态】常绿木质攀缘植物,高至 6 m。叶对生,叶面油亮,暗绿色。花芳香,喇叭形,黄色,密集成簇。

【生态分布】原产于美国南部和美洲中部,生于潮湿地区。

【历史趣闻】很早就在美洲土著人中使用,直到 19 世纪中叶才作为常规用药,收录于 1863—1926 年《美国药典》。

【采收】以根茎入药。秋季采挖,洗净,干燥保存。

【化学成分】含吲哚生物碱(如钩吻碱甲、钩吻素)、环烯醚萜、香豆素和鞣质。

【药理作用】生物碱有毒,对中枢神经有抑制作用。本品还具有抗痉挛、降血压的作用。

【临床应用】本品是一种应用前途广泛的植物药,小剂量用作镇静剂和抗痉挛药,能治疗神经痛,常用于治疗面部神经痛。外敷治疗肋间神经痛和坐骨神经痛,也用于治疗百日咳和哮喘;还可治疗偏头痛、失眠和肠病。在顺势疗法中,用于降血压。

【注意事项】本品极毒,遵医嘱使用。有些国家限制使用。

250　欧龙胆 *Gentiana lutea* L.（龙胆科）

【英文名】Gentian

【别名】黄龙胆

【植物形态】多年生草本,高达 1.5 m。花茎单生,不分枝。叶对生,卵圆形,表面暗绿色。花多数,簇生枝顶和叶腋;花萼钟形,先端 5 裂;花冠筒状,先端 5 裂,成星状,黄色。

【生态分布】原产中欧和南欧,从西班牙至巴尔干的高山地区,生长于海拔700～2 400 m,喜荫蔽和肥沃土壤。由于过度采挖,野生品已很少,现主要为栽培品。

【历史趣闻】拉丁名 Gentiana 来源于一个伊利里亚人的国王 Gentius,他想找到一种草本植物中的滋补成分,人们为了纪念他而将龙胆属以他的名字而命名。龙胆是强力苦味剂,为主要的民间草药之一。早在普林尼(Pliny)与戴奥斯科瑞迪(Dioscorides)在世时人们即已知龙胆之功效。

【采收】以根入药,秋季采挖根部,洗净,干燥后保存。

【化学成分】含有苦味质(龙胆苦苷、苦杏苷)、龙胆三糖、菊糖和酚酸。苦杏苷比龙胆苦苷更苦 3 000 倍,以 1:50 000 稀释后仍有苦味。

【药理作用】其苦味成分可增加胃液,促进胃活动,增强消化力。欧龙胆可以加强消化系统功能,促进食欲,还可刺激胆囊和肝的活动,增强其机能。

【临床应用】本品是一种主要的传统药。用欧龙胆制成的开胃酒在饭前服用,可促进消化,缓解胃痛。它还能增强肠壁的营养吸收能力,包括对铁质和维生素 B 的吸收,因此可以用于失血引起的缺铁性贫血的治疗。妇女经期失血过多时可使用它。本品还被老年人用作消化滋补剂。

　　酊剂治疗食欲不振,取 2～5 滴,饭前用水冲服。煎剂治疗贫血和消化功能弱,每日 3 次,每次 25 mL。

【附注】《欧洲药典》2002 年版、《日本药典》第 14 版均有收载。

251　网纹牻牛儿苗 *Geranium maculatum* L. (牻牛儿苗科)

【英文名】American Cranesbill

【别名】斑点老鹳草

【植物形态】多年生草本,高至 60 cm。叶圆形,掌状深裂。花单生,花萼和花瓣 5,花冠粉紫色。蒴果;种子坚硬。

【生态分布】原产于北美洲东部和中部,生于林地。

【历史趣闻】美洲民间草药。美洲土著人用其治疗咽喉痛、溃疡、牙龈炎和鹅口疮。欧洲殖民者用于治疗腹泻、内伤出血、霍乱和性病。

【采收】以根和地上部分入药。早春挖根,夏季采收地上部分,干燥后备用。

【化学成分】含鞣质(在 30% 以上)。

【药理作用】本品有收敛、凝血、抗菌、消炎等作用。

【临床应用】常用于治疗肠激惹综合征、痔疮和难以愈合的伤口,还用于治疗崩漏和阴道异常出血。

【注意事项】不能长期连续使用。

252　纤细老鹳草 *Geranium robertianum* L.（牻牛儿苗科）

【英文名】Herb Robert

【别名】罗氏老鹳草

【植物形态】一年生或二年生草本,有强烈气味,高 50 cm。叶对生,五角状圆形,裂片卵形,羽状深裂,小裂片矩圆形,红绿色。花序柄长,顶生 2 花;萼片披针形;花瓣鲜粉红色。蒴果尖长。

【生态分布】原产亚洲和欧洲,喜温和湿润气候,适应性强,后移植到北美洲。

【历史趣闻】纤细老鹳草因其难闻的气味而在英国部分地区获得“臭鲍勃”的名称。虽然它曾经在欧洲草医药中使用,但当代欧洲草医药学中较少使用。

【采收】以地上部分、根入药。夏天采收,干燥备用。

【化学成分】含鞣质、苦味素、牻牛儿苗素、微量挥发油和柠檬酸。

【药理作用】本品有收敛、凝血、抗菌、抗炎等作用。

【临床应用】本品与斑点老鹳草 *G. maculatum* 很大程度上同样使用,主要用于伤口愈合。据说它还能有效地治疗胃溃疡和子宫炎以及有治疗癌症的潜力。

253　童氏老鹳草 *Geranium thunbergii* Sieb. et Zucc.（牻牛儿苗科）

【英文名】Common Heron's Bill Herb

【别名】老鹳草;玄草

【植物形态】多年生草本,高至 80 cm。茎匍匐或略倾斜。叶对生,叶片 3～5 深裂,边缘具锯齿,上面绿色,沿叶脉被柔毛。花小,腋生,花梗着生 2 花;花萼 5;花瓣 5,白色或淡红色。蒴果成熟时裂开。种子长圆形,黑褐色。花期 5～6月。果期 6～7 月。

【生态分布】原产于日本长野、群马、四国、兵库等地。

【历史趣闻】老鹳草以“牛扁”之名收载于日本的医药书《本草和名》(918 年)中。日本民间用于止泻,是一种日本民间众所周知的止泻特效药。还可作为健胃、整肠药或茶饮,用于治疗肠炎、下痢;还用于便秘症服泻下药出现的腹痛、大便不畅者。

【采收】以干燥全草入药,夏季开花时采收,洗净泥土,晾干备用。

【化学成分】主要含有鞣质、槲皮素、山柰苷等。鲜叶含鞣花酸 *Ellagic acid*。

【药理作用】药理研究表明,老鹳草制剂能提高肠管紧张度,抑制十二指肠、小肠蠕动。其制剂稀溶液可促进盲肠逆蠕动,表现为止泻作用;而浓溶液促进正常蠕动,表现泻下作用。老鹳草对痢疾杆菌、伤寒菌、大肠杆菌等有杀灭作用。

【临床应用】用于健胃、整肠、消炎、杀菌,并且对子宫内膜炎、带下等妇女病有效。水煎液外用还可治疗刀伤。

【附注】《日本药典》第 14 版收载。

254　欧亚路边青 *Geum urbanum* L.（蔷薇科）

【英文名】Avens

【别名】西藏水杨梅

【植物形态】多年生草本,高至 60 cm。植株被毛;茎细实。羽状复叶,顶生小叶较大,卵圆形。花序疏散,顶生数朵小花;萼片三角卵形;花瓣 5,黄色,近圆形。聚合果卵形,瘦果顶端有小钩。花果期 5～10 月。

【生态分布】原产欧洲和亚洲中部,生于路边。

【历史趣闻】中世纪本品被认为具有无与伦比的魔力。1493 年,一本德国教科书中提到其根具有驱邪作用。

【采收】以根和地上部分入药,春季挖根,夏季采收地上部分,干燥后备用。

【化学成分】含酚苷(如丁香酚)、鞣质、挥发油。可能还含有倍半萜烯内酯(如蓟苦素)。

【药理作用】本品具有抗菌、抗炎、收敛、除湿、止痛、镇痉作用。

【临床应用】主要用于治疗口腔、咽喉、消化道病变,能加固松弛的牙龈,治愈溃疡痛。含漱剂能治疗咽喉感染,减轻胃肠紊乱,对消化道溃疡、肠激惹综合征、腹泻和痢疾均有效。洗剂和膏药能较温和地治疗痔疮。灌洗剂用于治疗阴道异常分泌。据说本品还有轻度的类似奎宁作用,可治疗低热。

255　银杏 *Ginkgo biloba* L.（银杏科）

【英文名】Ginkgo, Maidenhair Tree, Bai Guo

【别名】白果

【植物形态】落叶乔木,高至 30 m。分枝扩展,叶扇形,叶脉放射状。

【生态分布】原产中国,大量栽培于中国、法国和美国南卡罗莱纳州。

【历史趣闻】银杏是地球上最古老的树种,在中国作为药用已有很久远的历史。对它真正有医药价值的研究,还是在近代的医学科学。

【采收】以叶和种子入药。秋季采收叶和种子。干燥备用。

【化学成分】主要含有黄酮、银杏内酯、白果内酯等。

【药理作用】本品主要有增强循环功能、抗氧化、止痛、止喘、抗过敏和抗炎的作用。

【临床应用】银杏叶及其提取物用于治疗血液循环不足和增强中枢神经系统的血

流,还用于治疗气喘和过敏性疾病。银杏种子用于治疗痰喘、咳嗽、泻痢和白带异常。西方草药学将银杏叶用于改善人体血液循环功能,特别是脑循环供血不足,用于消炎,治疗气喘。在法国和德国,银杏为畅销草药,中老年人用于改善脑部血液循环,增强记忆力,预防中风。银杏还是治疗老年痴呆症的有效药物,包括预防和治疗阿尔茨海默氏症(早老性痴呆症)。银杏还用于治疗抑郁症、青光眼和末梢动脉供血不足,对受损的神经组织有消炎作用,有高度专属性的血小板活化因子(PAF)受体阻断作用,防止血液浓积和形成血块。

叶的酊剂治疗血液循环不足,加水冲服,每日 3 次,每次 20 mL。丸剂用于治疗血液循环不足和记忆力衰退。种子煎剂止咳。新鲜叶的流浸膏用于治疗气喘。

256　欧活血丹 *Glechoma hederacea* L.（唇形科）

【英文名】Ground Ivy，Alehoof

【植物形态】多年生常绿匍匐状草本,生根的茎很长。叶小,浅绿色、肾形,有凹槽。花萼萼齿狭三角状披针形;花冠蓝紫色。小坚果长圆形,棕褐色。花果期 4～6 月。

【生态分布】原产欧洲和西亚,有些温带地区有种植,如北美,生于林地边缘、路边和绿篱下。

【历史趣闻】本品在中世纪用于治疗发热和慢性咳嗽。16 世纪的草药学家约翰·杰勒德认为其对耳鸣有效。在英格兰部分地区,用本品使麦芽酒更香更清醇。

【采收】以地上部分入药,夏季采收,干燥保存。

【化学成分】含倍半萜烯、黄酮、挥发油、苦味质(欧亚活血丹素)、咖啡酸和鞣质。

【药理作用】具有滋补、利尿和活血作用。

【临床应用】本品可治疗多种疾病,包括耳、鼻、咽喉和消化道黏膜病变。还用于治疗儿童长期瘀血和其他慢性病,如鼻窦炎和耳鸣;对于黏液分泌过多引起的咽喉、胸腔疾病也有效。本品还用于治疗胃炎、胃酸过多、肠道疾病(如腹泻、水样或黏冻样粪便);并能预防坏血病,对肾功能不全患者有帮助。

257　大豆 *Glycine max*（L.）Merr.（豆科）

【英文名】Soy

【别名】黄豆

【植物形态】一年生草本,高至 2 m。全株有毛。有 3 小叶的复叶,鲜绿色。花蝶形,花冠白色或紫色。荚果弯镰形。种子卵圆形。

【生态分布】原产于亚洲西部,现广泛种植于温带地区。

【历史趣闻】大豆是世界上仅次于大米的第二重要农作物,是植物蛋白的主要来源,也是亚洲许多地区的主食。在公元前 200 年,中国发明了豆腐。18 世纪,大豆传入欧洲,1804 年引入美国,成为美国南部和中西部的主要粮食作物之一。直至 19 世纪 60 年代末,豆腐才作为健康食品被美国大众所接受。

【采收】以种子和芽入药。果实成熟时采收,干燥后,取出种子,晒干保存。

【化学成分】大豆含约 30% 蛋白质、约 17% 混合油脂(包括约 2% 的卵磷脂、亚油酸、α-亚麻酸),以及异黄酮、拟雌内酯、甾醇、维生素和矿物质。异黄酮中主要为 5,7,4-三羟基异黄酮和 7,4-二羟基异黄酮。

【药理作用】拟雌内酯和异黄酮对人体有类雌激素作用。卵磷脂和不饱和脂肪酸可使血脂保持在健康的水平。研究发现,大豆蛋白能降低胆固醇。

【临床应用】虽然大豆及大豆副产品直接的药用价值不大,但其作为高蛋白、卵磷脂和必需脂肪酸的来源是非常重要的。而且在预防癌症,尤其是预防乳腺癌有作用。大豆显著的雌性激素活性使之成为更年期妇女的极佳药食,可帮助减缓潮热等症状,还可以预防骨质疏松症。在中医药中,豆芽(本身也含有极高的营养价值)被认为可减缓暑热及发热。

【附注】1999 年,美国食品和药物管理局规定,每份贴有降低胆固醇和心脏病发病作用标签的食品需要至少含有 6.25 g 大豆蛋白。

258　光果甘草 *Glycyrrhiza glabra* L.（豆科）

【英文名】Licorice

【别名】欧亚甘草;洋甘草

【植物形态】多年生草本,根与根状茎粗壮,具甜味。茎直立,高至 1.5 m。羽状复叶,小叶 11～17 枚,卵状长圆形,灰绿色。总状花序腋生具多数密生的花;蝶形花,花冠米色至紫红色。荚果长圆形,扁平。种子暗绿色。花期 5～6 月,果期 7～9 月。

【生态分布】产于欧洲东南部和亚洲西南部,现在广泛栽培。

【历史趣闻】甘草有几千年的药用历史,在古希腊就用于治疗哮喘、胸腔疾病和口腔溃疡,至今仍是最有价值的草药之一。它有强抗炎功效,适宜于关节炎和口腔溃疡。

【采收】以根入药。秋季采挖,洗净,干燥后备用。

【化学成分】含三萜皂苷(甘草皂苷,含量在 6% 以上)、异黄酮(甘草苷、异甘草苷、芒柄花黄素)、多糖、植物甾醇、香豆素和天冬酰胺。

【药理作用】异黄酮是众所周知的雌激素。研究表明,甘草皂苷有与皮质甾醇或其他皮质甾醇类激素相同的抗炎和抗关节炎功效;还可以刺激肾上腺产生激素,并减缓肝脏和肾脏中激素的降解。

【临床应用】本品可治疗消化系统各种炎症,如口腔溃疡、胃炎、消化性溃疡和胃酸过多以及胸腔疼痛、关节炎和某些皮肤病,还可缓解眼部炎症。本品刺激肾上腺,有助于治疗艾迪生病(原发性慢性肾上腺皮质功能减退),也可作为泻药使用。1985 年,日本研究发现甘草皂苷有助于治疗慢性肝炎和肝硬化。

主要剂型:酊剂,治疗胃炎,取 5 mL 酊剂加水 100 mL,每日 2 次。煎剂,治疗便秘,取 1 份甘草、3 份蒲公英煎服,每次 250 mL,每日 2 次。咀嚼新鲜甘草可帮助消化。粉剂,摩擦治疗口腔溃疡。流浸膏治疗胃溃疡。

【注意事项】贫血症、高血压患者和孕妇忌用。

259　湿生鼠曲草 *Gnaphalium uliginosum* **L.** （菊科）

【英文名】Marsh Cudweed

【别名】沼泽鼠曲草;欧鼠曲草

【植物形态】一年生草本,高至 20 cm。全体密被灰白色绵毛;茎直立或斜上。基生叶小,花期枯萎;茎生叶较密,叶片倒披针状条形,全缘。头状花序多数,在茎和枝端密集成球状;花小黄色,异型,雌花丝状,两性花花冠细筒状。瘦果长圆形;冠毛白色。花期 7～10 月。

【生态分布】原产于欧洲、高加索地区和西亚,后移植到北美,生于潮湿地带。

【历史趣闻】本品为欧洲传统草药。在英国本草中用于治疗扁桃腺炎、咽痛、声音嘶哑和咽部、鼻腔、窦道的黏液阻塞;在俄罗斯用于治疗高血压,也被认为具有治疗抑郁和壮阳的作用。

【采收】以地上部分入药。夏季开花时采收,干燥备用。

【化学成分】含挥发油和鞣质。

【药理作用】具有收敛、祛腐和活血作用。

【临床应用】现在已不常用。

【附注】中国使用鼠曲草 *Gnaphalium affine* D. Don 的全草。春、夏采收,洗净鲜用或晒干。本品有止咳平喘、降血压、祛风湿、祛痰作用。用于治疗感冒咳嗽,支气管炎、哮喘、高血压、蚕豆病、风湿腰腿痛、痰喘、风湿痹痛;外用治跌打损伤,毒蛇咬伤。

260　陆地棉 *Gossypium hirsutum* **L.** （锦葵科）

【英文名】Cotton

【别名】棉花子

【植物形态】一年生草本,高至 1.5 m。叶互生,宽卵形,掌状 3 裂,稀 5 裂,背面有长柔毛。花单生;萼杯状,5 齿裂;花冠白色或淡黄色,后变淡红或紫色。蒴果卵形;种子具长棉毛。

【生态分布】原产于中美洲,适合亚热带、热带气候,现在许多国家有栽培。

【历史趣闻】陆地棉很早就是玛雅人和阿孜台克人的药用植物。哥伦布第一次航行时就将其样品带回欧洲。美洲印第安人用其根皮止分娩疼痛;19世纪时将其用作引经药和堕胎药。草棉在印度和中东,人们很早就开始种植,取其纤维和药用。其根皮在治疗月经不调方面很有效;棉籽油对男性有避孕作用。

【采收】以根皮和种子油入药。秋季收获棉花时采集根皮及种子。种子可用压榨法榨取棉籽油。

【化学成分】根皮含棉酚和黄酮类;种子油含有多酚类、黄酮类和脂肪酸类成分。

【药理作用】棉酚可导致男性不育。种子油具有抗生育、抗病毒、抗菌、抗肿瘤、抗抑郁等作用。氢化种子油具有降胆固醇、补充维生素E等功效。

【临床应用】印度传统医学将棉籽用于治疗头痛、咳嗽、痢疾、便秘、淋病、慢性膀胱炎、蛇咬伤等。现代临床还将本品用于乳汁缺少、痔疮、风湿性腰痛、子宫功能性出血等疾病的治疗。

【附注】中国产草棉 *Gossypium herbaceum* L. 也有与本种相同的功效。

261 园田胶草 *Grindelia camporum* （菊科）

【英文名】Gumplant

【别名】胶草;弯曲胶草

【植物形态】多年生草本,高至1 m。叶三角形;花橘黄色,头状花序放射状排列。

【生态分布】原产于美国西南部和墨西哥,生于干旱盐渍化土壤上。

【历史趣闻】美洲土著人的传统草药,用于治疗支气管炎和皮肤病。1882—1936年《美国药典》有收载。

【采收】以叶和花序入药。夏季末开花时采收,干燥后保存。

【化学成分】含二萜(胶草酸)、树脂和黄酮。

【药理作用】本品具有解痉和祛痰作用,还有松弛、抗菌、抗炎和收敛等作用。

【临床应用】对支气管哮喘和黏痰引起的气管阻塞性呼吸困难有效。本品能松弛小支气管平滑肌,清除阻塞的痰液;对分布于支气管系统的神经末梢有收敛作用;还能减慢心率,放松呼吸,可用于治疗百日咳、干咳和膀胱炎。外用可促进烧伤痊愈。

【注意事项】过量使用有毒。肾脏和心脏疾病患者禁用。

262 愈创木 *Guaiacum officinale* L. （蒺藜科）

【英文名】Lignum Vitae

【植物形态】常绿乔木,高至9 m。羽状复叶,小叶卵形;花小,深蓝色,星形;蒴果心形。

【生态分布】原产于巴拿马至西印度群岛的美洲热带地区。在南美洲、加利福尼亚州南部和佛罗里达州,愈创木常被当作一种观赏性植物而种植。

【历史趣闻】1519 年,德国人类学家修顿(Ulrich von Hutten)记述:"禁食,大量出汗和喝愈创木煎剂,40 天后,他治好了自己的梅毒。"1526 年,美国最早的自然编年史作家之一奥维多(Oviedo)写道,加勒比印第安人使用本品很容易就治好了他们自己的性病。曾有一段时间,本品在欧洲有大量需求,但不久名气大跌,其能治愈梅毒被认为是个骗局。然而,如果能与有效的自然疗法协同医疗,其治愈梅毒是可能的。

【采收】以木材和树脂入药,全年可采。木材去皮后取心材;树脂从切口处流出,干燥后收集。

【化学成分】含木脂素(呋喃愈创木脂素、愈创木脂素等)、三萜皂苷、树脂(18%～25%)和挥发油。

【药理作用】有抗菌、抗炎、利尿、轻泻、止痛、解痉等作用。

【临床应用】在欧洲,尤其是英国,用于治疗关节炎和风湿病。本品有助于缓解关节肿胀和疼痛,还能加速排毒,用于治疗痛风。酊剂用于涂擦风湿部位。棉球蘸上树脂外用缓解牙痛。木片的煎剂可用于局部麻醉,用于治疗风湿性关节炎和疱疹。

【注意事项】有些国家限制使用。

263　南美祛痰楝 *Guarea rusbyi*（Britton）Rusby（楝科）

【英文名】Cocillana

【别名】罗比驼峰楝;柯西拉楝

【植物形态】常绿乔木。树皮灰白色。羽状复叶,小叶带状。花绿白色。

【生态分布】原产于安第斯山脉东部。

【历史趣闻】在南美和加勒比海地区的传统医学中,本品用作催吐剂达数百年。1886 年,H. H. Rusby 在玻利维亚采集标本后,将它第一次传入欧洲。

【采收】以树皮入药。全年均可采集,树皮采后干燥保存。

【化学成分】含蒽醌、原花色素和挥发油。

【药理作用】本品在止咳合剂中具有比吐根 *Cephaelis ipecacuanha* 更强的祛痰作用。

【临床应用】可用于治疗咳嗽和由于咽喉、肺、支气管炎症引起的分泌物过量。

【注意事项】大剂量可引起呕吐。遵医嘱使用。

264　匙羹藤 *Gymnema sylvestre*（Retz.）Schult.（萝摩科）

【英文名】Gymnema; Gurmar

【植物形态】大型、常绿攀缘木质藤本,缠绕在树上,有时爬到很高处。叶片浅绿色,长 5 cm。聚伞花序伞形状,腋生;花小,绿白色;花萼裂片卵圆形;花冠绿白色,钟状,裂片卵圆形。蓇葖卵状披针形,外果皮硬;种子卵圆形,顶端的种毛白色、绢质。

【生态分布】原产印度中部和南部森林中,喜温暖湿润气候,耐阴,喜肥沃土壤。东南亚以及澳大利亚北部有分布。

【历史趣闻】匙羹藤为印度及东南亚地区的民间草药,有显著阻止甜味的作用,可减少对糖的渴望。传统上用于治疗糖尿病,尤其是对中老年人糖尿病初期很有效。如果坚持服用一年或更长时间,可预防糖尿病的病情恶化。

【采收】以叶入药,全年可采,鲜用或干燥备用。

【化学成分】含皂苷(匙羹藤碱)及多肽。

【药理作用】本品具有刺激、麻醉、降血糖等作用。有助于胰腺中分泌胰岛素的细胞再生作用。

【临床应用】印度和日本的研究表明,匙羹藤是治疗糖尿病安全而有效的药物。在印度的两次临床试验证明,服用匙羹藤后,糖尿病病人可以减少胰岛素的用量或其他治疗措施,即能降低血糖,表明匙羹藤可促进胰腺中胰岛细胞的修复。再通过适当控制饮食,完全可治疗轻型糖尿病。匙羹藤叶还被证实有麻醉甜味味蕾感觉的作用,可以减少食欲,有助于减肥。

265　北美金缕梅 *Hamamelis virginiana* L. （金缕梅科）

【英文名】Witch Hazel

【别名】弗吉尼亚金缕梅

【植物形态】落叶小乔木。高至 5 m。树皮浅褐色,内皮红紫色。叶宽卵圆形,边缘有粗锯齿。冬季其明显的丝状花和具 2 种子的棕色蒴果悬挂于树上,特点极为突出。

【生态分布】原产于北美、加拿大,现在欧洲已普遍栽培。

【历史趣闻】为北美传统民间草药。用树皮煎液做成泥罨剂治疗肿块和消炎,还用于止血,特别是眼部止血。18 世纪,在欧洲用作止泻剂,目前很多国家也有应用。

【采收】以叶和树皮入药,夏季采叶,秋季剥取树皮,并迅速阴干后备用。

【化学成分】含鞣质(8%～10%)、黄酮、苦味质、挥发油(主要存在于叶中)。

【药理作用】因含有大量鞣质,主要有收敛、消炎和止血作用。

【临床应用】本品有干燥和收敛作用,能收紧皮肤和收敛皮肤受损表面的蛋白质,可用于治疗湿疹、溃疡、创伤、囊肿、虫咬伤以及静脉曲张、面部静脉损伤。内服有收缩肠黏膜的作用,用于治疗过敏性腹泻。

酊剂(树皮)20 mL 溶于 100 mL 冷水中,外敷治疗静脉曲张。浸剂(叶)外用治疗囊肿、面部静脉损伤。软膏剂,用于止血,每日涂 2 次。

【注意事项】本品主要是外用药,内服对胃有刺激。

【附注】1.《英国药典》2000 年版及《欧洲药典》2002 年版规定,本品含单宁以焦棓酚 *Pyrogallol* 计不得少于 3%。

2. 北美金缕梅与其近缘种春金缕梅 *Hamamelis vernalis* 很像,两者可以由开花期来区别,北美金缕梅的花期在秋季中期至晚期,而春金缕梅的花期在冬季中期至早春。

266　南非钩麻 *Harpagophytum procumbens* DC. (胡麻科)

【英文名】Devil's Claw

【别名】魔爪;野毛茛;钩果草

【植物形态】多年生蔓生草木,长可达 150 cm,具形似萝卜的主根及块茎。主蔓多分枝。叶对生,叶片宽卵形,肥厚,具不规则的浅裂,边缘有齿,表面灰绿色。花大,两性,单生于叶腋;花萼 5 深裂;花冠管状,为不明显的二唇形,冠檐 5 裂,紫红色。蒴果长圆形,具带钩的棘刺。种子小。

【生态分布】主要产于非洲东部及南部,尤其是纳米比亚的季节森林,南非、博茨瓦纳、安哥拉和津巴布韦的部分地区。在非洲南部的天然生长地有栽培。

【历史趣闻】南非钩麻的药用价值是由南部非洲土著居民发现的,已有几百年的历史,在当地各族人民中,包括科伊族人和班固族人,被广泛使用。传统上本品通常作为一种补药,用于治疗消化系统疾病、关节炎和风湿病,如将其块茎的汤剂来治疗消化道疾病及关节炎;还用于退烧;制成的药膏可治疗疮痛、溃疡和烫伤。19 世纪中期,德国军人 Mehnert 将其药茶介绍到欧洲。欧洲人,尤其是德国人一直在研究它。1989 年,德国 E 委员会正式承认它的功效,批准为治疗骨关节炎、肌腱炎等风湿症和治疗消化不良的合法药物。

【采收】以块茎入药。秋季采挖块茎,晾干保存。

【化学成分】含环烯醚萜苷类(约 3%)、糖类、黄酮类、酸类以及植物甾醇类、玄参醌等。环烯醚萜苷类有钩果草苷 *Harpagoside*、哈帕苷 *Harpagide*、*Procumbide*、玄参苷等。糖类,如水苏糖。黄酮类,如山奈酚、木犀草素等。酸类,如熊果酸、齐墩果酸、桂皮酸、绿原酸等。

【药理作用】有抗炎、抗菌、止痛、促进消化、解热等作用。

【临床应用】在欧洲,南非钩麻仅限于临床治疗风湿病和消化不良。它可缓解关节及肌肉疼痛,包括痛风、腰背疼、纤维组织炎及风湿性关节炎、肌腱炎。作为助消化药仅限于浸剂(草药茶)。德国 E 委员会和欧洲植物治疗科学联盟(ES-COP)批准的南非钩麻的适应证为:严重的关节炎、肌腱炎及风湿病的支持治疗和辅助治疗,用于缓解疼痛和改善病人的活动度。最适合的剂量为每日 4.5 g

干燥块茎或相当的提取物,且连续服用 4 周,才能产生显而易见的效果。

【注意事项】本品可刺激胃酸分泌,胃及十二指肠溃疡者忌服。

【附注】南非钩麻有两种,均生长于非洲。它们的药理作用和用途相似。《欧洲药典》2002 年版规定,南非钩麻含钩果草苷不得少于 1.2%。

267 哈龙咖 *Harungana madagascariensis* Lam. ex Poir. （藤黄科）

【英文名】Haronga

【植物形态】常绿灌木,高至 8 m。叶对生,长椭圆形,叶面深绿色,被黑点,叶背面有红褐色茸毛。花冠红褐色,密集成簇状。

【生态分布】原产于马达加斯加和东非,热带地区生长。

【历史趣闻】为非洲民间传统草药,主要做收敛剂和缓泻剂。非洲传统上将哈龙咖树脂用来把箭头固定在箭杆上。

【采收】以树皮和叶入药。全年均可采集树叶和树皮。

【化学成分】树皮含酚类色素、三萜烯类、蒽醌类和鞣质。叶含酚类色素、金丝桃素、黄酮类和鞣质。

【药理作用】金丝桃素具有抗病原体和抗抑郁作用。本品能刺激胆汁分泌,还有收敛、缓泻、消食等作用。

【临床应用】在非洲民间草医药中主要用于治疗消化系统疾病,如泄泻和痢疾。在欧洲草医药中,将它用于治疗消化不良和胰腺功能低下症。

【附注】同属植物 *H. paniculata* 也产于马达加斯加和东非,中非也有分布。本品又作为一种油的来源,这种油通常外用治疗各种皮肤疾病。

268 洋常春藤 *Hedera helix* L. （五加科）

【英文名】English Ivy

【别名】欧常春藤

【植物形态】常绿攀缘木质藤本,可长至 10 m 以上。茎木质。叶互生,三角状卵形,3~5 裂,革质。伞状花序,花冠黄绿色。果圆球形,成熟时黑色。

【生态分布】分布于欧洲、亚洲北部和中部,北美洲已普遍引种栽培,攀缘于岩石、山坡、墙壁及树上。

【历史趣闻】据古代传说,将一段洋常春藤花置于枕头下,可以梦见自己的恋人。洋常春藤常与酒联系在一起,用以纪念希腊酒神狄俄尼索斯。英国伊丽莎白时代,常将洋常春藤灌丛或其绘画作为旅店在小饭馆的标志。

【采收】以枝条、树皮、叶、花和浆果入药。枝条、树皮全年可采,夏季采叶和花,秋季采果。

【化学成分】叶含常春花苷 C 和常春花苷 B,藤含大牻牛儿烯。

【药理作用】有抗菌、消炎、调经、收敛、止痛等作用。

【临床应用】洋常春藤的枝条用黄油煎制成药膏,外用可祛晒斑;树皮的树胶内服治疗月经不调,外用治疗牙痛;叶的泥罨剂外用治疗刀伤、溃疡和皮肤疹;花的酒煎剂治疗痢疾;浆果治疗吐血和黄疸。

【注意事项】大量服用浆果会引起中毒。

269 嚏根草 *Helleborus niger* L. (毛茛科)

【英文名】Black Hellebore, Christmas Rose

【别名】圣诞玫瑰

【植物形态】多年生常绿草本,高至 30 cm。基生叶 1～2 枚,有长柄,叶片鸟足状分裂,长圆形或宽披针形,上部边缘有齿,茎生叶较小,3 回全裂。花单生于花葶顶部,花大;萼片 5,绿色,基部有粉红色晕;花瓣 5,粉红色、紫色或白色。蓇葖果,成熟时开裂;种子细小,黑色。花期 3～4 月,6 月份成熟。

【生态分布】原产于欧洲,在欧洲南部和中部及土耳其有野生,也是常见的庭院植物。

【历史趣闻】自然史学家普林尼描述,公元前 1400 年,本品用于治疗精神疾病。被认为能够祛除黑胆汁,黑胆汁在体液学说中被认为能导致精神错乱。

【采收】以根茎和叶入药。夏季采收叶子,秋季挖掘根茎,干燥后备用。

【化学成分】含强心苷(嚏根草因、嚏根草苷和嚏根因)、甾体皂苷和生物碱。

【药理作用】本品与毛地黄 *Digitalis purpurea* 所含苷类活性相似。味苦,具有泻下、强心、驱虫、通经作用。

【临床应用】可用于治疗心脏病。叶含强心苷,在 20 世纪用作老年患者的强心药,也用于治疗经期推迟。

【注意事项】本品极毒。除非使用最小剂量,否则可能中毒,在任何情况下都不要任意使用。

270 治疝草 *Herniaria glabra* L. (石竹科)

【英文名】Rupturewort

【植物形态】一年生或多年生匍匐草本。茎基部多分枝,铺散。叶鲜绿色,卵形。聚伞花序腋生,密集;花绿色。瘦果卵圆形,种子扁圆形。花期 7 月,果期 8～9 月。

【生态分布】分布于欧洲和西亚,生于荒地、酸性沙质土壤。

【历史趣闻】在欧洲,有关本品药用的记载,最早可追溯至 16 世纪。它的属名 Herniaria 示意用于治疗疝气。

【采收】以地上部分入药。夏季开花时采收,干燥保存。

【化学成分】含香豆素(3%,主要为伞花内酯甲醚和东莨菪内酯)、黄酮、酚酸和
　　　　　皂苷。

【药理作用】有抗菌、抗炎、利尿、收敛、止痉挛等作用。

【临床应用】现主要用作利尿剂,鲜品用于治疗泌尿系统疾病,如膀胱炎、膀胱过敏
　　　　　和肾结石。本品制成的药膏剂外敷能促进溃疡愈合。本品对膀胱还有止痉挛
　　　　　作用。

271　木槿花　*Hibiscus syriacus* L.　(锦葵科)

【英文名】Rose of Sharon, Shrubalthea

【别名】无穷花;沙漠玫瑰

【植物形态】落叶灌木,高 3～6 m。茎直立。多分枝。单叶互生,叶片菱状卵形。
　　　　　花单生叶腋,花冠浅紫色、粉红色或白色。蒴果矩圆形。花期 6～9 月。

【生态分布】原产于东亚,现全球热带和亚热带地区广泛栽培。

【历史趣闻】为民间草药。在斐济、巴布亚新几内亚、特立尼达、越南和印度民间用
　　　　　其来止痛和避孕。热水浸渍后内服可调经,作为避孕药使用。外敷治疗疮疖、
　　　　　痈肿及烧伤。

【采收】以花入药。夏季开花时采收,晾干后备用。

【化学成分】花含肥皂草苷 *Saponarin*(系一种黄酮苷),并且含有异牡荆素 *Isovi-
　　　　　texin*、皂苷及多量黏液质。根皮含鞣质和黏液质。种子含锦葵酸 *Malvalic
　　　　　acid* 等。

【药理作用】本品有抗菌、消炎、清热凉血、解毒消肿的作用。木槿茎与根提取物在
　　　　　试管内对金黄色葡萄球菌、痢疾杆菌、伤寒杆菌以及常见致病性皮肤真菌均有
　　　　　抑制作用。果实水提取物给小鼠腹腔注射,对艾氏腹水癌有一定的抑制作用。

【临床应用】花用于治疗痢疾腹泻。茎皮和根皮用于杀虫、止痒、止血。用木槿花
　　　　　煎水洗脸,可美丽容颜;用叶子汁洗头可治头皮癣,头发容易梳通。

【注意事项】本品内服时应遵医嘱。

272　毛山柳菊　*Hieracium pilosella* L.　(菊科)

【英文名】Mouse-ear, Hawkweed

【别名】山柳菊

【植物形态】多年生草本,高至 20 cm。叶莲座型丛生。头状花序单生于枝顶,花
　　　　　鲜黄色。

【生态分布】广泛分布于欧洲大部分地区、亚洲和北美温带地区,生于干燥草原和
　　　　　沙质土壤。

【历史趣闻】本品中世纪开始得到广泛应用。1735 年,K'Eogh 在《爱尔兰草药》中记

载,本品"有助于治疗血痰,各种出血、咳嗽、肺部、嘴部、眼部溃疡和带状疱疹"。

【采收】 以地上部分入药,夏季开花时采集,干燥后保存。

【化学成分】 含香豆素(伞花内酯)、黄酮和咖啡酸。

【药理作用】 具有弱的抗真菌作用,能松弛支气管平滑肌,刺激咳嗽反射,减少黏液
　　　分泌。

【临床应用】 用于治疗呼吸系统疾病,如支气管哮喘、喘鸣、百日咳、支气管炎和其
　　　他慢性充血性咳嗽、咯血;还用于治疗月经过多。本品外敷能促进伤口愈合。

【附注】 同属植物山柳菊 *Hieracium umbelatum* L. ,以根及全草入药。有清热解
　　　毒、利湿消积的作用。用于治疗痈肿疮疖,尿路感染,腹痛积块,痢疾。

273　沙棘 *Hippophae rhamnoides* L. （胡颓子科）

【英文名】 Sea Buckthorn

【别名】 醋柳;酸刺;黑刺

【植物形态】 落叶灌木,高至 5 m,具粗壮棘刺。叶对生,狭长,银灰绿色。雌雄异
　　　花;花黄色,花冠 4 瓣,花蕊淡绿色。果实圆球形,橙黄色或橘红色。种子小,黑
　　　色或紫黑色,有光泽。花期 4～5 月,果期 9～10 月。

【生态分布】 原产欧洲和亚洲,生于沿海沙质土壤和山区干燥河床上。

【历史趣闻】 沙棘果实为西伯利亚人和鞑靼人的传统食物,常与牛奶、奶酪同时食
　　　用。他们还将其制成美味的果酱。

【采收】 以果实入药。秋季果熟时采集。

【化学成分】 含类黄酮、黄酮、类胡萝卜素、抗坏血酸(含量高)、维生素 A 和维生素
　　　E 以及矿物质(如硫、硒、锌、铜等)。种子富含 α- 亚麻酸。

【药理作用】 浆果富含维生素 C,可提高机体的免疫力。浆果具有一定的收敛作
　　　用,种子油有促进血液循环的作用。

【临床应用】 用果实的煎剂擦洗,可治疗皮肤过敏和皮疹,并能促进伤口愈合。研
　　　究表明,沙棘果实、种子和种子油能促进伤口愈合和血液循环,治疗动脉粥样硬
　　　化,效果良好。

274　南非沙漠仙人掌 *Hoodia pilifera* （L. f. ）Plowes （夹竹桃科）

【英文名】 Hoodia；Ghaap；South African "Desert Cactus"

【别名】 蝴蝶亚仙人掌

【植物形态】 似仙人掌类的多浆植物,无叶,高至 50 cm。肉质茎有棱和刺。花瓣
　　　5,亮紫色至黑色,具腐肉气味,可吸引苍蝇等昆虫授粉。蒴果似山羊角,内含多
　　　数具种毛的种子。

【生态分布】 产于南非干旱地区和喀拉哈里沙漠周围。喜高温、干旱气候。目前已

有实验性栽培,但尚未商业化生产。

【历史趣闻】南非和纳米比亚的桑族(Khoi-San)人在长期的游猎生活中,有食用南非沙漠仙人掌肉质茎的传统。食用它具有抑制饥饿和口渴的作用,到 1937 年一位研究桑人的荷兰人类学家已注意到本品的用途,但南非科学与工业研究委员会(CSIR)的科学家们直到 20 世纪末才发现他的报告,并开始研究这种植物。

　　1995 年,CSIR 获得了本品抑制食欲的成分 P57 的专利。1997 年,他们将 P57 许可给了英国生物技术公司 Phytopharm。1998 年,美国辉瑞制药公司以 3 200 万美元的使用费得到了开发和销售 P57 的权利,计划将其开发成减肥药和治疗肥胖症的药品,预计市场价值超过 60 亿英镑。当知道可能会利用其传统知识时,桑人威胁要对 CSIR 的"生物海盗"行为提出诉讼。2002 年 3 月,CSIR 和桑人达成可分享以后所有专利提成费的谅解。尽管桑人可以得到一定金额,但该药品还需要做许多临床试验后才能上市。

【采收】以茎入药。四季可取,割取新鲜的肉质茎,去皮、刺后鲜用。

【化学成分】含强心苷及相关成分,如孕甾醇(Pregnane),包括 P57 等。

【药理作用】动物试验表明,P57 为强力食欲抑制剂。P57 进入下丘脑刺激神经细胞,给胃觉以满足,使人无饥饿感,抑制食欲,减少进入体内的热量,起到减肥作用。P57 无毒,食用安全。

【临床应用】本品是药食兼用的健康食品,民间除作为食物外,也用于治疗消化系统感染。还有望开发出一些新型的减肥药物。

【附注】 *Hoodia gordonii*（Masson）Sweet ex Decne. 也具有与本种相同的作用和商业开发价值。

275　二列大麦 *Hordeum distichon* L.（禾本科）

【英文名】Barley，Two-rowed Barley

【别名】二棱大麦

【植物形态】一年生草本,高至 1 m。茎直立,中空。叶片较窄,叶耳大,叶色较浅。叶耳处生两列果的果序;穗轴坚韧不易折断,穗在成熟时呈下垂和直立,多为闭颖授粉。多数长芒,少数短芒,籽粒大而整齐。

【生态分布】现在温带地区广泛种植。

【历史趣闻】本品应用已有几千年的历史。古希腊医师戴奥斯科瑞迪认为它能减弱及平抑各种激烈和敏感的体液,治疗疼痛和咽喉溃疡。

【采收】以果实入药。麦熟时采收,干燥保存。

【化学成分】含多糖、蛋白质、糖、脂肪、维生素 B 和 E;幼苗含酪胺和芦竹碱。

【药理作用】本品含有缓和刺激成分,能缓解咽喉不适、肠道和泌尿道炎症,促进营养吸收;还有助于儿童更好地吸收牛奶中的营养,并可预防在婴儿胃中形成凝乳。实验表明,本品能控制糖尿病症状,麦稃能降低胆固醇和预防癌症,促进身体康复。

【临床应用】常用于治疗儿童轻度腹泻,特别适用于发热。本品制成的膏剂对减轻炎症引起的疼痛及肿胀有效。研究表明,本品还能辅助治疗肝炎。

【附注】二列大麦籽粒淀粉含量高,制麦芽质量好,是酿造啤酒的优良原料。

276　鱼腥草 *Houttuynia cordata* Thunb.（三白草科）

【英文名】Heartleaf Houttuynia Herb

【植物形态】多年生草本,高 30～50 cm,全株有腥臭味。叶互生,卵形或阔卵形,基部心形,全缘,背面常紫红色,托叶膜质。总苞片 4,生于总花梗之顶,白色,花瓣状;花小,无花被。蒴果近球形,顶端开裂,具宿存花柱。种子多数,卵形。花期 5～6 月,果期 10～11 月。

【生态分布】原产中国,传入日本。野生或栽培。

【历史趣闻】鱼腥草为中国传统草药,公元 3 世纪,中国《名医别录》开始收载,后传入日本,成为日本民间常用药。最早的日本医药书《本草和名》(公元 918 年)以蕺的名字收载,后来在《大和本草》中以"十药"的名字收载,沿用至今。日本民间主要将其用于感冒、急性湿疹糜烂、腹股沟癣、外阴瘙痒、跌打损伤、刀伤、毒蛇咬伤、妊娠浮肿、脚气、膀胱炎、尿道炎、便秘、动脉硬化、痔疮、痔瘘等。

【采收】以带根全草入药。夏季开花时采集,干燥后备用。

【化学成分】日本产鱼腥草挥发油主要是脂类化合物(占挥发油的 81.4%),其中 2 个主要成分为癸酸和甲基正壬基酮(含量分别为 38.4% 和 10.1%),但未检出癸酰乙醛。其花、叶和果中均含槲皮素、槲皮苷、异槲皮苷等,此外还有绿原酸和棕榈酸等。

【药理作用】鱼腥草水浸液可使青蛙瞳孔缩小、离体心脏舒张期延长、对血管先短暂收缩然后扩张;降低狗、猫血压。槲皮苷具有强烈的利尿作用、强心作用,能使血管持续性收缩,对肠内细菌有杀菌作用。鱼腥草素的杀霉菌作用比磺胺强。本品还具有解热、解毒、消炎等作用。

【临床应用】本品用于治疗肺炎吐血、久疟;外用治疗痈肿、恶疮、脱肛、痔瘘、虫毒等。中国生产的注射液与片剂,用于治疗上呼吸道感染、气管炎、扁桃体炎、肺脓疡与乳腺癌等。提取、分离的鱼腥草素(癸酰乙醛)单体制成片剂,用于治疗慢性支气管炎、肺炎、附件炎等。用癸酰乙醛衍生物 12-酰乙醛亚硫酸氢钠制成的注射液,专门用于治疗附件炎、盆腔炎、慢性宫颈炎等妇科疾病。全草制成的皮炎宁制剂,外用治疗皮肤瘙痒、溃疡、蛇咬伤、疔疖与神经性皮炎等。

【附注】《中国药典》2005 年版、《日本药典》第 14 版均有收载。

277 忽布 *Humulus lupulus* L.（桑科）

【英文名】Hop Strobile，Hops

【别名】香蛇麻

【植物形态】多年生攀缘草本。蔓长至 7 m,通体密生细毛,并有倒刺。叶对生、纸质,卵形或掌状 3～5 裂,边缘具粗锯齿。花单生,雌雄异株,雄花排列成圆锥花序,雌花穗状,花期 7～8 月,果期 9～10 月。

【生态分布】原产欧洲和亚洲,生于潮湿的路边。整个欧洲作为商业用途而广泛栽培。

【历史趣闻】11 世纪以来,啤酒花用于酿造啤酒,作为芳香剂。本品味苦用于增强和刺激消化功能,还作为镇静剂用于失眠和过度兴奋。俄罗斯、乌克兰等民族用啤酒花作镇静剂、利尿剂和消炎剂,用于治疗失眠、胆囊炎、膀胱炎;外用治疗头皮屑和脱发。

【采收】以雌花序入药。秋初开始采收,采后低温晾干,干燥保存。

【化学成分】含树脂、挥发油、黄酮类、鞣质、雌激素样物质和天门冬酰胺等。在成熟的雌花序苞片腺体中含总树脂量约 8%～15%;树脂含葎草酮、蛇麻酮、类葎草酮等。挥发油(约为 0.5%),其中主要有 α-考绕咖烯、γ-白菖考烯等。黄酮类有黄芪苷、异槲皮苷、芸香苷等。

【药理作用】具有镇静、催眠、抗抽搐等作用。苦味质能增强消化功能,促进胆汁分泌。葎草酮、蛇麻酮有杀菌作用。本品还有解痉作用,可松弛平滑肌。此外,还具有类似雌激素的作用。

【临床应用】本品制成的香囊置于床边,可解除烦躁、减少刺激、缓解焦虑、缓解紧张和头痛,用于治疗失眠和过度兴奋等症状。本品可治疗腹痛、气喘和痛经。近年来临床也用于治疗肺结核、麻风病、急性菌痢、感染、慢性溃疡病,能促进肉芽组织生长、创口愈合等。对矽肺、胃和十二指肠溃疡、慢性气管炎等也均有较好的疗效。

　　酊剂 20 滴,加入 1 杯水中,每日 3 次,治疗失眠、头痛。胶囊(含 300 mg 生药),每次 1 粒,饭前服,每日 2 次,增进食欲。香囊(含 100 g 生药),置床边,催眠。泥罨剂用于皮肤损伤。

【注意事项】本品使用安全。但有报道,服用后有时会产生皮肤过敏,类似花粉过敏症状。

【附注】《欧洲药典》2002 年版、《英国药典》2000 年版均有收载。

278 乔木绣球 *Hydrangea arborescens* L.（虎耳草科）

【英文名】Wild Hydrangea

【别名】洋绣球

【植物形态】落叶灌木,高至 3 m。茎木质,叶对生,卵圆形。花小,乳白色,密集成簇。花几乎全为无性花,所谓的"花"只是萼片而已。早期"花"为白色,后变为蓝色或粉红色。

【生态分布】原产于美国东部,从纽约至佛罗里达,生于林地、河边。

【历史趣闻】北美切罗基人用其治疗膀胱炎和肾结石。19 世纪草药医派中,推荐一种含乔木绣球、堰麦草 *Agropyron repens* 和蜀葵 *Althaea rosea* 的复方,能治疗严重的肾脏病变,如肾炎。

【采收】以根入药。秋季采挖根部,洗净,干燥保存。

【化学成分】含黄酮、氰苷(八仙花素)、皂苷和挥发油。

【药理作用】本品有利尿、排石、抗菌、消炎等作用。

【临床应用】用于治疗膀胱和肾结石特别有效。它能促进结石排出,又能使残留在体内的结石溶解。本品还用于治疗许多其他泌尿生殖系统疾病,如膀胱炎、尿道炎、前列腺肥大和前列腺炎。

【注意事项】有报道称,其地上部分有轻度毒性。

279 北美黄连 *Hydrastis canadensis* L. (毛茛科)

【英文名】Goldenseal

【别名】白毛茛

【植物形态】多年生草本,根茎金黄色,茎直立,高约 30 cm。叶大,掌状分裂。花单生于花葶顶端,白色。果实红色。

【生态分布】原产北美东部,生于潮湿的山地丛林中。由于过度采挖,野生数量极少,为严重濒危物种。现在美国俄勒冈州和华盛顿州有栽培。

【历史趣闻】本品为北美民间药物,19 世纪曾被称为万应灵药。北美居民用本品与熊脂混合,防护昆虫咬伤;洗剂外用,治疗创伤、溃疡、疮疖、眼睛发炎等症;内服治疗胃及肝脏疾病。

【采收】以根和根茎入药。秋季挖取根部,洗净,干燥保存。

【化学成分】含异喹啉生物碱(北美黄连碱 *Hydrastine*,2%～3%、小檗碱 3%～4%、氢化小檗碱)、挥发油和树脂。

【药理作用】本品主要有滋补、缓泻、消炎、抗菌、兴奋子宫、收敛、止内出血等作用。

【临床应用】本品对人体黏膜病患有良好疗效,特别是对眼、耳、喉、胃、肠和阴道黏膜有消炎作用;还用于腹泻和上呼吸道感染。稀浸液用于洗眼;洗剂用于霉菌和阴道感染;含漱剂治疗口腔发炎;浸剂还可治疗银屑病。内服可增加消化液分泌,收敛肠黏膜,消除炎症,减少月经期流血和产后流血。本品与紫锥菊 *Echinacea purpurea* 合用可治疗感冒和流感。

本品胶囊剂(含生药 300 mg),每次 1 粒,每日 3 次。酊剂 20 滴加水服,每
日 3 次。含漱剂每次 50 mL,每日 3~4 次。

【注意事项】妊娠期妇女忌用。

280　刺水蓑衣　*Hygrophila spinosa* L. （爵床科）

【英文名】Gokulakanta

【植物形态】一年生草本,高 60 cm;茎多刺,红色。叶对生,叶片长椭圆形至披针
　　形。花鲜蓝色。种子小,扁平,深红色。

【生态分布】原产印度,喜高温湿润气候,生于荒野、山坡。现广泛分布于各热带
　　地区。

【历史趣闻】印度传统草药之一,被认为有显著的催欲作用。

【采收】以地上部分、根入药,开花时采收,鲜用或干燥备用。

【化学成分】含黏液质、脂肪油、挥发油和生物碱。

【药理作用】本品具有抗菌、抗炎、护肝、利尿、催欲等作用。

【临床应用】地上部分及其燃烧后的灰烬都有很强的利尿作用,用于治疗体液潴留
　　过多,排除体液。根的作用比较缓和,用于缓解因尿道感染而引起的炎症;它亦
　　被认为,在有黄疸和肝炎的情况下,能扶助肝脏功能。本品还用于催欲。

281　莨菪　*Hyoscyamus niger* L. （茄科）

【英文名】Henbane

【别名】天仙子

【植物形态】一、二年生草本,高至 1 m。叶缘浅裂,花单生于叶腋,向上逐渐密集
　　成蝎尾状总状花序;花钟状,淡黄色,具紫色脉纹。

【生态分布】原产于西亚和南欧,现在欧洲、北美和南美广泛分布。英国和北美有
　　栽培。

【历史趣闻】本品的应用已有千年历史。《巴比伦记事》和《古埃及纸草》均记载用
　　它制成卷烟可减轻牙痛。在希腊神话中,死者到达冥府时被献上莨菪。戴奥斯
　　柯瑞迪认为它能治疗失眠、咳嗽、崩漏、眼痛,作为常规止痛药使用,还可清除黏
　　液。在中世纪,其拉丁名为 Dentaria,说明它对治疗牙痛有效。它还是巫师制
　　作"飞翔药膏"的一种重要成分,能使人产生一种飘飘欲仙的感觉。

【采收】以叶和花枝入药。开花时采收,干燥后保存。

【化学成分】含莨菪烷生物碱(0.045%~0.14%;包括天仙子胺和东莨菪碱)、类
　　黄酮。

【药理作用】本品重要药理作用是镇静、止痛和抗痉挛。其镇静作用比曼陀罗 *Da-
tura stramonium* 和颠茄 *Atropa belladonna* 更好。

【临床应用】本品是治疗尿道痛的有效药物,尤其对肾结石引起的疼痛有效,还能治疗腹部绞痛。它的镇静和抗痉挛作用,能减轻帕金森病所致的一些症状,如早期发生的肢体震颤及僵硬,还用于治疗哮喘和支气管炎,一般用于制成粉剂或卷烟。其油剂外用可缓解疼痛,如神经痛、坐骨神经痛和风湿痛。本品与颠茄一样,可使瞳孔散大。东莨菪碱常用作术前麻醉药和治疗运动性疾病的处方药。

【注意事项】遵医嘱使用。过量使用有毒,有些国家限制使用。

282 贯叶连翘 *Hypericum perforatum* L. (金丝桃科)

【英文名】St. John's Wort

【别名】贯叶金丝桃;千层楼

【植物形态】多年生草本,全体无毛。茎直立,多分枝。单叶对生,有较密黑色腺点着生,无柄,全缘。聚伞花序顶生;花瓣 5,亮黄色,边缘有黑色腺点。蒴果矩圆形;种子细小,多数;花期 7~8 月,果期 9~10 月。

【生态分布】分布于世界温带地区,欧洲及美洲均有生长,以北加州、俄勒冈州最多,生于阳光充足、排水良好的白垩土地区。

【历史趣闻】古希腊时将本品用于治疗包括坐骨神经痛、毒虫咬伤在内的多种疾病。欧洲普遍用于外伤和烧伤;民间用于治疗肺病、肾病和抑郁症。

【采收】以地上部分入药。7~8 月间采收花枝叶。趁鲜加工,或阴干备用。因高温、暴晒将会引起有效成分的损失。据报道,采收时,只采集顶端 15~20 cm 部分,并且在 44℃ 下阴暗处干燥、包装。

【化学成分】含苯并二蒽酮类(如金丝桃素、伪金丝桃素、原金丝桃素等,伪金丝桃素最多)、贯叶金丝桃素、黄酮类、有机酸等。

【药理作用】具有抗精神沮丧、止痉挛、利胆、收敛、镇静、止痛和抗病毒的作用。据研究报道,其抗焦虑作用与贯叶金丝桃素抑制神经传导物质 5-羟色胺、去甲肾上腺素和多巴胺的再吸收有关。

【临床应用】目前,广泛用于治疗抑郁症,促进睡眠、抗焦虑、抗精神疲劳和乏力,以及治疗季节性情感疾病。其次用于耳部疾病(复发性中耳炎)、感冒、轻伤(扭伤、拉伤、皮肤伤)、溃疡性结肠炎、白癜风、创伤等症。

  酊剂每日 3 次,每次喝半茶匙,开水送服,治疗精神沮丧。浸油(草药放入油中浸渍 6 周)用于涂抹轻微的伤口及烧伤。药膏用于治疗痉挛及神经痛,擦于患处。

【注意事项】本品安全性大,但有时会导致对阳光过敏,一些国家禁用。

【附注】本品为《欧洲药典》、《英国药典》、《中国药典》、《美国药典》所收载。

283　萱小金梅草 *Hypoxis hemerocallidea* Fisch. et C. A. Mey Fisch. et Avé-Lall.（仙茅科）

【英文名】Hypoxis；African Potato

【别名】非洲马铃薯

【植物形态】多年生草本，具块根。叶基生，宽带状，稍被毛，一片叶折叠于另一片之上。花葶自植株中央长出，花亮黄色，星状。

【生态分布】野生于南非，喜亚热带湿润气候，生于荒野、林缘、山坡。

【历史趣闻】本品为南非民间草药，传统用于治疗前列腺肥大。民间亦用于滋补、强身，其煎剂常用于治疗小儿虚弱；汁液用于烫伤、烧伤。

【采收】以根或全草入药。叶枯后至春季发叶前挖根，洗净，干燥备用。夏季取全草，鲜用或干燥备用。

【化学成分】含植物甾醇(β-谷甾醇和植物甾醇苷，如 *Sitosterolin*)、萱小金梅草苷 *Hypoxoside* 及其苷元、*Rooperol* 等。

【药理作用】植物甾醇类是治疗前列腺肥大的有效成分。β-谷甾醇能抑制 5α-还原酶和芳香酶 *Aromatose*，减少二氢睾酮与前列腺结合，从而抑制前列腺素。Rooperol 有抗癌、抗艾滋病和消炎活性。研究表明，它对细胞有抗突变和细胞毒作用，但临床效果并不令人满意。

【临床应用】南非传统医药中，本品用于滋补和治疗泌尿系统疾病。其全草与其他草药配伍治疗前列腺疾病和尿道感染。目前，多用其植物甾醇纯品，每日用量 30～60 mg；而煎剂或其他制剂每日用量则相当于干根 2～4 g。

284　神香草 *Hyssopus officinalis* L.（唇形科）

【英文名】Hyssop

【别名】海索草，牛膝草

【植物形态】半常绿灌木，高至 60 cm。茎 4 棱；叶对生，条形，无柄，全缘。花轮生在有叶状苞片的穗状花序上，萼筒状，花冠 2 唇，花蓝色。

【生态分布】原产于南欧，在地中海国家大量生长，尤其在巴尔干半岛和土耳其，生于向阳坡干燥地带；也是常见的园林植物。

【历史趣闻】2 500 年前，犹太僧侣利用气味浓烈的神香草清洁耶路撒冷的神庙及各地的圣迹。古希腊人将其作为药物，戴奥斯柯瑞迪医生用其泡茶，治疗咳嗽、哮喘和呼吸短促；做成膏药，用于按摩胸部，也用作鼻部和胸部的芳香充血治疗剂。本品曾被认为是灵丹妙药。中世纪的德国草药学家希尔德加德认为神香草可以"清肺"。在 17 世纪的欧洲，神香草普遍用作空气清洁剂和点缀饰草。17 世纪，英国草药学家尼古拉斯·卡尔佩泊也赞同戴奥斯柯瑞迪用其治疗肺病的做法。19 世纪，全科医生（自然疗法的创始者）将其外用减轻肿痛；制成含漱剂治疗咽喉肿痛和牙龈炎；内服治疗哮喘和咳嗽。

【采收】以花枝和精油入药。夏季开花时采收花枝，干燥药用或以水蒸气蒸馏精油。

【化学成分】含萜类(如夏至草素)、挥发油(主要有樟脑、松樟酮和 β- 松萜)、类黄酮、鞣质和树脂。

【药理作用】本品具有抗菌、消炎、祛痰、镇静、滋补、利尿、止痛等作用。夏至草素是强力祛痰剂。

【临床应用】现代草药学家推荐将本品制成膏药治疗肿胀、烧伤和外伤；注射剂治疗感冒、咳嗽、支气管炎、胃肠胀气、消化不良、闭经和扁桃体炎。本品作为镇静剂，对儿童和成人哮喘均有效，特别是当症状由于黏液过多而恶化时疗效更好。本品对消化不良、胃肠胀气及疝气有效。

【注意事项】本品所含松樟酮有毒；其挥发油能引起癫痫发作。应遵医嘱使用，精油药用在有些国家限制使用。

【附注】有报道指出，神香草叶上的微生物能合成青霉素，其治疗伤口和肺部感染的作用由此得到证明。

285　屈曲花 *Iberis amara* L. （十字花科）

【英文名】Wild Candytuft

【别名】蜂室花

【植物形态】一年生草本，高至 30 cm，植株被毛。叶互生，基部叶披针形，稀锯齿，上部叶线状披针形。总状花序，伞房状；花色白、雪青、紫红、粉红。花期春夏。

【生态分布】原产欧洲(尤其是巴尔干半岛)和北非，生于开阔地、耕地和葡萄园。

【历史趣闻】在欧洲民间，本品曾是治疗痛风、风湿病和关节炎的传统用药。

【采收】以地上部分和种子入药。夏季采集地上部分，秋季采收成熟的种子，均干燥后备用。

【化学成分】含芥子油、糖苷和维生素 C 等。

【药理作用】本品味苦，具有滋补、帮助消化、减轻胃肠胀气等作用。

【临床应用】本品曾经用于治疗关节炎、风湿病、腹胀、腹泻以及痛风等疾病，但现在已很少使用。

【附注】屈曲花以及同属植物，现已成为重要的园林花卉，也作切花用。

286　枸骨叶冬青 *Ilex aquifolium* L. （冬青科）

【英文名】Holly

【别名】圣诞树

【植物形态】常绿灌木或小乔木，高约 5 m。叶深绿色，有光泽，叶缘有刺。花小型,簇生,花白色,花瓣 4 片。浆果小,圆球形,红色。

【生态分布】广泛生长于欧洲的大部分地区、西亚、中亚及北非。常见于丛林和树
　　篱边,在沙砾多的土壤或肥沃土壤中均生长繁茂,亦可作花园植物栽培。

【历史趣闻】数千年来,枸骨叶冬青在西方的宗教仪式生活中占有重要的地位。督
　　伊德教的僧侣和其他的古欧洲人,在冬至那天用本品的叶和浆果装饰其住宅。
　　罗马人在 12 月份的农神节里互相交换冬青树枝,也是早期基督教徒采纳的一
　　种传统方式。一本早期的盎格鲁撒克逊草药书 **Lacnunga** 中建议用本品树皮和
　　山羊奶一起煮沸,以治疗胸闷。其重要性还在于本品被认为能抵制巫术和符
　　咒。19 世纪时,一些医生认为枸骨叶冬青树皮作为退热药,在功效上与金鸡纳
　　树皮相同或超过。

【采收】以叶、浆果入药。春季采集叶片;冬季采收浆果,干燥备用。

【化学成分】含冬青苦素、冬青黄质、可可酸(仅见于叶中)和咖啡酸。

【药理作用】叶具有利尿、退热、缓泻的作用;浆果有通便作用。

【临床应用】枸骨叶冬青现已较少使用。其叶用于治疗发热、黄疸和风湿病。浆果
　　用于治疗便秘,但过量服用会引起呕吐。

【注意事项】本品仅在专业医生指导下使用。浆果有毒,尤其是对儿童。

【附注】冬青属的许多种植物均可用作泻下剂,并能退热。*Ilex vamitoria* 可代茶
　　饮,被印第安人用于礼仪品,也是一种有催吐作用的药草。

287　巴拉圭茶 *Ilex paraguaryensis* St. Hil. （冬青科）

【英文名】Mate

【别名】巴拉圭冬青;南美冬青;玛黛茶

【植物形态】常绿灌木或小乔木,高至 6 m。叶大,叶缘有锯齿。花小型,白色带点
　　绿色,花瓣 4 片。浆果小,球形,红色。

【生态分布】野生于阿根廷北部、巴拉圭、乌拉圭、巴西南部,广泛栽培于阿根廷、西
　　班牙和葡萄牙。

【历史趣闻】在南美亚热带地区,土著民族将巴拉圭茶干燥的叶片浸泡在热水中,
　　所泡出来的茶汤称为玛黛茶,是一种咖啡因含量很高的饮料,也是传统的南美
　　药茶,味清香,能增强人们的体力和精力。

　　　　瓜拉尼人(Guarani)被认为是最早栽培这种植物的民族。玛黛茶源自于魁
　　特查语中的"mati"这个词,意思是"葫芦"。玛黛茶也有其他的名字,比如"耶稣
　　会茶"、"巴拉圭来的茶",以及"传教士的茶"。因为耶稣会的传教士是最早栽培
　　玛黛茶的欧洲人,他们同时也将喝玛黛茶的习惯传播至南美各地。

【采收】以叶入药。在果实成熟时采集叶片,晾干后保存。

【化学成分】含咖啡因(约 2.5%)、可可豆碱(约 0.2%)、茶碱和鞣质(达 16%)。

【药理作用】本品能兴奋神经系统,有缓和的镇静、利尿作用。

【临床应用】可用于治疗头痛、偏头痛、神经痛、风湿痛、疲劳和轻度的焦虑;还用于治疗糖尿病。

【注意事项】本品因含大量的鞣质,不能与肉同食,否则可能会影响营养成分的吸收。

288 八角茴香 *Illicium verum* Hook. f. （八角科）

【英文名】Star Anise

【别名】八角

【植物形态】常绿乔木,高 10～15 m。枝密集。叶互生或集生,革质,倒卵状椭圆形、椭圆形或椭圆状披针形,上面光泽,下面淡绿色,有透明油点。花单生叶腋或近顶生;花被片 7～12,粉红至深红色。聚合果径 3.5～4 cm,蓇葖多为 8 个,呈八角形。

【生态分布】原产中国、印度和越南。八角茴香适生于南亚热带冬暖夏凉的山地气候,生长于热带和亚热带地区,包括北美也有栽培。

【历史趣闻】该草药的中文名八角茴香,意思是 8 个角的茴香。它与洋茴芹 *Pimpinella anisum* 的味道相似,也同样用作调味品。尽管八角茴香作为民间草药已使用了几个世纪,但它直到 16 世纪才出现在中草药文献中。

【采收】以果实入药。八角茴香每年开花 2 次,采果 2 次。9～10 月果实成熟时采收的为正造果,春季 3～4 月成熟的为春造果,正造果优于春造果。果实采摘后用微火烘干,或用开水浸泡片刻,待果实转红后晒干,即成品八角。

【化学成分】含挥发油,其中含有约 85% 的茴香脑,还有甲基佳味酚和黄樟脑素。

【药理作用】八角茴香具有兴奋、利尿和助消化的功效,其提取物有抗菌作用。

【临床应用】八角茴香在中草药中用于治疗风湿病、背痛和疝气;能有效祛风和治疗消化不良,尤其是腹绞痛,对儿童使用安全。在治疗肠疝或膀胱疝气方面,它通常与茴香 *Foeniculum vulgare* 配伍使用,这两种草药都有助于松弛内脏肌肉,解除痉挛,亦用于治疗牙痛。

289 欧前胡 *Imperatoria ostruthium* L. （伞形科）

【英文名】Masterwort

【植物形态】多年生草本,高至 60 cm。叶绿色,3 片小叶组成复叶,小叶 3 裂。花白色,聚集成大伞形花序。果实有翅。

【生态分布】原产欧洲中部和南部、亚洲,多为野生。

【历史趣闻】早在中世纪末期之前,本品享有盛誉。1548 年,皮耶兰德雷·马泰奥利在《天然药物》中说明:"本品具有强大的消除体内胀气的作用,能利尿、通经,治疗麻痹和脑部低温,还对瘟疫和疯狗咬伤有效。"1 个世纪后,尼古拉斯·卡尔佩泊极力推荐本品用于治疗风湿、呼吸短促、肾和膀胱结石、尿潴留、癫痫以及外伤。

【采收】以根入药。秋季或春季挖取根部,洗净,干燥保存。

【化学成分】含樟脑型挥发油(包括柠檬烯、水芹烯、α-松萜和倍半萜烯)、前胡素、氧化前胡素和欧前胡醇。

【药理作用】具有利尿、排石、通经、抗菌、消炎、滋补等作用。

【临床应用】根芳香,能温暖身体,对胃肠有滋补作用,可治疗消化不良,缓解腹部疼痛和积气;对胸部疾病亦有效,如感冒、哮喘和支气管炎;还能治疗月经不调。本品现在已很少使用,但具有很高的研究价值。

【注意事项】本品外用于皮肤时,遇阳光会产生光敏反应。

290 土木香 *Inula helinum* L. (菊科)

【英文名】Elecampane

【植物形态】多年生草本,高至 3 m。基部叶椭圆状披针形,先端尖锐;中部叶卵圆状披针形或长圆形,较小。头状花序少数,排列成伞房状。舌状花黄色,舌片线形。瘦果四或五面形。花期 6～9 月。

【生态分布】原产欧洲东南部及亚洲西部,现温带地区很多国家,包括美国,都已栽培。喜潮湿、排水良好的土壤环境。

【历史趣闻】古罗马时代,人们就将土木香作为药物和食品。长期以来,它作为良好的温补剂,可以治疗慢性支气管炎等呼吸系统疾病;还可以用于驱虫和抗菌。土木香的植物拉丁名的起源,据传说,当海伦与帕丽斯动身前往特洛伊居住在一起时,她手中正握着土木香。而土木香的拉丁名 helenium 就是由 Helen(海伦)转化来的。1804 年,首先从土木香根中分离出菊糖,可缓解支气管炎。中国传统医药也早有记载,有止痛、温中、驱虫的功效。

【采收】以根入药。秋末,挖取根部,洗净,切片,高温干燥备用。

【化学成分】含有菊糖(44%)、挥发油(约 4%,其中有土木香醇等)、黏液质、倍半萜内酯(包括土木香内酯)、三萜皂苷(达玛二烯醇)、植物甾醇、聚炔类等。

【药理作用】土木香精油有镇静、杀菌、退烧和驱虫的作用,可作为消炎药、抗微生物制剂使用。土木香内酯有抑制结核杆菌和抗炎的作用,还可以驱除蛔虫、蛲虫、钩虫、鞭虫等。

【临床应用】本品传统用于呼吸系统疾病,如祛痰、止咳,治疗慢性气管炎、哮喘,还有助于清除胸腔内的黏液。其苦味有健胃作用,有助于食物消化,可治疗食欲不振、消化不良。本品还用于治疗扁桃体炎等疾病。

土木香煎剂(止咳),每次 125 mL,每日 2～3 次。酊剂(治疗支气管炎),每次 3～5 mL,每日 3 次。糖浆剂(止咳),每次 4～6 g,每日 3 次。

【注意事项】土木香内酯和倍半萜内酯对口腔及肠道有刺激作用。妊娠期、哺乳期
妇女不可使用。

291　药喇叭　*Ipomoea purga* Hayne(旋花科)

【英文名】Jalap

【别名】球根牵牛

【植物形态】多年生常绿攀缘植物,长至 4 m。叶互生,心脏形。花单生,似牵牛
花,喇叭状,紫色。

【生态分布】原产墨西哥,在美洲中部、印度西部和亚洲东南部有栽培。

【历史趣闻】药喇叭是一种墨西哥东部的传统草药,其块茎晒干并研成粉末可用作
通便药。西班牙殖民者从墨西哥土著人那里得知本品具有很强的泻下作用。
1565 年传入欧洲,用于治疗多种疾病。

【采收】以根入药。夏季挖根,晒干备用。

【化学成分】含有树脂和旋花苷。

【药理作用】具有通便作用。

【临床应用】由于泻下作用太强,即使在中等剂量下也会导致产生大量水便,大剂
量则导致呕吐。因此,被认为不适合药用,目前已不使用。

【注意事项】在任何情况下都不得随意使用。

292　变色鸢尾　*Iris versicolor* L.　(鸢尾科)

【英文名】Blue Flag,Wild Iris

【别名】蓝旗鸢尾;蓝菖蒲

【植物形态】多年生草本,高至 1 m。茎直立;叶剑形;每茎有花 2～3 朵,花被蓝色
或紫罗兰色。

【生态分布】原产于北美,生于潮湿地带和沼泽地。现在作为园林植物广泛栽培。

【历史趣闻】古埃及的金字塔群中就有鸢尾形象的记录,其历史可追溯到公元前
1500年。本品是美洲土著人最常使用的植物药之一。不同的部落有不同的使
用方法,能催吐、泻下、利尿,治疗外伤、感冒、耳痛和霍乱。在英美传统草药中
用于治疗腺体感染和肝脏疾病。

【采收】以根茎入药。秋季采挖根茎,洗净,干燥后备用。

【化学成分】含三萜、水杨酸、异酞酸、微量挥发油、淀粉、树脂、油树脂和鞣质。

【药理作用】本品主要用作解毒剂;有利尿、利胆、轻泻以及抗菌、抗炎等作用。

【临床应用】本品的综合清除作用,对各种慢性皮肤疾病有效,如痤疮和湿疹,特别
是伴有胆囊疾病和便秘时应用效果良好。还可用于治疗胆症和消化不良。传

统用于治疗腺体疾病,沿用至今。有些人认为本品对减肥有效。本品小剂量能缓解恶心和呕吐,大剂量则导致呕吐。

【注意事项】 过量使用会导致呕吐。妊娠期妇女禁用。

293 茉莉 *Jasminum officinale* L. var. *grandiflorum*（L.）Kobuski（木樨科）

【英文名】 Jasmine

【别名】 素馨；大花茉莉

【植物形态】 缠绕藤本,高 1～3 m。叶对生,羽状复叶,小叶椭圆状卵形、矩圆状卵形至披针形。聚伞花序顶生,有花 2～10 朵,花萼钟状,顶部 4～10 裂,裂片条形；花冠高脚杯状,冠管圆筒形,裂片一般 5 枚,卵形或矩圆形；花冠白色,也有外红内白的。浆果椭圆形,有宿萼。

【生态分布】 茉莉原产中国西南和印度北部,伊朗也产。喜光、喜温暖湿润的气候。现在中国和世界各地均有栽培,已成为各地重要的园林花卉和香料植物。

【历史趣闻】 "茉莉"(Jasmin)一词来源于阿拉伯语的 yas(a)min 和波斯语的 yasmin。在商业活动中,英语的 Jasmiue 和法德语的 Jasmin 可互用。茉莉 16 世纪传入欧洲,在许多宫廷贵族的花园里飘香。在印度和中国的一些地区茉莉常用于宗教仪式。特别是中国将茉莉用来窨茶,能与茶的香味很好地调和而增加芳香,这也有数百年的历史。茉莉花茶出口至欧美和日本各国亦深受欢迎。

【采收】 以花、香精油入药。6～9 月分批采摘花朵,晴天清晨摘取花蕾及初开的花朵。花干燥备用或用石油醚、丁烷浸提花朵,然后蒸去溶剂而得茉莉花浸膏。茉莉浸膏进一步加工可得茉莉净油。

【化学成分】 茉莉花含挥发油,油中含有苄基乙醇、醋酸苄酯里哪醇、醋酸里哪醇酯。

【药理作用】 茉莉浸膏和净油都有杀菌、抗忧郁、温暖、止血等功效。

【临床应用】 茉莉花的浸剂常用于解除紧张。其提取的油可用于治疗抑郁症,能使人放松；外用能缓解皮肤的干燥和过敏。茉莉精油在芳香疗法中堪称"精油之王",而且昂贵,同时由于常被化学合成品掺假,因此,在芳香疗法中已较少使用。

【注意事项】 茉莉精油勿内服。

【附注】 小花茉莉 *J. sambac*（L.）Aiton 原产东南亚,可用作洗眼液；或加入茶叶中制成茉莉花茶；或用于佛教仪式中。

294 非洲防己 *Jatrorrhiza palmata*（DC.）Miers（防己科）

【英文名】 Columbo

【别名】非洲掌叶防己;古伦仆

【植物形态】多年生攀缘藤本,具根茎。叶掌状;雌雄异株;果实肉质。

【生态分布】原产于东非雨林中,特别是莫桑比克、马达加斯加、哥伦比亚的热带地区。

【历史趣闻】本品为莫桑比克民间草药,用于治疗痢疾,减轻妊娠期疾病和对胃部的刺激。在非洲和东印度有栽培,民间还用作染料。

【采收】以根茎入药。春季采挖根茎,洗净,干燥后备用。

【化学成分】含有异喹啉类生物碱,如巴马汀、非洲防己碱和药根碱;二萜类;挥发油(约1%)。

【药理作用】巴马汀和药根碱能降血压,巴马汀还是一种子宫兴奋药,而药根碱还是镇静和抗菌药。

【临床应用】非洲防己根不含鞣质,可与铁盐混用,为苦味健胃药。本品极苦,对食欲不振或消化不良有极好的治疗作用。它可刺激胃酸分泌和增加食欲,尤其是用于厌食症;通过促进胃酸分泌,也有助于防止消化道感染病症,还能振奋精神和促进食欲。本品也是一种治疗慢性肠道感染如痢疾的有效药物。

【注意事项】孕妇禁用。

295 灰胡桃 *Juglans cinerea* （胡桃科）

【英文名】Butternut

【植物形态】落叶乔木,高至 30 m。树皮灰色。奇数羽状复叶,具 11～17 枚黄绿色、下面被毛的小叶。柔荑花序。果实卵形,含 1 颗暗色的核果。

【生态分布】原产北美林地中,在一些温带地区栽培。

【历史趣闻】为民间传统草药,美洲原居民及移民者用作泻剂和补药。

【采收】以树皮的内皮入药。秋季采集树皮,除去外皮后,干燥保存。

【化学成分】含萘醌类成分,包括胡桃醌、胡桃苷、胡桃酸以及挥发油和鞣质。

【药理作用】有抗菌、收敛、轻泻、驱虫等作用。本品还有降低胆固醇和清洁肝脏代谢产物的作用。胡桃醌有致泻、抗菌、收敛和抑癌作用。

【临床应用】本品用于治疗风湿病、关节痛、头痛、痢疾、便秘和创伤。常常与有排除胃胀气功能的草药(如姜、欧当归)合用,以增强疗效;还能治疗肠道寄生虫和痢疾,并有良好效果。

296 欧洲刺柏 *Juniperus communis* L. （柏科）

【英文名】Juniper

【别名】普通柏;欧杜松;杜松

【植物形态】乔木,高达 12 m,或为直立灌木,高 3 m;树皮灰褐色。叶三叶轮生于小枝上,全为刺形,先端渐窄成锐尖头。花雌雄异株,雄花黄色,雌花蓝色。球果球形或宽卵圆形,成熟时蓝黑色。种子卵圆形,具三棱,顶端尖。

【生态分布】分布于欧洲、亚洲西南至喜马拉雅山和北美洲南部海岸至稍北的高沼泽地与山地。

【历史趣闻】古代将欧洲刺柏的小枝投入火中,用来辟邪;通过燃烧本植物以防治瘟疫。中世纪的欧洲人相信在门前种植上欧洲刺柏可以将女巫挡在门外。后来人们认为它燃烧所产生的烟雾可以阻止麻风病和黑死病流行。直至第二次世界大战期间,法国的护士们仍用它来给医院房间消毒。

　　17 世纪时,本品是流行的利尿剂,英国草药学家尼古拉斯·卡尔佩泊对本品记述:"可以强烈刺激排尿……是治疗由充血性心力衰竭而引起的浮肿之良药。"他还将本品用于治疗咳嗽、气喘、肺病(肺结核)、通经以及安全分娩。印第安人也认为本品有助产作用。1540 年,西班牙探险家科罗拉多发现祖尼族的妇女用本品促进产妇子宫的恢复。

【采收】以果实、精油入药。果实于秋季成熟时采收;果实及枝叶用水蒸气蒸馏精油。

【化学成分】含有挥发油(1%～2%)、鞣质、二萜、糖类、树脂和维生素 C。挥发油中大约含有 60 种化合物,主要有月桂烯、桧烯、α- 蒎烯、β- 蒎烯和桉叶油素。

【药理作用】本品具有温热、安定、消除绞痛和恢复胃功能的功效,对尿道具有滋补、利尿和杀菌的作用。

【临床应用】本品可治疗伤口和关节炎。外敷治疗湿疹和牛皮癣;内服可治疗淋病、膀胱和肾脏感染、肠绞痛、痛风及生殖泌尿系统疾病。因其与尿反应可产生紫罗兰芳香味,可用作慢性小便失禁患者的除臭剂。本品是治疗膀胱炎的有效药物,有助于舒缓尿液潴留,但肾病患者慎用。本品内服或外敷,可治疗慢性关节炎、痛风和风湿病。稀释的精油外敷有轻微的热感,可促进皮下组织代谢物的排泄。

【注意事项】动物研究表明,本品可刺激子宫收缩,孕妇忌用。用于调经和增加月经流量,治疗紧张过度引起的高血压时,需遵医嘱服用;肾炎或肾病患者忌用。除经医嘱外,精油不得内服。

297　秘鲁拉坦尼 *Krameria triandra* **Ruiz. et Paron** (刚毛果科 **Krameriaceae**)

【英文名】Rhatany

【别名】拉檀根

【植物形态】常绿灌木,高至 10 m。根深;叶长圆形;花大、红色。

【生态分布】分布于厄瓜多尔、秘鲁和玻利维亚,生于海拔 900～3 000 m 的安第斯山脉西坡。

【历史趣闻】本品为传统的南美草药。当地土著居民用作收敛剂和牙齿防护剂。

【采收】以根入药。全年可采,随采随用,也可干燥保存。

【化学成分】含鞣质(10%～20%,包括赭朴吩)、N-甲基酪氨酸和苯并呋喃。

【药理作用】有收敛、止血、抗菌等作用。

【临床应用】主要用于治疗胃肠道相关疾病,最常用于治疗腹泻和痢疾。配制含漱剂可治疗牙龈出血和感染、口腔溃疡和咽喉痛。其收敛作用可有效治疗痔疮(用膏剂、栓剂或洗剂)。本品外用于伤口,有助于凝血;外敷可用于静脉曲张及因毛细血管脆性增加而引起的瘀紫患处。

298　臭莴苣 *Lactuca virosa* **L.** （菊科）

【英文名】Wild Lettuce

【别名】毒莴苣

【植物形态】二年生草本,高至 1.2 m。茎中空;叶无柄,基部抱茎。头状花序浅黄色,簇生。全株均可流出白色乳汁。

【生态分布】广泛分布于欧洲,生于开阔地和路边。

【历史趣闻】在东方奴隶制国家亚述人的传统草药中,臭莴苣的种子与孜然芹 *Cuminum cyminum* 混合制成泥罨剂用于治疗眼疾。著名内科医生戴奥斯科瑞迪曾认为本品的功效与罂粟 *Papaver somniferum* 相似。

【采收】以叶和乳汁入药。夏末开花时采收,干燥后保存。

【化学成分】其乳汁含倍半萜内酯(包括山莴苣苦素和毒莴苣素);叶除含乳汁外,还含黄酮和香豆素。

【药理作用】倍半萜内酯具有镇静、止痛功效。

【临床应用】作为镇静药,它对成人和儿童均相宜,可以促进睡眠和平抑过度劳累或过度刺激,尤其适用于容易兴奋的小孩。还经常与欧甘草 *Glycyrrhiza glabra* 等其他草药配合使用,可以减轻疼痛。

【注意事项】使用时最好遵医嘱。

299　短柄野芝麻 *Lamium album* **L.** （唇形科）

【英文名】White Deadnettle

【别名】野芝麻

【植物形态】多年生草本,高至 60 cm。茎四棱形;叶卵圆形,边缘有锯齿。花聚生于叶腋,花冠唇形,白色或淡黄色。

【生态分布】原产于欧洲和亚洲中部、北部,并广泛分布于上述地区,在旷野和开阔地生长茂盛。

【历史趣闻】在欧洲民间短柄野芝麻被认为是天使，是一种可以使心情愉快、身体健康、焕发青春活力的植物。

【采收】以花枝入药。夏季开花时采收，晾干后备用。

【化学成分】含有皂苷、黄酮、胶质和鞣质。

【药理作用】本品有消炎、抗菌、收敛、镇静和滋补等作用。

【临床应用】主要作为子宫疾病的滋补剂，可以抑制月经间期的流血、减少月经的过多流量，也是治疗白带异常的传统药物。本品有时还可舒缓痛经。它的收敛性有助于治疗痢疾；外敷可以治疗痔疮和静脉曲张。

300　欧洲落叶松 *Larix decidua* Miller（松科）

【英文名】Larch

【别名】欧落叶松

【植物形态】落叶乔木，高至 50 m。叶针状，簇生。雌雄同株异花，果实为褐色小球果。

【生态分布】原产于阿尔卑斯山脉和喀尔巴阡山脉，生长于海拔 2 000 m 的地方。现在被广泛种植，作为木材使用。

【历史趣闻】欧洲落叶松为欧洲传统草药之一。

【采收】以树脂和树内皮入药。夏季采收树脂；于砍伐树木时剥取树皮，除去外层粗皮，取内层树皮。树脂和内皮干燥后保存。

【化学成分】含木脂素、树脂、挥发油（主要有 α-蒎烯、β-蒎烯和苎烯）。

【药理作用】本品有收敛、利尿和防腐杀菌等作用。

【临床应用】树皮用于治疗膀胱和尿路感染，如膀胱炎和尿道炎；也可治疗呼吸道疾病，包括咽炎、气管炎和支气管炎。树脂用于治疗伤口，可预防和阻止感染。树皮的水煎剂有时用于治疗湿疹和牛皮癣。

【注意事项】本品肾病患者忌用。

301　极叉开拉瑞阿 *Larrea divaricata* DC.（蒺藜科）

【英文名】Chaparral，Creosote Bush

【别名】杂酚油木

【植物形态】多刺灌木，高至 2 m。叶两叉状，边缘有细齿，亮绿色。花小，黄色。蒴果豌豆大，被微毛。

【生态分布】大量分布于美国西南部和墨西哥的沙漠地区。

【历史趣闻】本品被美洲土著居民广泛应用，其煎剂治疗胃痛和痢疾；幼枝治牙痛；叶制成泥罨剂治疗呼吸道疾病，制成洗液治疗皮肤疾病。美国西南部的印第安人将其树脂外敷治疗烧伤；用本品泡茶饮用治疗感冒、支气管炎、水痘、蛇咬伤

221

和关节炎;将嫩枝尖端加热得到的树脂治疗牙痛。美洲移民用本品外敷治疗瘀伤、皮疹、头皮屑和创伤;内服本品治疗痢疾、腹痛、妇科疾病、性病、肝癌、肾癌和胃癌。在 1842—1942 年的《美国药典》中,本品列为祛痰剂和支气管杀菌剂。

【采收】 以地上部分入药。春、夏、秋季均可采收,鲜用或晒干备用。

【化学成分】 含有 12% 的树脂和木脂素,包括去甲二氢愈创木酸。

【药理作用】 木脂素曾被报道对淋巴腺和肾脏有害,有研究表明,本品有良好的抗糖尿病作用。1990 年,美国报道其木脂素成分具有抵御艾滋病毒的抗病毒活性。研究表明,去甲二氢愈创木酸具有抗真菌和抗菌作用。

【临床应用】 本品被认为可以有效地治疗风湿病、性病、泌尿系统感染和某些类型的癌症,尤其是白血病。本品内服可治疗皮肤病,如痤疮和湿疹;制成洗液还可用于溃疡、创伤和皮疹。本品制成的漱口剂可以抵抗细菌感染,保护牙齿。

　　由于认为本品对肝脏有潜在毒性作用,20 世纪 90 年代,在美国和英国已被禁止出售。而新的研究表明其危害并不存在,作为药物的潜在优势应被重新考虑。

【注意事项】 由于有服用本品导致急性或亚急性肝炎的报道,考虑到用药安全的不确定性,一般不推荐使用本品。而妊娠期和哺乳期妇女不可内服本品。

【附注】 三齿拉瑞阿 *Larrea tridentata*（DC.）Cov. 性状与功效与本种相似,常混用。

302　月桂 *Laurus nobilis* L.　（樟科）

【英文名】 Bay Laurel

【别名】 香叶

【植物形态】 芳香性常绿灌木或小乔木,高可达 12 m。叶互生,革质,长圆形或长圆状披针形,墨绿色。雌雄异株;伞形花序腋生;花黄色,花被片 4,倒卵形。果实椭圆状球形,熟时暗紫色。花期 3～5 月,果期 6～9 月。

【生态分布】 原产于地中海国家,喜潮湿、荫蔽处,也是常见园艺植物,各地多有种植。

【历史趣闻】 在古罗马,月桂树叶被用作药用、香料和装饰(12 月的农神节里装饰花环)。古罗马的传说,如果月桂突然枯萎将预示着王室有厄运降临。他们认为月桂树叶能治疗上消化道疾病;当作烹饪的调料时,能促进人体对食物的消化吸收,特别是加速肉类食物的分解。月桂还可以预防和治疗其他疾病,树叶泡茶饮用,可温暖、滋补胃和膀胱;敷在黄蜂和蜜蜂蜇伤的伤口上,可以止痛。

【采收】 以叶、精油入药。叶四季可采,并以水蒸气蒸馏精油。

【化学成分】 含有 3% 的挥发油(包括 30%～50% 的桉叶油素,以及里哪醇、α-蒎烯、α-乙酸萜品醇)、黏液质、鞣质和树脂。

【药理作用】月桂叶有抗微生物、止痛、驱风、利胆、促进消化、利尿、发汗等作用。对胃有安定、滋补的功效。月桂叶有与荷兰薄荷 *Mentha spicata* 和迷迭香 *Rosmarinus officinalis* 相同的功效。精油有舒筋活络的作用。

【临床应用】月桂叶主要用于治疗上消化道功能异常和关节炎,可刺激食欲和胃液分泌。其作为调味品使用时,有助于对食物的消化、吸收,帮助消化油腻食物。精油稀释后用于按摩肌肉和关节。煎煮叶子置于浴液中可消除四肢疼痛。

【注意事项】月桂精油勿内服。外敷精油需稀释至低浓度(2%)使用。

【附注】月桂叶大量用于烹调。

303　薰衣草 *Lavandula officinalis* Chaix（唇形科）

【英文名】Lavender

【别名】药用薰衣草

【植物形态】灌木,高至 1 m。茎直立,被星状绒毛。叶条形或披针状条形,被或疏或密的灰色星状绒毛,全缘而外卷。轮伞花序通常 6～10 花,在枝顶聚集成间断或近连续的穗状花序;花萼卵状筒形或近筒状;花冠蓝紫色。小坚果椭圆形,光滑。花芳香,花期 6～7 月。

【生态分布】原产法国和地中海西部,现在世界各地广泛栽培作为香料,庭院也作花卉栽植。喜生长于阳光充足的地区。

【历史趣闻】薰衣草的英文名是从拉丁文"lavare"(清洗)一词而来,可能是从前人们用它来清洗伤口的缘故。薰衣草的利用,无论是精油或新鲜花或干花,已有数千年的历史了。它是一种很重要的、用作弛缓剂的草药,中世纪时,用于缓解头部疾患和不适。它也是 1620 年由英国清教徒带到美洲的草药之一。它的香味比它的药效更为人们所知。草药师约翰·帕金森(John Parkinson)形容它是一种"对各种头脑疼痛症特别有效"的药物。

【采收】以花序入药。夏季中期,晴朗的早晨采收,及时干燥备用,或用水蒸气蒸馏法提取挥发油备用。

【化学成分】含挥发油(达 3%)、黄酮类、鞣酸、香豆素等。挥发油中有 40 多种成分,主要有醋酸沉香酯(30%～60%)、桉树脑(10%)、沉香醇、橙花醇、茨醇等。

【药理作用】薰衣草有止痛、抗惊厥、抗忧郁、抗微生物、抗风湿、抗痉挛、驱风、利胆、除臭、利尿、驱虫、镇静、发汗、滋补等作用。

【临床应用】花序能缓解失眠、刺激、紧张、焦虑,治疗头痛、偏头痛,有助于提高消化功能,缓解急腹痛、排除胀气,治疗气喘,特别适用于特殊类型的气喘和神经过敏性气喘。挥发油毒性低,外用可治疗烧灼伤、创伤、溃疡及昆虫咬伤、叮伤、疥、疮和头虱;外涂少许、按摩,可缓解头痛;置于浴缸中可解除肌肉紧张、安定精神、促进睡眠。

酊剂,每日 1.5～3 g 冲水,晚间服用,治疗失眠。浸剂,每次 125 mL,每日 2 次,增进食欲,治疗消化不良。

【注意事项】除遵医嘱外,挥发油不可内服。

【附注】《欧洲药典》2002 年版规定,本品含挥发油不得少于 13 mL/kg,同时收载了薰衣草油。

304　散沫花 *Lawsonia inermis* L.（千屈菜科）

【英文名】Henna

【别名】指甲花

【植物形态】常绿灌木,高 3～5 m;有浓香。叶对生,狭椭圆形或倒卵形,先端尖。圆锥花序顶生;花极香;花萼 4 深裂;花瓣 4,白色或粉红色,宽卵形。蒴果球形,深蓝色;种子近圆锥形。

【生态分布】原产于中东、北非和印度次大陆,喜阳光,现各地热带地方广泛种植。

【历史趣闻】在北非和亚洲,本品作为红色染料和香料使用已有数千年历史。古埃及裹木乃伊的布料就是用本品染色的。在阿拉伯半岛和印度半岛,传统将本品制成的颜料用在手指、手掌和脚上画出各种复杂的图案。本品不仅用于染人的头发,也用于染马的鬃毛和尾巴。据说埃及女王克丽奥佩特拉在见安东尼奥前曾特地将游艇上的帆布在散沫花熬制的油中浸泡过。

【采收】以叶和树皮入药。叶片四季可采,以秋季成熟叶片为佳。叶采后,除去杂质,晒干或 50℃ 以下烘干。

【化学成分】含香豆素、萘醌(包括散沫花素)、黄酮、甾醇和鞣质。

【药理作用】散沫花提取物对革兰氏阳性菌、革兰氏阴性菌均有抑制作用。本品还有消炎、止痛、收敛、止泻等作用。

【临床应用】本品制成的含漱剂可治疗咽喉痛,制成的冲剂或煎剂可治疗腹泻和痢疾。本品还可以预防大出血和通经。树皮煎剂治疗肝脏疾病;外敷还可治疗皮肤病,尤其是真菌感染、痤疮和疖子。

305　欧益母草 *Leonurus cardiaca* L.（唇形科）

【英文名】Motherwort

【别名】益母草

【植物形态】多年生草本,高至 1.5 m。茎钝四棱形;叶片宽卵圆状心形,先端锐尖,基部心形,通常为掌状 5～7 浅裂,叶片光滑。轮伞花序腋生;花冠唇形,粉红色。

【生态分布】原产于中亚,现广泛种植于欧洲和北美,生于林地、开阔地和路边,也栽培作为园艺植物。

【历史趣闻】欧益母草种名"cardiaca"（意为"心"）表明长期以来它就被人们视为治疗心脏疾病的药物。古希腊和古罗马时期，它不但用于治疗生理疾病，如心悸，还用于治疗心理疾病，如抑郁症。在欧洲，本品首先用于治疗牛的疾病。16世纪，英国草药学家约翰·杰勒德记载其作为治疗牛的某些疾病的药物大受欢迎，他推荐本品可作为心脏虚弱患者的药物。英国草药医生尼古拉斯·卡尔佩泊称："在治疗忧郁症、重使心情愉快方面，没有比欧益母草更好的草药了。"他还认为其作为强心剂可治疗心悸、昏厥和昏晕，可安定孕妇子宫、助产以及通经。1584年，意大利内科医生和草药医生皮耶兰德雷·马泰奥利（Pierandrea Mattedi）认为欧益母草有助于治疗心悸、痉挛和瘫痪，能利尿、通经。

【采收】以地上部分入药。夏季开花期间采收，干燥后保存。

【化学成分】含生物碱（包括 L-水苏碱）、环烯醚萜（益母草碱）、二萜、黄酮、咖啡酸和鞣质。

【药理作用】具有活血、祛瘀、调经、利尿、镇静的作用。俄国学者发现本品包含降血压成分。德国证实本品有轻微的镇静作用，多数镇静剂不具备刺激子宫作用，但本品所含益母草碱可刺激子宫收缩。

【临床应用】19世纪，本品用于促进排经和排出胞衣，也用于治疗神经兴奋患者和缺乏休息、无法安睡的病人。本品还用作妇女滋补品、抗心悸药和闭经药。还常用于助产和通经。本品还能用于缓解失眠和忧虑。

【注意事项】妊娠期妇女不宜使用。对于近期出血量过大者亦不适用。

306　北美独行菜 *Lepidium virginicum* L.（十字花科）

【英文名】Virginia Peppergrass

【别名】琴叶独行菜

【植物形态】一年生草本，高至 60 cm。茎直立，具柱状腺毛。基生叶倒披针形，羽状分裂或大头羽裂，裂片大小不等，边缘有锯齿；茎生叶有短柄，倒披针形或线形。总状花序顶生，萼片椭圆形；花瓣白色，倒卵形。短角果近圆形，有狭翅。种子卵形，红棕色，边缘有窄翅。

【生态分布】原产于北美东部和加勒比海部分地区，大洋洲已归化栽培。

【历史趣闻】北美东北部的密诺米尼人将北美独行菜制成洗液（或直接将新鲜植物捣烂）外用治疗因接触毒漆葛 *Toxicodendron radicans* 产生的过敏。

【采收】以叶、根入药。叶主要在春季采集。鲜用或晾干后备用。

【化学成分】含多种营养成分，特别是含有丰富的维生素 C。

【药理作用】有抗菌、抗炎、利尿、祛湿、祛痰、解毒等作用。

【临床应用】本品富含维生素 C，广泛用于治疗坏血病和糖尿病，也可祛除肠内寄生虫。茎叶还有利尿和消除风湿病的功效；根可以治疗呼吸道过量的痰液。

【附注】中国辽宁、吉林、河北等地民间以种子入药,有利水、平喘的作用。

307　玛咖 *Lepidium meyenii* Walpere（十字花科）

【英文名】Maca，Peruvian Ginseng

【别名】玛卡独行菜,秘鲁人参

【植物形态】一年生或二年生草本,高 12~20 cm。具块根,直径 2~5 cm,似萝卜状,表面大多黄色或紫色,肉质白色,具有刺激性气味。叶条形,长 10~20 cm,叶片呈玫瑰花形排列。总状花序顶生,花小。果实短筒状,内含 1 粒种子。

【生态分布】原产于秘鲁安第斯山区海拔 3 500~4 500 m。现主要分布于中部 Puro 生态区。是一种食、药兼用植物。

【历史趣闻】传统上本品用于增强精力,抗疲劳,改善性功能,提高生育力,治疗女性更年期综合征等。当西班牙人于 1526 年占领南美的时候,殖民者们就把玛咖作为生息繁衍扎根安第斯山区的必备品,用于解决人、畜不育的难题,而且至今仍然作为具有提高精力、生殖力作用以及良好滋补作用的贡品,被西班牙皇室广泛使用。玛咖受到普遍重视是在 20 世纪 90 年代初在研究寻找"伟哥"替代药物时,发现这种植物在提高性功能上有显著功效。

【采收】以块根入药。在植株开花前挖取块根,洗净,鲜用或干燥备用。

【化学成分】从根中分离得玛咖酰胺和玛咖烯,含量达 0.6%;从新鲜根中得到芥子油苷,含量约 1%。还有异硫氰酸酯(在干燥根中含量为 0.10%~0.15%)、甾醇及其衍生物(甾醇往往以苷或乙酸酯形式存在,在干根中含量为 0.03%~0.04%),还分离出 4 种生物碱。玛咖中的主要营养成分:干根含蛋白质 10.2%、还原糖 9%~12%、碳水化合物 59%,矿物质有钾、钙、铁、锌等。

【药理作用】玛咖提高生育力的机理,可能是提高动物成熟卵子的数量、精子的活性和数量。这与所含的生物碱、丰富的精氨酸和果糖等有密切关系。动物实验证明,本品能改善性功能可能是玛咖烯和玛咖酰胺的作用。其生物碱可作用于视丘下部和垂体,具有调节内分泌腺的功能,可平衡荷尔蒙。

【临床应用】本品主要用于增强精力、改善性功能、调节荷尔蒙;也与其他药材配伍制成非处方药,如淫羊藿、刺蒺藜等。最简单的制剂是将玛咖干粉装入硬胶囊,每粒 500 mg,每次口服 4~8 粒。

【注意事项】目前玛咖制剂已作为保健食品和营养补充剂。

【附注】国际上普遍认为玛咖和 *Lepidium peruvianum* Chacon. 两种植物在生长繁殖、植物化学和保健功效上几乎没有差异。

308　美婆婆纳 *Leptandra virginica* L.（玄参科）

【英文名】Black Root，Culver's Root

【别名】北美草本威灵仙

【植物形态】多年生草本,高至 1 m。茎直立,叶披针形。穗状花序生于枝顶,花白色。

【生态分布】原产于北美,生长于横穿北美的草地和林地。

【历史趣闻】在密苏里州和特拉华州的土著居民中,本品是众所周知的峻泻剂。中等剂量使用可作为泻药、解毒剂和治疗肝功能失常的药物。19 世纪,将本品用作刺激胆汁分泌的传统用药。

【采收】以根入药。秋季挖取根部,洗净,干燥备用。

【化学成分】含有挥发油、皂苷、糖类和鞣质。

【药理作用】有很强的泻下作用。

【临床应用】本品现在仍被小剂量使用,作为泻药和治疗肝、胆囊功能失常的药物;还用于治疗肠胃胀气和消除痔疮、直肠脱落造成的不适感。

【注意事项】慎用鲜根。妊娠期妇女忌用。

309　柠檬茶树 *Leptospermum petersonii* **Bailey**（桃金娘科）

【英文名】Lemon Tea Tree, Lemon-scented Tea-tree

【植物形态】常绿灌木;叶片窄披针形,长 4 cm;浓郁柠檬香味;花白色,直径1.5 cm。春季至夏初开花。

【生态分布】产于澳大利亚。现在已成为一种常绿园艺观赏植物。

【历史趣闻】柠檬茶树是澳大利亚土著居民使用的传统草药。它类似于澳大利亚茶树 *Melaleuca alternifolia*,主要成分为柠檬醛,具有柠檬香味,因此才命名为"柠檬茶树"。

【采收】以叶和精油入药。叶全年可采,以水蒸气蒸馏精油。

【化学成分】主要活性成分为挥发油。柠檬茶树油的主要成分为醛类化合物,占70%～85%;油的主要成分有香叶醛、香茅醛、橙花醛、香茅醇、芳樟醇、月桂烯等。

【药理作用】柠檬茶树叶和精油具有驱虫、杀菌、防腐、镇静、驱风等作用。含 20% 柠檬茶树精油的溶液即可有效地驱除法老按蚊 *Anopheles farauti*,在 4 小时内对 50% 的昆虫有效。精油还是天然杀菌剂,对黑曲霉、绿脓杆菌、白念珠菌、金色葡萄球菌等有抑制作用。

【临床应用】民间用于治疗感冒及呼吸道疾病,如气管炎、支气管炎、肺炎、咳嗽等。目前,柠檬茶树精油主要用于日化工业中,作为昆虫驱避剂、空气清新剂和化妆品的防腐剂。

【附注】柠檬茶树叶主要用于提取精油。

310　扫帚叶澳洲茶 *Leptospermum scoparium* J. R. Forst. et G. Forst.（桃金娘科）

【英文名】Bloom Tea Tree，Manuka

【别名】帚状细子木，松红梅

【植物形态】常绿灌木，丛生，半平卧，冠宽阔，枝拱形，高至 6 m。小枝淡红色。叶小，狭窄，暗绿色，芳香，富含挥发油。花小，杯状，白色或暗红色，花蕾红色，初夏开放。

【生态分布】虽然 Leptospermum 属中不少植物是澳大利亚的特产，但扫帚叶澳洲茶或"Manuka"却只分布在新西兰。遍布新西兰的低地和高山地带。

【历史趣闻】新西兰土著毛利人将 *Leptospermum scoparium* 叫做"Manuka"，意即新西兰土油茶树。自古以来，新西兰土著毛利人将扫帚叶澳洲茶的叶、茎、种子荚膜和一种叫做"manna"的渗出物用作药材。如用其枝叶的热蒸汽或浸液治疗关节病；叶的浸液外用治疗皮肤感染、瘙痒和湿疹，内服用于催吐、通便、利尿、退热、止痢和治疗蜘蛛叮咬；茎皮浸液外用治疗背痛、扭伤、肿胀和皮疹，内服用于退热、镇静和减缓内脏疼痛；种子荚膜制成泥罨剂用于干燥伤口和促进愈合，咀嚼种子荚膜可退热、治疗胃痛和腹泻；渗出物外用治疗烧伤、烫伤，内服用于镇静、缓泻和咳嗽；该植物灰烬用于治疗皮疹、烫伤、头皮感染和去除头皮屑。

【采收】以枝、叶入药。全年可采，鲜用或干燥后备用。鲜叶用水蒸气蒸馏精油。

【化学成分】枝叶主要含有 5，7-二甲氧基黄酮、5-羟基-7-甲氧基黄酮、6-甲基黄酮等黄酮类成分以及挥发油。挥发油中，*Flavesone*、纤精酮 *Leptospermone*、异纤精酮 *Isoleptospermone* 等 β-三酮类成分总量占精油的 20% 左右。

【药理作用】精油具有良好的抗菌、消炎、退热、镇静、缓泻、镇咳等活性，对某些真菌、酵母菌、病毒及癌细胞也有抑制活性。

【临床应用】本品在民间作为治疗药物应用日渐减少。近些年来，新西兰扫帚叶澳洲茶主要用于生产精油，已经发展到商业化生产规模。精油不仅被开发成非处方药物，而且向欧洲、亚洲出口。目前，市场上的精油制品均系外用药，精油只有毛利人仍坚持内服。扫帚叶澳洲茶精油有特殊的抗菌疗效，研究表明，它具有替代某些疗效日益下降的抗生素的潜力。

【附注】体外试验表明，β-三酮类成分虽然具有较强且有一定选择性的抗菌活性，但作用不及全油。

311　欧当归 *Levisticum officinale* Koch.（伞形科）

【英文名】Lovage

【别名】拉维纪草

【植物形态】多年生草本,高至 2 m,全株有香气。根茎肥大,茎直立。基生叶和茎下部叶二至三回羽状分裂,茎上部叶一回羽状分裂,叶鞘大,紫红色。叶片宽,倒卵形至宽三角形。复伞形花序;小伞形花序近圆球形,花黄绿色。双悬果椭圆形,黄褐色。花期 6～8 月,果期 8～9 月。

【生态分布】原产南欧和西亚。喜温暖气候,喜光,耐干旱,耐寒;生于山坡、开阔地。

【历史趣闻】欧当归在欧洲为民间传统草药。爱尔兰草药学家 K'Eogh(1735 年)曾记载欧当归"可以消除胃肠胀气⋯⋯帮助消化、利尿、通经、明目和消除脸上斑点、雀斑、红斑"。

【采收】以根、叶、种子入药。春季和初夏采集叶片,夏末采集种子(果实),秋季挖根。均干燥备用。

【化学成分】含挥发油(其中苯酞类占 70%)、香豆素、香柠檬烯、补骨脂素等,还有植物酸、β-谷甾醇、树脂和树胶。

【药理作用】苯酞类有镇静和抗惊厥作用。本品还有抗菌、止痛、利尿、止咳、消食等功效。

【临床应用】本品具有促进消化,刺激食欲,治疗胃肠胀气、疝气和支气管炎的功效;还常用于治疗泌尿系统疾病以及通经、舒缓痛经。它的温热功效可以促进机体循环。

《欧洲药典》2002 年版规定,本品完整药材含挥发油不得少于 4.0 mL/kg;切片药材含挥发油不得少于 3.0 mL/kg。

【注意事项】妊娠期妇女和肾病患者忌用。

【附注】在欧洲,欧当归的嫩茎叶作凉拌菜食用,因其有特殊的香气,并有助消化作用,民间用作菜肴调味料和配料。欧当归果实有时也用于烹调,主要用于肉类的去异味和加香。

312 柳穿鱼 *Linaria vulgaris* Mill. （玄参科）

【英文名】Common Toadflax

【植物形态】多年生草本,株高 30～80 cm。茎直立。叶多皱缩,易破碎。叶条形至条状披针形,全缘。总状花序顶生,小花密集,花冠二唇形,有长花距,黄色;花期夏季。蒴果卵圆形。

【生态分布】原产欧亚大陆北部温带,后移植至北美,生于沙地、山坡草地及路边。喜光,较耐寒,不耐酷热,宜中等肥沃、适当湿润而又排水良好的土壤。

【历史趣闻】柳穿鱼为欧洲民间传统草药,用于治疗与消化系统有关的疾病。

【采收】以地上部分入药,夏季开花时采收,干燥备用。

【化学成分】含里哪苷、甾醇、糖类和黏液质。

【药理作用】具有抗菌、解毒、消肿、利尿、止痛等作用。

【临床应用】本品主要用于治疗肝脏和消化系统疾病。它不但有助于治疗黄疸、慢性便秘和皮肤病,还可外敷减轻疼痛、皮肤溃疡和痔疮,也用于消除眼科炎症。

【注意事项】在医师指导下用药。孕妇忌用。

【附注】柳穿鱼也是重要的园林花卉。

313　亚麻 *Linum usitatissimum* L.　(亚麻科)

【英文名】Linseed,Flaxseed

【别名】胡麻

【植物形态】一年生纤细草本,茎直立,高至 1 m。叶互生,茎下部叶片匙形,中部叶纺锤形,上部叶披针形。聚伞花序顶生;花漏斗或碟形,有蓝、紫、白或粉红色。蒴果球状,顶端稍尖。种子扁球形。

【生态分布】原产欧洲和亚洲的温带地区,现广泛栽培于温带地区。包括美国、加拿大和北欧。

【历史趣闻】亚麻起源于近东、地中海沿岸。早在 5 000 多年前的新石器时代,瑞士湖栖居民和古代埃及人已经栽培亚麻并用其纤维纺织衣料,埃及各地的"木乃伊"也是用亚麻布包盖的。亚麻子药用也有悠久的历史,传统用作轻泻剂,特别是用于慢性便秘,其浸液可软化大便,促进肠蠕动,服用时需加 5 倍量的水。种子黏液质有消炎和缓解作用,用于治疗结肠炎、痔疮等症;种子打碎或磨碎后吞服,可缓解胸部及尿道疾病,对慢性阵发性咳嗽、气管炎、肺气肿及泌尿系统病患(如膀胱炎)有效。外用治疗疖疮、软化皮肤和排脓。葡萄牙处方用亚麻仁油与红酒混合外用,治疗创伤。

【采收】以种子入药,夏末或早秋种子成熟时采收,干燥后备用。

【化学成分】种子含有脂肪油约 35%(其中含 55% α-亚麻酸、20%亚油酸)、蛋白质约 26%、纤维约 14%、黏液质约 12%、矿物质 2%,还有甾醇、木脂素(不在油脂中)、生氰苷类(亚麻苦苷)微量。

【药理作用】本品的主要药理作用为滋补、缓和、轻泻、抗氧化、润肤,并有植物雌激素样作用。亚麻子中的 α-亚麻酸与鱼油中的成分类似,有抗癌活性,保护心脏和血液循环,有助于缓解心律不齐,种子对子宫癌和乳腺癌有效。

【临床应用】目前,亚麻子因含有重要的脂肪酸而引起广泛重视。亚麻油中的脂肪酸成分有助于保持心脏健康和促进血液循环,还可预防慢性炎症病患。亚麻子油,每日 3~6 g,作为营养品。种子粉碎品,每日 3~6 g,水冲服,治疗便秘。种子粉剂与水混合制成泥罨剂,烘干后,作为经绝期植物雌激素补充剂。

【附注】亚麻有油用和纤维用两种类型。

314 柠檬棘枝 *Lippia citriodora* **H. B. K.** （马鞭草科）

【英文名】Lemon Verbena，Verbena

【别名】柠檬马鞭草；防臭木

【植物形态】落叶小灌木,高至 3 m,茎四方形,木质坚硬。叶对生或轮生,披针形,有强烈的香气。花小,排列成腋生、稠密、圆柱状的穗状花序;萼小,花冠内白色,外红蓝色。果小,干燥。花期 6～8 月。

【生态分布】原产热带中南美洲,17 世纪移植到欧洲。喜温暖湿润的热带、亚热带气候,生于旷野、林缘。

【历史趣闻】柠檬棘枝拉丁名中的属名 *Lippia*,本是一位欧洲医生的名字,这位医生生于 1678 年,是位植物学家。而其种名 *Citriodora*,指的正是其橙类般的香气。18 世纪,柠檬棘枝在欧洲开始替英国的花园点缀不少风情。许多人将它与柠檬香茅混淆,因为它们都是柠檬样味道。也有人将它与马鞭草 *Verbena officinalis* 混为一谈,这也许是因为柠檬马鞭草精油总是标示着法国名称"凡薇思"(Verveise)的关系。

　　依照南美洲人的传统用法,在宴会中捧上的洗指碗里,常放入几片柠檬棘枝叶飘香。它的香气经过干燥也不消失,所以泡茶相当合适。柠檬棘枝在欧洲应用的历史虽然短,但在法国、西班牙等地却是最受喜爱的花草茶之一,博得"花草茶女王"的美誉。柠檬棘枝在欧洲大陆是很受欢迎的饮料成分,也可调味烈酒,女巫则利用它的催情特性来调制春药。

【采收】以叶、花枝入药。叶四季可采,鲜用或干燥备用。春夏植株生长旺盛时,采收新鲜叶片、嫩枝梢及花序,用水蒸气蒸馏方法,获得 0.1%～0.7%的精油。

【化学成分】主要含有挥发油。挥发油成分主要有(%):橙花醛(14.4)、香叶醇(6.6)、香叶醛(19.9)、甲基庚烯酮(2.3)、桧烯(1.8)、月桂烯(0.4)、苧烯(13.5)、1,8-桉叶素(4.9)、反-罗勒烯(1.7)等。

【药理作用】叶具有利尿,刺激肝、胆的功能;具有促进消化、减轻反胃及肠胃胀气、镇静松弛的作用。精油具有调理和镇定的功效。

【临床应用】传统法国家庭在饭后和睡前常喝柠檬棘枝茶,因为它具有促进消化、镇静松弛的作用;当伤风感冒引起发烧时饮用,既有益于康复,而且能缓和喉咙及鼻子的不适。

【注意事项】柠檬棘枝茶长期或大量饮用可能会刺激胃部。其精油勿内服。

【附注】柠檬棘枝精油在芳香疗法中也是重要的成员之一。

315 苏合香 *Liquidambar orientalis* **Mill.** （金缕梅科）

【英文名】Levant Storax

【别名】东方枫香树

【植物形态】落叶乔木,高至 6 m。树皮紫灰色。叶互生,掌状 3～5 裂,裂片长卵形。花单性,小,黄白色;果序球形,多数蒴果聚生。

【生态分布】原产于土耳其西南部,北非、印度有分布。喜生于肥沃的湿润土壤中。

【历史趣闻】在欧洲,自 19 世纪起,苏合香就被广泛用作药物,也用作香水的定香剂。

【采收】以树皮分泌的树脂入药。通常于初夏将树皮击伤或割破,深达木部,使分泌香脂,浸润皮部。至秋季剥下树皮,榨取香脂;残渣加水煮后再榨,除去杂质,即为苏合香的初制品。如再将此种初制品溶解于酒精中,过滤,蒸去酒精,则成精制苏合香。宜装于铁筒中,并灌以清水浸之,置阴凉处,以防止走失香气。

【化学成分】含树脂约 36%,其余为油状液体。主要为萜类化合物,其中含挥发性单萜、倍半萜类和三萜化合物,如齐墩果酮酸。挥发油中主要含有苯甲酸苄酯 43.7%、游离桂皮酸、松香油醇－4 等。

【药理作用】有抗血栓、抗血小板聚集、抗心肌梗死、扩张冠状动脉等作用;还有刺激性的祛痰作用。

【临床应用】本品用于治疗呼吸道疾病,也是复方安息香福瑞尔香脂的成分之一。该制剂被吸入后因刺激产生咳嗽而祛痰。苏合香制成的香脂外敷,可加速皮肤病诸如疖疮、创伤、溃疡等的康复。本品可与北美金缕梅 *Hamamelis virginiana* 和玫瑰水调制成洗液作为收敛剂使用。

【附注】《中国药典》2005 年版规定,本品含肉桂酸不得少于 5.0%。《美国药典》2005 年版亦收载。

316　巴西榥榥木 *Liriosma ovata* Miers（木犀科）

【英文名】Muira Puama

【别名】巴西木;卵形百合犀

【植物形态】小乔木,高至 15 m。树干灰色;叶对生,长椭圆形,咖啡色;花白色;果实橘黄色。

【生态分布】原产于巴西热带雨林中,尤其是里奥内革罗和亚马孙流域。

【历史趣闻】亚马孙流域的印第安人很早就将巴西晃晃木作为滋补品和壮阳剂。目前它仍被认为是治疗阳痿的良药。

【采收】以树根、树皮、木材入药。全年可采,早期以根干燥后磨粉使用,现在将其以溶剂提取,制成制剂使用。

【化学成分】含有酯类和植物甾醇等。

【药理作用】本品具有壮阳作用,还有抗菌、消炎、止痛、止泻功效。树皮有强收敛作用。

【临床应用】本品为著名性滋补药。在巴黎性行为医学中心最近的研究中,有 262

位性欲低落或勃起有问题的男士,每日服用 1～1.5 g 的巴西榥榥木萃取物,两周之内大约有 60% 的人感受到成效。树皮制成漱口剂可治疗咽喉痛,或制成冲剂内服治疗腹泻和痢疾。

【注意事项】作为性保健品不能过量使用。

317　山鸡椒 *Litsea cubeba*（Lour.）Pers.（樟科）

【英文名】Mountain Spicy Tree

【别名】山苍子;山胡椒;荜澄茄

【植物形态】落叶小乔木,高 8～10 m。新枝茎皮黄绿色,老时褐黑色,片状剥落。叶互生,披针形或倒披针形,稀有倒卵形或椭圆形,全缘。花单生或簇生,4～6 朵,雌雄异株,雄花有花被 6 片,成 2 轮,外面无毛;雌花具退化雄蕊,由 1 枚雌蕊组成。核果近球形,成熟时黑色,种子球形。花期 2～3 月,果期 7～9 月。

【生态分布】山鸡椒原产中国华南及东南地区。喜温暖湿润气候,适应性较强,在年雨量 1 200～1 800 mm 地区最为适宜生长。对土壤要求不严,以缓坡、沟谷、丘陵、土层深厚、肥沃、排水良好的土壤生长最好。

【历史趣闻】山鸡椒果实作荜澄茄入药已有上千年的历史,有祛风散寒、暖胃止痛的功效。"荜澄茄"这个名字的来历是由于其圆形的小果子很像胡椒科的荜澄茄。它在爪哇也是一种传统的药用植物。这种起源于东方的树木,在西方国家也家喻户晓。20 世纪 50 年代从它类似于胡椒的果实中提取出精油,并且开始流行,可与柠檬草精油相提并论,而且有着更明显的优势。

【采收】以成熟果实入药。成熟果实可用水蒸气蒸馏方法提取精油,当果实变为黄褐色,醛含量可达 90%。因此,此时采果蒸油,精油的质量最好。

【化学成分】含挥发油、苦味质、树脂和油脂。挥发油中主要化学成分(%):柠檬醛(60～80)、α-松油醇(1.5)、甲基庚烯酮(2.5～3.1)、香茅醛(1～7.6)、芳樟醇(2.5)、香叶醇(1.1)、黄樟油素(0.9)、乙酸香叶酯(0.9),还有樟脑、α-蒎烯、莰烯、柠檬烯、α-蛇麻烯、ρ-伞花烃等。

【药理作用】山鸡椒精油香气清新,杀菌力强,有抗忧郁、提神、健胃、收敛、驱风、催乳、滋补、利尿、驱虫(体内、体外)、抗痉挛等作用,并可用作创伤药等。

【临床应用】山鸡椒可以预防和治疗感冒、流行性感冒等传染性疾病。它在保健方面也有广泛的用途,对身体有兴奋和恢复的作用,对心脏和呼吸系统都有滋补的作用,可以治疗冠状动脉硬化,当人们身体处于能量枯竭时作用最佳。

　　山鸡椒精油很适用于保养皮肤,对皮肤和头发有平衡油质的作用。许多市售的护肤产品中都有它,它不会引起皮肤过敏,能够很好地解决油性皮肤、痤疮和一般斑点等问题。

【注意事项】好的山鸡椒精油是没有副作用的,如果掺杂有其他种类的精油,还应
　　注意。

318　南方肺衣 *Lobaria pulmonaria*（L.）Hoffm.（肺衣科）

【英文名】Tree Lungwort

【别名】老龙皮

【植物形态】地衣叶状体灰色或淡绿色,直径 1.0～2.5 cm。中央叶状体完整,周围
　　呈叉状不规则开裂,背面灰绿色,网目凸凹极明显,近中外缘有白色突起的粉芽,
　　圆形,径 1～1.5 mm。腹面量深褐色,密生茸毛。子囊棒状,孢子 8 枚,具三横隔。

【生态分布】广泛分布于欧洲,生于森林中的树干或岩石上。

【历史趣闻】本品自古代起就被用于治疗肺部疾病。意大利内科医生 Pietandrea
　　Mattioli(1501—1577 年)推荐使用南方肺衣治疗肺脓疡和血斑状黏痰。本品
　　也用于治疗创伤、溃疡、痢疾,减少月经流量和制止霍乱呕吐。

【采收】以叶状体入药。全年可采。

【化学成分】含有多种植物酸(包括斑点酸)、脂肪、黏液质和鞣质。

【药理作用】本品有祛痰和滋补作用;还有抗菌、收敛、镇静等作用。它是一种没有
　　充分利用的良药。

【临床应用】本品有助于清除充血性黏液,增加食欲。蜜制后适宜于各种慢性呼吸
　　道疾病,尤其是咳嗽和支气管炎。本品也可治疗哮喘、胸膜炎和肺气肿;也用于
　　治疗肺部溃疡和多种胃肠疾病,亦适宜于医治儿童疾病。

319　北美山梗菜 *Lobelia inflata* L.（桔梗科）

【英文名】Lobelia，Indian Tobacco

【别名】祛痰菜

【植物形态】一年生草本,高至 50 cm,有乳汁。茎纤细,近基部匍匐,节着地生根。
　　叶互生,狭披针形至线形。花单生叶腋;花萼筒喇叭形,先端 5 裂;花冠淡蓝色
　　或淡紫色,先端 5 裂。

【生态分布】原产于美国及加拿大东部和中部。生于路边、荒地,喜酸性土壤。

【历史趣闻】北美山梗菜为传统的原产美洲的草药,是强有力的解痉药,用作呼吸
　　刺激剂;常用作催吐剂、驱虫剂、祛痰剂;还用于治疗性病。民间用其作烟草的
　　代用品,可帮助吸烟者戒烟。在英美传统草医药中多与小米椒 *Capsicum fru-
　　tescens* 合用,以增强功效。

【采收】以地上部分入药。初秋时采收带花的茎叶,干燥后备用。

【化学成分】含 14 种生物碱,包括吡啶生物碱(主要为山梗菜碱)等;还含挥发油、
　　树脂、脂质和树胶等。

【药理作用】本品的主要作用为刺激呼吸器官、解痉、祛痰、催吐和发汗。近代研究证明,叶含有的成分有解痉作用,所含吡啶生物碱,特别是山梗菜碱与烟碱有类似的作用。山梗菜碱能兴奋脑干内的呼吸中枢,产生有力的深呼吸,达到治疗呼吸系统疾病的作用。

【临床应用】用于治疗气喘,特别是支气管哮喘和慢性气管炎,促进呼吸,排出痰液。其浸剂用于治疗支气管炎;丸剂常混合其他草药,治疗气管哮喘;酊剂治疗气喘。北美山梗菜的浸剂或稀酊剂外用,能弛缓肌肉,特别是平滑肌,可用于扭伤或背部肌肉紧绷;与小米椒合用,揉擦胸部和窦道。

【附注】同属植物蓝山梗菜 *Lobelia siphilitica* L. ,英文名:Great Lobelia,为美洲和欧洲广泛应用的另一种山梗菜属植物,作用与北美山梗菜相同。

320　深裂狭缝芹 *Lomatium dissectum*（Nutt.）Mathias et Constance（伞形科）

【英文名】Lomatium, Toza

【别名】狭缝芹

【植物形态】多年生草本,高至 2 m。主根大,木质,分叉。茎直立;叶三角形,分裂。伞形花序,花小;双悬果。

【生态分布】原产于北美西部,从美国加利福尼亚州至哥伦比亚沿海和岛屿。

【历史趣闻】本品为北美西北地区最重要的草药之一。被印第安人视为"极受欢迎的草药",广泛用于治疗呼吸道感染,如咳嗽、伤风和流感。在内华达州,本品和蓍草 *Achillea millefolium* 混用治疗性病。在俄勒冈州,本品的煎剂用于去除马匹的扁虱。1917 年北美瘟疫流行期间,美国医生 Ernest Krebbs 注意到印第安人将本品用于治疗瘟疫疗效显著。

【采收】以根入药。秋季地上部分枯萎后,采挖根,洗净,干燥保存。

【化学成分】含黄酮、香豆素、季酮酸和挥发油。

【药理作用】季酮酸有显著的抗菌和毒鱼效果(印第安人将鲜根放于小溪或池塘中,用于使鱼昏厥)。加拿大和美国初步研究表明,本品有显著的抗病毒活性。

【临床应用】在北美,本品主要用于治疗多种病毒感染,从慢性疲劳综合征到流感和疱疹。作为滋补良药,它可促进外周血液循环和免疫功能。本品常与其他草药结合使用,如紫锥菊 *Echinacea spp.* 或赝靛 *Baptisia tinctoria*。

【注意事项】像伞形科某些植物一样,本品有光敏感作用。

321　轮叶忍冬 *Lonicera caprifolium* L.（忍冬科）

【英文名】Honeysuckle

【别名】欧忍冬;蔓生盘叶忍冬

【植物形态】落叶攀缘藤本,长至 4 m。叶对生,卵圆形。花管状,黄色至橘黄色。果实红色,夏季开花。

【生态分布】原产于欧洲南部和高加索山脉,生于墙边、树旁和绿篱边。

【历史趣闻】本品为欧洲传统草药,被认为可以缓解思乡等情绪。

【采收】以花、叶和树皮入药。夏季开花时采收花、叶,粗的枝皮也可采收。均干燥后备用。

【化学成分】含有环烯醚萜、挥发油和鞣质。

【药理作用】传统用法显示不同部位有不同疗效。树皮可以利尿;叶有收敛作用;花可减缓咳嗽、解痉挛。

【临床应用】树皮能治疗痛风、肾结石和肝脏疾病。叶制成的含漱剂和漱口液可治疗咽喉炎和口疮。花可以治疗咳嗽和哮喘。目前,本品在西方草药中已很少使用。

【注意事项】果实有毒,忌用。

322　魔根 *Lophophora williamsii* Coulter（仙人掌科）

【英文名】Peyote, Cactus

【别名】威廉斯仙人球;韦氏鸡冠掌

【植物形态】全体肉质,高仅 5 cm;近球形,灰绿色,具丛生白色毛。花粉红色或白色。

【生态分布】原产墨西哥北部及美洲西南部。

【历史趣闻】美洲土著居民将魔根用作祭祀用品,作为致幻剂已有 3 000 多年的历史。本品也是萨满教应用的植物,有强烈的精神和感情作用。

【采收】以全株植物入药,全年可采,随采随用。

【化学成分】含生物碱,主要成分为墨斯卡林。

【药理作用】墨斯卡林有强力致幻作用,还有解热、催吐作用。

【临床应用】用于治疗风湿痛、瘫痪。制成的泥罨剂可治疗骨折、创伤和蛇咬伤,还用于催吐。

【附注】很多国家将本品及墨斯卡林列为限制使用的药物。

323　枸杞 *Lycium chinense* Mill.（茄科）

【英文名】Lycium; Chinese Wolfberry

【植物形态】落叶灌木,高至 4 m。枝细长,有棘刺。叶互生或簇生于短枝上,叶片卵形至卵状披针形,全缘,鲜绿色。花常 1～4 朵簇生于叶腋;花萼钟状;花冠漏斗状,5 裂,淡蓝紫色。浆果卵状或长椭圆形,鲜红色。

【生态分布】原产中国喜马拉雅地区,喜温凉气候,干燥对其果实成熟有利。现在中国中部和北部广泛种植。

【历史趣闻】枸杞是中国的一种重要补药。在公元前 1 世纪就开始记载入《神农本草经》一书中。在传统上人们认为枸杞能使人延年益寿。据说中国古代一位草药师活了 252 岁,他把自己长寿的原因归功于一些补气的草药,其中包括了枸杞。今天,无论是枸杞的果实或是其根部都广泛作为药用。

【采收】以根和果实入药。枸杞根全年可采,但大多数在春天采集;其浆果在夏末或初秋采摘。均干燥后备用。浆果可生食或煮汤吃。

【化学成分】根和浆果含甜菜碱、β- 谷甾醇。根还含肉桂酸、叶虱酸;浆果还含酸浆红素、胡萝卜素、维生素 B_1、维生素 B_{12} 和维生素 C。

【药理作用】果实是一种补血药,可生吃,可煎煮吃,并有护肝作用;根具有退热和降血压作用。在一项研究中表明,枸杞根对疟疾发热也有很明显的退热作用。

【临床应用】在中国,枸杞果实用于改善血液循环,促进细胞对营养的吸收,因此,可用于治疗(改善)眩晕、耳鸣、视力模糊及衰弱症。枸杞根在中国认为是"凉血"的,可用于减轻发热、出汗、心烦、口渴。它还能止鼻血、止吐血以及缓解咳嗽和哮喘。近代研究表明,在中国,枸杞根已开始用于治疗高血压病。

【附注】宁夏枸杞 *Lycium barbarum* L. 叶长圆状披针形或卵状矩圆形。花冠粉红色或紫红色。浆果红色。功效与枸杞同,也是中药枸杞的主流品种。

324　石松 *Lycopodium clavatum* L.　(石松科)

【英文名】Club Moss

【别名】欧洲石松

【植物形态】植株常绿,匍匐枝蔓生,长至 12 cm。叶线形,亮绿色。孢子囊顶生,孢子黄色。

【生态分布】分布于北半球温带地区,生于山地、草地。

【历史趣闻】本品至少在中世纪就已用作药物。全草作为利尿剂,可排除肾结石。孢子有良好的防水性,至今仍被用于做药丸的包衣。孢子点燃易爆裂,可用于制烟火。

【采收】以植株和孢子入药。植株夏季生长旺盛时采收,干燥后备用。7～9 月间当孢子囊尚未完全成熟或未裂开时,剪下有孢子囊叶片,在防水布上晒干,击震,使孢子脱落,过筛后应用。

【化学成分】植株含生物碱(0.1%～0.2%,包括石松碱)、多酚、黄酮和三萜。孢子含油脂 50%。油中成分主要为石松子油酸及多种不饱和脂肪酸的甘油酯。

【药理作用】本品有利尿、镇静和解痉挛的作用,还有抗菌、消炎、助消化等作用。孢子有抗过敏的作用。

【临床应用】用于治疗急性泌尿系统疾病,还可治疗消化不良和胃炎。孢子可缓解和防治皮肤瘙痒和过敏。

【注意事项】本品可能有毒,须遵医嘱使用。

325 美洲地笋 *Lycopus virginicus* L.（唇形科）

【英文名】Bugleweed

【植物形态】多年生草本,高至 60 cm。茎四棱形;叶对生,披针形。花轮生于叶腋,花冠带白色。

【生态分布】分布于北美大部分地区,生长于河边。

【历史趣闻】本品为美洲土著民族的民间草药,草药师将本品用作温和的麻醉剂使用。19 世纪,本品被作为收敛剂和神经系统安定剂使用,治疗咳嗽、内出血和小便失禁。

【采收】以地上部分入药,夏季开花时采收,干燥后备用。

【化学成分】含有酚类成分,包括咖啡酸、绿原酸和鞣花酸的衍生物。

【药理作用】本品有镇静、收敛、滋补和抗菌等作用。

【临床应用】主要用于治疗甲状腺功能亢进和心律紊乱。本品也是芳香性、滋补性的收敛剂,可减少黏液分泌,用于祛痰、止咳等。

【注意事项】本品需遵医嘱使用。孕妇忌用。

326 毛黄莲花 *Lysimachia vulgaris* L.（报春花科）

【英文名】Yellow Loosestrife

【别名】黄莲花

【植物形态】多年生草本,高至 1 m。叶轮生,宽披针形。伞房状圆锥花序,顶生;花萼裂片 5,花冠裂片 5,狭卵形,亮黄色。蒴果球形。

【生态分布】原产于欧洲,生长于路边和水边,也是园艺栽培植物。

【历史趣闻】普林庄记载,本品曾被作为给西西里国王力西马克（Lysimachus）的贡品。他也是首位发现本品药用价值的人。本品英文名"Loosestrife",是指该植物被认为有阻止争斗（尤其是动物之间的）和驱除昆虫的能力。戴奥斯柯瑞迪认为本品可用于阻止鼻及伤口流血,燃烧释放的烟可驱蛇和苍蝇。

【采收】以地上部分入药,夏季开花时采收,晾干后保存。

【化学成分】含苯醌、三萜皂苷、黄酮和鞣质。

【药理作用】有收敛、止血、止痛、祛痰、止泻、抗菌等作用。

【临床应用】本品主要用于治疗肠胃疾病,如腹泻和痢疾;还用于止内、外出血和清洗伤口。本品制成漱口剂可止牙龈疼痛及口腔溃疡疼痛,也可止鼻血;还可作为祛痰剂用于治疗咳嗽。

327 千屈菜 *Lythrum salicaria* L. （千屈菜科）

【英文名】Purple Loosestrife

【植物形态】多年生湿生草本植物,高约1 m。茎直立,红色。叶对生,披针形,先端尖锐。穗状花序顶生,花鲜紫色。蒴果,包藏于萼筒内。花果期6～9月。

【生态分布】原产于欧洲,现北美也广泛分布,生长于海拔1 000 m的湿地和河边、溪边。

【历史趣闻】1654年草药医学家尼古拉斯·卡尔佩泊给本品很高的评价,认为其水蒸馏物可治疗眼疾和失明,清洗渗入眼中的杂物。在爱尔兰,本品大量用于止泻。

【采收】以地上部分药用。夏季开花时采收。晒干备用。

【化学成分】含千屈菜苷、糖苷(牡荆素)、鞣质、挥发油、黏液质和植物甾醇。

【药理作用】有抗菌、消炎、收敛、止血、止痛、止泻等作用。

【临床应用】本品主要用于治疗腹泻和痢疾;也适用于经期大出血和月经间期出血者。本品适用于各年龄段患者,一些草药医学家推荐其用于哺乳期婴儿。本品还可制成泥罨剂或洗液治疗创伤、腿部溃疡、湿疹、阴道排出物过量和阴部瘙痒。

【附注】现在本品很少用于治疗眼疾,但根据尼古拉斯·卡尔佩泊的建议,有关这方面的功效值得进一步研究。

328 紫荆木 *Madhuca longifolia* Macbid. （山榄科）

【英文名】Butter Tree

【别名】黄油紫荆木;子京木

【植物形态】落叶乔木,高20 m。叶革质;花白色,簇生,气味芳香。果实绿色。

【生态分布】紫荆木原产印度中部和北部,喜温暖气候,巴基斯坦也有分布。

【历史趣闻】紫荆木在印度作为一种药物和食物来源至少有2 000年了。在印度民间医学中,其叶的灰与印度酥油(澄清过的黄油)混合制成烧伤和创伤用的敷料。

【采收】以花、叶、种子油入药。花、叶和种子均可在夏季采收,鲜用或干燥备用。

【化学成分】花、叶含生物碱和皂苷;种子含皂苷和固定油。

【药理作用】本品具有祛痰、轻泻、抗菌、抗炎、催乳等作用。

【临床应用】花祛痰功效好,用于治疗胸部疾病,如支气管炎;也用于催乳,增加哺乳期妇女的乳汁分泌。叶外敷用于治疗湿疹。种子油有轻泻作用,用于治疗便秘,帮助痔疮患者排便;也可用于治疗皮肤瘙痒。

329 厚朴 *Magnolia officinalis* Rehd et Wils. （木兰科）

【英文名】Hou Po; Magnolia

【别名】赤朴;温朴

【植物形态】落叶乔木,高 22 m。树皮芳香;叶大,长椭圆形,全缘。花大,顶生,花被片奶油色,芳香。

【生态分布】原产中国,喜温暖湿润气候,在中国长江流域的山区多见野生。现在全世界许多地方作为一种观赏树木种植。

【历史趣闻】厚朴树皮在中国作为一味中药使用的历史已有数千年,文献首记载于公元 1 世纪的《神农本草经》。

【采收】以树皮入药。春季剥取树皮,干燥备用。

【化学成分】含挥发油和厚朴碱。

【药理作用】本品气味芳香,辛温,能缓解脘腹痛,还有轻度抗微生物作用。厚朴提取物有轻度肌肉松弛作用。

【临床应用】厚朴用于治疗腹胀、消化不良、食欲不振、呕吐和腹泻;还能有效地治疗阿米巴痢疾。

【附注】辛夷花 *Magnolia liliiflora* 是本种的近缘种,用于治疗上呼吸道感染,能排除过多的炎性分泌物。

330　洋苹果 *Malus sylvestris* Mill. （蔷薇科）

【英文名】Apple

【别名】欧苹果;野苹果

【植物形态】落叶乔木,高至 10 m。叶卵形或宽椭圆形,边缘具圆钝锯齿。花序近伞形,有花 3～6;花梗较粗;萼筒钟状;花瓣倒卵形,粉色。梨果球形或扁球形,黄绿色,有红晕。

【生态分布】主要分布在北温带,欧洲、亚洲和北美。现在各地已有栽培。

【历史趣闻】古埃及、古希腊和古罗马人都很喜爱苹果。苹果有几十个品种。古印度草药医师认为苹果可以治疗痢疾。几个世纪以来,中国的医师用苹果树皮治疗糖尿病。中世纪德国草药学家提出生苹果对健康的人是一种补品,而煮熟的苹果可以作为任何疾病的初期治疗。英国人也认为每天吃一个苹果就不会生病。17 世纪,英国草药学家尼古拉斯·卡尔佩泊提出苹果可用于治疗“胃热燥,胸部和肺部炎症和哮喘”,煮熟的苹果与牛奶混合可治疗枪伤。美国原没有苹果,后来移植到美国,苹果、苹果酒和树皮都成为美国的民间用药。1 个世纪前,美国草药医师也提出了苹果的许多用途,如生苹果用于治疗便秘;烘烤或炖熟的苹果用于治疗轻微的发热。

【采收】以果实、树皮、叶药用。夏季采集树叶和树皮,秋季果实成熟时采收果实。

【化学成分】果实含果胶(可溶性纤维)、类黄酮、异黄酮等。叶含根皮素。

【药理作用】果实中的果胶有抗菌(如沙门氏菌、葡萄球菌、大肠杆菌)、抗癌、促进肠道蠕动、降低胆固醇的作用。类黄酮、异黄酮有抗氧化等作用,可预防癌症。

叶中的根皮素有抗氧化和止血、抗菌的作用。

【临床应用】苹果果胶可有效地治疗由细菌引起的痢疾。苹果富含纤维(果胶),促进肠道蠕动,可治疗便秘;并可降低血液胆固醇,预防因高胆固醇引起的心脏病和中风;还可将引起癌症的物质引至结肠而排出体外。苹果中的类黄酮能防止动脉硬化引起的心脏病;异黄酮还可防止因细胞受损导致的癌症。医生们认为苹果果胶可降低糖尿病病人的血糖,因此,食用苹果有助于控制血糖。苹果果胶还有助于排除体内的铅、汞等重金属物质。叶中的根皮素可用于创伤止血。

【附注】目前,广泛栽培的苹果,一般认为均有上述医疗作用。

331　欧锦葵 *Malva sylvestris* L.（葵锦科）

【英文名】Common Mallow

【别名】锦葵

【植物形态】二年生或多年生草本植物,株高至 1.5 m。主根多汁,茎直立。叶互生,掌状 5 裂,边缘圆齿状。花数朵簇生于叶腋,淡红色至紫色,花径约 3 cm,花瓣 5 枚,先端微凹,萼片钟形,种子扁平,圆肾形,褐色。花期 6～10 月。

【生态分布】原产于欧洲、亚洲,现广泛种植于美国和澳大利亚,生长于开阔地、路边和篱笆边。

【历史趣闻】从 8 世纪起,欧锦葵的嫩叶和嫩枝就已用于食用及药用。

【采收】以叶、根、花入药。春季采收叶,夏季采集花,开花初期可挖根,鲜用或干燥备用。

【化学成分】含黄酮醇苷、黏液质和鞣质。花还含锦葵色素苷(花青素之一)。

【药理作用】本品是止痛药。还有抗菌、抗炎、抗痉挛等作用。花有清肺、止咳的功效。

【临床应用】本品虽然应用比药蜀葵 *Althaea officinalis* 少些,但仍是镇痛良药。花和叶有润肤和保护皮肤敏感部位的功效。本品与蓝桉 *Eucalyptus globulus* 配合使用,是治疗咳嗽和其他胸部疾病的良药。本品制成泥罨剂外敷可消除患处肿胀和排除毒素,叶内服可减缓内脏疼痛,还有松弛之功效。与药蜀葵相似,其根可用于儿童牙痛。

【附注】欧锦葵,中国有栽培。

332　药用茄参 *Mandragora officinarum* L.（茄科）

【英文名】Mandrake

【别名】毒茄参

【植物形态】多年生草本,高仅 5 cm,其根部有分叉。叶簇生,宽卵形,边缘有锯齿,松软,长 20～40 cm。春天,从根颈部伸出许多下垂的花梗并长出花,花冠漏斗形,白色或紫色。果实为球形、多汁的橙色或红色浆果,类似小型的番茄,次年春天成熟。

【生态分布】原产地是欧洲南部和中部、地中海周围地区,以及科西嘉岛。生于干河床。

【历史趣闻】传说本品会发出一种尖锐刺耳的声音,能杀死收获农作物的人。人们认为这是因其根有麻醉作用,而且其根极似人形。几千年以来,人们特别是妇女将药茄参的根切开作为驱除灾祸的符咒。古罗马时代以前,本品用作杀菌、止痛和治疗神经痛。

【采收】以根和叶药用。夏、秋时采叶,秋季挖根。

【化学成分】含 0.4% 的莨菪烷类生物碱,主要为天仙子胺(莨菪碱)和天仙子碱(东莨菪碱)等。

【药理作用】本品有麻醉作用,还有抗菌、消炎、止痛等作用。

【临床应用】目前本品已不药用。有时外用,制成泥罨剂或绷带剂治疗风湿痛或关节痛;制成煎剂用于治疗溃疡及皮肤疾病。

【注意事项】本品有毒,不可内服。外用也需在医生指导下使用。有些国家规定本品为限用种类。

333　木薯 *Manihot esculenta* **Grantz.** （大戟科）

【英文名】Manioc，Cassava

【别名】树薯

【植物形态】常绿灌木,高至 2 m。根肉质;茎木质;叶互生,叶大,掌状深裂,裂片披针形。单性花,圆锥花序,顶生,雌雄同序;花绿色。蒴果球形。

【生态分布】原产于赤道地区和南美,现分布于巴西和安第斯山脉东部,有甜味和苦味品种之分。现在世界热带地区普遍种植。

【历史趣闻】木薯在热带地区是重要的粮食作物。品种有甜木薯和苦木薯两种。甜木薯的块根含较低的氰酸,表皮呈淡青色;苦木薯的块根含多量的氰酸,表皮呈褐色,两者不难区别。块根又以皮层含氢氰酸最高,因此,木薯要先刮去外皮,煮熟后才能食用。巴西人将其制成的粉称为木薯粉(Tapioca)。生活在哥伦比亚亚马孙流域的 Witoto 人用浸泡过苦木薯的水来毒鱼;马库拉族(Makuna)人则用这种水治疗疥疮。

【采收】以根入药。在种植 8~24 个月后挖取块根。

【化学成分】含氰基糖苷(苦木薯含量为 0.02%~0.03%;甜木薯为 0.007%)和淀粉。

【药理作用】氰基糖苷有较强的抗菌作用。加工过的木薯粉,蛋白质含量低,易于消化,可作为病人康复期的食物。

【临床应用】苦木薯可用于治疗疖疮、腹泻和痢疾。木薯面粉有助于干燥皮肤渗液。在中国，本品配合小麦面、姜制成的泥罨剂用于清除伤口的脓液。

【注意事项】苦木薯内服时，需在医生指导下使用。

334　竹芋 *Maranta arundinacea* **L.** （竹芋科）

【英文名】Arrowroot

【别名】山百合

【植物形态】多年生草本，高至 2 m。根茎粗大，肉质白色，末端纺锤形。地上茎细而分枝，丛生。叶卵形，叶柄较长，叶表面有光泽。总状花序顶生，花白色。现有多种花卉品种。

【生态分布】原产美洲热带和加勒比海群岛，在圣文森特岛多有栽培。目前有许多品种作为花卉在各地栽培。

【历史趣闻】美洲玛雅人用本品制成泥罨剂治疗天花溃疡，浸剂治疗尿路感染。南美的 Arawak 人用作箭毒的解毒药。

【采收】以根茎入药。竹芋栽培后 10～11 个月即可采挖根茎。

【化学成分】主要含中性淀粉，几乎没有纤维，蛋白质约为 0.2%。

【药理作用】有弱的抑菌作用和缓和作用。

【临床应用】本品可减轻刺激，改善胃酸酸度，增进消化功能，治疗急性腹泻和便秘，也可作为病人康复期的营养剂。本品常与某些杀菌的草药（如没药）混合制成软膏或泥罨剂，治疗各种皮肤疾病。

【注意事项】妊娠期妇女忌用。

335　欧夏至草 *Marrubium vulgare* **L.** （唇形科）

【英文名】Horehound

【别名】夏至草；白夏至草

【植物形态】多年生草本，高至 50 cm。茎四棱形；叶卵形、阔卵形至圆形，有绒毛，边缘有锯齿。轮伞花序腋生，多花；花二唇形，白色。小坚果卵圆状三棱形，有小疣点。花果期 6～8 月。

【生态分布】原产于欧洲，现也种植于南美洲和北美洲，生于干燥、贫瘠处或开阔地。

【历史趣闻】欧夏至草叶在古代就是治疗胸部疾病的药物，常用蜂蜜或糖蜜制成糖浆剂使用。希腊医师戴奥斯柯瑞迪推荐使用本品煎剂治疗肺痨、哮喘和咳嗽。在古罗马时，本品是知名的有效解毒药。在中世纪的欧洲，本品也用于解毒，本品还被认为可以抵抗女巫的咒语。古罗马医师盖伦首先建议用本品治疗咳嗽和呼吸系统疾病；还被认为可以缓解腹痛。中世纪德国女修道院院长、草药学家希尔德加德认为本品是治疗感冒的最佳药物之一。英格兰的约翰·杰勒德记载："用新鲜绿叶蜜制成的糖浆剂是一种杰出的医治咳嗽和气喘的药物。"17世纪,英国草药学家尼古拉斯·卡尔佩泊认为:"除了可以为中毒人解毒外,干品和蜂蜜煎熬后可治疗气喘、咳嗽和肺病,还可帮助祛痰。"早期移民将本品引入北美,作为治疗咳嗽、感冒和肺结核的药物而广受欢迎。北美民间草药学家认为本品有助于消化和通便,还可治疗肝炎、疟疾、蛔虫和妇科疾病。19世纪美国草药学家建议将本品用于治疗某些呼吸系统疾病,如咳嗽、感冒和支气管扩张。在欧洲,也用于帮助消化。

【采收】 以叶入药。春季采收叶片,晾干备用。

【化学成分】 含二萜类夏至草素(含量0.3%~1.0%)、夏至草醇、黄酮、生物碱(包括左旋水苏碱和水苏碱)和挥发油(含量0.6%)。

【药理作用】 夏至草素被认为是具有苦味和祛痰作用的主要活性成分,也有调整心律不齐的作用。近代,德国和俄国研究表明,本品所含的夏至草素确有祛痰作用。

【临床应用】 本品有助于治疗呼吸不畅、支气管炎、支气管扩张(肺部吸入有害气体所致)、支气管哮喘、干咳、百日咳。可明显促进黏液分泌物的产生,使痰容易咳出。在欧洲,本品大量被制成咳嗽糖浆和止咳糖使用。在美国,本品也被广泛地应用。

作为苦味补药,本品可促进食欲和增强胃功能。本品用于治疗心律失常,有促使心律恢复正常的功效。其煎剂曾用于治疗皮肤病。

【注意事项】 妊娠期妇女忌用。

336　南美牛奶藤 *Marsdenia condurango* Reich. f. (萝藦科)

【英文名】 Condurango

【别名】 康德郎;南美牛奶菜

【植物形态】 落叶木质藤本,长可攀缘至10 m。单叶对生,心形;聚伞花序;花小,绿色带白色,管状。

【生态分布】 原产于秘鲁和厄瓜多尔的安第斯山脉,生长于海拔3 300~6 600 m的落叶林中。

【历史趣闻】 本品为南美民间传统草药,常当做苦味、易消化的滋补良药使用。20世纪早期,本品仍被广泛使用,据传可用于治疗癌症。

【采收】 以树皮和乳汁入药。树皮全年可采。

【化学成分】 含苷类(基于南美牛奶藤苷元)、挥发油和植物甾醇。

【药理作用】 本品可刺激胃液分泌,有消食、滋补、通经、利尿、抗菌等作用。所含的南美牛奶藤苷元被证实有抗肿瘤功效。但全草无明显作用。

【临床应用】本品用于治疗严重消化不良和神经性食欲不振,其苦味可逐渐增强患者食欲及消化功能。本品可刺激肝脏和胰腺,治疗肝功能紊乱;还有通经功效。白色乳汁具腐蚀性,可敷于局部伤口及去除疣。

【注意事项】乳汁有毒,忌内服。

337　德国洋甘菊　*Matricaria recutita* L.（菊科）

【英文名】Chamomile German；Blue Chamomile

【别名】母菊;德国春黄菊;蓝甘菊;野生洋甘菊;匈牙利洋甘菊

【植物形态】一年生草本,全株无毛,株高 30～40 cm。茎直立,上部多分枝。下部叶片矩圆形或倒披针形,二回羽状全裂;上部叶卵形或长卵形。头状花序异型,在茎和枝端排成伞房状;总苞片 2 层,苍绿色;花异型,舌状花 1 列,舌片白色,反折;管状花多数,黄色,冠檐 5 齿裂。瘦果小,淡绿褐色,侧扁,略弯;无冠状冠毛。花果期 5～7 月。

【生态分布】分布于欧亚大陆北部和西部。喜光、喜温暖干爽气候,既耐寒,又耐较热。我国新疆北部和西部有分布,生于河谷旷野、田边。以肥沃、疏松、排水良好的砂质壤土最好,忌积水。德国洋甘菊在德国、匈牙利及东欧各国均有栽培。我国只有少量栽培。

【历史趣闻】德国洋甘菊在早期的斯堪的纳维亚文化中,和罗马洋甘菊 *Anthemis nobilis* 联系在一起。在欧洲,公元 1 世纪,人们将德国洋甘菊作为药物,用途与罗马洋甘菊相同,并发现德国洋甘菊具有显著的杀菌消炎作用,可用于治疗消化不良、膀胱炎、小孩疾病等。

【采收】以花蕾和初开的花入药。当舌状花开展时,即可采摘。采摘时,宜在晴天上午露水干后进行。采收后的花朵,摊开晒干或在 60℃以下的低温干燥机中烘干。

【化学成分】含挥发油(原奥、金合欢素、螺醚、春黄菊定)、黄酮类(洋甘菊定、木犀草素、芸香苷)、苦味糖甙(洋甘菊酸)、香豆素、鞣酸。

【药理作用】德国洋甘菊有清热、解毒的功效和镇静功能,其精油抗菌能力较罗马洋甘菊精油强。德国洋甘菊内含有亢奋醚,有很强的镇静、缓和紧张、减轻肌肉疼痛的作用。原奥产生的母菊奥,是很有效的抗过敏成分,还可调经、利胆、助消化、滋补、体内驱虫药等。

【临床应用】德国洋甘菊对消化不良、胃酸、胃炎、气喘、浮肿和急腹痛等疾病有确切疗效,还可用于食管裂孔疝、消化性溃疡、过敏性肠综合征等。每天饮用德国洋甘菊茶还可以预防膀胱炎和肾结石。

　　德国洋甘菊精油可以治疗多种皮肤问题,如皮肤过敏性疾病(湿疹、荨麻疹)、皮肤干燥、脱皮、发痒、红斑等。

【注意事项】德国洋甘菊精油有调节月经的作用,所以在怀孕的前 3 个月内禁用。

338 紫苜蓿 *Medicago sativa* L.（豆科）

【英文名】Alfalfa，Lucerne

【别名】苜蓿

【植物形态】多年生草本,高至 80 cm。三出复叶,互生,小叶倒卵形或倒披针形,上部叶缘有锯齿。总状花序,花萼有毛;花黄色至蓝紫色。荚果,成螺状卷曲;种子肾形,黄褐色。

【生态分布】原产于亚洲、欧洲和北美,生于草地、开阔地和耕地。在温带地区种植作为饲料作物。

【历史趣闻】普林尼记载,本品由波斯国王大流士在攻打雅典期间带至希腊。本品种子已有千年食用历史。印度草药学家用本品治疗溃疡,也用来缓解关节炎疼痛和尿潴留。古阿拉伯人给马匹喂食本品,促使马匹迅速强壮,他们称本品为食品之父。西班牙人将本品带到美洲,作为草料作物在那里尤其是北美中部大草原广泛种植。早期移民认为本品对人也有益,可用于治疗关节炎、疖子、癌症、坏血病、泌尿器官和肠道系统疾病以及用于妇女通经。

【采收】以地上部分、发芽的种子药用。夏季采收地上部分,晾干后备用。

【化学成分】含异黄酮、香豆素、生物碱、维生素和卟啉。种子含水苏碱和高水苏碱。

【药理作用】异黄酮和香豆素有雌激素样作用;叶有减少血液胆固醇含量和动脉血管壁色斑沉积的作用。本品还有抗菌、消炎、利尿、通经、抗癌等作用。

【临床应用】本品主要用于食疗。适宜于康复期需要消化吸收营养物质的病人;也可用于治疗妇女经期和更年期的有关疾病。可以预防因胆固醇偏高和色斑沉积而导致的心脏病和中风。研究发现,本品在肠内有抑制致癌的作用。发芽的种子有通经作用,但会导致流产。本品还用于治疗溃疡、肠道疾病、尿潴留等。

【注意事项】自身免疫性病患者忌用。

【附注】本品含丰富的叶绿素,是很多商用口气清新剂的活性成分之一,如果有口臭,可啜饮少许本品冲剂。

339 互生叶白千层 *Melaleuca alternifolia*（Maiden et Betche）Cheel（桃金娘科）

【英文名】Tea Tree

【别名】茶树

【植物形态】常绿乔木,高至 7 m。树皮白色,呈纸片状剥落。叶长条形,先端尖,揉碎后有强烈芳香气味。穗状花序,花白色。

【生态分布】原产澳大利亚,目前在新南威尔士州及昆士兰州的潮湿地区栽培最多;夏季以扦插繁殖。

【历史趣闻】本品为澳大利亚土著民族的传统草药,中世纪时人们将它视为希望的象征,用于治疗多种疾病。欧洲人传统上将它用于治疗肾脏和膀胱结石并作为利尿剂。19世纪,爱尔兰医生首先将其用于治疗心脏和循环系统疾病。目前,已广泛被应用,特别是用于治疗心绞痛。

【采收】以叶和小枝药用。小枝和叶全年可采。

【化学成分】含黄酮(芦丁、槲皮素)、三萜、原花青素、香豆素和胺类(三甲基叔胺仅分布于花枝中)。

【药理作用】本品主要作用为强心、扩张血管、弛缓和抗氧化。本品不仅可以降低高血压,还能提高低血压,保持血压的正常状态。

【临床应用】本品用于治疗心绞痛和动脉硬化疾病;能改善心脏功能,治疗轻度充血性心力衰竭和心律不齐。本品与银杏合用可增强记忆,改善头部的血液循环,增加大脑含氧量。

花枝和果实的酊剂为常用制剂。花枝煎剂用于循环系统疾病,花枝粉末丸剂适宜于长期服用。花枝或叶的浸剂用于维持血压正常状态。

【附注】本品的鲜叶和嫩枝均可提取挥发油(精油)。

340　白千层 *Melaleuca leucadendron* L. （桃金娘科）

【英文名】While Tea Tree, Cajeput, Cajuput

【别名】玉树;白茶树

【植物形态】常绿乔木,树皮灰白色,厚而疏松,薄片状剥落。单叶互生,近革质,狭椭圆形或披针形。穗状花序顶生,生有多数而密集的花;花冠乳白色,无梗;萼筒卵形,裂片5;花瓣5。蒴果顶部3裂,杯状或半球形,顶端截形。

【生态分布】原产菲律宾、马来西亚、澳大利亚等地,为温暖、湿润气候区。在原产地主要生长于河流平地、沿海平地。它在酸性、中性或微碱性土壤上均能生长。

【历史趣闻】白千层的英文名Cajuput来源于菲律宾语Kajuputi,意即"白木",是描写其树皮的颜色。在澳大利亚,当地土著人很早就知道用白千层等植物(均叫茶树)叶油来处理伤口及溃疡。他们将白千层类(茶树)的叶子捣碎后敷在皮肤上,再用温热的淤泥覆盖其上。他们挑选表面油分多的茶树叶,在皮肤上摩擦以缓解各种伤痛。澳大利亚土著人和东南亚人均将"茶树叶"研磨做成糊状的外用敷料,也用捣碎的叶子驱赶昆虫。这些茶树叶和茶树油只能局部外敷,口服对人体会产生昏迷等副作用。

【采收】以茶树类植物鲜叶和嫩枝为原料蒸馏出来的芳香油药用。枝叶趁鲜用水蒸气蒸馏方法提取精油,出油率1‰～1.5‰。精油为无色至淡黄色液体,通称澳大利亚茶树油。

【化学成分】澳洲产绿花白千层精油的主要成分为桉叶油醇(50%～60%),其次尚有桉叶醇、松油醇、蒎烯、桧烯、月桂烯、α-水芹烯、松油烯、苧烯以及各种酯等。从挥发油中还分离得绿花白千层醇 *Viridiflorol*。

【药理作用】白千层属植物的挥发油大多具有抗菌活性等药理作用,即茶树油在体外抗菌作用较强,可以抑制大多数细菌、霉菌和真菌。据报道,澳大利亚茶树油还可有效地抑制和杀灭脊髓灰质炎病毒和单纯疱疹病毒。

【临床应用】本品是强效抗菌剂和免疫激活剂,可以抑制病毒和真菌,用于治疗感冒、流行性感冒、痤疮、粉刺、烧伤、冻疮、湿疹、昆虫叮咬、黏膜炎、皮炎、足癣、甲癣、组胺诱导的皮炎、头皮屑等。

【注意事项】精油不可内服。

【附注】1. 白千层属植物,除白千层 *Melaleuca leucadendron*、互生叶白千层 *M. alternifolia* 外,可用于提取精油(茶树油)的植物还有绿花白千层 *M. viridiflora*、白油树 *M. quinqunervia*、石楠叶白千层 *M. ericifolia*、苞鳞白千层 *M. bracteata* 等。

2. 茶树油作为天然的芳香剂、抗菌剂、防腐剂正在广泛应用于日化、制药、食品、芳疗等行业。

341　黄香草木犀 *Melilotus officinalis*（L.）Desr.（豆科）

【英文名】Melilot

【别名】黄花草木犀;草木犀

【植物形态】二年生草本,高至 1 m。三出羽状复叶,中间小叶具短柄,小叶椭圆形或矩圆形,边缘有细齿,托叶先端尖。总状花序穗状,腋生,着花 30～60 朵,花冠黄色或白色。荚果倒卵形。种子肾形,黄褐色。

【生态分布】原产欧洲、北非和亚洲温带地区,现北美已归化,生于干燥的开阔地。

【历史趣闻】虽然黄香草木犀一直被看作是优良的牧草,但也是欧洲的民间草药。

【采收】以地上部分入药。春末采收,采收后应立即使用,或晒干后备用。本品腐烂后会产生毒素。

【化学成分】含黄酮、香豆素、树脂、鞣质和挥发油。

【药理作用】本品有抗菌、消炎、止痛、解痉、镇静、抗风湿等作用。

【临床应用】长时间外用和内服本品,可治疗静脉曲张并止血,有助于减缓血栓形成和静脉炎。作为镇静剂和解痉剂,本品可用于失眠(特别是儿童)和焦虑;还可用于治疗胀气、消化不良、气管炎、痛经和风湿病。

【注意事项】本品腐烂后产生紫苜蓿酚,有毒,不可再使用。

342　香蜂花 *Melissa officinalis* L.（唇形科）

【英文名】Lemon Balm，Balm

【**别名**】蜜蜂草;香蜂草

【**植物形态**】多年生草本,植株高至 1.5 m。茎直立,四方形,多分枝。单叶对生,叶片卵形或卵状心形,边缘有钝锯齿,有深的叶脉纹,具柠檬香气。轮伞花序腋生,具花 3～5 朵,在枝上部成为穗状;萼长钟形;花冠白色至粉红色或淡蓝色,2唇形。小坚果卵形,栗褐色,平滑。花期 6～8 月,果期 8～9 月。

【**生态分布**】原产南欧、西亚和北非,现世界各地广泛栽培。喜光、喜温和干爽气候,生长于山坡草地。

【**历史趣闻**】香蜂花在欧洲及地中海、黑海地区民间应用已有 2 000 年以上的历史。传说香蜂花的花蜜十分甜美,就像上帝饮用的甘露一样。瑞士一位著名的医生 Paracelsus 称香蜂花为"长生不老药",因为它对心脏有镇静的作用。香蜂草有恢复体力的作用,所以也被称为"万能的药"。这种植物长久以来被药用,在中东地区被用作强心剂。

俄罗斯、乌克兰等民族将香蜂花用于健胃、助消化;煎剂用于治疗心前区痛,还能平喘、降血压;酊剂外用治疗关节炎。

【**采收**】以地上部分入药。夏秋季开花前采收,鲜用或干燥后备用。

【**化学成分**】含精油(2%,主要有柠檬醛、氧化石竹烯、芳樟醇、香茅醇等)、黄酮、三萜、多酚和鞣质。

【**药理作用**】挥发油中的柠檬醛和香茅醇有镇静中枢神经系统和抗痉挛的作用。多酚类可抗病毒,尤其是能抵抗导致唇疱疹的单纯性疱疹病毒。本品还具有弛缓、解痉、发汗、驱风、抗菌和调补神经的作用。

【**临床应用**】本品一直被用作提神的补药。传统习惯用于增强精力、延长寿命、治疗创伤、弛缓心脏、治疗心悸和牙痛。近代用于安神,治疗焦虑、急躁、烦躁不安、神经紧张引起的心悸、焦虑引起的消化不良、食欲不振以致恶心、胀气和腹痛,还用于治疗高热性疱疹,可减缓病情的发展。

本品精油 2 滴加入 1.5 g 橄榄油中,局部按摩有止痛作用;与薄荷合用治疗胃部不适;与缬草合用治疗神经痛和失眠;与美洲地笋 *Lycopus virginicus* 合用治疗突发性甲状腺肿。

【**注意事项**】精油未经医生处方不可内服。

【**附注**】《欧洲药典》2002 年版规定,本品含总羟基肉桂酸衍生物,以迷迭香酸计,不得少于 4.0%。《英国药典》2000 年版规定,本品含总羟基肉桂酸衍生物,以迷迭香酸计,不得少于 4.0%。

343　薄荷 *Mentha haplocalyx* Briq.（唇形科）

【**英文名**】Cormint;Fiedmint

【**别名**】野薄荷;亚洲薄荷;鱼香草;见肿消;水薄荷

【植物形态】多年生草本,高 60～100 cm,具匍匐的根状茎。茎方柱形;直立,下部可卧地生根。叶对生,长圆状披针形至椭圆形,叶色鲜绿至暗绿,被茸毛。轮伞花序腋生,花萼筒状钟形,萼齿 5;花冠淡紫色,裂片 4;雄蕊 4,伸出花冠外(有的品种不伸出),柱头 2 裂。小坚果卵球形,黄褐色。花果期 7～9 月。

【生态分布】薄荷原产中国,分布于海拔 3 500 m 以下的潮湿谷地。喜温暖湿润气候,喜潮湿,抗涝能力较强,喜光。对土壤要求不严,但以含腐殖质的壤土为最好。中国栽培薄荷的主要产区为华东地区,包括台湾,薄荷油产量居世界前茅。国外栽培薄荷的国家有巴西、巴拉圭、印度、日本、阿根廷、澳大利亚等。

【历史趣闻】中国民间很早就有采集野生薄荷嫩叶作蔬菜食用的习惯,亦将薄荷叶晒干药用或泡茶喝,有祛风、消炎、镇痛、健胃的功效。薄荷之名首见于《药性论》(距今约千年),唐代《雷公炮炙论》(470 年)对薄荷的药性有记载。苏恭(599—674 年)云:"茎叶似荏而尖长,根经冬不死。又有蔓生者,功用相似。"李时珍《本草纲目》有较详细的记载。

【采收】以茎、叶及花蕾入药。夏季开花时采收,干燥保存、备用。薄荷的阴干茎叶,经水蒸气蒸馏而得薄荷精油。

【化学成分】含挥发油(主要为薄荷酮 5.68%～12.42%、薄荷醇(脑)70.87%～83.40%;还有胡薄荷酮、乙酸薄荷酯等)以及苦味质和鞣质。

【药理作用】亚洲薄荷(包括原油和素油)有祛风、消炎、镇痛、健胃、杀菌的功效,还有抗痉挛、收敛、抗病毒、利胆、调经、化痰、助消化、利尿、兴奋、退烧、驱虫、发汗等作用。

【临床应用】薄荷地上部分供药用,有散风热、清头目的功效。用于风热感冒、头痛、目赤、喉痹、口疮、风疹、麻疹、胸胁胀闷。

　　薄荷油产品多,用途广。适合用来治疗搓伤、挫伤、扭伤、肿胀、神经痛、肌肉疼痛、皮肤湿疹、皮肤疖疮等,亦可用于减轻伤风、流行性感冒、头痛头晕、发热、偏头痛及精神萎靡等症状。此外,也可用于胃痛、咳嗽以及耳、咽喉、口腔、牙齿等诸多疾病的治疗。

【注意事项】薄荷油可能会刺激皮肤,应使用最低浓度比例。

344　辣薄荷 *Mentha piperata* L.（唇形科）

【英文名】Peppermint

【别名】欧洲薄荷;椒样薄荷

【植物形态】多年生草本,有强烈的芳香气味;茎方柱形,直立,高至 80 cm,无毛。叶对生,披针形至卵状披针形,叶缘锯齿状,叶上表面无毛或被短茸毛,下表面有小的油腺点;叶片绿色或暗绿色。顶生穗状花序,由轮伞花序聚生而成。花萼钟状;花冠淡紫色。

【生态分布】原产欧洲,现广泛栽培于欧洲、亚洲和北美洲。

【历史趣闻】古埃及人、古希腊人和古罗马人很久以前就开始利用辣薄荷。古罗马人在盛大节日都会将辣薄荷戴在头上,他们认为辣薄荷具有去毒的功效。他们也将辣薄荷加进葡萄酒中。

　　在希伯来,辣薄荷是传统的香味成分,据说是因为辣薄荷具有壮阳的作用。但是,直到 1750 年,在英国才开始商业种植辣薄荷。辣薄荷在美国最早种植的时间是在 1855 年,美国的印第安那州、纽约州、俄亥俄州相继栽培本品。

【采收】以地上部分入药。春末开花前采收茎叶,晾干后备用。

【化学成分】含有精油(0.5%～4.0%)、黄酮(木犀草素)、薄荷苷、酚酸和三萜等。精油中主要成分有薄荷脑(35%～55%)、薄荷酮(10%～40%)等。

【药理作用】本品主要作用是驱风、缓解肌肉痉挛、发汗、促进胆汁分泌、杀菌(精油具有强力杀菌作用)。薄荷脑有杀菌、清凉和麻醉作用,但有刺激性。全草对消化器官有解痉和消炎作用。

【临床应用】本品可治疗过敏性便秘综合征,可增强消化液和胆汁的活动,放松肠肌,缓和急腹痛、绞痛和胀气,放松结肠以及治疗结肠痉挛引起的便秘。

　　外用于缓解皮肤过敏和疼痛,缓解由于消化系统疾病引起的偏头痛。吸入或在胸部外擦稀释的精油,可缓解呼吸道感染。2%精油稀释液轻涂太阳穴可治疗头痛,酊剂常与其他草药合用治疗消化道疾患,茶剂治腹痛;胶囊剂治疗过敏性便秘综合征。

【注意事项】5 岁以下儿童不要使用。无医生指导,精油不可内服。

345　唇萼薄荷 *Mentha pulegium* L.（唇形科）

【英文名】Pennyroyal

【别名】胡薄荷;欧亚薄荷

【植物形态】多年生草本,高至 40 cm,全株具芳香气味。茎钝四棱形。叶片卵圆形或卵形,边缘具疏圆齿或全缘。轮伞花序多花,圆球状,疏散;花冠鲜玫瑰红、紫色或稀有白色。

【生态分布】原产欧洲及西非,目前,在美国已成为归化植物;喜生于潮湿地区。

【历史趣闻】唇萼薄荷曾被古希腊和古罗马人当作烹饪调料。古希腊人通常把其作为酒的添加材料,而它也是古罗马美食食谱中的一员,并与独活草、牛至和香菜一并使用。尽管在中世纪它的使用非常广泛,但现在渐渐已经不再受到烹饪师的青睐了。23—79 年,罗马历史就记载本品有净化污水的作用。

【采收】以地上部分入药。夏季开花时采收,干燥保存。

【化学成分】含挥发油(胡薄荷酮 27%～92%、异胡薄荷酮、薄荷醇)以及苦味质和鞣质。

【药理作用】本品与胡椒薄荷类似,有良好的助消化作用,能增加消化液的分泌,还有驱风、止痛、解痉、调经、驱虫、止痒等作用。

【临床应用】本品可用于缓解胃胀气和腹痛;有时用于驱除肠道寄生虫;也用于治疗头痛及轻度的呼吸道感染,有强力兴奋子宫肌肉和调理月经的功效。浸剂外用止痒,治疗蚁走感、风湿病、痛风等。

【注意事项】唇萼薄荷精油有毒,不可使用。妊娠期及月经大流血者忌用本品。

346 留兰香 *Mentha spicata* L. (唇形科)

【英文名】Spearmint, Gardenmit

【别名】绿薄荷;荷兰薄荷

【植物形态】多年生草本,茎方柱形,直立,高至 130 cm。叶对生,叶片卵状矩圆形或矩圆状披针形,叶脉多少下陷。轮伞花序聚生于茎及分枝顶端,组成长 4～10 cm、间断的圆柱形假穗状花序;花萼钟状;花冠淡紫色。小坚果卵球形。花果期 6～7 月。

【生态分布】原产欧洲南部,现在美国、印度、英国、荷兰、匈牙利、澳大利亚、日本、俄罗斯、意大利、巴西、法国、南非、中国等都有栽培。喜光,在整个生长期中要求有充足的阳光;以含腐殖质的砂质土、冲积土的壤土为最好。

【历史趣闻】留兰香是历史悠久的薄荷种类。它的清凉薄荷味和甜香气在欧洲民间很早就受到重视。古希腊人把留兰香视为滋补剂和芳香剂,大量用于泡澡的水中。它有治疗性病,如淋病的声誉,同时也享有催情的名气。罗马人将它引进英国以后,当地人主要是用它来防止牛奶变酸、结块。但到中世纪时,留兰香成了口腔卫生的代表药物,被用来治疗牙龈疼痛及美白牙齿。

【采收】以茎、叶及花蕾入药。初花期,选择晴天采收地上部分,干燥后备用。

【化学成分】含有精油(鲜料含 0.3％～0.5％)、有机酸和黄酮等。我国产留兰香精油主要化学成分为左旋-香芹酮(45％～65％),其他成分有:α-蒎烯、β-蒎烯、月桂烯、水芹烯、苧烯、1,8-桉叶素等。有报道,欧洲产的留兰香精油主要成分为香芹酮和二氢香芹醇(67.6％)等。

【药理作用】留兰香无毒,具有发汗、退热、祛风、止痒等功效。本品内服通过兴奋中枢神经系统,使皮肤毛细血管扩张,促进汗腺分泌,增加散热,而起到发汗、解热作用;薄荷油能抑制胃肠平滑肌收缩,能对抗乙酸胆碱而呈现解痉作用;还有抗菌、消炎等作用。

【临床应用】留兰香有助于消化方面的问题,例如呕吐、胀气、便秘与腹泻等;可放松胃部肌肉,舒缓打嗝与恶心的感觉;有助于减轻旅途劳顿以及晕车的一些症状。本品可作为消化器官的滋补剂和开胃剂。留兰香精油也能缓解尿潴留,明显消除肾结石,对生殖系统的疾病也有一些疗效,诸如消退乳房胀奶和发硬等,也能改善经血过量及白带异常等以及助产。留兰香精油有利于治疗头痛、口臭以及牙龈疼痛。

【附注】留兰香精油在制药、食品和日化工业中有广泛用途。

347　睡菜 *Menyanthes trifoliatea* L.（睡菜科）

【英文名】Bogbean

【植物形态】多年生挺水植物，全株光滑无毛，高至 25 cm。根状茎匍匐状，叶基生，三出复叶、三角状椭圆形，全缘或微波形。总状花序顶生。小花具柄，花冠5 深裂，裂片椭圆状披针形，上部内面具白色长流苏状毛，粉红色至白色。蒴果球形。花期 5～7 月，果期 6～8 月。

【生态分布】原产欧洲、亚洲和美洲，生长于河、渠淡水的浅水处。

【历史趣闻】在欧洲，睡菜作为民间传统用药已有悠久的历史，可治疗风湿、关节炎、液潴留、疥疮和发热。因本品味苦，在民间被掺入或直接替代忽布 *Humulus lupulus* 药用。

【采收】以叶入药。夏季采收叶片，干燥后备用，也可鲜用。

【化学成分】含环烯醚萜苷、黄酮醇苷、香豆素、酚类、甾醇、三萜、鞣质和极微量的双吡咯烷类生物碱。

【药理作用】环烯醚萜苷味苦，可促进消化液的产生。叶煎剂可作苦味健胃剂，并有泻下作用。本品还有抗菌、驱风、滋补、止痛等作用。

【临床应用】本品为苦味健胃剂，常用于治疗食欲不振或消退，尤其是腹部不适。本品有助于增加体重，尤其适宜于体质虚弱、体重消减和体力衰弱者；还是治疗风湿性关节炎的良药。本品常与芹菜籽 *Apium graveolens* 或白柳 *Salix alba* 等配合药用。

【注意事项】腹泻、痢疾和结肠炎患者忌用。剂量过大易导致呕吐。

348　孪果藤 *Mitchella repens* L.（茜草科）

【英文名】Squaw Vine

【别名】匍匐蔓虎刺

【植物形态】常绿草本，高至 30 cm，成簇生长。叶椭圆形，有光泽。花生于叶腋；花白色，芳香，花瓣有毛。果小，鲜红色。

【生态分布】原产美国东部和中部，生长于林地的干燥地带。

【历史趣闻】为北美民间草药，本品炮制后常被美国土著妇女用于助产；偶尔也用于失眠、风湿性疼痛。

【采收】以地上部分、果实入药。夏季开花和结实时采收，干燥后备用。

【化学成分】含鞣质、糖苷和皂苷。

【药理作用】对子宫和卵巢有滋补作用;还有催乳、收敛、止痛、调经和抗菌等作用。

【临床应用】本品广泛用于助产;可促进月经正常,减少经期大出血和痛经,也能促进乳腺分泌。作为收敛剂和抗菌剂,本品也用于治疗腹泻和结肠炎。果实捣碎后与没药 *Commiphora molmol* 配合制成酊剂,治疗乳头疼痛。

【注意事项】妊娠期前 6 个月忌用。

349 苦瓜 *Momordica charantia* L. （葫芦科）

【英文名】Bitter Cucumber

【别名】癞瓜

【植物形态】一年生攀缘藤本,长至 2 m。叶大,5~7 掌状深裂,裂片呈椭圆形,外沿有锯齿。雌雄同株,花冠黄色。果实长椭圆形,表面具有多数不整齐瘤状突起,成熟时橘黄色或黄色。

【生态分布】原产南亚,现在全世界温暖地区普遍栽培。

【历史趣闻】苦瓜在亚洲和非洲为传统草药,尼泊尔、印度尼西亚以及加勒比海地区用果实治疗糖尿病。土耳其用果实治疗溃疡,西印度群岛人用于治疗寄生虫、尿道结石和退热。

【采收】本品的叶、果实、种子和种子油均可药用。目前,几乎全年可采,随采随用。

【化学成分】含油脂、水溶性蛋白质;含类似胰岛素的肽、苷类(木鳖子苷、苦瓜苷);生物碱(苦瓜素)。

【药理作用】本品所含的肽具有降低血液和尿中血糖的作用。有报道,苦瓜种子有雄激素作用,能杀灭精子,有避孕作用。苦瓜果汁能刺激胰岛细胞再生,产生胰岛素。本品还有抗孕育、抗肿瘤等作用。

【临床应用】苦瓜果实浆汁用于治疗腹痛及胀气。叶的煎剂用于治疗肝痛、结肠炎及皮疹。种子油治疗创伤。种子用于避孕。未成熟的果实可用于降血糖(可治疗非胰岛素依赖性的糖尿病)、抗肿瘤,还能增进食欲。

【注意事项】小剂量服用本品是安全的,建议连续使用不要超过 4 周。低血糖患者不要使用本品。

350 马薄荷 *Monarda punctata* L. （唇形科）

【英文名】Horsemint

【别名】细斑香蜂草;斑点香蜂草

【植物形态】多年生芳香草本,高至 90 cm。叶披针形,被绒毛。花轮生于叶腋处,花冠二唇形,黄色或粉紫色并有红色斑点。

【生态分布】原产于美国东部和中部,喜干性沙质土壤。

【历史趣闻】马薄荷的属名 Monarda 是为了纪念著名西班牙医师尼古拉斯·莫纳

德斯（Nicolas Monardes），他于 1569 年详细描述了大量新大陆植物的用法。温尼贝哥人和达科人将本品作为兴奋剂,治疗霍乱。印第安人将本品广泛用于各种疾病,包括恶心、背痛、体液潴留、风寒和头痛。

【采收】以地上部分入药。夏季和秋季开花时采收,干燥备用。

【化学成分】本品主要含挥发油,其中麝香草酚为主要成分。

【药理作用】有抗菌、镇痉、收敛、驱风、助消化、通经、祛痰、退热等作用。

【临床应用】本品主要用于消化系统和上呼吸道疾病。其浸剂可缓解恶心、消化不良、胃胀气和疝气,也用于解热和祛痰。本品对胸部感染有杀菌功效;内服或外敷,均可促进发汗而解热。本品还用于调经和通经。

【注意事项】妊娠期妇女忌用。

351　卵叶老鹳草 *Monsonia ovata* L.（牻牛儿苗科）

【英文名】Monsonia

【别名】多蕊老鹳草

【植物形态】小草本,茎多分枝;叶极小。卵形;花白色,像天竺葵,单性或两性。

【生态分布】原产非洲,纳米比亚很多,喜欢温凉干燥的气候,生于荒野、山坡。

【历史趣闻】本品为非洲西南部民间草药,习惯上长期用于治疗肠道功能失调和感染,据说能直接抗微生物。

【采收】以地上部分入药,夏季开花时采集,干燥备用。

【药理作用】本品具有抗菌、抗微生物、收敛、止泻等作用,并有能收紧和保护肠道内壁黏膜的作用。

【临床应用】本品主要用于治疗泄泻、急慢性痢疾和溃疡性结肠炎。

352　小鸡草 *Montia perfoliata* (Donn) Howell（马齿苋科）

【英文名】Miner's Lettuce

【别名】冬马齿苋

【植物形态】多年生草本,高至 10 cm。叶对生,抱茎,叶片椭圆形,先端尖。花腋生,花瓣5,白色。

【生态分布】原产于北美西部,现在全球温带地区,尤其是澳大利亚,都有引种。喜酸性沙质土壤。现已作为蔬菜种植。

【历史趣闻】本品在美国西海岸地区是传统的民间草药,也是极常见的沙拉用蔬菜。

【采收】以地上部分入药,一般在夏季,其开花前采收,鲜用或干燥后备用。

【化学成分】本品富含维生素 C,还含有机酸、脂肪、黄酮、糖类等活性成分。

【药理作用】其药理作用与马齿苋 *Portulaca oleracea* 相似。有抗菌、消炎、滋补、利尿、止血、抗坏血等作用。

【临床应用】可用于治疗坏血病,有很好的利尿作用,用于治疗体液潴留;也是春季的滋补品。

【附注】本品在美国西海岸已成为营养丰富的蔬菜。

353　海巴戟 *Morinda citrifolia* L.（茜草科）

【英文名】Noni, Indian Mulberry

【别名】橘叶巴戟;海滨木巴戟

【植物形态】灌木或小乔木,高至 8 m。茎四棱形。叶椭圆形至卵圆形,长 35 cm。花大,乳白色。果实似面包果,长约 12 cm,由绿色逐渐变为白色至黄色,气味辛辣,难闻。

【生态分布】原产南亚,后流传至印度以西及波利尼西亚东部和夏威夷等温暖地区。生长于海岸地区的火山土壤及海拔 400 m 以上的林地。现已广泛种植。

【历史趣闻】在波利尼西亚,海巴戟已有 2 000 年的药用历史,主要用于抗感染和治疗慢性疾病。如叶用于治疗疖子和胃溃疡,制成药膏咀嚼可以消炎。在夏威夷,巫医长期使用本品促进重症患者的康复。

【采收】果实、果汁、叶和树皮均作药用。果实成熟后采集,其他部分可随时采集。

【化学成分】含蒽醌类(存在于树皮、果实中)、生物碱(叶和果实中)、*Proxeronine*（果实中）及多糖和甾醇(叶和果实中)。果实中还有香豆素、三萜、乌索酸和环烯醚萜、车叶草苷。

【药理作用】本品真正的药效直到 19 世纪末才开始受到重视。研究表明,其果汁具有显著的医疗功效,果实具有止痛、提高免疫力和抗癌活性。它还被认为含有制造身体所需 *Xeronine* 的 *Proxeronine*。*Proxeronine*（生物碱）有抗炎、促进愈合和维持正常细胞代谢的功能。当人体受损或有炎症时,*Xeronine* 需求量增加,而多数人缺少 *Proxeronine* 来维持 *Xeronine* 的消耗。

【临床应用】本品,特别是果实、果汁,可用于治疗肥胖病、糖尿病、癌症、疼痛、免疫力低下、高血压、心脏病和抑郁症。其果实和果汁还有助于治疗许多慢性病,如疼痛、炎症、关节炎、心脏和循环系统疾病、癌症等。果汁传统上用作含漱剂,治疗口腔和咽喉感染;还是空腹时饮用的最佳饮料。

【附注】本品现在还是具有多种功效的药膳食品。

354　调料九里香 *Murraya koenigii*（L.）Spreng.（芸香科）

【英文名】Curry Patta

【别名】柯氏九里香;麻绞叶

【植物形态】落叶灌木或小乔木,高至 6 m。嫩枝具瘤状油点,并被短柔毛;奇数羽状复叶,叶轴无翼,小叶披针或狭卵形,具强烈的香味。花小,多而密,白色,芳香。果实粉红色至黑色。

【生态分布】原产于南亚的热带森林中,现在印度广泛种植。

【历史趣闻】在南亚许多国家的居民都历来使用本品。在印度,本品被认为略有滋补作用,可防衰老;也是广泛受人们欢迎的食物。

【采收】以叶和果实入药。夏季采收叶片,秋季采收果实,干燥后备用。

【化学成分】含有 20 种以上的生物碱、糖苷、挥发油和鞣质。

【药理作用】有抗菌、抗炎、止痛、止泻、助消化、滋补等作用。

【临床应用】叶可减缓恶心和止吐,用于治疗消化不良和呕吐;还可治疗痢疾和腹泻。本品制成的药膏能促进烧伤及创伤痊愈。果汁常与酸柠檬 Citrus auran-tifolia 果汁混合使用,可解昆虫叮咬的疼痛。

【附注】印度、斯里兰卡的居民用其叶作咖喱调料。

355　蜡果杨梅 *Myrica cerifera* L.（杨梅科）

【英文名】Bayberry

【别名】蜡杨梅;蜡香桃木

【植物形态】常绿灌木或小乔木,高至 10 m。叶狭披针形。柔荑花序;花小,黄色。果实灰色,有蜡质。全株有香气。

【生态分布】分布于美国东部和南至德克萨斯州的沿海地区。

【历史趣闻】美国南部乔克托部落将蜡果杨梅的叶烹煮后用于退热。定居北美的欧洲移民认为本品有多种药效,如治疗严重痢疾。1737 年,一篇报道记述本品可祛风和消除各种因受冷而造成的疼痛,还可治疗疝气、中风、痉挛、癫痫等病症。19 世纪早期,新西兰最早一批专利药品的发明人,草药学家 Smauel A. Thomson 推荐本品是除了红辣椒外最好的导致人体内产生热量的药物,建议用于治疗感冒、流感和其他感染性疾病及痢疾和发热。1916—1936 年,《美国药典》收载了本品。

【采收】以根皮入药。秋季或早春挖根,洗净,剥取根皮,干燥备用。

【化学成分】含三萜(包括蒲公英萜醇、蒲公英赛酮和杨梅萜二醇 Myricadiol)、黄酮、鞣质、酚类、树脂和树胶。根皮还含杨梅苷。

【药理作用】杨梅萜二醇有减弱人体钾、钠含量的作用。根皮有抗菌、抗原生动物作用。本品还有发汗、收敛、止泻、止痛、止血、退热、促进胆汁流动、促进新陈代谢等作用。

【临床应用】常用于治疗感冒、流感、咳嗽和咽喉痛,也有助于增强伤口的抗感染能力和收口。浸剂用于强化牙龈,还用于治疗白带增多;含漱剂用于咽喉痛。本品的收敛作用有助于治疗肠功能紊乱,如过敏性肠综合征和黏液性结肠炎。根皮粉制成的糊膏剂可抹敷于溃疡和创伤口用于止痛。根皮还可治疗痢疾和腹泻，以及用于治疗肝脏和胆囊疾病。

【注意事项】妊娠期妇女忌用。

356　香杨梅 *Myrica gale* L. （杨梅科）

【英文名】Sweet Gale，Bog Myrtle

【别名】甜香杨梅；欧洲杨梅

【植物形态】灌木，芳香，高至 2 m。叶披针形。花单性异株，雄花排成圆柱状的柔黄花序，具树脂；雌花排成卵球状的花序。

【生态分布】分布于北半球偏北的地区，喜多雨、潮湿的荒地和高沼地。

【历史趣闻】香杨梅在苏格兰分布广泛，苏格兰高地居民将其填入床褥中，以驱避蛀虫。垂钓者也有佩戴香杨梅小枝以驱蚊的习惯。在苏格兰和瑞士，本品的煎剂用于杀死昆虫和蛔虫。

【采收】以叶、枝和雄花序入药。春季采收雄花穗（花序），夏季采收叶片和小枝，均干燥后备用。

【化学成分】含精油（主要为 α-蒎烯和 δ-杜松烯）、黄酮和树脂。

【药理作用】主要有驱蚊和驱昆虫的作用，既安全又环保。

【临床应用】本品的煎剂涂抹于暴露的皮肤可有效地防止昆虫叮咬。自 1990 年起，其精油已被公认有极好的驱避效果（尤其对蚊子），现已被用于多种驱虫剂中。本品也可作为非处方药出售。

【注意事项】本品的精油有毒，忌内服。

357　肉豆蔻 *Myristica fragrans* Houtt. （肉豆蔻科）

【英文名】Nutmeg

【别名】肉果；玉果

【植物形态】常绿小乔木，高至 15 m。叶近革质，椭圆形或椭圆状披针形，上面暗绿色，下面淡绿色。花单性，雌雄异株；雄花序长 1～3 cm，无毛；雌花序较雄花序为长，总梗粗，具 1～2 花，花长 6 mm，花被裂片 3，密被微绒毛。果实呈梨形或近球形，淡黄色或橙黄色，开裂成 2 瓣。假种皮红色；种子卵形，红褐色至深棕色。

【生态分布】原产印尼马鲁古群岛，为热带雨林气候，高温多雨。现在热带地区已广泛栽培，印尼和马来半岛盛产。印度、非洲东部、马来西亚等地也大量种植。中国南方有引种。

【历史趣闻】据传 12 世纪中期，阿拉伯人首先将肉豆蔻及肉豆蔻皮带到地中海东部地区；到 12 世纪末，肉豆蔻已出现在北欧了。16 世纪印度航路被打开后，肉豆蔻才开始成为流行的商品。在肉豆蔻推广栽培至其他地区前(1800年),它一直是荷兰人香料垄断时期的一项重要物资。肉豆蔻传统用于抗腹泻。它在中国使用比欧洲早,已有1 200多年的历史,主要用于虚寒久泻、食欲不振等;在印度将它用来增强性功能,还被用于湿疹和癣病。

【采收】 以种仁入药。每年4~6月及11~12月果实成熟时采收2次。果实变黄采收,晒至半干,纵裂成两瓣,显露出带绯红色假种皮的种子。取出种子,分离假种皮与种仁。种仁通常要用石灰乳浸泡1天,取出晒干即为"肉豆蔻";假种皮称"肉豆蔻衣"。

【化学成分】 种仁含挥发油(5%~15%,油中包括肉豆蔻醚、樟烯、蒎烯、桧烯等)、脂肪油(25%~40%,包括固体的肉豆蔻酸甘油酯、液体的油酸甘油酯等)、淀粉,还含有没食子酸类、环苯丙苷类及色素等。

【药理作用】 有抗菌、抗炎、止泻、抗血小板聚集、抗癌、镇静中枢神经和致幻等作用。其中肉豆蔻醚、榄香脂素对人有致幻作用,使大脑呈中度兴奋。

【临床应用】 主要用于治疗虚寒久泻、食欲不振、脘腹冷痛等疾病,还用于治疗婴儿腹泻、慢性腹泻及痢疾后综合征。现在肉豆蔻的抗炎、抗血栓以及对癌症的预防等也很有发展余地。

【注意事项】 肉豆蔻和肉豆蔻油中含有肉豆蔻酰胺是毒性成分,大量使用可以导致抽搐。

【附注】 《印度药典》1966年版规定,本品含挥发油不得少于5.0%(V/W)。《中国药典》2005年版规定,本品含挥发油不得少于6.0%(mL/g)。

358 秘鲁香树 *Myroxylon pereirae*（Royle）Klozsch.（豆科）

【英文名】 Peruvian Balsam

【别名】 厄瓜多尔胶树;秘鲁香胶树

【植物形态】 常绿乔木,高至15 m。树皮灰色;单数羽状复叶,小叶9~13,椭圆形,先端渐尖,全缘。总状花序腋生;花白色。荚果黄色。

【生态分布】 原产于中美洲,生长于热带雨林,现美洲中南部、印度均有种植。

【历史趣闻】 1524年,欧洲殖民者征服危地马拉时的3个故事中常提到秘鲁香树。在17世纪时,秘鲁香胶已出现在德国药房中,以后更广及各地。

【采收】 以油树脂入药,通常在冬季采集。将树皮切开,会流出黏稠的、红棕色的油树脂。通常以布吸取,将吸取香树脂的布片放于水中煮沸与绞压,则香树脂沉入水底,除去水分与杂质即得。

【化学成分】 油树脂含挥发油(60%,主要为苯甲酸苄酯和肉桂酸苄酯)、树脂酯类(30%~38%,主要由秘鲁树脂鞣醇的桂皮酸酯及安息香酯组成)。

【药理作用】 具有很强的抗菌作用,能促进受伤组织的修复,还有祛痰、止喘、止泻等作用。所含的桂皮酸及其衍化物单季铵盐有箭毒样作用。

【临床应用】常用作祛痰剂和抗卡他药物,内服治疗支气管炎、肺气肿和支气管哮喘,也用于治疗咽喉炎和腹泻。外用治疗皮肤病。

【注意事项】本品可引起皮肤过敏反应。

【附注】《英国药典》2000 年版规定,本品含酯类主要为苯甲酸苄酯和肉桂酸苄酯,不得少于 45.0% m/m,且不多于 70.0% m/m。

359 香桃木 *Myrtus communis* L.（桃金娘科）

【英文名】Myrtle

【别名】爱神木

【植物形态】常绿灌木,高至 3 m;枝四棱。叶芳香,革质,碧绿色,对生或 3 叶轮生,叶片卵形至披针形。花芳香,中等大;萼片 5;花瓣 5,白色或淡红色。浆果球形或椭球形,蓝黑色或白色,顶端有宿存萼片;种子肾形。花期 5～6 月。

【生态分布】原产北非,现在地中海沿岸各国的花园中已很常见,也有专业种植,以提取精油。

【历史趣闻】古希腊时,香桃木用于供奉给爱与美的女神阿芙罗狄蒂;其叶常作为新娘的头饰。在古希腊时代,人们就已经知道香桃木具有杀菌能力。戴奥斯柯瑞迪指出:将香桃木的叶片放在酒中浸软,所得的浸液可以治疗肺部和膀胱感染。埃及人用香桃木来放松面部;罗马人认为它是治疗呼吸系统和泌尿系统疾病的万能灵药。到 16 世纪以后,香桃木被认为可以有效地抑制皮肤癌。

【采收】以叶和精油入药。春季采收鲜叶药用或采用水蒸气蒸馏方法提取精油,得率 0.2%～0.5%。

【化学成分】含鞣质、黄酮和挥发油(主要有 α-蒎烯、桉油精和桃金娘醇)。

【药理作用】叶具有收敛、滋补和抗菌作用。精油具有收敛、杀菌、驱风、镇静、祛痰、驱虫(体内)、滋补、壮阳等作用。

【临床应用】叶片浸剂外敷,可清洗、治愈创口和溃疡;内服可治疗消化系统和泌尿系统功能紊乱。精油是强抗菌剂与减轻充血剂,在西班牙用于治疗支气管炎和肺部感染。

【注意事项】精油内服需遵医嘱。

360 南天竹 *Nandina domestica* Thunb.（小檗科）

【英文名】Nandin

【别名】南天竺

【植物形态】常绿灌木,高至 2 m。叶对生,2～3 回奇数羽状复叶,小叶革质,椭圆状披针形。圆锥花序顶生;花小,白色。浆果球形,鲜红色。

【生态分布】原产于日本的奈良、和歌山、德岛县等地。多生于湿润的沟谷旁、疏林下或灌丛中,为钙质土壤指示植物。

【历史趣闻】日本的《大和本草》中以南天烛的名字收载。民间用南天竹子复方治疗百日咳、肺炎等;单方煎服止咳、解热、强壮;治疗感冒、气喘、阳痿、风湿痛、酒精中毒、鱼类食物中毒等。

【采收】以干燥的果实入药。秋冬季摘果,晒干备用。

【化学成分】含生物碱,主要为南天宁碱(南天竹碱甲醚)、异紫堇定等。

【药理作用】南天宁碱盐酸盐,对鸟类结核杆菌、葡萄球菌有抑制作用;而对大肠杆菌无效。果实中的亚油酸有降低胆固醇和防止动脉粥样硬化作用;而脂肪油对痉挛性咳嗽时的咽喉有湿润作用。

【临床应用】本品用于镇咳,治疗久咳气喘,还可治疗疟疾、下疳溃烂等疾病。

361　甘松 *Nardostachys chinensis* Batal. （败酱科）

【英文名】Spikenard；Nard

【别名】甘松香；香松；宽叶甘松

【植物形态】多年生草本。根状茎粗壮,斜升,圆柱状或圆锥柱状,有强烈松脂气味。基生叶数片,窄条形或条状倒披针形,全缘;茎生叶 2～4 对,披针形。聚伞花序多呈密集圆头状;花序下总苞 2 对,卵形;花萼 5 裂;花冠淡紫红色,筒状,顶端稍不等 5 裂。瘦果倒卵形,近无毛,顶端有宿存花萼。

【生态分布】甘松属植物我国有 3 种,甘松和其他 2 种均分布在青藏高原的高山地区,大多生长于海拔 2 300～4 500 m 的山地草坡、河边等地。气候寒冷,蒸发量小,土壤一般较薄。印度、尼泊尔也产。

【历史趣闻】甘松产中国及印度。我国民间利用甘松已有上千年的历史,《开宝本草》(974 年)收载了甘松香,其根和根茎为芳香健胃药。在印度,甘松(主要为匙叶甘松)自古就以疗效和香气而闻名。它是印度一种非常有价值的药草与皮肤保养剂。数千年前,中东与地中海沿岸地区居民对甘松的评价很高,在圣经中就提到它。它的香气很难描述,戴奥斯柯瑞迪说它的味道闻起来像山羊。它的确有些"动物性"特征。

【采收】以根和根茎入药。秋末冬初甘松茎叶枯萎时,将其根和根茎挖起,抖净泥沙,除去须根,阴干或晒干;或将干燥根和根茎切成小段(约 1 cm),用水蒸气蒸馏提取精油。

【化学成分】主要含挥发油、树脂、鞣质。精油主要成分有异戊酸香叶酯、异戊酸香茅酯以及倍半萜类等。

【药理作用】甘松根、根茎及精油可作为芳香性健胃药,也是抗菌剂、抗痉挛剂、镇静剂、发汗剂、驱蛔虫药、调经剂、利尿剂、滋补剂等。戴奥斯柯瑞迪也认为甘松具有温暖、干燥与利尿功能。

【临床应用】甘松适合用于治疗经血过多、白带、肾脏和肝脏问题及各类感染等病症，还可以排除体内长期积累的毒素。甘松精油具有抗霉菌的能力，对引起阴道炎的念珠菌有很强的抵抗力。

【注意事项】甘松精油孕妇慎用。

362　豆瓣菜 *Nasturtium officinale* R. Brume（十字花科）

【英文名】Watercress

【别名】西洋菜；水芥菜；水田芥

【植物形态】多年生草本，高至 60 cm。叶互生，奇数羽状复叶，小叶 1～4 对，卵形或近圆形，顶端小叶较大，深绿色。总状花序，花细小，花冠白色。长角果镰刀形；种子细小，扁椭圆形，黄褐色。

【生态分布】分布于全球温带地区，生长于流水中或水边，现广泛种植。

【历史趣闻】豆瓣菜作为食物和草药，很早就被重视。在古希腊它就被认为有助于治疗脑部疾病。公元前 5 世纪古希腊将军、史学家色诺芬（Xenophon）曾建议波斯人将本品给儿童食用，以增强体魄。在欧洲民间传统草药中，本品被认为是血液清洁剂，用作春季补品。

【采收】以地上部分入药。夏季开花时采收，鲜用或干燥后备用。

【化学成分】含硫氰酸盐和无机物（尤其是碘、铁、磷），并富含维生素 A、B_1、B_2、C、E。

【药理作用】烯丙基异硫氰酸盐有广谱的抗菌活性。1960 年研究表明，本品有抗癌活性。本品也是解毒良药，所含维生素和矿物质对慢性病的治疗有良好效果。

【临床应用】本品可用于刺激食欲、缓解消化不良；用于治疗慢性支气管炎（尤其适宜于多痰的情况）；也用作兴奋剂和强利尿药。

【附注】本品是一种良好的蔬菜，常作沙拉用。

363　荆芥 *Nepeta cataria* L.（唇形科）

【英文名】Catnip

【别名】假荆芥；猫欢喜

【植物形态】多年生草本，高至 1 m。密被绒毛，芳香；叶对生，灰绿色，心形；轮伞花序，花冠二唇形，白色，有紫色斑点。

【生态分布】原产于欧洲，北美有栽培，生长在海拔 1 500 m 以上的干燥山地和路边。

【历史趣闻】在欧洲，荆芥已有 2 000 年的药用历史。煮茶所形成的介于柠檬香和

薄荷香之间的水蒸气可治疗感冒和咳嗽,缓解胸腔充血并祛痰。古代草药学家
很重视本品的发汗作用,用来治疗发热。长期作为镇静剂和止痛剂,促进消化、
通经和治疗痛经、胃肠胀气、婴儿肠绞痛。常用稀茶剂治婴儿腹痛,还可挂一小
袋荆芥在婴儿脖子上,以便吸入散发的香气。本品与藏红花混合使用,可治疗
天花和猩红热。咀嚼荆芥叶可缓解牙痛,卷成香烟状吸抽可用于治疗支气管炎
和哮喘。在英格兰伊丽莎白王朝时,本品是流行的茶饮料。殖民者将荆芥引至
北美;印第安人饮用其治疗消化不良和婴儿腹绞痛。本品主要用于治疗子宫梗
阻、不孕症、催产、祛痰,还可清洗子宫和疖疮。

【采收】以地上部分入药。夏季和秋季开花期采收,鲜用或干燥后备用。

【化学成分】含环烯醚萜、鞣质和挥发油(包括 α-荆芥内酯、β-荆芥内酯、香草醇及
香叶醇等)。

【药理作用】有安胃、镇痛、发汗、解热、解痉、镇静、抗菌、止痛等作用。

【临床应用】本品是治疗胃肠胀气、消化不良和疝气的良药,也可以治疗由消化系
统疾病引起的头痛。本品口味合适而功效温和,与黑接骨木 Sambucus nigra
及蜂蜜混合,适宜于儿童用药,治疗感冒、流感和解热。本品有抗菌作用,可用
于治疗腹泻和解热,但活性不很强,适宜于防止小伤口感染。它的解痉作用,不
仅对消化道有效,而且对子宫也有效,可缓解痛经和通经。本品酊剂可治疗风
湿病和关节炎;软膏可治疗痔疮。

　　德国研究报道,本品所含导致猫兴奋的活性成分(荆芥内酯的同分异构物)
与缬草素(天然镇静剂)相似,证实本品也可作为镇静剂和止痛剂应用。

【注意事项】妊娠期妇女忌用。

【附注】本品对猫有兴奋作用。作为舒胃药物,曾列于 1842—1882 年《美国药典》
和 1916—1950 年《美国处方集》中。

364 烟草 *Nicotiana tabacum* L. (茄科)

【英文名】Tobacco

【别名】红花烟草

【植物形态】一年生或二年生植物,高至 1 m。叶片长卵形而大,叶柄有翅。聚伞
花序,花冠漏斗状,粉红色或白色。

【生态分布】原产热带美洲,现在世界各地广泛栽培。

【历史趣闻】烟草是美洲民间草药。印第安人用烟草作为梅毒的止痛剂,以抚慰患
者的内心,使其忘却痛苦。尼古特(Jean Nicot)最早在葡萄牙见到了这种神奇
的草药,并将烟草种子带回法国,称之为尼古丁那(Nicotina),据称可以治疗癌
症及肿瘤,研成干粉吸入可治头痛,吸食烟草可减轻气喘。中美洲的玛雅人用
烟草治疗气喘、痉挛和皮肤痛。在原始美洲文化中,烟草也被用于宗教仪式。

【采收】以叶入药。秋季采收,阴干备用。

【化学成分】含生物碱(主要为烟碱)、挥发油。

【药理作用】烟碱有兴奋作用。还有消肿、解毒、杀虫等作用。

【临床应用】本品可用于治疗疔疮、无名肿毒、头癣、秃疮、毒蛇咬伤等。

【注意事项】使用本品要注意用量,吸食过多会成瘾,外用时烟碱也可通过皮肤吸收。

【附注】干燥叶为良好的杀虫剂。

365　黑种草　*Nigella sativa* L.（毛茛科）

【英文名】Black Cumin

【别名】黑枯名

【植物形态】一年生草本,茎高 30 cm,茎直立,上部分枝。叶互生,二回羽状复叶,叶片卵形,羽片边缘有深锯齿。单花生于茎或枝端;萼片 5,花瓣状,蓝灰色。蒴果齿裂。种子三棱形。

【生态分布】原产西亚,喜温凉干燥气候,喜光,要求阳光充足。亚洲的许多地区和地中海地区作为园林植物而栽培。

【历史趣闻】黑种草在地中海地区栽培有上千年的历史,民间习惯用其种子作辛香料用于烹调,是烹饪牛、羊肉时不可缺少的佐料。人们在古埃及法老图特安哈门的坟墓里发现了黑种草,但关于古埃及时它的药用及其他用途目前还不清楚。公元 1 世纪的希腊医生戴奥斯柯瑞迪指出:黑枯草的种子用于治疗头痛、鼻黏膜炎、牙痛和肠道寄生虫病。大剂量使用,可以作为利尿剂,引起月经来潮和增加乳汁的分泌。

【采收】以种子入药,于夏秋种子成熟时割取全株,晒干,打下种子,再晒至干备用。

【化学成分】种子含挥发油(1.4%)、皂苷(毛茸籽皂素)和脂肪油(40%)。

【药理作用】本品具有抗菌、止痛、利尿、助消化、抗痉挛、驱虫等作用。

【临床应用】和其他许多烹调用的香料一样,黑种草对消化系统有益,可用于缓解胃痛、胃痉挛,消除胀气,治疗腹胀和腹痛。其种子也用于治疗肠道寄生虫病,尤其适用于儿童。黑种草种子在印度多用于增加妇女乳汁的分泌。

366　羌活　*Notopterygium incisium* Ting ex H. T. Chang（伞形科）

【英文名】Qiang Huo

【植物形态】多年生草本,茎直立,有纵沟纹。叶 2～3 回三出式羽状复叶,深裂,有锯齿。复伞形花序,花小,密集,花瓣淡黄色至白色。双悬果近圆形。

【生态分布】原产中国中西部,喜温暖湿润气候,现在作为药材而被栽培。

【历史趣闻】本品为中国民族药之一,至少从公元前 2 世纪开始就在中国使用,并收载于公元 1 世纪的药物经典著作《神农本草经》中。

【采收】以根入药。秋末至开春时挖取根部,洗净,干燥备用。

【化学成分】含挥发油,包括白芷内酯醛。

【药理作用】羌活辛温,有发汗作用;有退热、止痛、抗菌等作用。

【临床应用】羌活主要用于治疗感冒恶寒发热、头痛、全身酸痛不适;还用于治疗项背疼痛。

【注意事项】大剂量使用可能导致呕吐。

367　日本萍蓬草 *Nuphar japonicum* DC. （睡莲科）

【英文名】Nupharis Rhizoma,Waterlily

【别名】日本荷根;川骨

【植物形态】多年生水生植物,具根茎。叶柄及花葶长 50~80 cm,随水深有所改变,叶片心形,亮绿色。花单生,黄色;萼片 5;花瓣多数;雄蕊多数;花柱及柱头带红色。果实卵球形。

【生态分布】日本各地均产,为观赏水生植物之一。商品以新潟和东北地区为多;有栽培,以北海道东部地区最多。

【历史趣闻】本品为日本民间草药。

【采收】以根茎入药。将根茎纵剖,内部白色、充实者为优质。鲜用或干燥备用。

【化学成分】含生物碱类,包括萍蓬草碱 *Nupharidine*、脱氧萍蓬草碱 *Deoxynupharidine*、萍蓬草胺 *Nupharamine*, *Nuphamine*、脱水萍蓬草胺 *Anhydronuphamine* 等。

【药理作用】脱氧萍蓬草碱对蛙中枢神经有麻痹作用;对蛙心脏末梢血管能引起持续性收缩而致轻度损害;小剂量升高血压,大剂量降低血压。对家兔的呼吸,小剂量镇静,大剂量引起呼吸停止;低浓度使肠管运动亢进;对结核杆菌有轻度抑制作用。本品有利尿、清血、镇静、健胃等作用。

【临床应用】本品有利水、利尿作用;可用于治疗跌打损伤后的浮肿等;还可作为净血剂,用于产前产后以及月经不畅。本品可用于治疗妇女神经过度兴奋,使患者镇静、增进体质、消除疲劳。本品也用于健胃药的家庭配方。

【附注】《日本药典》第 14 版有收载。同属植物萍蓬草 *Nuphar pumilum* (Timm.) DC. 的根茎也同样药用,作用与日本萍蓬草同。

368　白睡莲 *Nymphaea alba* L. （睡莲科）

【英文名】White Water lily

【别名】子午莲

【植物形态】多年生水生草本。根很深,根状茎,粗短。叶丛生,具细长叶柄,浮于水面,叶片近革质,卵状椭圆形,全缘。花单生于细长的花柄顶端,多白色,偶尔有淡红色,漂浮于水;花瓣通常白色。聚合果球形,内含多数椭圆形黑色小坚果。

【生态分布】 原产于欧洲,生长于池塘或湖泊、河流的静水中。

【历史趣闻】 本品为欧洲草药。据 17 世纪草药医学家尼古拉斯·卡尔佩泊记载,本品的叶用于所有炎症,其果汁可促使人体休息及使发疯的人安定。

【采收】 以根茎、叶、花、果实入药。夏季挖掘根茎、采叶和采花,鲜用或干燥后备用。

【化学成分】 含生物碱(睡莲碱、萍蓬碱)、树脂、糖苷和鞣质。

【药理作用】 根茎有收敛和抗菌作用;花可减少性欲。本品对神经系统有镇静和止痛作用。

【临床应用】 根茎的煎剂可治疗过敏性肠综合征引起的腹泻和痢疾,也用于治疗支气管充血和肾病;含漱剂可治疗咽喉痛;根茎制成灌注剂治疗阴道疼痛和不适;制成泥罨剂治疗疖子和沙眼。本品有镇静和止痛作用,常用于治疗因神经亢奋等因素引起的失眠、焦虑及其他不适。

369　罗勒 *Ocimum basilicum* L.（唇形科）

【英文名】 Sweet Basil, Basil

【别名】 九层塔

【植物形态】 一年生草本,强芳香,高至 50 cm。茎及枝均四方形,被疏柔毛,老茎近圆形,无毛。单叶对生,卵形或卵状披针形,全缘或略具锯齿,两面叶脉上被疏柔毛。轮伞花序集成总状;花萼钟状,5 齿;花冠白色、蓝紫色或淡红色。小坚果,矩圆形至卵圆形,褐色或黑褐色。花期 7～9 月,果期 10～12 月。

【生态分布】 原产于印度,现在有 150 多个品种,种植于世界各热带和亚热带地区。

【历史趣闻】 罗勒英文名 Basil 是希腊字"国王"(Besileum)演化而来。古希腊人认为罗勒很珍贵,堪称植物之王;罗勒油也是国王所涂抹的圣油(基督教礼仪之一)成分之一。约翰·巴金森爵士也写道:"罗勒的味道如此之好,非常适合用在国王的宫殿里。"戴奥斯柯瑞迪在《药物学》一书中也记载有:非洲人相信食用罗勒可消减蝎子蜇咬的疼痛。

　　古罗马人就用罗勒来缓解胃肠胀气、去毒、利尿和催乳。在印度,罗勒也是传统医药使用的重要药材。在欧洲,自古人们就用罗勒来治疗胸腔感染、消化系统疾病以及黄疸。有些药草学家还认为罗勒具有壮阳、促进性欲的功效。

【采收】 以叶、花枝、精油入药。开花时采收叶和花枝。一般采用水蒸气蒸馏方法提取精油。

【化学成分】 含挥发油(约 1%,主要有里哪醇、甲基胡椒酚、甲基肉桂酸、桉油素和其他萜类化合物）。

【药理作用】精油成分是良好的防腐杀菌剂。本品有抗忧郁、抗痉挛、驱风、化痰、
　　退烧、镇定、健胃、调经、催乳、刺激肾上腺皮质分泌等作用。

【临床应用】本品主要用于治疗肠胃胀气、胃痉挛、疝气和消化不良；还可缓解或制
　　止恶心及呕吐；有助于消灭肠道寄生虫。本品有镇痛功效，可用于治疗神经过
　　敏、疲劳、忧虑和失眠等，也用于治疗癫痫、偏头痛和百日咳。本品传统用于催
　　乳；叶可驱除昆虫，叶汁可治疗昆虫咬伤。

【注意事项】精油忌内服。

【附注】本品精油也作香料用。

370　圣罗勒 *Ocimum sanctum* L.　（唇形科）

【英文名】Holy Basil

【植物形态】多年生半灌木状草本，高至 70 cm。茎直立，基部木质。叶对生，长圆
　　形，边缘有锯齿，背面有细毛。由轮伞花序组成的总状花序顶生，花小，花冠二
　　唇形，紫红色或白色。小坚果卵珠形，褐色。

【生态分布】原产于印度及亚洲的一些热带地区，常栽培于印度的寺庙和庭院中，
　　现广泛生长于中美洲和南美洲。

【历史趣闻】本品为印度传统医学阿育吠陀里的药物。印度民间认为其有许多种
　　功效，如解热，治疗气管炎、哮喘、抑郁症和口腔溃疡。传统习惯认为本品是神
　　圣的、有滋补作用的草药，能增强活力。典型的印度处方中，本品多与黑胡椒、
　　生姜及蜂蜜合用，预防感染并能退高热。

【采收】以地上部分入药。夏季开花前采收茎叶鲜用或干燥后备用。

【化学成分】含挥发油（约 1%），其中主要为丁子香酚（占 20%～80%），其次为甲
　　基胡椒酚、甲基丁香酚、石竹烯等。还含有黄酮（芹菜素、木犀草素）、三萜、熊
　　果酸。

【药理作用】本品主要作用有降血压、降血糖、镇痛、解热、消炎和适应原样。据印
　　度研究报道，本品有降血压、抗菌、消炎、解热和镇痛作用，还有抑制精子产生的
　　作用。

【临床应用】目前临床上主要用于治疗糖尿病。它有适应原作用，能促进机体适应
　　新的环境和压力，对糖尿病人有稳定血糖的作用。本品还可治疗呼吸道感染，
　　如感冒、咳嗽、气管炎、止喘和胸膜炎。全草的汁液外用治疗昆虫叮咬伤、金钱
　　癣和其他皮肤病；用作滴耳液，可治疗耳部感染；汁液或干粉可治口腔溃疡。
　　　　汁液治疗皮肤感染，每日 2 次，每次 10 mL。煎剂用于退热和滋补，每日
　　200 mL。粉剂撒敷，治疗口腔溃疡，每日数次。

371 月见草 *Oenothera biennis* **L.** （柳叶菜科）

【英文名】Evening Primrose

【别名】待宵草;夜来香

【植物形态】二年生草本,高至 70 cm。幼苗期呈莲座状,茎直立,有红色斑点;叶
互生,茎下部叶有柄,上部的叶无柄,叶片长圆状或披针形,边缘有疏细锯齿,两
面被白色柔毛。花单生于枝端叶腋,排成疏穗状花序;花冠淡黄色,4 瓣。蒴果
圆柱形;种子细小。

【生态分布】原产于北美,现广泛分布于温带地区,生长于开阔地,尤其喜生于沙质
土壤。有商业化栽培,以获取种子油。

【历史趣闻】美洲印第安人将本品作为食用和药用,全草外敷抑制伤口瘙痒和发
炎;根泡酒治疗咳嗽。早期殖民者食用其根,用种子作为调味品,并参照印第安
人的做法,用来处理伤口,用种子泡茶治疗消化不良和其他消化系统疾病。19
世纪,人们用掺上猪油的种子浓茶外用治疗创伤及其他皮肤病。草药学家多将
其用于治疗消化不良。后来本品很少被应用,随着月见草种子油中 γ-亚麻酸
的发现,本品又逐渐受到重视。

【采收】以叶、茎皮、花、种子油入药。夏季采叶、茎皮和花,秋季,一般花序上有一
半果实成熟时即可采收,晒干,打取种子。通常用压榨法提取种子油。

【化学成分】种子油富含亚油酸(约占 70%)、γ-亚麻酸(GLA,约占 9%)等。

【药理作用】GLA 是前列腺素 E_1 的前体;有降低胆固醇的作用;常与维生素 E 配
合使用,有抗氧化的作用。本品具抗炎、抗氧化、抗菌等作用。花、叶、茎皮有收
敛、镇痛、降血压、助消化、止咳等作用。有报道,月见草油还有抗肿瘤的作用。

【临床应用】花、叶、茎皮可用于治疗百日咳,还可治疗消化性疾病和哮喘。月见草
油外敷有助于治疗湿疹、某些致痒性皮肤病和乳房疼痛;内服可降血压和阻止
血小板凝结,常用于治疗经前期综合征。GLA 可降低胆固醇,减少患心脏病的
几率。此外,本品还可以缓解关节疼痛、肿胀和风湿性关节炎导致的触痛。

372 油橄榄 *Olea europaea* **L.** （木犀科）

【英文名】Olive

【别名】齐墩果

【植物形态】常绿乔木,高至 10 m。树干灰色,有深槽。叶阔披针形至披针形,近
革质。花小,簇生,灰白色至浅绿色。果实成熟时紫色至黑色;果实形状多样,
一般椭圆形。

【生态分布】野生于地中海地区,在地中海国家以及与其气候相似的一些美洲地区
均有种植。

【历史趣闻】油橄榄可能最早种植于公元前 3500 年的希腊克里特岛。它有着许多

象征性意义:枝条是和平的象征;叶编成王冠颁发给古代奥林匹克运动会的冠军。那时叶就用于清洗伤口;橄榄油则用作许多宗教仪式的涂油礼仪。

【采收】以叶、油入药。叶全年可采,夏末采收果实,榨取橄榄油。

【化学成分】叶含洋橄榄内酯、橄榄油甾醇和橄榄苦苷。油中含有 70%的油酸、单不饱和脂肪酸。

【药理作用】叶有助于降血压、降血糖、利尿、抗菌等作用。油有滋补、排石、润滑等作用。

【临床应用】叶有助于加强血液循环系统功能,降低血糖,可用于治疗糖尿病、膀胱炎等疾病。橄榄油可保持血脂平衡,传统习惯将其与柠檬汁配合使用治疗结石病。油还对消化系统及干性皮肤有保护作用。

【附注】油橄榄是世界名贵的木本油料兼果用树种。橄榄油是油橄榄鲜果直接冷榨而成的天然食用植物油,营养丰富,抗氧化性较强,产品用途广泛。

373 刺芒柄花 *Ononis spinosa* L. （豆科）

【英文名】Spiny Restharrow

【别名】芒柄花;红芒柄花

【植物形态】多年生多刺草本,高至 60 cm,基部木质化,呈灌木状,枝先端成刺状。羽状复叶,3 小叶,小叶长圆状椭圆形。花单生叶腋,在枝梢形成有数朵花的疏散总状花序;花萼钟形;花冠亮粉红色。荚果小,长圆形。

【生态分布】在欧洲普遍分布,生长于干燥草地和路边。

【历史趣闻】本品为欧洲民间草药。

【采收】以根入药。秋季挖掘根部,洗净,干燥备用。

【化学成分】含酚类、植物凝血素、三萜和挥发油(主要为反式茴香脑)。

【药理作用】根有抗菌、消炎、利尿、驱风等作用;根的挥发油有利尿作用;根的煎剂因已将挥发油去除了,可作为抗利尿剂使用;其浸剂则有利尿作用。

【临床应用】根用于利尿以及防止肾结石和膀胱结石,也有助于治疗痛风和膀胱炎。根的浸剂是短期治疗尿潴留的最佳药物。

【注意事项】重度水肿患者忌用。

374 盒果藤 *Operculina turpethum* （L.) S. Manso（旋花科）

【英文名】Turpeth

【别名】印度牵牛;印度药喇叭

【植物形态】多年生攀缘植物,成对生长;根白色,有结节。叶卵形,全缘。花 1 至数朵排列成聚伞花序,花冠白色,漏斗形。果实球形。

【生态分布】原产印度热带地区,喜高温湿润气候,生于林地、荒野、山坡。目前全世界热带地区都可见到。

【历史趣闻】盒果藤在印度草药医学中使用已有数千年了,民间用作泻药。

【采收】以根入药。根全年可以采挖,鲜用或干燥备用。

【化学成分】根含盒果藤苷、树脂(约40％)和挥发油。

【药理作用】本品具有缓泻作用,也有抗菌、抗炎、清洁肠道的作用。

【临床应用】本品的使用与圆叶牵牛 *Ipomoea purga* 基本相同,但作用比较缓慢,主要用于排便,清洁肠道。它常与姜 *Zingiber officinale* 等配伍,用于缓解腹痛和胃肠胀气。在印度草药医学中,本品与胡黄连 *Picrorrhiza kurroa* 配伍用于治疗黄疸。

【注意事项】本品仅在医生指导下使用,孕妇忌用。

375　梨果仙人掌 *Opuntia ficus-indica* Mill.　(仙人掌科)

【英文名】Prickly Pear

【别名】印度无花果;印度仙人掌

【植物形态】多年生草本,高至3 m。茎大,匙形;叶针簇生;花亮黄色;果实圆球形,紫色。

【生态分布】原产墨西哥,现广泛种植于全球亚热带地区。

【历史趣闻】梨果仙人掌在墨西哥民间作为食品和药品应用历史悠久,果实用于制作果酱和酒类饮品;茎可作为急救手段裹在受伤的手足上。

【采收】以花、果实、茎入药。开花时采收花,果实成熟后采收,茎全年可采,通常鲜用。

【化学成分】果实含有黏液质、糖类、维生素 C 和一些果酸。

【药理作用】花有抗菌、收敛、止血、止泻等作用;果实有滋补作用;茎有抗菌、消炎、滋润等作用。

【临床应用】花可以止血,治疗胃肠系统疾病,如腹泻、结肠炎和过敏性肠综合征,也可用于治疗前列腺肿大。果实有滋补作用,对消化系统疾病有好处;还能强身健体。

376　欧牛至 *Origanum majorana* L.　(唇形科)

【英文名】Sweet Marjorm

【别名】马郁兰;墨角轮草;甘牛至

【植物形态】多年生草本,株高至 50 cm;茎直立,菱形或四方形,绿色。叶对生,倒卵形至阔椭圆形,全缘,芳香。花序为伞房状圆锥花序;花萼钟状;花冠白色至紫红色,上唇瓣直立,顶端 2 浅裂,下唇瓣 3 裂。小坚果卵球形,褐色,光滑。花期 7～9 月,果期 9～11 月。

【生态分布】欧牛至原产地中海沿岸及西亚一带,属地中海式亚热带气候。现广泛栽培。

【历史趣闻】欧牛至早在古希腊和罗马时代即为人们所利用。古埃及人将它作为草药来栽植,据记载,欧牛至还用作润滑油和香料。希腊妇女用浸制的欧牛至油涂抹于头上来放松精神。在16世纪,欧牛至被引种到欧洲。还有说法,将一束欧牛至放在牛奶旁边,牛奶不会变质。

　　在古希腊欧牛至也是一种很盛行的草药。人们用它来治疗痉挛和尿液迟滞,并认为有解毒的作用和有助于消化。1597年,草药学家约翰·杰勒德评价本品:"食用可以抵御伤风;塞入鼻孔可以刺激打喷嚏;咀嚼可以消除牙痛。"

【采收】以地上部分入药。采集开花时的枝叶,鲜用或干燥后使用。同时,可用水蒸气蒸馏法提取精油,鲜品的精油得率0.3%～0.4%,干品的精油得率0.7%～3.5%。

【化学成分】含挥发油(干品3%,油中包括水合桧烯、桧萜、里哪醇、香芹酚和其他萜类)、黄酮、咖啡酸、迷迭香酸和三萜类。

【药理作用】欧牛至有温暖、镇静及杀菌功能;精油有止痛、抗痉挛、抗氧化、防腐、抗真菌、镇静、祛痰、驱风、抑制性欲、利尿、调经等作用。

【临床应用】带花的地上部分是有兴奋和解痉作用的良药,可治疗胃肠胀气、疝气和呼吸系统疾病。与牛至相比,本品对神经系统有更好的功效。本品是滋补良药,有助于缓解焦虑、头痛和失眠,还可消减性欲。

【注意事项】妊娠期妇女忌用。精油慎内服。

【附注】本品现在广泛种植,用作烹调用香料,或获取挥发油。

377　牛至 *Origanum vulgare* L.　(唇形科)

【英文名】Oregano

【植物形态】多年生草本,株高至80 cm;茎直立,四棱形,红色。叶对生,卵形至矩圆状卵形,先端宽钝形,全缘,有光泽,被毛。花序圆锥状,由小穗状花序组成;花萼倾斜,下部有一裂片小或不发育;花冠白色至粉红色或紫色,上唇瓣直立,下唇瓣3裂而开张。小坚果卵球形,光滑。花期7～8月,果期8～9月。

【生态分布】原产欧洲,中亚等地有移植,喜靠近海边的白垩质土壤。

【历史趣闻】亚里士多德曾讲过:龟吞食蛇之后会吃一些牛至,这似乎对龟而言是一件好事。在波斯,占星家从牛至中酿造香膏来抵御怀有敌意的行星。古希腊人认为本品可包治百病。本品也是早期新英格兰移民种植的草药之一。

【采收】以地上部分入药。采集开花时的枝叶,鲜用或干燥后使用。同时,可用水蒸气蒸馏法提取精油。精油得率:花序1%,鲜茎叶0.07%～0.2%,干茎叶0.15%～0.4%。牛至枝叶的干燥,一般采用低温(40～50℃)烘干。

【化学成分】含挥发油(包括香芹酚、麝香草酚、β-红没药烯、石竹烯、里哪醇和龙脑莰醇等)、鞣质、树脂、甾醇和黄酮。

【药理作用】香芹酚和麝香草酚均有抗细菌、抗真菌活性。草本香料很少能逃脱被加进春药的命运,牛至的地上部分也不例外;同时牛至有强的杀菌作用。精油还有止痛、抗痉挛、抗氧化、开胃、镇静、祛痰、驱风、利尿、通经等功效。

【临床应用】地上部分有助于缓解胃肠胀气和刺激胆汁分泌;还可治疗呼吸系统疾病,如咳嗽、扁桃体炎及哮喘。精油用于治疗牙痛和关节痛。

【注意事项】妊娠期妇女忌用。外敷可能导致皮肤过敏。精油慎内服。

【附注】牛至茎叶经常用于地中海风味的烹饪中。牛至的花深受蜜蜂喜爱。

378 芍药 *Paeonia lactiflora* Pall. (毛茛科)

【英文名】White Peony

【别名】白芍

【植物形态】多年生草本,高 60～80 cm,无毛。茎下部叶为二回三出复叶,小叶狭卵形至椭圆形。花顶生,并腋生,苞片 4～5;萼片 4;花瓣 9～13,倒卵形,白色至粉红色。

【生态分布】原产中国北部,喜温凉气候,生于林缘、荒地,现在中国东北部有栽培。

【历史趣闻】白芍在中国的药用历史可追溯到 1 500 年前。众所周知,它是组成"四物汤"的药物之一,一种女性用的滋补品,也是一种治疗妇科疾病、痉挛、疼痛及头晕的药物。传统上认为经常服用白芍的女性会像花一样美丽。

【采收】以根入药。用种子繁殖或分根繁殖,栽培 4～5 年后,于秋季末采挖其根,洗净,用水煮沸,并干燥后备用。

【化学成分】含芍药苷、芍药内酯苷、苯酸、5-没食子酰基葡萄糖、黄栢酰单宁等。

【药理作用】本品具有解痉、滋补、收敛、止痛功效。芍药苷是一种极有效的解痉药,还有温和的抗炎和退热作用。黄栢酰单宁具有抗病毒作用。

【临床应用】白芍、熟地、川芎、当归组成的"四物汤",在中国作为女性滋补品而被广泛使用。白芍可治疗月经不调,包括经量过多与崩漏,特别可治疗经期疼痛和痉挛,能补血,改善"阴亏"所致的潮热、盗汗。白芍还用于治疗腹痛,特别是痢疾、肌肉痉挛、手足麻木;还可治疗头痛、耳鸣、头晕、眼花。

【注意事项】孕妇忌用。

379 欧芍药 *Paeonia officinalis* Lour. (毛茛科)

【英文名】Peony

【植物形态】多年生草本,高约 60 cm,有块状根。二回三出羽状复叶,叶片卵形至披针形。花大,艳丽,红色、紫红色或白色。

【生态分布】原产于欧洲南部,分布于山区林地,现广泛栽培。

【历史趣闻】从希波克拉底起,欧芍药就用于治疗癫痫症。中世纪阿拉伯医师 Ibn el Beitar 曾提出将欧芍药种子串成项链用于防治小儿癫痫,戴奥斯柯瑞迪曾阐述其根有助于通经,并可用于促进产后胎盘的排出。1931 年,格里夫夫人(Mrs. Grieve)的《当代草药》中阐述:"古代人认为欧芍药是神的起源,是从月亮发出来的,在夜晚发光,以保护牧羊人和他们的羊群。"

【采收】以根入药。一般于栽后第 4 年的秋季,选晴天采收芍药的老根。采收时,先割去植株茎叶,然后挖出全根,除去泥土,将主根和侧根剪下,晒干备用。

【化学成分】含芍药苷、挥发油、鞣质和树脂等活性成分。

【药理作用】本品有抗菌、镇痉、镇痛、通经、利尿等作用。

【临床应用】目前,本品在欧洲草药中已较少使用,主要用作解痉挛药和镇静剂;还用于治疗百日咳和精神激动。由根制成的栓剂可以缓解肛门和肠内痉挛。

【注意事项】需遵医嘱使用,妊娠期妇女忌用。

【附注】欧芍药也是重要的园林花卉。

380　人参 *Panax gingseng* C. A. Mey（五加科）

【英文名】Ginseng

【别名】棒槌

【植物形态】多年生草本;主根肉质,圆柱形或纺锤形,淡黄色;茎高 30~60 cm。掌状复叶 3~6 片轮生茎顶。伞形花序单个顶生;花小,淡黄绿色;萼片缘有 5 齿;花瓣 5。果扁球形,成熟时鲜红色。

【生态分布】原产朝鲜和中国,生于冷凉山区,针阔叶混交林和阔叶杂木林下。现在欧洲有引种。

【历史趣闻】由于根部肥大,形若纺锤,常有分叉,全貌颇似人的头、手、足和四肢,故而称为人参。从古代起,人参就有黄精、地精、神草的雅称。人参被人们称为"百草之王"。

【采收】以根入药,种子种植 6~7 年后,8 月下旬至 9 月中旬参叶变黄时采收,不要挖伤根部。挖取后应立即加工。根据需要加工不同的产品。

【化学成分】含有人参皂苷 *Ginsenoside*、人参多糖、人参多肽、甾醇及其苷和黄酮类、挥发油、氨基酸、脂肪酸及维生素、微量元素等多种有效成分。

【药理作用】人参有大补元气、复脉固脱、补脾益肺、生津止渴、安神益智等作用。现代研究表明,本品有抗衰老、抗癌等作用。

【临床应用】本品为拯危救脱要药。适用于因大汗、大泻、大失血或大病、久病所致元气虚极欲脱、气短神疲、脉微欲绝的重危证候。单用有效,如独参汤(《景岳全书》)。本品亦为补肺要药,可改善气短喘促、懒言声微等肺气虚衰症状。治肺气咳喘、痰多者,常与五味子、苏子、杏仁等药同用,如补肺汤(《千金方》)。

【注意事项】人参不可滥用。人参是一种补气药,如没有气虚的病症状,不要随便
服用。

381　西洋参 *Panax quinquefolium* L.（五加科）

【英文名】American Ginseng

【别名】花旗参;美洲人参

【植物形态】多年生草本。全株无毛,高至 30 cm。根肉质,呈纺锤形。茎光滑,有
纵条纹,或略具棱。掌状复叶,通常 3～4 枚,轮生于茎顶;小叶片膜质,广卵形
至倒卵形,边缘具粗锯齿。伞形花序,花多数;花瓣 5,绿白色。浆果,肾形,猩
红色。

【生态分布】原产北美和喜马拉雅山脉,生于林地,因过度采挖,目前野生种已极少
见。种植于美国威斯康星州和中国、法国。

【历史趣闻】印第安人认为本品可增强妇女生育力。18 世纪中期,本品出口中国,
相当赚钱,很多印第安人外出采挖,以致其部落十室九空。北美阿尔衮琴部落
的奥吉布瓦人采挖 1 棵西洋参就补种 1 颗种子的做法,仍不能有效缓解野生资
源的枯竭。到 19 世纪末西洋参野生种已濒临绝迹。

【采收】以根入药。一般 4～5 年后采收,也有更多年才采收的。现在美国加工成
的西洋参均是生晒参。采用烘干和晒干。

【化学成分】主要含皂苷类,其总皂苷含量 5％～10％,野生品含量 8％～10％,已
分离出 17 种人参单体皂苷 *Ginsenosides*,还含挥发油(有 37 种成分,其中倍半
萜类化合物 26 种,占挥发油的 75％,以反式 β-金合欢烯含量最高,占 26％)、氨
基酸(有 17 种以上)、果胶质、多糖、胡萝卜素及微量元素等。

【药理作用】主要对心血管系统起作用,可增强体质及抗非特异性刺激;还有中枢
神经抑制作用,可镇静,降低血糖。

【临床应用】本品功效与人参 *Panax gingseng* C. A. Mey. 相似,但作用温和,可
增强对各种疾病的抵抗力。在中国医药中,本品用于滋阴,可治疗虚弱、解热、
呼吸不畅和咳嗽。现代医药中,本品可用于抑制鼻咽癌放疗的副作用;还用于
治疗急性心肌梗死。

【注意事项】妊娠期妇女忌用。

382　虞美人 *Papaver rhoeas* L.（罂粟科）

【英文名】Corn Poppy

【别名】红罂粟;丽春花

【植物形态】一年生草本植物,株高至 90 cm,茎细弱,被短硬毛。基生叶披针形,

茎生叶边缘锯齿状。花单生,有长梗,未开放时下垂;花萼 2 片;花瓣 4 瓣,红色;花药黑色。蒴果杯形;种子小,肾形,多数。

【生态分布】原产于欧洲、北非和亚洲温带地区,在南、北美洲有移植,生长于耕地及路边。世界许多国家有栽培。

【历史趣闻】红罂粟花长期被欧洲草医使用,是温和的镇痛、镇静药,尤其多用于儿童和老年疾病。在叙利亚,本品被作为镇咳、祛痰药使用。

【采收】以花入药。夏季开花时采收,干燥备用。

【化学成分】含生物碱(包括罂粟碱、丽春花碱、异丽春花碱和其他多种成分)、袂康酸、黏液质和鞣质。

【药理作用】所含生物碱与罂粟 *Papaver somniferum* 中的相似,但作用温和。

【临床应用】本品主要用于镇痛和治疗百日咳,也可减缓神经亢奋;制成的糖浆用于治疗失眠、神经过敏、咳嗽(尤其是顿咳)和哮喘。

　　本品被《英国药典》1949 年版所收载。

【注意事项】需遵医嘱服用。

383　罂粟 *Papaver somniferum* L. （罂粟科）

【英文名】Opium Poppy

【别名】罂子粟

【植物形态】一年生草本,高至 1 m。茎直立,粗壮。基生叶具柄,长圆形或长卵形,边缘有不整齐的缺刻及锯齿,或多少羽状浅裂;茎生叶无柄,基部抱茎;叶均为暗绿色。花单生于茎顶,红色、粉红色、紫色或白色;花瓣 4,有时重瓣,圆形,全缘或波状。蒴果球形。种子细小,灰褐色。花期 5～7 月,果期 7～9 月。

【生态分布】罂粟原产欧洲南部、亚洲西部,喜温暖凉爽气候,在亚热带和温带地区均能生长。目前世界各地种植。

【历史趣闻】因为罂粟有重要的药用价值,至少有 4 000 年的栽培历史了。大约 3 000年前引种至希腊,并从那里传至欧洲。7 世纪中国开始使用本品,而日本到 15 世纪才开始应用。本品在公元前 1700 年已被亚述草药学家使用。戴奥斯柯瑞迪曾记载:"叶和花枝的煎剂饮用,或敷于头部有强烈的催眠作用。将花头捣碎与面粉和在一起,可治疗炎症和丹毒。"在印度阿育吠陀医药中,将罂粟未成熟果实的乳汁作为麻醉药使用。

【采收】以乳汁入药。夏季开花坐果时,切割蒴果,次日收取从切口流出的乳汁,干燥后备用。

【化学成分】含有 40 多种罂粟生物碱,包括吗啡(含量 20%)、那可汀(约 5%)、可待因(约 1%)、罂粟碱(约 1%);此外,还含袂康酸、白朊、黏液质、糖类、树脂和蜡质。

【药理作用】所含生物碱很多都有确切疗效,具有镇静、镇痛、催眠、止泻等作用。

【临床应用】本品所含吗啡是强止痛剂,广泛用于止痛,对晚期癌症患者尤其适用。可待因止痛作用温和,用于治疗头痛等以及痢疾的对症疗法。本品也可治疗急性腹泻和重症咳嗽。

    罂粟干乳汁是良好的麻醉剂、止痛剂和镇痉药,可缓解各种疼痛。在传统用药中,本品被认为是强寒性药,可降低身体机能、安定或抑制神经活性、止痛、止咳。考虑到它有成瘾的特性,一般在其他止痛剂失效的情况下方可使用。

【注意事项】遵医嘱服用。它在许多国家中限制使用。

【附注】现代研究表明,上述大多数功效都得到证实。《印度药典》1966 年版规定,本品含吗啡以无水吗啡计不得低于 9.5%。《欧洲药典》2002 年版规定,本品含吗啡不得低于 10.0%,可待因不得少于 2.0%。《日本药典》第 14 版规定,含吗啡不得少于 9.5%,不得多于 10.5%。

384　药用墙草 *Parietaria officinalis* L. （荨麻科）

【英文名】Pellitory of the Wall

【植物形态】一年生草本,高至 70 cm,全株无螫毛。茎肉质细弱。叶互生,叶片广卵形或菱状卵形,深绿色。花杂性同株,聚伞花序腋生;花白色稍带绿色;两性花花被 4 深裂。瘦果广卵形,稍扁,黑褐色,有光泽。

【生态分布】原产于欧洲,在南半球国家很常见,生长于墙上和干燥多石的地方。

【历史趣闻】早在 2 000 年前,本品就被药用,欧洲民间草药作为利尿剂,并可治疗久咳。用本品制成的香脂可治疗创伤和烧伤。

【采收】以地上部分入药,夏季开花时采收,干燥备用。

【化学成分】含黄酮类和鞣质。

【药理作用】本品主要有利尿、止痛和防结石的作用;还有抗菌、消炎和缓泻的作用。

【临床应用】在欧洲草药医学中,本品被认为可补肾及增强肾功能;可用于治疗肾炎、肾盂肾炎、肾结石、肾结石引起的肾绞痛、膀胱炎和水肿。有时也作泻药使用。

【附注】有报道,药用墙草的提取物可用于化妆品、保健品中。

385　粉色西番莲 *Passiflora incarnata* L. （西番莲科）

【英文名】Passionflower, Passiflora

【别名】野西番莲;肉红西番莲

【植物形态】攀缘藤本,长至 9 m。叶互生,叶片 3 裂,鲜绿色。花艳丽,白色或紫蓝色。果实鸡蛋形。

【生态分布】原产美国西部和中美洲、南美洲,目前在北美、欧洲(特别是意大利)广
　　泛栽培。种子繁殖,需要充足的阳光。

【历史趣闻】本品为北美和中美洲的传统草药,习惯用于镇静、安定和解痛。在墨
　　西哥民间用于治疗失眠、焦虑、癫痫和癔症。

【采收】以地上部分入药。花果期采收地上部分,干燥后备用。

【化学成分】主要含黄酮(芹菜素)、麦芽酚、氰苷(大风子定)、吲哚生物碱(哈尔满)。

【药理作用】主要有镇静、止痛、解痉、安定等作用。

【临床应用】本品用于治疗神经系统疾患,特别是情绪烦躁和操劳过度引起的失
　　眠;对紧张、焦虑、烦躁有缓解作用。本品为非依赖性草本镇静剂,可减缓精神
　　活动和恐慌心理;有时用于治疗惊厥,还用于心悸、气喘、高血压和肌肉痉挛,治
　　疗牙痛和头痛。本品常与香蜂花、缬草合用,作镇静药。

　　　本品茶剂:取干品 0.5~2.5 g,用热水冲泡 10~15 min,每日 2~3 次。酊
　　剂:治疗失眠,取 1.5 g 干品,用热水冲服。浸剂,晚间服用至 2 杯,治疗失眠。
　　丸剂治疗失眠。

【注意事项】本品易引起瞌睡。妊娠期和哺乳期妇女忌用大剂量。

【附注】《英国药典》2000 年版规定,本品含总类黄酮以牡荆葡基黄酮 *Vitexin* 计不
　　得少于 1.5%。

386　巴西可可 *Paullinia cupana* Kunth. ex H. B. K. （无患子科）

【英文名】Guarana

【别名】亚马孙香无患子;巴西香无患子;库盘泡林藤

【植物形态】木质藤本,长至 10 m。叶互生,羽状复叶。花黄色,簇生。果实梨形;
　　种子小,亮棕色。

【生态分布】原产巴西亚马孙地区的热带雨林中,巴西有栽培。

【历史趣闻】在巴西,传统习惯将巴西可可的种子烘烤、压碎、干燥,制成"糕"状,用
　　于泡茶,可恢复体力,也可治疗腹泻。马卫斯印第安人已食用数百年,与不生产
　　巴西可可地区的其他土著人相比,平均寿命长 1 倍以上;老年人头发乌黑、皮肤
　　光滑无皱纹、肌肉亦富弹性,外表比实际年龄年轻很多。

【采收】以种子入药。种子成熟时采收,干燥后备用。

【化学成分】含黄嘌呤类(包括咖啡因 7%、可可豆碱、茶碱等)、鞣质和皂素。此外
　　还含有氨基酸、多种维生素、碳水化合物和多种矿物质。

【药理作用】黄嘌呤有兴奋、利尿、短时期恢复体力的作用。本品还有抗菌和收敛
　　作用。

【临床应用】本品用于治疗头痛、偏头痛、缓解紧张状态、提神;还可治疗慢性腹泻。
　　本品富含鞣质,长期服用会影响人体对营养成分的吸收,也影响人体体力自然

恢复进程。目前本品已逐渐为咖啡所替代。

【注意事项】妊娠期、哺乳期及心脏病、高血压患者忌用。

【附注】巴西可可,需种植4～5年才开花结果,7～9年盛产,1年只采收1次。

387　育亨宾 *Pausinystalia yohimbe* K. Schum.（茜草科）

【英文名】Yohimbin Bark

【植物形态】常绿乔木,高至30 m。树皮红棕色;叶对生,叶片椭圆形;花小,黄色,簇生状。

【生态分布】原产于非洲西部森林,特别是喀麦隆、扎伊尔、加蓬、刚果。其中以刚果出口量大。

【历史趣闻】育亨宾的树皮在非洲,自古以来就用作催欲药。在西部非洲,育亨宾的树皮享有盛名,特别在班图人中作男性的壮阳药和温和的致幻剂。1900年,哥维和苗勒等人将其应用于因神经衰弱所致的阳痿及麻痹性不感症取得疗效,因而逐渐用于临床。

【采收】以树皮入药,可在一年中任何时候采集,干燥保存。

【化学成分】树皮含6%的吲哚类生物碱(包括育亨宾碱等)以及色素和鞣质。

【药理作用】现代研究证明,育亨宾为非激素类药物,能使血管平滑肌扩张,降低交感神经张力,通过扩张阴茎的动脉,增加阴茎海绵窦血流量,使阴茎勃起并使中枢交感神经兴奋。树皮所含生物碱中等剂量有兴奋大脑作用,但大剂量时毒性很大。

【临床应用】本品适用于精神性、神经性、血管性及糖尿病性阳痿。在西非,它经常作为兴奋剂使用,也是治疗阳痿的药物。目前,育亨宾碱已被作为治疗阳痿的常用药物,2 mg/kg的剂量可直接增加性欲;即为"痿必治"的原料药(每片含育亨宾碱5.4 mg)。育亨宾碱也用于心绞痛、动脉硬化症。

【注意事项】妇女、儿童和肝肾功能严重损害者、消化性溃疡及心脏疾病者、对本品过敏者禁用。

【附注】20世纪80年代,Pope在Economic Botany中,把育亨宾描述为"最令人满意的非洲催情药"。美国从非洲大量输入育亨宾树皮原料生产成药。

388　骆驼蓬 *Peganum harmala* L.（蒺藜科）

【英文名】Harmala，African Rue

【别名】非洲芸香

【植物形态】多年生草本,高至70 cm。根多数,粗达2 cm。茎由基部分枝。叶全裂,为3～5条形或披针状条形裂片。花生于枝顶,5瓣,黄白色。蒴果近球形。种子三棱形,稍弯,黑褐色,表面有小瘤状突起。

【生态分布】原产于中东、北非和南欧,亚洲也有分布,在澳大利亚等地有种植。

【历史趣闻】长期以来,骆驼蓬在中东作为麻醉药物应用。希腊医生戴奥斯柯瑞迪和盖伦以及他们的阿拉伯同行阿维森纳也将其用于驱除肠道寄生虫和促进月经来潮。在约旦,种子用于滋补身体、降血糖和治疗心脏病。本品作为令人欣快和激发性欲的应用也有相当长的历史。在中国,骆驼蓬也是一味常用的维吾尔药,用于治疗精神郁闷、健忘、癫痫、咳嗽、气喘、肠炎和痢疾。

【采收】以种子、根入药。夏季种子成熟时采收,秋季挖根,均干燥后备用。

【化学成分】主要含有吲哚类生物碱,高达4%,包括去氢骆驼蓬碱、骆驼蓬碱和去甲骆驼蓬碱。

【药理作用】去氢骆驼蓬碱可减轻震颤性麻痹所引起的震颤。骆驼蓬碱具有兴奋中枢神经系统的作用和抗肿瘤作用。去氢骆驼蓬碱、骆驼蓬碱还有较强的致幻作用。

【临床应用】种子可用于治疗眼疾,增加乳汁的分泌量。在中亚,骆驼蓬根是很受欢迎的药物,用于治疗风湿和神经疾病。民间以其全草入药治疗关节炎,又做杀虫剂。近年来,其提取物还用于治疗癌症。由于它具有潜在的毒性,因此在西方草医中已很少应用。

【注意事项】本品有毒,慎用。

【附注】骆驼蓬种子可做红色染料,榨油可供轻工业应用。叶揉碎能洗涤油垢,代替肥皂。

389 香叶天竺葵 *Pelargonium graveolens* L'Hérit. (牻牛儿苗科)

【英文名】Geranium

【别名】香叶;香艾

【植物形态】多年生亚灌木,直立,高至80 cm,茎上密被腺毛。叶对生,叶片阔心形,近掌状5~7裂,裂片分裂为小裂片,边缘有不规则的齿裂,密被茸毛。伞形花序;萼片披针形,密生长毛;花瓣5,玫瑰红或粉红色,有紫色脉纹。蒴果,内含种子1枚。

【生态分布】原产南非,喜暖气候,不耐寒冷,怕涝,要求在土壤土层深厚、质地疏松、肥沃和透水性良好的土壤上栽培。现在留尼旺岛、刚果、阿尔及利亚、埃及、摩洛哥、法国、意大利、西班牙、俄罗斯、保加利亚、日本及北美均有商业化栽培。我国以云南、四川栽培面积较大。

【历史趣闻】香叶天竺葵在古时候就作药用,一些古代典籍中记载它有非常强的复原力,不仅可以治疗骨折,还可使肿瘤缩小,但到目前为止还未见有任何科学实验证实它有这些功能。早在19世纪,法国人就开始了香叶天竺葵精油的贸易,尽管现在大部分香叶天竺葵精油主要是来自印度海西南部盛产芳香植物岛上的波旁皇族。可能第一种用来提取天竺葵精油的植物是 *P. capitatum*,是一种较小的,但是精油提取率很高的植物,现在多长在野外。早在 19 世纪,摩洛哥人就完成了天竺葵精油的生产。

【采收】以叶片、嫩茎和花朵入药。当植株有较浓厚的玫瑰香气时即可采收,阴干备用,或将采收的新鲜茎叶用水蒸气蒸馏法提取精油。

【化学成分】 主要含挥发油、树脂等。挥发油的主要化学成分(%):香茅醇(40.00～40.90)、甲酸香茅酯(8.30～11.80)、香叶醇(3.70～7.90)、甲酸香叶酯(0.94～1.83)、玫瑰醚(2.30～4.70)、芳樟醇(沉香醇 3.07～4.38)、氧化芳樟醇(0.10～0.12)、α-水芹烯、薄荷酮、咕芸烯、异薄荷酮等。

【药理作用】天竺葵精油有杀菌、抗忧郁、收敛、止血等功效,还可促进伤口愈合、除臭、杀真菌、利尿、促进肾上腺皮质分泌、滋补、驱虫(体内)等。

【临床应用】天竺葵及其精油具有很好的杀菌、收敛、止血效果,适合治疗创伤和帮助伤口复原。它有清香的气味,收敛、杀菌功能,并且能够平衡皮肤脂腺的分泌,也非常适合用来保养皮肤。干性或油性皮肤都可使用天竺葵精油,因此,它也是许多美容、保健日化产品最重要的添加物。

【注意事项】天竺葵精油对敏感性皮肤会有刺激作用,能调节荷尔蒙,所以怀孕期间不要使用。

390　广生紫荆萝藦 *Pergularia extensa* N. E. Brown (萝藦科)

【英文名】Pergularia

【别名】广生夜来香;夜来香

【植物形态】多年生攀缘植物。宽大的椭圆形叶子可以达 15 cm 长。花小,呈绿白色。

【生态分布】原产印度。喜高温湿润气候,生于阔叶林中或沟谷灌丛中。

【历史趣闻】印度民间草药。在印度草药医学中应用比较广泛,可以治疗多种疾病。

【采收】以地上部分入药,全年可采,鲜用或干燥备用。

【化学成分】含树脂、苦味素和植物甾醇。

【药理作用】本品味苦,具有抗菌、祛痰、利尿和缓泻作用。

【临床应用】在印度,本品被用于治疗支气管炎和气喘病。也用于治疗月经过多和非月经性的子宫出血。从其叶中榨取的汁液外用可以用于减轻囊肿和风湿性关节炎引起的肿胀疼痛;也可内服治疗风湿病。

391　鳄梨 *Persea americana* Mill. (樟科)

【英文名】Avocado

【别名】油梨

【植物形态】常绿乔木,高至 20 m。叶互生,革质,长椭圆形、椭圆形、卵形或倒卵形,上面深绿色,下面被短柔毛。聚伞状圆锥花序,多数生于小枝下部。花淡绿带黄色,短小,裂片 6。核果大,肉质,通常梨形、卵形或近球形,黄绿色或红棕色。

【生态分布】原产中美洲,现广泛栽培于热带和亚热带地区,如以色列、西班牙及南非等。

【历史趣闻】为中美洲民间草药,传统以叶、树皮用于促进月经,可导致流产。危地马拉居民将果皮外搽,并按摩头皮,有生发作用。南非将果肉用作婴儿食物。

【采收】以叶、树皮和果实入药。叶和树皮随时可采,果实成熟后采摘。

【化学成分】叶和树皮含挥发油(甲基胡椒酚、α-蒎烯)、黄酮类、鞣质。果汁含不饱和脂肪酸、蛋白质(约 25%)、倍半萜烯、维生素 A、维生素 B_1、维生素 B_2。

【药理作用】叶和树皮有收敛、驱风、止咳、调经、抗菌作用。叶、树皮、果实均有解蛇毒和其他毒性的作用。果实有降低胆固醇作用和催情作用。

【临床应用】叶提取物能抑制和治疗单纯性疱疹、发热性疱疹和生殖器疱疹;也用于治疗腹泻、胀气、咳嗽、肝梗阻以及降低因痛风引起的尿酸浓度。果实外用能润肤、驱风,治疗化脓性疮伤。种子油可营养皮肤,治疗皮肤粗糙和干燥。

　　叶、树皮煎剂治疗腹泻,每次 1/2 杯,每日 3 次。果皮捣碎外用治疗创伤,每日涂 3 次。种子油外用于皮肤去污、润滑。

【附注】鳄梨提取物及油脂已用于化妆品中。

392　皱叶欧芹 *Petroselinum crispum*（Mill.）Nym.（伞形科）

【英文名】Parsley

【别名】欧芹;皱叶石蛇床

【植物形态】一年生草本,高至 30 cm。茎直立。二、三回羽状复叶,叶面平滑或皱起,叶缘锯齿状,鲜绿色。伞形花序,花小,白色。双悬果小,有棱纹。

【生态分布】原产于欧洲和地中海东部,现野生种濒临灭绝,但世界各地广泛栽培。

【历史趣闻】在古希腊神话中,欧芹是从俄斐尔忒斯(Opheltes)神的鲜血中萌发出来的,他是复仇女神莱克格斯的婴儿,被其阴险的保姆指使士兵杀死。所以,长久以来希腊士兵都相信在战前接触到欧芹,就意味着死亡即将到来。古希腊和古罗马欧芹作为利尿剂、消化系统滋补剂和通经药享有盛名。中世纪,德国女修道院院长、草药学家希尔德加德将本品外敷治疗关节炎,或用酒泡制后用于治疗胸腔和心脏疼痛。1584 年引种至英国。英国草药学家尼古拉斯·卡尔佩泊认为本品可以刺激子宫和通经、通气、消除肾结石和减缓其疼痛;外敷可以消除眼部发炎和皮肤青肿。长期以来,本品还用于蚊虫叮咬、创伤和除虱,大剂量服用可治疗痢疾、胆石症和某些癌症。

【采收】以叶、根、种子入药。春季至夏季均可采集叶片和根,鲜用或干燥备用;秋季果实成熟时采收,干燥后备用。

【化学成分】含挥发油、黄酮、苯酞、香豆素、维生素 A、维生素 C、维生素 E 和含量较高的铁。挥发油中包括肉豆蔻醚(约 20%)、芹菜脑(约 18%)以及其他萜类成分。

【药理作用】所含黄酮有抗炎和抗氧化活性。肉豆蔻醚和芹菜脑有利尿活性。挥发油可减缓胃痉挛和胃肠胀气,还是子宫兴奋药。果实(种子)比叶具有更强的利尿作用。

【临床应用】新鲜叶是很好的天然维生素和矿物质营养补供体。种子(果实)可治疗痛风、风湿病和关节炎。本品可刺激关节发炎处加速排出废物。在草药医学中,根的使用比种子(果实)和叶更广泛,用于治疗胃肠胀气、关节炎和风湿病。本品也是妇科病良药,有助于通经和缓解痛经。本品还用于防止与充血性心力衰竭相关的体液瘀积。

【注意事项】本品正常剂量服用无害,但种子(果实)超量服用易引起中毒。妊娠期妇女和肾病患者慎用种子。

393　波耳多树 *Peumus boldo* Molina（香材树科）

【英文名】Boldo

【别名】博路都树

【植物形态】多分枝的常绿灌木或小乔木,高至 6 m。叶革质,长椭圆形。花小,簇生,白色或黄白色,有强烈的柠檬香气。浆果小,黄色。

【生态分布】原产于智利和秘鲁,在地中海地区和北美西海岸已经归化。生于安第斯山脉干燥的向阳山坡和山地牧场,现在该地区已有栽培。

【历史趣闻】波耳多树的树叶是智利最著名的民间草药,自古以来是治疗肝脏、胆囊疾病的生药,并被用于智利国家邮票的图案。智利的阿劳干人（Araucanian）将本品用作滋补剂,果实可食用。

【采收】以叶入药。叶全年可采,随采随用,或干燥后备用。

【化学成分】叶含 0.7% 的异喹啉生物碱、挥发油和黄酮。有报道,从叶中分离得 0.1% 的波耳多树碱 *Boldine*。挥发油含量为 2%～2.6%,其中有对-伞花烃、桉叶油素、驱蛔脑（*Ascaridol*,占油的 40%～50%）等,因此,挥发油成分与驱虫土荆芥油相似。

【药理作用】研究认为,波耳多树碱对肝脏、唾液腺及胃液的分泌具有显著的刺激作用。但利胆作用可能是因含有黄酮类化合物所致。本品还是温和的尿路杀菌剂、抗感染剂。

【临床应用】本品主要作为治疗胆结石或胆囊炎的药物,用于治疗胆结石、肝病及胆囊疼痛。本品还用于治疗膀胱炎等尿路感染疾病。

【注意事项】妊娠期妇女禁用。其酊剂或浸剂一般每次只能使用数周。本品在有些国家规定为限用种类。

【附注】《英国药典》2000 年版规定,本品完整药材含挥发油不得多于 20.0 mL/kg;药材碎片含挥发油不得多于 15.0 mL/kg;含总生物碱以波耳多树碱计不得少于 0.1%。

394　巴西人参 *Pfaffia paniculata*（Mart.）Kuntze（苋科）

【英文名】Pfaffia, Brazilian Ginseng

【别名】珐菲亚

【植物形态】多年生草本,茎匍匐,根茎粗大。叶对生,长卵圆形至长椭圆形。花小,白色或稍带黄绿色,簇生于枝顶或叶腋。

【生态分布】原产于巴西热带雨林中。

【历史趣闻】巴西人参在巴西自古就是一种常用的草药。在亚马孙河流域,人们很早就将其用于治疗伤口愈合及治疗糖尿病和癌症。由于本品具有刺激性欲的特点,在巴西民间使用很普遍,人们将它称之为 Paeo Todo。

【采收】以根入药,全年可采挖,鲜用或干燥后备用。

【化学成分】含三萜皂苷(包括 *Pfaffosides*)、甾醇(包括 β-蜕皮激素)和矿物质(包括含量较多的锗)。

【药理作用】研究表明,本品可预防和治疗癌症,几种 *Pfaffosides* 能抑制肿瘤细胞的生长。本品含有人参皂苷类物质,其功效与人参 *Panax ginseng* 相似。性功能减退的雄鼠喂饲本品提取物后,其性功能明显恢复。

【临床应用】本品的应用主要集中在 3 个方面:激素和腺体的滋补;免疫调节和解毒;防治癌症。本品可作为男性壮阳剂,对女性也一样有效,可治疗月经不调和更年期疾病。本品可增强人体免疫力,用于治疗慢性感染和免疫力降低。

【注意事项】妊娠期和哺乳期妇女忌用。

【附注】1994 年,巴西人参被美国食品药品管理局批准为健康食品。

395　菜豆 *Phaseolus vulgaris* L.（豆科）

【英文名】French Bean, Haricot Bean

【别名】四季豆

【植物形态】一年生草本,茎纤细,可攀缘至 4 m。复叶,小叶椭圆形,先端尖,卷曲。花白色或淡紫色,簇生。豆荚内含有肾形种子。

【生态分布】原产于南美,现在全球普遍种植。

【历史趣闻】菜豆早在古代就被用于治疗糖尿病。1931 年,格里夫夫人所著 A

Modern Herbal 一书中提到"由于种子与睾丸相似……（古埃及人）将之视为神圣的象征而严禁食用"。

【采收】以豆荚、豆子入药。夏季结果时采收，鲜用或干燥后备用。

【化学成分】含植物凝血素、皂苷、黄酮、氨基酸和糖类。

【药理作用】具有提高人体免疫能力、增强抗病能力、对肿瘤细胞有抑制作用，并有利尿、降血糖的作用。

【临床应用】豆荚是温和的利尿剂，可促进排尿和排除体内毒素；其粉剂或浸剂可用于治疗糖尿病。豆子可敷于患湿润性湿疹的部位，以止痒和干燥皮肤。

【注意事项】菜豆不宜生食，因为菜豆生吃会产生毒素，导致腹泻、呕吐等现象。

【附注】菜豆是世界各地重要的蔬菜。

396 欧亚酸浆 *Physalis alkekengi* L. （茄科）

【英文名】Winter Cherry，Cape Gooseberry

【别名】酸浆；灯笼草；红姑娘

【植物形态】多年生草本，高至 80 cm。叶椭圆形至菱形。花白色，有长柄。果实圆球形，橘黄色至红色，外有宿存萼鞘所包裹。

【生态分布】原产于中欧、南欧和中国，生于潮湿的路边。现在广泛种植于温带和亚热带地区，包括南美、北美和南非。

【历史趣闻】欧亚酸浆长期以来是民间草药。希腊医生戴奥斯柯瑞迪认为本品可利尿和治疗黄疸。在西班牙，本品酿造的药酒可治疗尿潴留和膀胱及尿道疾病。

【采收】以果实入药。夏季果实成熟时采取，鲜用或干燥后备用。

【化学成分】果实含黄酮、植物甾醇、酸浆果红素 A、酸浆果红素 B、维生素 A（胡萝卜素）和维生素 C。根含有莨菪烷型生物碱。

【药理作用】本品水提取物有抗雌激素作用；还有抗菌、消炎、利尿、排石等作用。

【临床应用】本品有助于治疗各种泌尿器官疾病和关节炎。在欧洲草药医学中，习惯将本品用于治疗膀胱和肾结石、尿潴留和痛风；也用于解热。

【注意事项】叶和未成熟的果实有毒，慎食。

【附注】成熟的果实可作为水果食用。

397 垂序商陆 *Phytolacca americana* L. （商陆科）

【英文名】Pokeweed

【别名】美商陆；美洲商陆；十蕊商陆

【植物形态】多年生草本，高至 3 m。根肥大。叶披针形，互生。穗状花序；花绿白色。浆果肉质，深紫色。

【生态分布】原产于北美,在地中海地区已归化,中国也有。生于开阔地带的潮湿林地中。

【历史趣闻】本品为北美民间草药。美洲原居民和欧洲移民者均广泛使用本品泥罨剂,治疗疮疖、溃疡和肿瘤。

【采收】以根入药。秋季采挖其根,洗净,干燥后备用。

【化学成分】含三萜皂素、植物凝集素、木脂素和黏液质。

【药理作用】三萜皂素有强力消炎作用,木脂素抗病毒,植物凝集素促进细胞有丝分裂。本品内服有止痛和催吐作用。

【临床应用】内服少量本品的酊剂可治疗风湿和关节炎,还能治疗呼吸道感染,如咽喉痛、扁桃体炎、扁桃体肿大及其他慢性感染;有时也用于卵巢炎和睾丸炎及止痛。本品泥罨剂和软膏用于治疗疮疖、乳头及乳房感染、粉刺、毛囊炎真菌感染和疥疮。

【注意事项】服用过量易引起中毒。遵医嘱使用。妊娠期妇女忌用。

【附注】与商陆 *Phytolacca acinosa* Roxb. 的主要区别:本种茎紫红色;雄蕊 10;心皮 10;果穗下垂(故名垂序商陆);花果期夏秋季。

398　牙买加苦木 *Picrasma excelsa*（Swartz.）Planch.（苦木科）

【英文名】Quassia

【别名】牙买加苦树

【植物形态】落叶乔木,高至 30 m。树皮灰色,光滑。叶互生,羽状复叶。总状花序腋生;花小,黄色。果实黑色。

【生态分布】原产美洲热带和加勒比海地区,生于林地和溪边,种植以供药用。

【历史趣闻】本品为美洲民间草药。1756 年从苏里南引入欧洲。由美洲本土医生 Quassi 命名,并向欧洲人详细介绍了其药用价值。

【采收】以树皮入药。全年均可采收,干燥后备用。

【化学成分】含苦木苦味素(包括苦木素)、生物碱、香豆素和维生素 B_1。

【药理作用】一些苦木苦味素有细胞毒和抗白血病活性。本品有抗菌、驱虫、抗疟、促进食欲等作用。

【临床应用】本品的强苦味可维持和增强虚弱的消化系统,可刺激胆汁、唾液和胃酸的分泌,提高消化功能,尤其能治疗厌食。本品可用于治疗疟疾和其他热症,在加勒比海地区用于治疗痢疾。本品制成灌肠剂可驱除线虫和其他寄生虫。树皮的煎剂用于驱虫和治疗头虱。

【注意事项】本品超剂量服用可导致消化道过敏和呕吐。妊娠期妇女忌用。

399 胡黄连 *Picrorhiza kurroa* **Royle ex Benth.** （玄参科）

【英文名】Picrorhiza

【别名】胡连

【植物形态】多年生草本,有毛,高至 15 cm;根茎粗壮,长圆锥形,横走。叶椭圆形,边缘有锯齿。花序穗状,白色或淡紫色。

【生态分布】主产于印度、尼泊尔、中国西藏。大多生于海拔 3 000～5 000 m 的高山。

【历史趣闻】早期的印度草药医学中本品被作为轻泻剂、促胆汁分泌剂和苦味滋补剂。在阿育吠陀医学体系中,将其干燥根茎用于治疗溃疡、蛇咬伤和肝炎。

【采收】以根茎入药,秋季采收,干燥后备用。

【化学成分】含胡黄连苦苷(由胡黄连苦苷Ⅰ、Ⅱ、Ⅲ和胡黄连糖苷组成)。还含葫芦苦素类和香荚兰乙酮。

【药理作用】具有强的消炎作用,能减少血小板的聚集,并具有免疫调节作用和抗病毒活性。

【临床应用】本品用于治疗消化系统和肝脏的许多疾病,包括胃酸分泌不足、消化不良、黄疸、肝炎、肝硬化和便秘;并可治疗蛇咬伤。

　　20 世纪 90 年代,印度学者发现胡黄连提取物能提高免疫力,在治疗自身免疫性疾病和免疫力低下疾病方面有很高的价值。

【附注】本品被《印度药典》1966 年版收载。

400 毛果芸香 *Pilocarpus jaborandi* **Holmes.** （芸香科）

【英文名】Jaborandi

【别名】翼叶毛果芸香

【植物形态】常绿灌木,高至 3 m。奇数羽状复叶,小叶 3～9 片,多为 7 片,小叶片椭圆形或长卵形,先端微有凹陷,有多数透明小油点,搓碎时微有香气。花小形,花瓣 5,紫色至棕红色。蓇葖果球形,成熟时 5 瓣裂。

【生态分布】原产于南美洲巴西和智利北部,为一种热带美洲灌木。

【历史趣闻】本品为南美民间草药,在 Tupi 印第安土语即为促进唾液分泌的植物。1873 年由南美 Pernumbuco 地方运至欧洲巴黎作为市售品。

【采收】以叶片入药。一般夏季植物生长旺盛时采集,干燥后备用。

【化学成分】含生物碱约 0.7%～0.8%,绝大部分是毛果芸香碱 *Pilocarpine*,并含少量异毛果芸香碱 *Isopilocarpine*、毛果芸香次碱 *Pilocarpidine* 及毛果芸香新碱 *Pilosine* 等。

【药理作用】本品能兴奋副交感神经末梢,刺激唾液腺、胃腺、汗腺及其他腺体分泌量增加,本品提取物如皮下注射 0.01 g,能于 2 h 内流汗 0.5～2 kg。毛果芸香碱具有缩瞳作用。

【临床应用】常用作肾病患者的发汗药,以迅速排除体内水分及尿的蓄积而减轻浮肿。本品现在主要作为提取毛果芸香碱的原料。毛果芸香碱的硝酸盐或盐酸盐在眼科上是常用的缩瞳药。德国将本品制成洗发水,有促进头发生长的作用。

【附注】本属植物小叶毛果芸香 *Pilocarpus microphyllus* Stapf. 及其他种的干燥叶均作毛果芸香叶使用。小叶毛果芸香的小叶长 2.5~4.0 cm,棕绿色,革质,平滑,倒卵形,先端有深凹头。它曾大量经马浪汉出口,而有 Maranham-Jaborandi 之称。

401　牙买加胡椒 *Pimenta officinalis* Lindl.　(桃金娘科)

【英文名】Allspice

【别名】药用多香果;多香果;众香果

【植物形态】常绿乔木,高至 12 m,具芳香气味。叶片长椭圆形,全缘,革质。花簇生于叶腋,花朵细小,花冠白色,芳香。浆果圆球形,青绿色,成熟时褐色;外皮粗糙,先端有小突起,类似黑胡椒。果实内有种子 2 枚,有强烈的芳香和辛辣味。花期 4~6 月。

【生态分布】原产于加勒比海地区和中美、南美。在牙买加、墨西哥、洪都拉斯、危地马拉、巴西等地广泛栽培。

【历史趣闻】加勒比海地区的人们,在欧洲人到来之前,就将本品用作调味品和草药使用。至今本品仍是沙司、酸辣酱等众所周知调味品的重要成分。

【采收】以果实、精油入药。因为果实成熟后挥发油含量最高,所以在果实完全成熟后采收,干燥备用。果实经干燥、粉碎后,用水蒸气蒸馏方法提取精油;树叶也可以提取精油,方法也是水蒸气蒸馏。

【化学成分】果实含约 4%的挥发油(包括约占油 80%以上的丁子香酚)、蛋白质、油脂、维生素 A、维生素 B_1、维生素 B_2、维生素 C 和矿物质。

【药理作用】本品与丁香 *Eugenia caryophyllata* 的功效相似,均有兴奋、养胃、杀菌作用。精油杀菌力强,有抗忧郁、刺激提神、健胃、滋补、利尿、驱风、抗痉挛等作用。

【临床应用】果实在当地民间历来作为治疗消化道疾病和风湿症的良药,用于缓解腹泻和消化不良,也用于治疗痢疾。本品也常与具有滋补或松弛作用的草药配合使用。

【注意事项】精油应遵医嘱内服。妊娠期妇女忌用。

402　洋茴芹　*Pimpinella anisum* L.（伞形科）

【英文名】Anise

【别名】大茴香；茴芹；洋茴香

【植物形态】一年生草本，高至 60 cm。茎直立，具短茸毛。基生叶丛生；茎生叶叶片常全裂为楔形，边缘有锯齿。复伞形花序；小伞形花序约有 10 朵小花；花瓣 5，倒卵形，白色。双悬果卵圆形。花果期 6～8 月。

【生态分布】原产地中海东部、西亚和北非，现在广泛栽培。中国新疆等地有分布。

【历史趣闻】在埃及种植洋茴芹至少有 4 000 年的历史，至今，埃及人在制作面包的过程中还经常使用。在古希腊，洋茴芹的利用也很早，戴奥斯柯瑞迪写道：洋茴芹"温燥、发散，促进呼吸，减轻疼痛，利尿和减轻口渴"。洋茴芹具有驱风作用，人们经常把它添加到酒和饮料中，如佩诺茴香酒和苦艾酒。

【采收】以果实、精油入药。8～9 月份果实成熟时采收，干燥备用；将果实直接用水蒸气蒸馏方法提取精油。

【化学成分】果实含挥发油（包括 70%～90% 的茴香醚、甲基胡椒酚和其他萜类）、呋喃香豆素、黄酮、脂肪酸、甾醇和蛋白质。

【药理作用】茴香醚有雌激素样作用，能促进乳汁分泌和性驱动力。挥发油除有明显的祛痰作用外，还有止痛和抑菌作用。果实（种子）具有驱风、助消化、镇痉、祛痰等作用。

【临床应用】果实通常用于缓解婴幼儿和儿童腹痛，用于各种年龄的人群以减轻恶心、嗳气泛酸、腹胀腹痛和消化不良；还有助于治疗胃痉挛、周期性疼痛、气喘、百日咳和支气管炎。洋茴芹的果实还能增加妇女乳汁，用于治疗虚症和妇女性冷淡。精油的功效与果实相似，可用于类似的疾病；其外用还可治疗头虱和疥疮。

【注意事项】本精油不可内服。妊娠期妇女忌用。

【附注】《欧洲药典》2002 年版规定，本品精油含量不得少于 20 mL/kg。《英国药典》2000 年版规定，本品精油含量不得少于 20 mL/kg。精油收载于《印度药典》1966 年版。

403　紫花捕虫堇　*Pinguicula vulgaris* L.（狸藻科）

【英文名】Butterwort

【别名】捕虫堇

【植物形态】多年生草本，食虫植物，高至 10 cm。叶肉质，基生叶莲座状。花生于花葶上；花冠二唇形，紫色至蓝色。

【生态分布】原产于北欧和西欧，生长于高沼地和山地。

【历史趣闻】在威尔士草药医学中，本品经常用作泻药。在拉普兰德，本品用于将鹿乳制成凝乳。

【采收】以叶入药,仲夏采收,干燥备用。

【化学成分】含黏液质、鞣质、苯甲酸、肉桂酸和戊酸。

【药理作用】肉桂酸有抗痉挛活性。本品有抗菌、消炎、止咳等作用。

【临床应用】本品主要用于治疗咳嗽,可治疗慢性和痉挛性咳嗽。在欧洲草药医学中,本品已很少使用了。它与另一种食虫植物圆叶茅膏菜 *Drosera rotundifolia* L. 功效相似。

【注意事项】遵医嘱使用。

404　欧洲赤松 *Pinus sylvestris* **L.** （松科）

【英文名】Scots Pine

【植物形态】乔木,高至 30 m。树皮红棕色;针叶长 3～5 cm,蓝绿色;冬芽微黄色。松果椭圆形至圆锥形。

【生态分布】原产于欧洲、亚洲北部和西部的山地,现广泛分布于北半球。

【历史趣闻】英语中的 Pine 是拉丁语 *pinus* 经过法语 pin 转写而来的;在 18 世纪以前称为"Scots Fir"（来自丹麦语的 fyr）,但今天 fir 只用于冷杉属 *Abies* 和金钱松属 *Pseudotsuga* 的树种。欧洲赤松也是苏格兰的国树 *Scots Pine*。

【采收】以叶、小枝、树皮、种子、精油入药。夏季采收叶,种子成熟时采收种子,伐木时剥取树皮。鲜用或干燥后备用。

【化学成分】含挥发油(主要有 α-蒎烯等)、树脂和苦味素。

【药理作用】叶有杀菌功效,叶的精油有抗菌、消食、止喘等作用。小枝和树皮的树脂有抗菌作用;种子精油有抗菌、消毒、利尿和刺激呼吸系统的功效。

【临床应用】叶内服对胸部有温和的杀菌功能,也用于治疗关节炎和风湿痛。叶的精油可治疗哮喘、呼吸系统感染和消化功能失调(如胃肠胀气)。种子可治疗支气管炎、肺结核和膀胱感染。种子煎剂用于治疗白带增多。精油常添加于消毒剂中。

【注意事项】皮肤易过敏者慎用。精油内服需经医嘱。

【附注】欧洲赤松树脂可提取松节油。

405　狭叶胡椒 *Piper angustifolium* **Vahl.** （胡椒科）

【英文名】Matico

【别名】马蒂科

【植物形态】多年生藤本,高至 3 m。叶披针形、叶脉深陷,芳香。穗状花序;花小,黄色。果实小,成熟时黑色。

【生态分布】原产于玻利维亚、秘鲁和厄瓜多尔的山地,现广泛野生和种植于南美热带地区。

【历史趣闻】本品为中美洲土著人的民间草药。安第斯人将它用作帮助伤口愈合和泌尿系统杀菌剂。欧洲移民于 19 世纪了解了本品的功效后,已被南美一些国家列入了药典。

【采收】以叶入药,全年均可采收,鲜用或干燥后备用。

【化学成分】含挥发油(包括樟脑、莰醇和甘菊环烃)、鞣质、黏液质和树脂。

【药理作用】本品是芳香性兴奋剂,有利尿、收敛、止血、抗菌、消肿等作用。

【临床应用】广泛用于肠胃疾病,包括胃溃疡、腹泻和痢疾。在南美草药医学中,常用于内出血,尤其是消化道出血,如直肠出血和痔疮,也可治疗尿道出血。本品煎剂外敷可治疗小创伤、疼痛、皮肤红肿和蚊虫叮咬。本品还可以制成漱口液和洗剂使用。

406　蒌叶 *Piper betle* L.（胡椒科）

【英文名】Betel

【别名】大芦子;蒌叶胡椒

【植物形态】攀缘藤本植物,长至 5 m。叶互生,革质,宽卵形或心形。花单性,雌雄异株,无花被;成穗状花序;花小,黄色至绿色。浆果小,球形,与花序轴合生成肉质果穗。

【生态分布】原产于马来西亚和印度南部,在南亚、东非、马达加斯加和加勒比海地区广泛种植。

【历史趣闻】在印度和东南亚用本植物的叶包裹着槟榔 *Areca catechu* 和酸橙 *Citrus aurantifolia* 放在嘴中咀嚼已有几千年的历史。在斯里兰卡最古老的一种测试中,认为信仰叛逆者咀嚼本品会产生红色唾液而不会使牙齿变黑。然而长期使用本品和槟榔果,会增加口腔和舌头患癌的几率;目前,有许多地区,咀嚼本品的习惯被吸烟所替代。

【采收】叶、根、果实药用,叶全年可采,秋季采集果实和挖根,鲜用或干燥后备用。

【化学成分】叶含 1% 的挥发油,其中包括杜松烯、蒌叶酚、蒌叶醇和桉叶醇。蒌叶产地、品种不同,其挥发油各种成分的比例不同,如马达加斯加的蒌叶挥发油含有 60% 以上的蒌叶醇。

【药理作用】叶是温和的兴奋剂,可使人明显产生舒适感,并有滋补、壮阳、养胃、抗菌、驱虫等作用。

【临床应用】本品可影响消化系统,促进唾液分泌,缓解胃肠胀气和治疗寄生虫传染。在亚洲传统草药医学中,包括印度,认为叶有壮阳和强壮神经的功效。在中国,根、叶和果实有时用作温和的滋补和养胃药。根与胡椒 *Piper nigrum* 或相思子 *Abrus precatorius* 配合使用,可使妇女不育。

【注意事项】长期咀嚼本品易患口腔癌,慎用。

407　荜澄茄 *Piper cubeba* L.（胡椒科）

【英文名】Cubeb

【别名】橙茄;毗陵茄子

【植物形态】多年生常绿攀缘性草本,茎长可达 6 m。叉状分枝,茎节部隆起。叶
互生,叶片呈椭圆状、卵形、长卵形或广披针形,全缘。花单性,雌雄异株,雄株
花序为长穗状,带盾状苞叶;雌株穗状花序卵圆状;花小、白色、无花被;雌蕊子
房卵圆形。果实圆球形;核果成熟时呈黑褐色。

【生态分布】原产印度尼西亚,属热带植物,耐阴,常见于海拔 800 m 以下的密林或
疏林中。现在许多亚洲热带地区人工栽培,尤其是在咖啡树丛荫下多见。

【历史趣闻】荜澄茄用于食品的调味和加香,在东南亚民间使用已久。其果实药用
传入我国已有上千年的历史,如《海药本草》中就有记载。

【采收】以果实入药,秋季果实近于成熟时采割果序,晒干,除去枝叶及杂质,贮存
于干燥阴凉处备用。

【化学成分】含挥发油(达 20%)、苦味质、荜澄茄素、生物碱(哌啶)、树脂和固
定油。

【药理作用】与胡椒科其他植物一样,荜澄茄具有消除胃肠胀气和抗菌作用。

【临床应用】本品在医学上用于抗泌尿系统感染药,过去曾被用于治疗淋病。它还
有助于缓解消化系统疾患,如胃肠胀气。荜澄茄偶尔也用作祛痰剂,治疗慢性
支气管炎。

【注意事项】消化道有炎症时不宜服用。

408　卡瓦胡椒 *Piper methysticum* Forst.（胡椒科）

【英文名】Ava Pepper，Kava Kova

【别名】麻醉椒;醇椒

【植物形态】常绿灌木状藤本,攀缘达 3 m,根茎肉质。茎光滑,叶互生,叶着生处
膨大成节状;叶片心形。花聚集成腋生穗状花序。

【生态分布】原产于波利尼西亚,分布于太平洋群岛,如夏威夷等地。生于排水良
好的岩质土壤中。澳大利亚、美国有栽培。

【历史趣闻】根茎味辛辣,芳香而苦,留在口内有麻木感。本品是太平洋岛国具有
宗教、文化和礼仪意义的植物。在祭祀神灵、王族迎送仪式、长者聚会、社会群
体活动中经常应用。根茎做成的饮料,大剂量服用可产生欣快感,有增强记忆、
提高精神活动的作用。长期以来用作催欲药。

【采收】以根茎入药,全年可采,挖取根茎后,洗净,晒干备用。

【化学成分】根茎含卡瓦内酯(5.5%～8.3%)、哌啶生物碱、卡瓦胡椒碱。卡瓦内
酯中含有卡瓦胡椒素 *Kawin*。在欧洲使用的卡瓦胡椒提取物中,卡瓦内酯的

含量应达到 30%～70%。

【药理作用】卡瓦内酯有抑制中枢神经系统的作用和解痉作用；并有苯(并)二氮类的镇静作用，还有滋补、止痛作用。

【临床应用】本品可用于治疗失眠、精神紧张、疲劳和肌肉疼痛，是一种良好的抗抑郁药；还用于治疗性病、尿路感染、风湿性关节炎、痛风等症。含漱剂用于治疗牙痛和口腔溃疡。本品还有浸剂、酊剂等。

【注意事项】应遵医嘱使用。连续使用不应超过 3 个月。妊娠期和哺乳期妇女忌用。

409　胡椒 *Piper nigrum* L.　（胡椒科）

【英文名】Pepper

【别名】黑胡椒

【植物形态】常绿木质攀缘藤本；茎长 5 m，茎枝无毛，具膨大的节。叶互生，近革质，通常为卵圆形，全缘。花通常单性，雌雄同株；穗状花序；花白色。浆果球形，排成一密集的圆柱状的穗状果序。成熟时由绿色变成红色，未成熟的干后黑色。有强烈芳香辛辣味。花期 4～10 月，果期为 10 月至次年 5～6 月。

【生态分布】原产印度西南部，现广泛栽培于全球的热带地区。

【历史趣闻】在 4 000 多年前的东亚及印度的人们就用胡椒作为药材或烹调用的香料。药用主要是治疗泌尿系统和肝脏方面的疾病，也用于治疗霍乱和痢疾。"胡椒"这个词来源于梵文的 Pippali，在拉丁语中转变成 *Piper*。到 5 世纪时，欧洲人也发觉了胡椒的用途，并成为一种重要的商品。胡椒在罗马人中非常受欢迎，以至于代替钱币来支付税收；希腊人大量使用胡椒治疗发烧；土耳其人则对携带大量胡椒穿越其领地的旅行车队征收很高的税。在中世纪，印度和欧洲的胡椒贸易非常重要，经常导致葡萄牙、法国和荷兰之间的海战。到 19 世纪，葡萄牙一直垄断着胡椒贸易。

【采收】以果实和精油入药。至少要 3 年生胡椒植株方能采收果实。胡椒精油一般是用黑胡椒以水蒸气蒸馏法提取所得。

【化学成分】含挥发油(包括 β-甜没药烯、樟脑、β-石竹烯和萜类及倍半萜类)、生物碱(达 9%，主要为胡椒碱)、蛋白质(约 11%)及少量矿物质。

【药理作用】胡椒有兴奋消化道和循环系统的作用，还有抗菌、抗风湿、解热的作用。

【临床应用】胡椒有强烈的味道，可温暖身体，在胃痛、胃肠胀气、便秘、恶心呕吐、食欲不振时有改善消化机能的功效。精油用于治疗风湿痛和牙痛。

【注意事项】胡椒精油除遵医嘱外，一般不可内服。

【附注】胡椒是最常用的烹调用辛香料之一。

410　牙买加毒鱼豆 *Piscidia erythrina* L.（豆科）

【英文名】Jamaica Dogwood

【植物形态】落叶乔木或灌木,高至 15 m。羽状复叶,互生。花冠蓝色至白色,有红色条纹。豆荚有翼。

【生态分布】原产于美国南部、中美洲、南美北部和加勒比海地区,生长于林地,树干常用于造船。

【历史趣闻】在中南美洲,人们常常把牙买加毒鱼豆的树叶和树皮捣烂扔进河里,可以麻醉水中的鱼,使鱼儿更容易捕捞。牙买加毒鱼豆的化学毒素只对冷血动物才起作用,经过证实,对其他大部分动物不会产生太大的影响。

【采收】以根皮入药,在砍伐树木后,挖取根皮,洗净,干燥备用。

【化学成分】含异黄酮、植物甾醇、鞣质和有机酸。

【药理作用】异黄酮有解痉活性。本品为镇静、止痛、杀菌良药。

【临床应用】本品能镇静精神活动,可用于治疗失眠和精神亢进,也可治疗神经疼痛、牙痛和痛经。本品具有抗平滑肌痉挛的作用,可治疗背部肌肉痉挛,在抑制反射性咳嗽和退烧方面的作用也十分显著。

【注意事项】妊娠期妇女和心脏病患者忌用。

411　黏胶乳香树 *Pistacia lentiscus* L.（漆树科）

【英文名】Mastic Tree

【别名】香黄连木;洋乳香树;乳香

【植物形态】常绿灌木或小乔木,高 5 m,树皮棕褐色或灰棕色,平滑。叶互生,偶数羽状复叶,小叶片长椭圆形,全缘,暗绿色。雌雄异株,穗状花序,簇生于叶腋,花小,微红色。核果倒卵形,鲜红色,成熟后变黑色。

【生态分布】原产于地中海地区,生长于灌木林和开阔地。现在已广泛种植。

【历史趣闻】本品在欧洲草药中使用日久。古希腊时期就用本品给尸体作防腐处理。

【采收】以树脂入药。夏季或秋季将树干或树枝切伤后渗出油胶树脂,数日后树脂凝固、干燥形成梨形或卵形树脂,收集后除净杂质,备用。

【化学成分】含 α-乳香树脂、β-乳香树脂、挥发油(主要有 α-蒎烯)、鞣质、*Masticin* 和乳香酸。

【药理作用】本品有祛痰、收敛、杀菌、消炎等作用。蒎烯有杀菌活性。

【临床应用】本品曾用于治疗支气管炎、咳嗽和腹泻,但目前已很少使用。本品也用于治疗多种皮肤疾病,如疮疖和溃疡。本品还和其他复合物混合作为补牙的填充料。

【注意事项】本品大剂量内服对膀胱有害。

412　大车前 *Plantago major* L.（车前科）

【英文名】Common Plantain

【别名】大叶车前;车前草

【植物形态】多年生草本,高至 25 cm。叶脉宽而深,基生叶莲座状。花小,绿色,密集成穗状花序。

【生态分布】原产于欧洲和亚洲温带地区。广泛野生于路边、潮湿林地。

【历史趣闻】在爱尔兰,本品用于治疗创伤和瘀伤。随着欧洲殖民者的脚步而遍布全球,一些印第安人称其为"英国人之脚",因为在他们看来,这种植物仿佛都是从白人的足迹中长出来的。

【采收】以叶入药,夏季采收,干燥后备用。

【化学成分】含环烯醚萜(如桃叶珊瑚苷)、黄酮(包括芹菜苷)、鞣质、植物酸和黏液质。

【药理作用】桃叶珊瑚苷可促使肾脏分泌尿酸;芹菜苷有抗炎活性。本品有利尿、祛痰、止血、止泻、抗菌、消炎等作用。

【临床应用】本品常用于治疗胃炎、胃溃疡、腹泻、痢疾、肠激惹综合征和尿路出血。本品可快速止血,并刺激受损组织修复,可代替药用聚合草 *Symphytum officinale* 用于治疗瘀伤和骨折;其制成的软膏或洗液可治疗痔疮、瘘管和溃疡。

413　卵叶车前 *Plantago ovata* Forsk.（车前科）

【英文名】Isapgohula；Blond Psyllium

【别名】圆苞车前

【植物形态】一年生草本,高至 40 cm。叶长卵形,花序长,花小,白色至棕色。

【生态分布】分布于欧洲南部、北非和亚洲,主要产于印度。目前已大量栽培。

【历史趣闻】卵叶车前的种子,在欧洲、北非用作缓泻药已经有数千年的历史,用于治疗痢疾及输尿管炎。本品在印度也用于治疗痢疾。

【采收】以种子入药。夏末或早秋,当种子成熟时采收,干燥后备用。

【化学成分】含黏胶(阿拉伯木聚糖)、脂肪油(2.5%,包括亚油酸、棕榈酸等脂肪酸)及淀粉等。

【药理作用】其果壳和种子所含黏液质对胃肠道有润滑和保护作用。种子有软化大便和减轻对血管刺激的作用,可吸收大肠内的毒素。

【临床应用】用于治疗便秘,尤其适宜于肠道过于紧张或过于松弛所导致的便秘;通过保持大肠高含水量,增加粪便体积,使其容易排出。还可以治疗肠道激惹综合征、溃疡性结肠炎、节段性回肠炎等。此外,对痔疮、体内毒素、消化系统疾病、泌尿系统感染等都有疗效。近代研究表明,本品还有降血脂和降血糖的功效。

【附注】本品《印度药典》和《欧洲药典》都有记载。

414　欧车前 *Plantago psyllium* L.（车前科）

【英文名】Psyllium，Flea Seed

【别名】亚麻子车前

【植物形态】一年生草本,高至 50 cm。叶基生,具柄,叶片长椭圆形,深绿色。穗状花序生于花葶上部,花小,白色至褐色,着生于苞片腋部。蒴果,盖裂;种子小。

【生态分布】分布于欧洲、北非和亚洲。印度分布较多。喜光,喜湿润环境。现在各地已大量栽培。

【历史趣闻】由于欧车前果实很小,呈棕褐色,外形似蚤,所以民间称之为"蚤子"(Flea Seed)。将其放在嘴里,遇湿膨胀,稠度似果冻。在欧亚许多国家,民间将本品作为缓泻剂和润滑剂已有数千年的历史。

【采收】以种子和果壳入药。初秋季节种子成熟时采收,干燥后备用。

【化学成分】含黏胶(阿拉伯木聚糖)、脂肪油(包括亚油酸、油酸、棕榈酸等脂肪酸)及淀粉、氨基酸等。

【药理作用】本品有缓泻、止泻、润滑、利尿、祛痰、止咳、平喘、抗菌等作用。

【临床应用】欧车前种子和果壳主要用作润滑剂、容积性泻药和止泻剂,主要用于治疗便秘。其外果壳和种子含纤维,水浸后易膨胀,变为凝胶状,当大肠内有了充足的水分时,就可增加粪便容积,使之易于排出。本品还用于治疗其他一些肠道疾病,如肠激惹综合征、溃疡性结肠炎、局限性回肠炎等。印度还用于治疗痢疾。本品还可以治疗痔疮;可以吸收大肠内的毒素;可以用于胃和十二指肠溃疡及胃酸过多;还用于尿道感染。将车前的外壳浸于金盏菊 *Calendula officinalis* 浸剂中,做成泥罨剂外用,可治疗疖疮、脓肿和甲沟炎。

　　冷浸剂治疗便秘,取车前子 10 g,加水 200 mL,浸泡 10 h,晚间一次服用。外果壳粉末胶囊治疗痔疮,每日 3 次,每次服用 200 mg 量的胶囊 1 粒。浸剂治疗疮疖,取 5 g 外果壳粉,放入金盏菊浸剂中,制成厚糊状,外用,每日 3 次。

【附注】《美国药典》24 版:亚麻籽车前子(Plantago Seed)项下载,本品包括亚麻籽车前 *Plantago psyllium* L. 或印度车前 *P. indica* L.(亦称法车前 *P. arenaria* Waldstein et Kitaibel) 或卵叶车前 *P. ovata Forskal* 的干净、干燥、成熟的种子。前 2 种种子在西班牙和法国的商品名为 Psyllium Seed;第 3 种在商业上也称为 Blond Psyllium 或 Indian Plantago Seed。

415　锡兰白花丹 *Plumbago zeylanica* **L.** （蓝雪科）

【英文名】Ceylon Leadwort

【别名】白花丹

【植物形态】常绿灌木,蔓生,高 2 m。叶先端尖,基部卵形。花白色,5 瓣,成穗状花序。蒴果有角。

【生态分布】原产印度南部和马来西亚,喜高温湿润气候。现在东南亚许多地区和非洲有种植。

【历史趣闻】锡兰白花丹在南亚和非洲许多地方均是民间使用的草药,根有发汗作用,使用比较广泛。在非洲,锡兰白花丹的树汁还用作纹身的染料。

【采收】以根、叶入药,全年可采,鲜用或干燥备用。

【化学成分】含矶松素。

【药理作用】矶松素能刺激出汗。本品具有抗菌、抗炎、发汗、抗风湿、解毒等作用。

【临床应用】在非洲西部,民间习惯将根与咖啡黄葵(秋葵)配伍治疗麻风病。在尼泊尔,根的水煎剂用于治疗斑秃。印度草药医学中,叶和根用来治疗感染和消化道疾病,如治疗痢疾。叶和根制成的膏药外用治疗风湿疼痛和慢性瘙痒性皮肤病。这种膏药还能通过发泡和促进血液循环,加速清除皮肤患病部位的毒物。

【注意事项】仅在医生指导下使用。根内服会引起中毒,导致流产,孕妇禁用。

【附注】欧洲白花丹 *Plumbago europaea* 的根外用也有刺激作用,用于治疗牙痛;制成外敷剂或膏剂,治疗背痛和坐骨神经痛。

416　盾叶鬼臼 *Podophyllum peltatum* **L.** （小檗科）

【英文名】American Mandrake

【别名】北美鬼臼;足叶草;盾鬼臼

【植物形态】多年生草本,高至 40 cm。茎有分叉。茎生叶 2 片,盾状,近圆形,深裂成伞状。花白色;果实小,黄色。

【生态分布】原产于北美东北部,在潮湿的树林和牧草地生长较多。

【历史趣闻】本品历来被北美土著居民作为泻药、催吐药和驱虫药使用。19 世纪时,美国的草药医师和近代药剂师都认为本品是最安全、见效最快的泻药。

【采收】以根茎入药。秋季采挖根茎,洗净,干燥后备用。

【化学成分】含有木酚素(尤其是鬼臼毒素 *Podophyllotoxin*,占 20%)、类黄酮、树脂(3.5%~6.0%)、树胶。

【药理作用】所含木酚素,尤其是鬼臼毒素,具有抗肿瘤作用。据研究,人工合成 1-β-烷基-1-去氧鬼臼毒素衍生物(1-β-丙基化合物及 4′-去甲基化合物)能抑制微管蛋白聚合活性,并且这些化合物的细胞毒性与鬼臼乙叉苷相当。

【临床应用】目前,由于本品有细胞毒性作用而不再内服,但仍可制成膏剂、洗剂、油膏外用。本品对各种疣症均有很好的疗效。所含木酚素,尤其是鬼臼毒素有抗肿瘤活性,现已被广泛研究。鬼臼毒素的半合成衍生物显示有最好的疗效,毒性最小。

【注意事项】本品忌内服,在许多国家限制使用。

【附注】《美国药典》2005年版规定,本品含鬼臼树脂不得少于5.0%。

417　广藿香 *Pogostemon cablin*（Blanco）Benth. （唇形科）

【英文名】Patchouli

【别名】派超力;印度薄荷

【植物形态】多年生草本,高至1 m,揉之有香气。茎直立,上部分枝方柱形,密被灰黄色柔毛。单叶对生,被柔毛;叶片厚纸质或草质,卵圆形或阔卵圆形,边缘具不规则钝锯齿。轮伞花序密集成假穗状花序,顶生或腋生;花萼筒状,萼齿5;花冠淡紫红色,二唇形。小坚果4,椭圆形,平滑。

【生态分布】原产马来西亚,适应热带气候。现在全世界的热带和亚热带地区有种植。

【历史趣闻】广藿香名字 patchouli 源自印度语,在马来西亚,中国,印度,日本均有较长的药用历史。它是对付昆虫和蛇类咬伤的著名解毒剂;其最普通的应用还是作为催欲药。在印度,广藿香油广泛用作香精和驱逐昆虫药。

【采收】以茎稍、叶和挥发油入药。在热带地区种植,茎、叶一年2～3次。茎、叶干燥后备用,或将干枝叶用水蒸气蒸馏方法提取精油。

【化学成分】广藿香精油中主要成分为广藿香醇 *Patchouli alcohol* 约占52%～57%,其他成分有苯甲醛、丁香酚、桂皮醛 *Cinnamic aldehyde*、广藿香萬醇 *Pogostol*、广藿香吡啶 *Patchoulipyridine*、表愈创吡啶 *Epiguaipyridine*,另有多种其他倍半萜,如石竹烯、β-榄香烯、别香橙烯 *Alloaromadendrene*、α-及γ-广藿香烯 *α-γ-patchoulene*、α-及β-古芸烯 *α,β-gurjunene*、γ-荜澄茄烯、α-及δ-愈创木烯 *α,δ-guaiene*、二氢白菖蒲烯、瓦伦烯 *Valencene*。近又分离得环赛车烯 *Cycloseychellene*。

【药理作用】广藿香及其挥发油能刺激胃肠运动,促进胃液分泌。有抗病原微生物的作用,即对皮肤癣和条件致病真菌有抑制作用。本品还有催欲作用。

【临床应用】本品除用于催欲药外,还用作抗抑郁药和抗菌药。本品可治疗头痛和发热、胃肠炎、慢性鼻窦炎、小儿夏令感冒、皮肤瘙痒等症。广藿香精油芳香,据称对皮肤恢复健康有再生作用,有助于治疗诸如湿疹、痤疮等皮肤病,还可以用于治疗静脉曲张和痔疮。

【注意事项】精油忌内服。

【附注】《中国药典》2005 年版规定,本品含广藿香醇不得少于 0.10%。

418　美远志 *Polygala senega* L.（远志科）

【英文名】Seneca Snakeroot

【别名】美洲远志

【植物形态】多年生草本,高至 40 cm。叶窄披针形,边缘光滑。穗状花序顶生,花粉红色略带白色。

【生态分布】原产于北美,生长于干燥地、多石地、开阔地和山地,在加拿大西部有种植。

【历史趣闻】本品名称源于其治疗蛇咬的北美塞内加族语。印第安人和欧洲移民均对本品有极高的评价。1768 年,查尔斯顿的 Alexander Garden 博士描述本品是"植物制剂中效力最强、最灵验的消炎剂"。

【采收】以根入药。秋季挖根,洗净,干燥备用。

【化学成分】含三萜皂苷(包括远志皂苷)、酚类、水杨酸甲酯、远志糖醇和植物甾醇。

【药理作用】三萜皂苷有助于清除支气管黏液。本品大剂量服用时有催吐作用,也可发汗和刺激唾液分泌。

【临床应用】在北美和欧洲草药医学中,本品作为消炎剂可治疗支气管哮喘、慢性支气管炎和百日咳。本品对支气管黏膜有刺激功效,可促使痰咳出,消除呼吸不畅。

【注意事项】妊娠期妇女忌用。超剂量服用易导致腹泻和呕吐。

419　远志 *Polygala vulgaris* L.（远志科）

【英文名】Milkwort

【别名】普通远志

【植物形态】多年生草本,植株矮小。叶互生,披针形。总状花序,花小,蓝色、紫红色或白色。蒴果卵圆形。

【生态分布】原产于欧洲西部和北部,生长于草地、高沼地。

【历史趣闻】本品是欧洲草药。K'Eogh 在《爱尔兰草药》一书中记载本品性干、热,用于哺乳期妇女催乳。但目前已不常用了。

【采收】以地上部分和根入药。夏季采收地上部分,秋季挖根,均干燥备用。

【化学成分】含三萜皂苷、挥发油、白珠树苷、黏液质等活性成分。

【药理作用】本品含三萜皂苷,有助于清除支气管黏液,并有抗菌、发汗、利尿、抗痉挛、催吐等作用。

【临床应用】本品用于治疗胸部疾病,如胸膜炎和干咳。它对呼吸系统疾病,如慢性支气管炎和痉挛性咳嗽(包括百日咳)均有效。

【注意事项】大剂量服用可致呕吐。

420　多花黄精 *Polygonatum multiflorum* Hua（百合科）

【英文名】Solomon's Seal

【别名】姜形黄精

【植物形态】多年生草本,高约 50 cm。茎弧形。叶互生,椭圆形,绿色。花腋生, 聚生成伞形状;花被淡绿色,钟状。浆果蓝黑色。

【生态分布】原产于欧洲、亚洲温带地区和北美。现在野生量稀少,已是一种常见 的庭院观赏植物。

【历史趣闻】在西方,本品在古代就已入药使用;在中国,本品始载于《神农本草 经》。在北美有些土著居民也使用本品,如 Penobscot 族居民将其作为治疗淋 病的配方药。

【采收】以根茎入药。秋季采挖根茎,洗净,干燥后备用。

【化学成分】含甾体类(类似于薯蓣皂苷)、黄酮类成分和维生素 A 等。

【药理作用】在中医药中,本品归于补阴药。滋肾润脾,补脾益气。

【临床应用】本品适宜于呼吸系统疾病,如可治疗咽喉疼痛、干咳、刺激性干咳、支 气管充血和胸部疼痛,还可治疗月经疾病、肺结核,并有滋补作用。将本品制成 膏剂使用,其收敛、镇痛活性可防治重度瘀伤,并促进组织愈合。

【注意事项】需遵医嘱使用。其地上部分,尤其是浆果,食用有毒。

421　扁蓄 *Polygonum aviculare* L.（蓼科）

【英文名】Knotgrass

【植物形态】一年生匍匐草本,长约 50 cm。叶披针形,花小簇生于叶腋,花粉红色 或白色。

【生态分布】分布于世界温带地区,以开阔地和海岸线一带最多。

【历史趣闻】1 世纪时,西方就将蓄蓄用作利尿剂,同时也用于经期出血和蛇咬伤。 中国将蓄蓄作为利尿剂已有 2 000 多年的历史。

【采收】以地上部分入药。夏季采收地上部分,干燥后备用。

【化学成分】含鞣质、黄酮、黏液质、硅酸(约 1%)和多酚类化合物。

【药理作用】中国研究表明,蓄蓄对杆菌性痢疾十分有效。将其制成糊剂,108 例 痢疾患者内服,104 例在 5 天内治愈。本品还有收敛、利尿、驱虫、止血、止鼻血 和减少经期出血的作用。

【临床应用】在西方,蓄蓄被用于治疗腹泻、痔疮。蓄蓄含有硅酸成分,可治疗肺部 疾病。中国除作利尿药外,一直将其用于驱蛔虫,治疗腹泻和痢疾。

422 拳参 *Polygonum bistorta* L. （蓼科）

【英文名】Bistort

【别名】紫参

【植物形态】多年生草本,高约 30 cm。根茎肥厚扭曲。基生叶长,茎直立,茎生叶较小,披针形至线形。花小,淡红色,聚集成紧密的穗状花序。瘦果暗褐色,包于宿存的花被内。

【生态分布】原产于欧洲、亚洲和北美,喜潮湿环境。

【历史趣闻】拳参是民间草药中最具收敛性的药物之一。在俄国和北美,人们还将它浸渍于水中,烘烤作蔬菜食用。

【采收】以叶和根茎入药。夏季采集叶,秋季采挖根茎,均洗净、干燥后备用。

【化学成分】含多酚类(包括鞣花酸)、鞣质(15％～20％)、黄酮类、蒽醌大黄素及淀粉等。

【药理作用】根茎具收敛作用,并有抗菌、消炎、止血、解毒、消肿等功效。

【临床应用】本品可治疗组织感染和大出血。其含漱剂可治疗多孔性齿龈病、口腔溃疡和咽喉肿痛;洗液可清洗小面积烧伤和创伤;膏剂可治疗痔疮和肛门开裂。此外,拳参还可治疗胃溃疡、溃疡性结肠炎、痢疾以及由过敏性肠综合征引起的腹泻。

【注意事项】本品连续服用不能超过 3～4 周。

423 何首乌 *Polygonum multiflorum* Thunb. （蓼科）

【英文名】Flowery Knotweed，Fleeceflower

【别名】首乌

【植物形态】多年生草本。块根肥厚,长椭圆形,黑褐色。茎缠绕,长 2～4 m,下部木质化。叶卵形或长卵形,全缘。花序圆锥状,顶生或腋生;苞片三角状卵形,每苞内具 2～4 花;花被 5 深裂,白色或淡绿色。瘦果卵形,黑褐色,有光泽,包于宿存花被内。

【生态分布】何首乌原产中国中部和南部,喜温暖潮湿气候。生长在海拔 200～3 000 m山谷灌丛中、山坡林下、沟边石隙中。现在长江流域以南各有栽培;日本也有。

【历史趣闻】何首乌是中国传统的民间补药,其有记载的历史已有 1 300 年以上。关于何首乌,民间有许多传说,一般认为大而老的何首乌根药效最显著。因它具有美容、养颜、增强男女生育能力等作用而被成千上万的人服用。

【采收】以根入药。秋末至早春发芽前,挖取块根,洗净泥土,削去须根和头尾,个大者切成数块或厚片,晒干备用。

【化学成分】根含大黄素、大黄酚、大黄素甲醚、大黄酸、大黄酚蒽酮等蒽醌类化合物。含何首乌乙素和丙素 *Polygonimitin B*、*C*、白藜芦醇、云杉新苷 *Piceid*、2，3，5，4′-四羟基芪-2-D-葡萄糖苷、没食子酸、右旋儿茶精、右旋表儿茶精、3-O-没食子酰左旋儿茶精、3-O-没食子酰原矢车菊素 B-2、β-谷甾醇、卵磷脂。

【药理作用】本品有养血、滋补强身及温和的镇静作用。现代研究表明，何首乌能显著降低过高的胆固醇水平，有助于升高血糖水平，并能抗结核杆菌。

【临床应用】虽然何首乌在中草药中不是最早使用的补药，但肯定是最为重要、最广泛使用的药物之一。何首乌最重要的用途就是补肝肾，清洁血液，促进血液循环，治疗因血虚造成的头晕、体弱、眼花等症。还用于治疗早衰，包括头发花白。还可治疗慢性疟疾。

【注意事项】最好使用在药店里经过炮制的何首乌。

424　熊脚杯苞菊 *Polymnia uvedalia* **L.**（菊科）

【英文名】Bearsfoot

【别名】果包菊

【植物形态】多年生草本，高约 2 m。单叶，互生，叶片 3 浅裂。花黄色。

【生态分布】原产于美国东部，分布于纽约以南，喜肥沃土壤。

【历史趣闻】北美民间草药。美国将其用作兴奋剂和轻泻剂。19 世纪，在北美主要用于治疗乳腺炎。

【采收】以根入药。秋季挖根，洗净，干燥后备用

【药理作用】有抗菌、消炎、兴奋、消食、滋补等作用。

【临床应用】根可治疗乳腺炎，还有益于肝、脾、胃，可缓解消化不良症和防治肝功能障碍。本品还有生发作用，可作为洗发水的成分。

425　欧亚水龙骨 *Polypodium vulgare* **L.**（水龙骨科）

【英文名】Polypody

【别名】欧亚多足蕨

【植物形态】多年生蕨类植物，高约 30 cm。根茎多节。叶厚纸质，叶柄以关节和根状茎相连，叶片羽状深裂几达叶轴，叶背面有弯曲排列的孢子囊群。

【生态分布】原产于欧洲和北亚，通常生于潮湿林地、灌木篱笆和墙上。欧亚水龙骨经常生于寄主植物上，如欧洲白栎 *Quercus robur*。

【历史趣闻】古时，欧亚水龙骨已在欧洲民间入药。戴奥斯柯瑞迪将其作为绷带的成分，治疗手指关节脱臼和指间疼痛。

【采收】以根茎入药，全年均可采挖，除去杂质，洗净，鲜用或晒干。

【化学成分】含皂苷、挥发油、藤黄酚、脂肪油和鞣质等多种活性成分。

【药理作用】本品可促进胆汁分泌，有祛痰、轻泻、收敛、抗菌、解痉等作用。

【临床应用】可用于治疗肝炎、黄疸、消化不良；可作为儿童便秘的轻泻剂。本品对呼吸系统有缓和的刺激作用，还用于缓解充血、支气管炎、胸膜炎和过敏性咳嗽。

【注意事项】使用本品有可能会引起皮疹。

426 椭圆叶安匝木 *Pomaderris elliptica* Labill. （鼠李科）

【英文名】Kumarhou

【植物形态】乔木，多分枝，高约 3 m。叶椭圆形，鲜绿色，光泽；花簇生，黄白色。

【生态分布】原产新西兰，喜温暖湿润气候，生于林地、沟谷、溪边。

【历史趣闻】椭圆叶安匝木为当地毛利人传统草药，可治疗许多疾病。

【采收】以地上部分入药，夏季采收枝叶，鲜用或干燥后使用。

【药理作用】本品具有清热、解毒、抗菌、消食、止痛和降低血糖等作用。

【临床应用】毛利人传统上将本品常用于治疗呼吸系统疾病，如气喘和支气管炎。它也用于治疗消化不良、胃灼热、糖尿病以及肾脏疾患。椭圆叶安匝木还是解毒剂和"清洁血液"的药物，可用于治疗皮疹和皮肤疼痛，包括由皮肤癌引起的疼痛。

427 欧洲大叶杨 *Populus candicans* Aiton （杨柳科）

【英文名】Balm of Gilead

【别名】白亮杨

【植物形态】落叶乔木，高约 25 m。芽可分泌黏稠的树脂；叶广卵状三角形，基部心形，雌株具柔荑花序。

【生态分布】原产于北温带地区，也作为观赏植物栽培。

【历史趣闻】本品为欧洲民间草药，用于消除炎症和皮肤发炎已有数千年历史。17世纪，草药医生尼古拉斯·卡尔佩泊记载，本品对身体各部位的热症和炎症均有疗效，对哺乳期妇女有止乳作用。

【采收】以芽和茎皮入药，春季采收芽和嫩枝，干燥备用。

【化学成分】芽含黄酮、酚苷（包括水杨苷）和脂肪酸。

【药理作用】芽的解热、镇痛、抗感染、退热功效与阿司匹林相似。研究表明，芽有显著的祛痰、抗菌、止痛作用。

【临床应用】本品为止咳合剂的常用成分，可治疗咽喉疼痛、过敏性咳嗽、支气管炎和其他呼吸系统疾病。在法国和德国，本品的膏药用于治疗擦伤、小面积创伤、皲裂、皮肤瘙痒、灼伤和痔疮；外用还可减缓风湿关节和肌肉扭伤疼痛。

【注意事项】哺乳期妇女、对阿司匹林过敏者忌用。

428　颤杨 *Populus tremuloides* Michx. （杨柳科）

【英文名】Quaking Aspen

【别名】白杨

【植物形态】落叶乔木,高约 20 m。芽卵圆形。叶圆形至椭圆形,边缘有锯齿。

【生态分布】原产于北美,喜潮湿环境,通常生于河岸、山谷、路边和小树林,在温带地区亦有栽培。

【历史趣闻】本品为北美民间草药。奥吉布瓦人用熊脂与颤杨树皮混合的油治疗耳痛;美洲原居民将树皮作为治眼痛的洗液。

【采收】以树皮入药。早春树液流通时采收树皮,除去外层粗皮,干燥备用。

【化学成分】树皮含酚苷、鞣质、水杨苷等活性成分。

【药理作用】本品有类似于阿司匹林的退热、止痛、抗炎之功效。还有兴奋、滋补、收敛、杀菌等作用。

【临床应用】本品可用来治疗关节炎、风湿疼痛和发热,尤其是由风湿性关节炎引起的热证。颤杨树皮还可治疗厌食症,作身体衰弱的滋补药;也用于治疗痢疾和其他过敏性肠道综合征;并可用于尿道感染。

【注意事项】对阿司匹林过敏者忌用。

429　马齿苋 *Portulaca oleracea* L. （马齿苋科）

【英文名】Purslane

【别名】马齿菜

【植物形态】一年生草本,全体无毛,高约 15 cm。茎圆柱形,叶肉质,倒卵形,似马齿状,形小。花簇生于叶腋,黄色。蒴果卵球形,盖裂。种子小,黑褐色。

【生态分布】原产于欧洲和亚洲,为分布最广的植物之一,生长在水边。

【历史趣闻】马齿苋在欧洲、伊朗、印度药用已有 2 000 多年的历史,也作蔬菜食用。古罗马人用马齿苋治疗头痛、胃痛、痢疾、蛔虫和蜥蜴咬伤。16 世纪,约翰·杰勒德记载:"马齿苋有凉血、开胃作用。"

【采收】以地上部分入药,夏季采收,鲜用或干燥备用。

【化学成分】含黏液质、植物酸、糖类,以及维生素 A、B、C 和钙。

【药理作用】中国研究表明,马齿苋有缓和的抗菌作用,其黏液质能缓解胃肠疾病,还有退热、止泻、驱虫、收缩子宫等作用。

【临床应用】马齿苋汁液对治疗泌尿系统、消化系统疾病很有效,如痢疾、腹泻;中国还用于治疗阑尾炎;还可抗杆菌性痢疾。此外,还可作为黄蜂蜇伤和蛇咬伤的解毒剂,也可制成洗剂用于皮肤病,如疔疮和痈。

【注意事项】本品制成的注射剂,会引起强烈的子宫收缩,应慎用。

430　鹅绒委陵菜　*Potentilla anserina* **L.** （蔷薇科）

【英文名】Silverweed

【别名】蕨麻；蕨麻委陵菜

【植物形态】多年生草本，高约 40 cm。羽状复叶，基生叶多数，直立状生长；小叶卵状椭圆状，无柄，边缘有锯齿，表面绿色，背面被银白色绒毛。花单生于由叶腋抽出的长花梗上，形成顶生聚伞花序；花黄色，花瓣 5。瘦果椭圆形，褐色。

【生态分布】分布欧洲、亚洲和北美，喜凉爽、湿润、阳光充足的草地。

【历史趣闻】本品在欧洲、亚洲许多国家被认为是有滋补作用的草药。其块根在民间被认为是滋补佳品。

【采收】以地上部分和根入药。夏季采收地上部分，秋季采挖根部，均干燥备用。

【化学成分】含胡萝卜素、维生素 B_2、维生素 C，还含有淀粉、膳食纤维、脂肪、胆碱和甜菜素等。

【药理作用】本品有收敛、滋补、抗菌、抗炎、止泻、止血等作用。

【临床应用】本品可用于治疗痢疾，对肠胃其他疾病也有一定的疗效；还可制成痔疮洗液或药膏及治疗咽喉疼痛的含漱剂。

【附注】鹅绒委陵菜生长在凉爽地区可形成块根，称为"蕨麻"，可供煮粥等食用。

431　洋委陵菜　*Potentilla erecta*（**L.**）**Raeusch.** （蔷薇科）

【英文名】Tormentil

【别名】洋翻白草

【植物形态】多年生草本，匍匐蔓生，高约 10 cm。基生叶掌状 5 出复叶，小叶片披针形或长椭圆形，边缘有锯齿。花单生，花瓣 5，黄色。

【生态分布】原产于欧洲温带地区，尤以草地、荒地和高沼地为多。

【历史趣闻】欧洲民间草药。17 世纪，尼古拉斯·卡尔佩泊医生记述本品："对男人或女人各种类型的出血均有良好的止血作用，如在鼻、口腔、腹部或创伤部位的静脉出血。"

【采收】以地上部分和根入药。夏季采收地上部分，秋季挖取根，均干燥备用。

【化学成分】含 15%～20%的鞣质、儿茶酚、鞣花鞣质、栎鞣红等成分。

【药理作用】本品富含鞣质，具有强烈的收敛作用，还有抗感染、止血、止泻等作用。

【临床应用】洋委陵菜可作为咽喉疼痛、口腔溃疡和齿龈感染的漱口剂，并可治疗能引起腹泻的一些病症，如过敏性肠道综合征、结肠炎、溃疡性结肠炎、痢疾和直肠出血等。将其制成洗液或膏剂外用，对痔疮有一定的作用。此外，其膏剂还可止血和保护受损或被烧伤的皮肤。

432 药用报春 *Primula veris* L. （报春花科）

【英文名】Cowslip，Primula

【别名】硕萼报春

【植物形态】多年生草本，被毛，高至 10 cm。基生叶长圆形，粗糙，丛生。花簇生于花葶顶端，花铃状，亮黄色。

【生态分布】原产于欧洲和西亚，生长于石灰质土壤的田野和牧场。目前已成稀有植物。

【历史趣闻】在欧洲大陆的许多国家，药用报春都是著名的祛痰、清肺药。

【采收】以花、叶和根入药。春夏采收花和叶，秋季挖根，均干燥后备用。

【化学成分】含三萜皂素、黄酮、酚类、鞣质和微量挥发油。黄酮含于花中。根含三萜皂苷 5%～10%。

【药理作用】黄酮有抗氧化、消炎和止痛作用。根为强力祛痰剂，有清肺作用，还有利尿、抗风湿、减缓凝血等作用。叶和根作用相同。花有镇静和解痉作用。

【临床应用】根常用于治疗慢性咳嗽，特别是慢性支气管炎和黏膜充血。根还用于抗风湿和减慢血块凝集速率。花用于治疗过度疲劳和失眠，特别适宜于儿童。花还用于治疗气喘和其他过敏性疾病。

【注意事项】妊娠期妇女忌用。服用阿司匹林过敏及服抗凝药者忌用。本品服用过量时可引起呕吐和腹泻。

433 夏枯草 *Prunella vulgaris* L. （唇形科）

【英文名】Selfheal

【别名】欧夏枯草

【植物形态】多年生草本，有匍匐根状茎。茎方形，直立，高至 50 cm。叶对生，卵形至长椭圆状披针形。轮伞花序密集，排列成顶生的假穗状花序；花冠蓝色或粉红色。

【生态分布】原产欧洲及亚洲，全世界温带地区有分布，生于草地、路边，喜阳光。种子或根蘖繁殖。

【历史趣闻】本品在欧洲和亚洲的许多国家为民间使用历史悠久的草药。有抗菌作用。

【采收】以地上部分入药，夏季开花时采收，干燥备用。

【化学成分】含三萜皂苷、鞣质、咖啡酸、迷迭香酸、维生素 B_1、维生素 C 和维生素 K。

【药理作用】本品有强抗氧化作用、收敛作用和组织保护作用。中国将本品用于降血压和广谱抗菌。

【临床应用】主要用于治疗咽喉痛、炎症性肠道疾病、腹泻等，还用于治疗内出血。

用其制成的洗剂外用清洗白带。

434 非洲臀果木 *Prunus africana*（Hook. f.）Kalkman（蔷薇科）

【英文名】Pygeum，Red Stinkwood

【别名】紫荞;喀麦隆非洲李

【植物形态】乔木,高达 35 m,胸径达 1.5 m。叶卵圆形。花白色;浆果红色。

【生态分布】非洲臀果木为非洲特有的植物之一,现在除安哥拉、冈比亚、莫桑比克、喀麦隆和南非还有野生分布外,其资源已严重短缺。

【历史趣闻】由于非洲臀果木木质坚硬,在非洲广泛用于制造运货的马车、牛车。它的树皮为民间传统草药,用于治疗泌尿系统疾病。

【采收】以树皮入药。树皮全年可采,采后除去外皮,干燥备用。

【化学成分】含植物甾醇(如 β-谷甾醇)、三萜类(如熊果酸和石竹素)、高级脂肪醇、鞣质等。

【药理作用】法国研究(1960 年)证明,树皮脂溶性提取物对前列腺有疗效,有增加前列腺分泌的作用,降低前列腺内胆固醇水平。果实提取物能抑制人体成纤维细胞的生长。此外,非洲臀果木还能抑制表皮生长因子,从而可防止细胞肥大。

【临床应用】树皮提取物对因前列腺增生及前列腺炎而导致的泌尿功能紊乱症状有疗效,能缓解尿频、尿痛、排尿困难、膀胱疼痛及尿潴留等症状。在中非、南非,树皮常用于治疗泌尿系统疾病。在法国,树皮脂溶性提取物已作为治疗前列腺肥大的首选药物。在意大利,树皮也是治疗前列腺疾病的首选药物。其煎剂可缓解严重的前列腺炎,也可用于治疗男性由于前列腺分泌不足引起的不育症。本品常与其他药物配合使用,治疗前列腺癌。

国外已将本品制成药品前列平(Pigenil)。20 世纪 90 年代,美国和欧洲已分别开发出数十种含本品成分的、治疗良性前列腺肥大(BPH)的药物。其中最常用的是将锯齿棕与非洲臀果木复方加工成的胶原剂,对老年良性前列腺肥大患者疗效十分显著。

435 杏 *Prunus armeniaca* L.（蔷薇科）

【英文名】Apricot

【植物形态】落叶乔木,高至 10 m。叶卵圆形,边缘有细锯齿。花瓣 5,白色或粉红色。果实黄色至紫红色。

【生态分布】原产于中国和日本,现在亚洲、北非和美国加州均有栽培。

【历史趣闻】杏在中国、印度已有 2 000 多年的历史。果实营养丰富,历来用于润肠通便。

【采收】以果实、种子和树皮入药。果实在春末成熟时采收,树皮夏秋季均可采收。

【化学成分】果实含果酸、维生素、铁等成分;杏仁含 8% 的苦杏仁苷(能产生苦杏仁苷元和氢氰酸);树皮含鞣质等成分。

【药理作用】杏仁尽管有氢氰酸,在中药中仍小剂量使用,有止咳、平喘、祛痰、润肠通便等作用。树皮有收敛作用。

【临床应用】杏仁用于治疗呼吸道疾病,如支气管炎、支气管哮喘等;还用于治疗便秘。苦杏仁苷在西方用来治疗癌症。树皮的煎剂用于消炎和缓解皮肤刺激。

【注意事项】杏仁有毒,应慎用。

【附注】杏仁脂肪油还可用于化妆品中。

436　欧洲甜樱桃 *Prunus avium* L.（蔷薇科）

【英文名】Sweet Cherry

【别名】欧洲李;欧洲樱桃

【植物形态】落叶灌木或小乔木,高至 8 m。树皮红褐色。叶卵圆形或椭圆形,花瓣 5,白色。果实球形,红色。

【生态分布】原产于亚洲南部,后引种至欧洲,现在世界温带地区均有栽培。

【历史趣闻】戴奥斯柯瑞迪指出本品能缓解胀气。16 世纪,草药学家约翰·杰勒德记载,法国有将欧洲甜樱桃挂于室内以防止热病的风俗。

【采收】以茎和果实入药。夏季采收茎和果实。

【化学成分】茎含酚类,包括水杨酸和鞣质等。果实含少量水杨酸盐、氰苷以及维生素 A、维生素 B_1、维生素 C 等;种子含苦杏仁苷和氰苷。

【药理作用】茎有利尿和收敛作用;果实含大量糖等,有轻泻作用。

【临床应用】长期以来,茎被用于治疗膀胱炎、肾炎、尿潴留、关节炎、痛风等疾病。果实用于便秘。

【注意事项】种子有毒,不可食用。

437　梅 *Prunus mume* Sieb. et Zucc.（蔷薇科）

【英文名】Wumei, Japanese Apricot

【植物形态】落叶乔木,高至 10 m。叶卵圆形至长卵形,先端尖。花白色;果实黄色。

【生态分布】原产中国,喜温暖湿润气候,生于山林、沟谷。在中国南部和东部地区有栽培。

【历史趣闻】梅在中国药用已使用 2 000 多年,始见于《神农本草经》。药材乌梅为梅 Prunus Mume 的近成熟果实,经烟火熏制而成。若用青梅以盐水日晒夜浸,10 日后有白霜形成,叫做白霜梅,其药用功效类似。

【采收】以果实入药,春末、夏初果实成熟时采摘,干燥后备用。

【化学成分】含有机酸、糖类、维生素 C 和植物固醇。

【药理作用】本品有收敛、止血、止咳、抗菌、驱虫等作用。

【临床应用】乌梅味酸涩,中医药学中用于治疗腹泻、下痢、止咳和止血。它也用于驱除钩虫。乌梅药膏外用能腐蚀鸡眼和赘疣,加速创面愈合。

【附注】中国研究表明,乌梅果实确有抗菌作用。

438　黑樱桃 *Prunus serotina* Ehrh.（蔷薇科）

【英文名】Black Cherry

【别名】黑野樱;迟熟李

【植物形态】落叶乔木,高至 30 m。叶椭圆形至长圆形。花白色;浆果紫色。

【生态分布】原产于北美,广泛分布于美国,在中欧作为木材用树种种植。

【历史趣闻】北美切罗基族妇女将黑樱桃树皮作为缓解分娩疼痛的传统用药。美国原居民用其治疗咳嗽、伤风感冒、痔疮和腹泻。欧洲移民者在 19 世纪时就意识到黑樱桃树皮的医药活性,并将其广泛应用。

【采收】以树皮的内皮入药。夏末和初秋采收树皮,除去外层粗皮,取内皮,晒干备用。

【化学成分】含有野樱桃苷(为氰苷,能产生氢氰酸)、安息香醛、桉叶酸、香豆素和鞣质等成分。

【药理作用】野樱桃苷可减缓反射性咳嗽。本品有消炎、止痛、解痉、镇静等作用。

【临床应用】黑樱桃树皮能有效治疗慢性干咳和过敏性干咳。其与款冬合用,可治疗哮喘和百日咳。此外,其树皮对消化不良和过敏性肠道综合征很有效,尤其适合于神经因素引起的这些病症。

【注意事项】本品大剂量使用时有毒。

439　补骨脂 *Psoralea corylifolia* L.（豆科）

【英文名】Scurf Pea, Buguzhi

【别名】破故纸;黑故子

【植物形态】多年生草本,高至 90 cm。叶卵形。花黄色,像三叶草的花。荚果黑色,内含黄黑色种子。

【生态分布】原产亚洲南部和东南部,中国有分布,喜温和湿润气候,作为中药,中国长江流域有栽培。

【历史趣闻】在中国,补骨脂是传统草药之一,长期以来被看做补益药。中药文献,首载于公元 420—581 年的《雷公炮炙论》中。

【采收】以种子入药。秋季果实成熟时采摘,晒干后,脱去果荚,除去杂质,干燥保存备用。

【化学成分】含补骨脂灵、异补骨脂灵、补骨脂素和挥发油。

【药理作用】本品具有滋补、壮阳、抗菌、抗风湿、促进黑色素生成等作用。

【临床应用】本品在中医药里,用于治疗阳痿、早泄,增强性机能。也用于治疗虚症和其他由"肾阳不足"引起的疾病,如腰痛、尿频、尿失禁和遗尿。补骨脂外用治疗皮肤疾病,如牛皮癣、脱发和白癜风。在越南,本品种子制成的酒剂用于治疗风湿病。

【注意事项】本品外用可能引起皮肤过敏。

【附注】中国的研究表明,本品在治疗皮肤病,包括白癜风方面是有效的。

440　囊状紫檀 *Pterocarpus marsupium* Roxb.（豆科）

【英文名】Malabar Kino

【别名】花榈木

【植物形态】落叶乔木,高 16 m。叶奇数羽状复叶,小叶片卵圆形,革质。花小密集,花冠黄色或白色。

【生态分布】原产斯里兰卡、印度、马来西亚和菲律宾。生于热带雨林中。现在为了获取木材和树脂(奇诺胶)而被广泛栽培。

【历史趣闻】囊状紫檀的树脂在南亚和东南亚地区民间作为草药使用已有悠久的历史。它被普遍用作冲洗剂用于治疗白带过多。

【采收】以树脂入药。树脂全年可采,从割开的树干里流出汁液,干燥后成块状,收集备用。

【化学成分】树脂含鞣质、黄酮类成分。

【药理作用】本品具有很强的收敛作用,还有抗菌、抗炎、止痛、止泻作用。

【临床应用】本品能收敛胃肠道黏膜,可用于治疗慢性腹泻以及由肠道感染引起的炎症和结肠炎。尽管本品的味道不佳,但它却被制成漱口剂和含漱剂,用于治疗口腔疾病,效果良好;用它制成的冲洗剂,用于治疗白带过多等妇科疾病。

441　野葛 *Pueraria lobata*（Wild.）Ohwi（豆科）

【英文名】Ge Gen, Kudzu Vine

【别名】粉葛根

【植物形态】木质藤本,具肥厚的大块根。藤长 10 余米。羽状三出复叶,小叶片卵状披针形至宽卵形。总状花序腋生,花密,花冠蝶形,紫色。荚果长圆形,扁平。

【生态分布】原产于中国、日本和亚洲东部,后引种至美国,在中国东部和中部各省均有栽培。

【历史趣闻】公元前 6 世纪起,中国医生就将葛根作为治疗肌肉疼痛和麻疹的药物。

【采收】以根入药。秋末冬初或初春前采挖均可。根挖出后,除去须根及外皮,切成小段,烘干或晒干备用。

【化学成分】含有三萜皂苷、异黄酮和植物甾醇等类成分。

【药理作用】异黄酮类化合物有雌性激素作用。中国研究表明,葛根可增加动脉硬化患者的脑血流量,缓解颈部疼痛、僵硬。美国研究则显示,葛根能抑制酒瘾。

【临床应用】目前,在中国,葛根通常与升麻合用于麻疹;还可治疗肌肉疼痛,尤其适用于由高烧引起的颈部、背部的肌肉疼痛。葛根可用于治疗头痛、眩晕和高血压引起的麻木、麻痹等症状。此外,本品还可有效治疗痢疾和腹泻;与菊花合用可解酒精中毒、宿醉。

442 疗肺草 *Pulmonaria officinalis* L. （紫草科）

【英文名】Lungwort

【别名】普通疗肺草

【植物形态】多年生草本,高约 30 cm,全体布满绒毛。基生叶宽卵形,叶片上面有白色小斑点。花簇生,呈铃铛状,粉红色至蓝紫色。

【生态分布】原产于欧洲和高加索地区,尤以高山牧场和潮湿地区为多。

【历史趣闻】疗肺草是民间疗法中能够治疗肺病的植物。在中世纪原始的观点(认为植株的形态喻示其内在疗效)认为疗肺草与肺部形态相似,故对肺部疾病有疗效。

【采收】以叶入药。夏末采集叶片,干燥备用。

【化学成分】含尿囊素、黄酮类、鞣质、黏液质、皂苷类、维生素 C 等成分。与其他一些紫草科植物不同的是,本品不含有吡咯双烷类生物碱。

【药理作用】叶具有抗菌、收敛、止血、止痛等作用。

【临床应用】过去,疗肺草被用于治疗肺结核引起的咯血。本品含有大量黏液质,对胸部疾病确有很好的疗效,尤其是对慢性支气管炎疗效更为显著。它与款冬合用治疗慢性咳嗽(包括百日咳)和哮喘。此外,本品还用于咽喉疼痛;外用,可以止血。

【注意事项】本品在有些国家被限制使用。

443 石榴 *Punica granatum* L. （安石榴科）

【英文名】Pomegranate

【别名】安石榴

【植物形态】落叶灌木或小乔木,高约 6 m。枝条有隆脊。叶轮生,披针形。花深红色。果实外壳革质;种子多数,包裹在果肉中。

【生态分布】原产于亚洲西南部,后引种至欧洲和其他地区。现作为果树被广泛栽培。

【历史趣闻】公元前 1500 年,Tuthmosis 法老把石榴从亚洲带到了埃及。埃及人除食用其果实外,还认为其有驱虫功效。1 世纪时,古希腊医生戴奥斯柯瑞迪对其驱虫功效已有所了解,但在随后的 1 800 年中,此种功效为大家所遗忘。直到 19 世纪初期,印度草药学家用石榴治愈一位患有绦虫病的英国人后,在印度的英国医生才对其产生兴趣,其药物活性才为大家所认知。

【采收】以果壳、树皮和果肉入药。夏季果实成熟时采果,树皮也在夏季采剥。

【化学成分】果壳和树皮含石榴碱、鞣花鞣质(约 25%)、三萜类化合物,其中生物碱有毒。

【药理作用】果壳和树皮有驱虫作用。

【临床应用】果壳和树皮中的生物碱使得绦虫无法在肠壁内停留,因此,能治疗绦虫感染。服用果壳和树皮的煎汁后,再内服一定剂量的轻泻剂,寄生虫则可被全部驱除。果壳和树皮还有强的收敛功效,可用于治疗痢疾。石榴果汁可减缓反胃和胃胀气等不适症状。

【注意事项】需遵医嘱使用。本品,特别是树皮提取物在有些国家限制使用。

444　欧洲白栎 *Quercus robur* L.（壳斗科）

【英文名】English Oak

【别名】欧洲栎;橡树

【植物形态】落叶乔木,高至 45 m。叶长卵形,有深缺刻。长柔荑花序;果实绿色至棕色。

【生态分布】分布于全欧洲,生于林地和路边。

【历史趣闻】欧洲白栎在欧洲草药医学中一直受到重视,巫师也认为是不可冒犯的。其树皮、叶片、虫瘿均具有收敛作用。树皮还可用于鞣革和熏鱼。木材是过去欧洲国家制造海军军舰的材料。

【采收】以树皮和虫瘿入药。春季采收树皮,秋季采集果实(虫瘿),干燥备用。

【化学成分】树皮含鞣质(15%～20%),包括赭朴鞣质、前没食子鞣质和没食子酸。虫瘿含五倍子鞣质(约 50%)。

【药理作用】本品有收敛作用,虫瘿作用更强。

【临床应用】树皮煎剂制成的含漱剂,用于治疗咽喉疼痛和扁桃体炎。其煎剂也用于治疗腹泻、痢疾和直肠出血。煎剂也可制成洗液、洗剂和软膏,治疗痔疮、痔瘘、小面积烧伤及其他皮肤疾病。树皮粉,鼻嗅可以治疗鼻息肉;敷于湿疹上可以使患处干燥。虫瘿的作用更强,功效与树皮相同,但用量更少。

【注意事项】本品连续服用,不应超过 4 周。

445　皂树 *Quillaja saponaria* Molina(蔷薇科)

【英文名】Soap Bark

【别名】肥皂树;皂皮树

【植物形态】常绿乔木,高至 20 m。叶卵圆形,有光泽。花白色。果实五角星状。

【生态分布】原产于智利和秘鲁,现栽培于美国加利福尼亚州和印度,供药用和工业用。

【历史趣闻】本品为智利和秘鲁的民间草药,当地居民用作祛痰剂。当地 Andean 人传统上还将皂皮树的树皮代替肥皂使用。

【采收】以树皮的内皮入药。树皮全年可采,剥取后,除去外层粗皮,内皮干燥备用。

【化学成分】本品含 10% 的三萜皂素、草酸钙和鞣质。

【药理作用】三萜皂素有强力祛痰作用。

【临床应用】树皮用于治疗胸部疾病,可用于治疗早期阶段的气管炎。本品还可促进呼吸道黏液的分泌,达到清肺、止咳的作用。树皮外用,可作为去头屑洗发水中的重要成分。

【注意事项】本品对消化道有刺激作用,内服应注意。

446　榕叶毛茛 *Ranunculus ficaria* L. (毛茛科)

【英文名】Lesser Celandine,Pilewort

【别名】无花果毛茛

【植物形态】多年生草本,高约 15 cm。有小块茎。基生叶肉质,心形。花瓣有光泽,黄色,艳丽。

【生态分布】原产于亚洲西部、北非和欧洲,常见于树林、路边、荒地和开阔地。

【历史趣闻】在欧洲,中世纪时,人们认为只需将榕叶毛茛携带在身边即可治疗痔疮。

【采收】以地上部分入药,春季开花时采收,干燥后备用。

【化学成分】含有皂苷类、原白头翁素、白头翁素、鞣质和维生素 C 等多种成分。

【药理作用】本品有抗菌、消炎、收敛、止血等作用。

【临床应用】本品一直用于治疗痔疮和溃疡等病症。目前已制成膏剂或栓剂专用于治疗痔疮。

【注意事项】本品忌内服。

447　萝卜 *Raphanus sativus* L. (十字花科)

【英文名】Radish

【植物形态】一、二年生草本,茎高约 1 m,稍具白粉。叶有柄,无毛或有毛,大头羽状分裂。总状花序;花白色至蓝紫色。果实圆柱状,不开裂,含种子1～6粒。

【生态分布】原产南亚,喜温凉湿润气候。世界各地作为蔬菜和药用而有栽培。

【历史趣闻】Herodotus(公元前485年～公元前425年)记载,古埃及统治者常给建造金字塔的人以萝卜、洋葱、大蒜作为报酬,当时萝卜就是人们常用的蔬菜和药物。在古罗马,萝卜籽油用于治疗皮肤病;在中国,萝卜籽油作为一种助消化药使用。

【采收】以根入药,一般秋天采挖其根,鲜用。

【化学成分】含芥子油苷,还含挥发油、莱菔子素和维生素C。

【药理作用】萝卜具有刺激食欲和助消化功能。莱菔子素具有抗菌作用。

【临床应用】普通的红萝卜可作为一种色拉菜和正餐前的开胃食品。饮用萝卜汁可消除胀气,治疗消化不良和便秘,同时,对肠道有滋补和松弛作用,并能直接刺激胆汁的排出。食用小萝卜(扬花萝卜)可促进消化,但某些人对其辣味和强的刺激过敏。在中国,食用萝卜以减轻腹胀;其茎的煎剂可用于治疗胸部疾病。

【注意事项】有些人在食用萝卜或其汁后会出现消化不良现象。胃炎、胃溃疡或甲状腺病患者忌用。一次连续服用本品,不宜超过3～4周。

【附注】萝卜种子称"莱菔子",也是中药材之一。

448　萝芙木 *Rauvolfia serpentina* Benth. ex Kurz. （夹竹桃科）

【英文名】Rauvolfia

【别名】蛇根木;印度萝芙木

【植物形态】常绿灌木,高1m。叶椭圆形,轮生。聚伞花序伞房状;管状花,小,花冠粉红色或白色。核果双生,近球形,红色。

【生态分布】原产于南亚和东南亚大部分地区,包括印度、马来西亚、印度尼西亚,在印度和菲律宾广泛种植药用。

【历史趣闻】在最早的印度草医学著作(公元前700年)**Charaka Samhita**中曾记载过印度萝芙木,从那时起就被用于治疗精神疾病和失眠症等。在印度阿育吠陀医药中,本品作为镇静、降压药。印度民间用根、茎皮、叶作退热、抗癫、治虫和蛇咬伤等药物。1785年,欧洲首先将它作为一种药用植物收录,直到1946年才被西方医学确认它的药用功效。

【采收】以根入药。冬末挖根,洗净,干燥备用。

【化学成分】含吲哚类生物碱混合物,包括利血平、利新纳明、阿马林和育亨宾等。

【药理作用】利血平广泛被西方医学用于降血压和缓解精神病症状。本品具有显著的安定和抑制交感神经系统的作用。

【临床应用】本品用于治疗高血压和焦虑症,也用于治疗焦虑、失眠以及较严重的神经性疾病,是一种作用缓慢的药物,需要使用一段时间才能显效。

【注意事项】仅在医生指导下使用,在某些国家萝芙木为法律限制用品。

【附注】地理分布不同,会导致萝芙木根中生物碱的含量有差异,一般均倾向使用印度和斯里兰卡的药材。《印度药典》1966 年版规定,本品含生物碱以利血平计,不得少于 0.15%。《美国药典》2005 年版规定,本品含生物碱以利血平计,不得少于 0.15%。

449 地黄 *Rehmannia glutinosa*(Gaert.)Libosch. ex Fisch. et Mey.(玄参科)

【英文名】Rehmannia,Adhesive Rehmannia

【植物形态】多年生草本,高 30~60 cm。全株密被白色长腺毛,根肉质。叶多基生而大,莲座状,叶片倒卵状披针形至长椭圆形。总状花序顶生;花萼钟状,5齿;花冠紫红色,上唇裂片反折,下唇 3 裂。蒴果卵形。

【生态分布】产于中国黄河流域及东北地区。生长于向阳的山坡。目前野生的较少见,商品药材主要来自栽培品。春天用种子繁殖。

【历史趣闻】在中国,地黄是一种重要的滋补药,在许多传统中医药处方中被广泛使用。传说,公元 4 世纪时中国炼金术士葛洪发现了地黄,知道了地黄是一种延年益寿的药物,对肾肝有显著的滋补作用。而近代的研究也证实了地黄的滋补功效。

【采收】以根入药。植株开花后,秋天采挖根部,干燥后,生用或炮制。生用称生地黄;炮制是用白酒浸渍后,称熟地黄。

【化学成分】含植物甾醇(β-谷甾醇、豆甾醇)、环烯醚萜类。

【药理作用】地黄主要有补肾、保肝功效。生地黄能"凉血",可用于口渴、舌红等热症。熟地黄属热性药,被认为是首选的补肾药。当代中医们认为它可温补元阳。

【临床应用】生地黄多用于治疗肝功能损伤,特别是治疗肝炎和其他肝病。熟地黄用于治疗失血和血虚,如月经不调、经血过多等。地黄还用于治疗高血压,有趣的是,生地黄能升高血压,而熟地黄才能降低血压。对于老年人,地黄是一种延年益寿、防止衰老的补药。

450 欧鼠李 *Rhamnus frangula* L.(鼠李科)

【英文名】Alder Buckthorn

【别名】弗朗鼠李

【植物形态】落叶灌木或小乔木,高约 5 m。树皮光滑,褐色。叶卵形至椭圆形。花单生或数个聚生,花冠白色。小浆果圆形,黄色至黑色。

【生态分布】分布于美国西北部和欧洲(除地中海和纬度太高的地区外),喜生长于沼泽林地。

【历史趣闻】在欧洲,鼠李类植物从古代起就是一种强而有效的致泻药物,但本品温和些。探险者将本品带回西班牙,它的温和特性引起了关注,成为西海岸的民间草药。1877 年,美国底特律的一位医师对其温和特性大为赞赏,促使 Parke Davis 制药公司将其做成制剂,从此本品被广泛使用,并在 1890 年被《美国药典》收载,直到现在。本品在阿巴拉契民间草药中,还用于治疗癌症。

【采收】以树皮入药。春末和初夏采割至少有 3～4 年树龄的树皮,需干燥,且储存 1 年后使用。

【化学成分】含蒽酮(约 3％～7％,包括欧鼠李苷和大黄素)、蒽醌、蒽酚、生物碱(杏黄罂粟碱)、鞣质和黄酮类等。

【药理作用】蒽醌和蒽酚可导致呕吐,但经长时间的储存后,此作用会减弱。蒽醌在摄取 8～12 h 内将作用于肠内壁,促进肠道运动。

【临床应用】本品是一种轻泻剂,最为常用的是治疗慢性便秘。经过干燥和长时间储存后,其药效明显要比番泻叶温和,也比其他一些鼠李科植物更温和,副作用小。本品还可以恢复大肠的正常状态。此外,本品对结肠肌肉衰弱和胆汁分泌不足均有特定的疗效。

【注意事项】浆果有毒,忌食。

【附注】因本品新鲜树皮泻下功能太过强烈,所以使用前至少要储存 1 年。但目前本品已较少使用,并逐渐被番泻叶所取代。

451　波希鼠李 *Rhamnus purshiana* DC.（鼠李科）

【英文名】Cascara Sagrada

【别名】美鼠李皮

【植物形态】落叶灌木或小乔木,高至 8 m。树皮表面暗棕色,内面黄棕色。叶长卵形至长椭圆形,叶脉下陷。花单生或数个聚生,花冠绿白色。小浆果圆形,黄色至紫色。

【生态分布】野生或栽培于美国北加州、华盛顿州、俄勒冈州,东欧及东非有引种。

【历史趣闻】波希鼠李民间药用历史不长,据记载,加州鼠李 *Rhamnus californica* 最早为加利福尼亚地区早期的墨西哥人和西班牙牧师所熟悉。然而,波希鼠李直到 1805 年才有记载,而它的树皮也是到 1877 年才药用。

【采收】以树皮入药。夏季采割老龄的树皮,除去外面粗皮,内皮干燥并储存后备用。

【化学成分】含氧化蒽醌衍生物(1.4％～2.0％)、大黄苷、欧鼠李大黄苷、芦荟大黄苷、大黄酸。新鲜品还含有蒽酚 *anthranol*。

【药理作用】蒽酚有催吐作用,也有滋补、健胃、强壮等作用。

【临床应用】本品临床应用与欧鼠李相似,作为缓泻剂,用于治疗便秘。对于护理肠胃有一点效果。

【注意事项】鲜品会导致呕吐,用药时,需采用干燥、并久藏的树皮。

【附注】《欧洲药典》2002 年版规定,本品含羟基蒽醌衍生物,以美鼠李苷 A 计不得少于 8.0％。《美国药典》2005 年版规定,本品含羟基蒽醌衍生物,以美鼠李苷 A 计得少于 7.0％。

452　大黄 *Rheum officinale* **Baill.**（蓼科）

【英文名】Chinese Rhubarb

【别名】中国大黄;药用大黄

【植物形态】多年生草本,高 1～1.5 m,根状茎粗壮。基生叶有长柄,叶片近圆形,掌状浅裂,托叶鞘筒状,膜质。花序大,圆锥状。花淡绿色,花被片 6。瘦果有 3 棱,红色。

【生态分布】原产中国,喜温凉湿润气候,生于山谷、溪边、林缘。有野生大黄,但也广泛栽培。目前在西方国家也有栽培。

【历史趣闻】大黄在中国药用已有 2 000 多年的历史了。公元 1 世纪,中国经典著作《神农本草经》就有收载。它对许多消化系统疾病均有非常好的疗效。大黄作为有效的泻药,在中医药中一直享有很高的评价,尤其是其药性缓和,儿童使用也很安全。大黄,当大剂量使用时是一种轻泻剂,而小剂量使用时有引起便秘的作用。自 1732 年起,西方开始种植大黄,大黄成为西方至今仍在使用的少数几种草药之一,还收于 1988 年的《英国药典》。

【采收】以根和根茎入药。6～10 年生植株的根部可在秋天地上部分变黄后采挖,洗净,干燥后备用。

【化学成分】含蒽醌类(约含 3％～5％,有大黄酸,芦荟大黄酸,大黄素)、黄酮类(儿茶素)、酚酸及鞣质(5％～10％)、草酸钙。

【药理作用】本品具有泻下、便秘、收敛、缓解胃痛、抗菌等作用。蒽醌类有刺激、轻泻和致泻作用,但大黄中含有大量鞣质,可抵消其致泻作用,因此,小剂量使用时,鞣质占优势而引起便秘。大黄煎液还能有效抑制金黄色葡萄球菌。

【临床应用】大剂量大黄与行气药物一起使用有助于清洁大肠,不会导致腹部绞痛,对治疗大肠肌肉功能衰退的便秘很有效。小剂量大黄有收敛作用,能减轻腹泻。大黄还可用于治疗口腔溃疡、烫伤、痈肿、疔疮;也是一种温和的食欲促进剂。

【注意事项】孕妇及哺乳期妇女禁用。经期或有痛风或肾结石者禁用。

【附注】唐古特大黄 *Rheum tanguticum*、掌叶大黄 *R. palmatum* 与药用大黄功能

相同,均作大黄使用。

453　光滑漆树 *Rhus glabra* L.（漆树科）

【英文名】Smooth Sumac

【别名】光叶漆

【植物形态】落叶灌木,高约 2 m,枝条蔓生。奇数羽状复叶,对生。花簇生,绿色
　　至红色。果实深红色,有短绒毛。

【生态分布】原产于美国和墨西哥,在树林边缘、围墙旁边、路边和较偏僻的地方较
　　为常见。

【历史趣闻】光滑漆树为北美民间草药。它和一些近缘种植物被北美民间用来治
　　疗痔疮、直肠出血、痢疾、性病和产后出血。17 世纪,英国人将本品置于啤酒中
　　饮用,可治疗伤风感冒。此方法也是从印度传到英国的。

【采收】以根皮和果实入药。夏季挖根,取皮,秋季采摘果实,均去杂,干燥备用。

【化学成分】主要含有鞣质类成分。

【药理作用】根皮有收敛、抗菌等作用。果实有利尿、退热及收敛作用。

【临床应用】根皮的煎剂可缓解痢疾和腹泻,外用治疗阴道松弛、皮肤出疹;作含漱
　　剂用于治疗咽喉疼痛。果实可退热和用于治疗糖尿病的后期发作。果实制成
　　含漱剂可治疗口腔和咽喉疾病。

454　黑茶藨 *Ribes nigrum* L.（虎耳草科）

【英文名】Blackcurrant

【别名】茶藨子;黑加仑

【植物形态】落叶直立灌木,高约 1.5 m。叶掌状浅裂,边缘有锯齿。总状花序;花
　　小,白绿色。浆果黑色,簇生。

【生态分布】原产于欧洲西部和亚洲中部温带地区及喜马拉雅山脉一带。在欧洲
　　西部主要是作为果树栽培,果实酸甜。

【历史趣闻】为欧洲民间草药。俄罗斯、乌克兰等民族将黑茶藨果实用于治疗心脏
　　病、肝病、动脉硬化、胃病、神经失调和维生素缺乏症。

【采收】以叶和果实入药。早春采摘叶片,夏季果实成熟时采收果实,鲜用或干燥
　　备用。

【化学成分】叶含黄酮类、鞣质、原花色素、原飞燕草素和挥发油等。浆果含黄烷
　　酮、黄酮醇、原花色素和糖(10%～15%)。种子含油脂,其中有亚油酸、α-亚麻
　　酸、γ-亚麻酸(达 18%)和硬脂酸(9%)。

【药理作用】叶有利尿、降血压、消炎等作用。法国研究表明,叶可通过肾上腺增加
　　皮脂甾醇,提高交感神经的活性,对治疗神经紧张疗效显著。浆果、果汁可提高

机体抗传染病能力;还有止泻、改善消化不良等作用。原花色素成分有强的抗氧化作用。

【临床应用】在欧洲,叶主要作利尿剂,通过利尿而降低高血压患者的血压。叶还可以制成含漱剂用于治疗咽喉疼痛和口腔溃疡。果实富含维生素 C 等,可提高机体免疫力,用于治疗流感、伤风感冒、肺炎等,疗效与柠檬汁一样好,甚至超过柠檬汁。果汁还用于治疗肠道疾病,如消化不良等。

455 蓖麻 *Ricinus communis* L. (大戟科)

【英文名】Castor Bean Plant

【植物形态】多年生常绿灌木,自然生长高达 10 m。作为一年生草本栽培时,则较前者矮小得多。叶片大,掌状。花单性,总状花序顶生;雌花绿色。蒴果球形,多刺;种子有花纹。

【生态分布】原产地可能是非洲东部,现在世界各热带地区均有栽培,尤其是非洲和亚洲东部为多。

【历史趣闻】蓖麻油入药已有 4 000 多年的历史。印度草药学家用蓖麻油、种子制成泥罨剂外敷,用于消肿和减轻关节疼痛。在中国,民间将蓖麻籽用于治疗面瘫。

【采收】以种子和种子油入药。在种子成熟时采收,晒干备用。或以压榨法提取脂肪油备用。

【化学成分】蓖麻籽含 45%～55% 的脂肪油(蓖麻油酸和其他脂肪酸)、蓖麻毒素(为毒蛋白)、蓖麻碱和外源凝集素。蓖麻籽有毒,但这些毒素成分并不进入榨出的油中。

【药理作用】蓖麻油有较强的泻下作用,但对皮肤无刺激性。

【临床应用】蓖麻油内服后 3～5 h 可刺激小肠蠕动,可用于通便和清肠。印度将蓖麻油用于产后催乳。蓖麻油有特殊气味,对许多儿童不宜使用。

【注意事项】蓖麻籽有毒,不能内服。蓖麻油治疗便秘,每次只能连续使用几周;孕妇忌用。

【附注】蓖麻油可用作药物和化妆品的赋形成分。

456 狗牙蔷薇 *Rosa canina* L. (蔷薇科)

【英文名】Dog Rose

【别名】欧洲野玫瑰

【植物形态】多年生灌木,茎攀缘,皮刺钩状,高约 3 m。复叶 2～3 对,小叶边缘有锯齿。花粉红色或白色。果实深红色。

【生态分布】原产于欧洲、亚洲温带地区和北非北部,生长于灌木篱墙或开阔地区。

【历史趣闻】古埃及人用本品芳香的花瓣制成空气清新剂和香水。在公元前 1 世纪,传说当马克·安东尼追求埃及王后克丽奥佩特拉时,王后下令将她的宫殿铺满了及膝深的玫瑰花瓣。在希腊,希波克拉底提出用玫瑰花瓣与精油混合治疗子宫疾病。印度传统草药医师一直认为玫瑰花瓣有凉血和收敛作用,可制成膏药治疗皮肤创伤和消炎;还将玫瑰花瓣和玫瑰水作为泻药。17 世纪,英国草药学家尼古拉斯·卡尔佩泊认为本品有"黏合性与收涩性";并认为它可以"健胃、止吐、防止咳嗽和各种痢疾,并对肺结核有很好的疗效"。

【采收】以果实入药。秋季采收果实,鲜用或干燥后制成制剂使用。

【化学成分】果实含维生素 C(达 1.25%)、维生素 A、维生素 B_1、维生素 B_2、维生素 B_3 和维生素 K 以及黄酮、鞣质、糖类、果胶、植物酸、类胡萝卜素、挥发油和香草醛等。

【药理作用】本品有滋补、收敛、利尿、缓泻、抗炎等作用。

【临床应用】美国草药学家认为本品的作用微弱。在 19 世纪,医师们将蔷薇果制成果肉,并做成包裹其他药物的药丸。到 20 世纪 30 年代发现本品含丰富的维生素 C,草药学家认为它可治疗感冒和流感;并可作为温和的泻药。本品在中世纪时就是一种为大众所喜爱的果脯,而且在民间是一种治疗乳房疾病的有效药物。果实新鲜食用,营养丰富。但在干燥过程中,维生素 C 将会损失 45%～90%,作为冲剂时只剩下了 40%。

【附注】本品近缘种的果实也都有类似的功效。

457　法国蔷薇 *Rosa gallica* L.（蔷薇科）

【英文名】Rose

【植物形态】落叶灌木,高约 1.5 m。枝干粗壮光滑,有皮刺;羽状复叶;小叶 5～7,椭圆状倒卵形,边缘有钝锯齿。花单生或聚生;花粉红色或红色,芳香。蔷薇果扁球形,深红色。

【生态分布】原产于中东,起源于伊朗,古时就有栽培,至今已有 3 000 多年的历史。然而现在野生已很少见到。

【历史趣闻】古希腊女诗人萨福曾称赞法国蔷薇为"花中皇后"。在古罗马,法国蔷薇多用于庆典,而且花瓣可食用。阿拉伯医生阿维森那曾制出玫瑰香水,在中世纪和文艺复兴时期,被广泛用来治疗抑郁症。

【采收】以花和精油入药。夏季采收花,花瓣鲜用或干燥备用,或用水蒸气蒸馏精油。

【化学成分】含挥发油,其中主要有香叶醇、橙花醇、香茅醇、香草酸和一些萜类成分。

【药理作用】精油有镇痛、抗炎、抗抑郁、收敛等作用。花瓣及其产品也有类似的作用。

【临床应用】精油(玫瑰油)可在芳香疗法中按摩使用,有提神、抗抑郁、消炎、镇痛等疗效。法国蔷薇香水液可作为炎症和咽喉疼痛的洗液。

【注意事项】精油一般不可内服。

458　玫瑰 *Rosa rugosa* **Thunb.** （蔷薇科）

【英文名】Rose

【别名】重瓣玫瑰;皱叶玫瑰

【植物形态】直立灌木,高约 2 m;枝干粗壮,有皮刺和刺毛。羽状复叶叶互生,小叶椭圆形或椭圆状卵形,边缘有钝锯齿。花单生或 3～6 朵聚生;萼片 5;花瓣 5,或重瓣,直径 6～8 cm,紫红色、红色或白色,芳香。蔷薇果扁球形,红色,具宿存萼裂片。花期 5～6 月。

【生态分布】玫瑰原产我国北部,朝鲜、日本也有分布,喜光,能耐寒、耐旱,怕涝。它需要充足的阳光,年日照时数在 1 500 h 以上时,以提高其精油含量。目前,世界各地有栽培。

【历史趣闻】玫瑰的香味一直受到诗人和情侣的喜爱。在古代神话中,玫瑰是来自于 Adonis 神(一些记载说是维纳斯)的血液。无论是中国还是欧洲都存在着相似的民间传说,在身体上或是精神上,都把玫瑰作为爱与美的象征。长久以来,玫瑰一直被当作催情的圣品,古罗马人有在婚礼中把玫瑰花瓣撒下,来确保婚姻完美的礼俗。

【采收】以花和精油入药。一般玫瑰定植后第三年就可进入采摘期。花朵半开放状态时,晴天 5～9 h 采摘,其精油含量最高。提取精油可用水蒸气蒸馏法与脂吸溶剂萃取法。净油是用石油醚提取的浸膏精制而得的。

【化学成分】主要含挥发油。挥发油中成分很多(达 360 余种),主要化学成分为香茅醇等。

【药理作用】玫瑰精油和净油都有杀菌、抗忧郁、收敛、止血等功效。玫瑰精油的香气有温暖和镇静的效果,而玫瑰净油的香气则有温暖和振奋的效果。

【临床应用】玫瑰的花瓣与其制剂可降低胆固醇。蒸馏玫瑰油的水(玫瑰水)是一种温和的收敛剂,可制成洗液,用于治疗眼部发炎和疼痛。玫瑰精油对反胃、呕吐、便秘有广泛的减轻作用。但在这方面大多数人更愿意使用效果好且便宜的其他精油。然而玫瑰精油确实比其他精油更适合治疗女性生殖系统的各项病症,如调理子宫肌、平静经前紧张、促进阴道分泌物和调节经期等,在这方面,通常人们是不会嫌它太贵的。

459　迷迭香 *Rosmarinus officinalis* L.（唇形科）

【英文名】Rosemary

【别名】臭旦草;万年志

【植物形态】密集常绿灌木,高至 2 m,具强烈香气。叶片线形,全缘,暗绿色。花对生,少数,腋生,密集在短枝的顶端成总状花序;花冠蓝紫色、淡蓝或带白色。小坚果卵状,近球形,平滑。花果期 6～7 月。

【生态分布】原产地中海地区,欧洲南部有分布,世界各地有栽培。适宜于温和、中等干燥气候的荫蔽处。

【历史趣闻】迷迭香是最早用于医药的植物之一,也是厨房和宗教仪式中常出现的植物。古希腊乡下人没有钱购买熏香,于是就在神龛中燃烧迷迭香,并将它称为"熏香灌木"。古罗马人也尊迷迭香为神圣的植物;在古埃及人墓穴中也发现了它的踪迹。迷迭香在欧洲草药中有着重要的地位。因其有改善和加强记忆的作用,被认为是情侣感情忠诚的标志。古希腊学生在考试期间常常点燃迷迭香以增强记忆力。目前,欧美人常在室内点燃迷迭香精油,其浓郁的香气为生活增添情趣。

【采收】以叶入药。夏季采集叶和小枝,阴干备用。

【化学成分】含有精油（1%～2%,主要有龙脑、莰烯、樟脑、桉叶素）、黄酮（芹菜素、香叶木苷）、鞣质、迷迭香酸、二萜和迷迭香碱。

【药理作用】本品有滋补、兴奋、收敛、镇静、消炎和抗氧化作用。所含的迷迭香碱有中度镇痛作用;精油有镇静、止痛作用;迷迭香酸和黄酮有消炎作用;黄酮能强化毛细血管;二萜和黄酮有抗氧化作用。

【临床应用】本品能促进血液循环直至头部,增强记忆力;缓解头痛和周期性偏头痛;促进毛发生长,升高血压,治疗虚弱,特别是循环不足导致的衰弱;有助于缓解长期紧张和由此引起的慢性疾病;促进肾上腺活动,治疗循环功能和消化能力的不足。

　　本品洗剂和稀释的精油可治疗肌肉疼痛和风湿病。茶剂,生药 10 g 加 1 杯沸水（250 mL）,浸泡 10～15 min,内服。酊剂,2 mL,用温水冲服,1 日 2 次。浸剂或精油适量加入浴缸中,洗浴,可提高精力。浸剂,外搽头皮,治疗秃发,促进毛发生长。

【附注】《欧洲药典》2002 年版规定,本品挥发油最低值为 12 mL/kg,含总羟基肉桂酸衍生物以迷迭香酸计,最低值为 3%。

460　欧茜草 *Rubia tinctorum* L.（茜草科）

【英文名】Madder

【别名】染色茜草

【植物形态】常绿多年生草本,长约 1 m。叶轮生,卵形或卵状披针形。聚伞圆锥花序顶生或腋生;花绿白色。浆果黑色,内含 2 粒种子。

【生态分布】原产于欧洲、亚洲西部和非洲,生于开阔地、路边和碎石缝间。

【历史趣闻】历史上欧茜草主要用作红色染料,也是民间草药。

【采收】以根入药。秋季采挖根部,洗净,干燥备用。

【化学成分】含蒽醌类衍生物(包括茜草酸、茜草素、羟基茜草素等)、树脂和钙等成分。

【药理作用】本品有抗菌、抗炎、止痛、利尿等作用。

【临床应用】本品民间用于治疗黄疸、坐骨神经疼痛和瘫痪。因其被人体消化吸收后会使骨头、母乳、血液均能染上颜色,19 世纪以来,欧茜草的使用已很少了。目前,只是偶尔用来治疗肾脏和膀胱结石。

461　黑莓 *Rubus fruticosus* **L. Agg.** （蔷薇科）

【英文名】Blackberry

【别名】欧洲黑莓;树莓;盆莓

【植物形态】蔓生灌木,有皮刺,长至 4 m。单叶掌状,3～5 深裂,裂片边缘有锯齿。花白色或淡红色。浆果簇生,红色。

【生态分布】原产欧洲温带地区,在美国和澳大利亚已归化,生于路边、开阔地带和林地。

【历史趣闻】黑莓为欧洲民间草药,古代就将它制成含漱剂治疗咽喉疼痛。民间还用叶煎剂冲洗创伤以止血。

【采收】以叶和浆果入药。夏季采叶,夏秋季采收浆果,鲜用或干燥后备用。

【化学成分】果实含花青苷、果胶、果酸和维生素 C;叶含鞣质、黄酮和没食子酸。

【药理作用】叶有收敛、抗炎、止血、止泻作用。果实有滋补、消食、消肿等作用。

【临床应用】叶是强力收敛剂,制成的含漱剂,用于治疗齿龈炎、咽喉疼痛;煎剂用于治疗腹泻和止血。果实制成的含漱剂可治疗口腔溃疡和消肿。

462　覆盆子 *Rubus idaeus* **L.** （蔷薇科）

【英文名】Raspberry

【别名】树莓

【植物形态】落叶灌木,高约 2 m。茎有皮刺。羽状复叶,具 3～7 片小叶,淡绿色。花白色。聚合果红色。

【生态分布】原产于欧洲和亚洲,现有野生,温带的许多地区均有栽培。

【历史趣闻】早在 1735 年,爱尔兰草药学家 K'Eogh 曾阐述本品的花与果实的用途:花与蜂蜜的混合物有益于受感染的眼睛、烧伤、发热和疔疮;果实则对心脏和口腔疾病有较好的疗效。其叶已经使用了几个世纪,做茶饮有催产功能。

【采收】以叶和果实入药。初夏采摘叶,干燥备用。夏季果实成熟时采收,一般鲜用。

【化学成分】叶含多肽、黄酮类和鞣质等;果实含果胶、果糖、果酸、维生素 A、维生素 B、维生素 C 等。

【药理作用】叶可增强子宫肌的收缩力,有收敛、抗炎、抗菌等作用。果实具有滋补、缓和的收敛作用。

【临床应用】目前,叶主要用来促进分娩。叶的煎剂用于缓解痢疾。叶可制成滴眼液用于治疗眼结膜炎;制成漱口剂用于治疗口腔疾病;制成洗剂用于治疗溃疡的伤口和阴道过度松弛。果实用于滋补,增强体质。

463　小酸模 *Rumex acetosella* L.（蓼科）

【英文名】Sheep's Sorrel

【植物形态】多年生草本,茎细长,植株矮小。叶披针形。花小,腋生,绿色。果实成熟时紫色。

【生态分布】分布于世界大多数温带地区,生于开阔地区和草地。

【历史趣闻】小酸模是美国民间草药之一,是抗癌处方依沙覆方的成分。美国本土药方依沙覆方还包括有牛蒡、大黄、糙枝榆等。20 世纪初,一位加拿大护士观察到某患有乳腺癌的病人使用此方后病愈,西方本草学家就开始对此有进一步的研究。

【采收】以地上部分入药。初夏采收茎叶,晒干备用。

【化学成分】含草酸盐、蒽醌(包括大黄酚、大黄素和大黄素甲醚)等多种成分。

【药理作用】地上部分有解毒作用和轻泻作用。新鲜果汁有利尿作用。

【临床应用】可长期使用于治疗慢性疾病,尤其适合于胃肠道疾病。

【注意事项】肾结石患者忌用。

464　皱叶酸模 *Rumex crispus* L.（蓼科）

【英文名】Yellow Dock, Curled Dock

【别名】土大黄

【植物形态】多年生草本,高至 1 m。叶披针形,叶面有起伏状。花绿色,排列成轮伞状,在茎枝上端形成穗状。

【生态分布】广泛分布于世界各地,生于路边、沟渠旁、潮湿地等处。

【历史趣闻】自古以来,本品是民间有效的草药之一。尽管其疗效很好,但不经常单独使用,而是与其他草药,如牛蒡、蒲公英等根合用。

【采收】以根入药。秋季挖取根部,洗净,切片,干燥后备用。

【化学成分】含蒽醌类(约 2.5%)、鞣质(3%~6%)、黄酮类和草酸盐类等多种成分。

【药理作用】蒽醌类化合物有泻下作用,但其中鞣质成分能调节这种作用,使之成为温和的泻下药品。本品还有抗菌、祛湿、收敛等作用。

【临床应用】本品常用于治疗便秘,如能配合食用高纤维食物,效果更佳。本品可通过促进肠道蠕动而排便,从而减少体内代谢物的重吸收,加强其排毒功能;还能促进胆汁分泌,有利于食物消化。本品外用,可治疗痤疮、湿疹、真菌感染以及关节炎等。

【注意事项】妊娠期和哺乳期妇女忌用。

【附注】皱叶酸模根含有草酸盐类成分,痛风或肾结石患者应避免使用。叶含有大量草酸盐,如将其作为沙拉蔬菜食用会导致中毒或死亡。

465 假叶树 *Ruscus aculeatus* L. (假叶树科)

【英文名】Butcher's Broom

【植物形态】多年生常绿灌木,枝叶茂密,高约 1 m。枝条叶状,革质,具锐刺。花绿白色;浆果红色,有光泽。

【生态分布】分布于欧洲各地,亚洲西部和北非也有。属保护树种,在林地和未开垦的地区有野生。

【历史趣闻】本品在古代即被大量使用,戴奥斯柯瑞迪曾指出其有利尿和排经血作用。直到 20 世纪,肉店里都使用它做扫帚用,这就是 Butcher's Broom 的由来。

【采收】以地上部分和根茎入药。秋季果期采收地上部分,并挖取根茎,干燥备用。

【化学成分】含有皂苷类化合物,包括罗斯考皂苷元和新罗斯考皂苷元。这些化合物的结构与绒毛薯蓣的薯蓣皂苷元结构相似。

【药理作用】皂苷类化合物有抗炎和引起血管尤其是静脉血管收缩的功效。实验表明,对静脉曲张患者腿部使用假叶树提取物,显示在 2.5 h 内,其股动脉收缩了 1.25 mm。

【临床应用】本品尽管在英、美草药中使用很少,但在德国,如今仍是一种用来治疗静脉疾病的常用药。它对静脉曲张和痔疮有直接作用,可防止静脉紧张,有助于过多的体液回流静脉中。其提取物口服或外用,对痔疮有很好的疗效。

【注意事项】高血压患者忌用。

466 芸香 *Ruta graveolens* L. (芸香科)

【英文名】Rue

【别名】臭草

【植物形态】多年生常绿草本,高至1 m,有强烈香气。叶肉质,3裂。聚伞花序顶生或腋生,花金黄色或黄绿色;蒴果球形;种子肾形。

【生态分布】分布于地中海地区,生于开阔地向阳地带。世界很多地方有栽培。

【历史趣闻】本品为古老的草药之一,古希腊和古埃及时期,就用于治疗月经病,防止流产和增强视力。

【采收】以地上部分入药。夏季采收地上部分,干燥备用。

【化学成分】含挥发油(约0.5%,其中包括50%～90%的2-十一烷酮醇)、黄酮(包括芦丁)、呋喃喹啉生物碱(包括崖椒碱、茵芋碱、山小橘碱等)。

【药理作用】芦丁可扩张血管内壁,降低血压。本品有通经、驱虫、解毒、抗菌等作用。

【临床应用】本品主要用于治疗月经病,刺激子宫肌肉,改善月经血流。欧洲草药医生还用于治疗癔病、癫痫、眩晕、急腹症、肠道寄生虫、中毒和眼科疾患。本品的浸剂用于洗眼,可恢复眼睛疲劳,改善视力。本品还用于面神经麻痹。

【注意事项】本品服用过量,有毒性。妊娠期妇女忌用。外用,在阳光下易引起皮肤过敏反应。

467　北美圆柏 *Sabina virginiana*（L.）Ant.（柏科）

【英文名】Cedarwood Virginian

【别名】弗吉尼亚雪松;弗吉尼亚柏;铅笔柏;红雪松

【植物形态】乔木,高20 m;树皮红褐色,裂成长条片状。鳞叶和刺叶并存。花单性,生于枝顶,雌雄异株或同株;雌球花由2～4对珠鳞组成;胚珠1～2粒。球果成熟时近圆球形或卵圆形,成熟时蓝绿色,常被灰白色蜡粉。种子1～2粒,卵圆形,有树脂槽。

【生态分布】北美圆柏适应性强,耐干旱,耐寒冷气候。原产北美,我国华东地区有引种栽培,生长良好。但过于潮湿的地区不利于其生长。

【历史趣闻】以前主要利用其木材。北美圆柏材质优良,边材黄白色,心材淡红或红褐色,纹理美,有香气,易加工,耐腐蚀性强,供细木工、优质家具及高级绘图铅笔杆等用材。其树姿优美,为良好的观赏树种。北美圆柏的木质部含精油,香气与雪松精油相似,常作雪松精油使用。

【采收】以精油入药。将其树干或粗枝的木部削成薄片或木屑,经水蒸气蒸馏而得精油。

【化学成分】精油的主要化学组成:柏木醇(亦称柏木脑)、柏木烯、柏木烯醇、杜松烯等。

【药理作用】北美圆柏精油有杀菌、收敛、利尿、化痰和镇静功效。它最重要的是可以清洁呼吸道和抗泌尿生殖器官感染。

【临床应用】精油经稀释后,用于局部按摩,可以治疗充血、胸部感染和膀胱炎;也可治疗体表外伤和溃疡等症。在多数情况下,它也可和其他精油搭配,作外用剂对疾病进行治疗,或用于泡澡及局部清洗。

【注意事项】北美圆柏精油对敏感性皮肤有刺激作用,用于体外治疗时必须稀释后才能使用。孕妇忌用。

468　白柳 *Salix alba* L.（杨柳科）

【英文名】White Willow

【植物形态】落叶乔木,高至 25 m。树皮灰色,有深裂纹。叶披针形,先端尖。春季生柔荑花序。

【生态分布】原产欧洲中部和南部,分布于北非和亚洲,生于潮湿地区,如河岸边。夏季用软枝或冬季用硬枝扦插繁殖。

【历史趣闻】本品远在几千年前欧洲、亚洲、非洲和北美就用于治疗关节痛和解热。1 世纪时,古希腊的阿里斯多德就提出:"用柳叶、研碎的胡椒加葡萄酒调和后,治疗背痛。"现在,白柳已成为公认的水杨酸(合成阿司匹林的原料)的原料植物。

【采收】以树皮入药。春季从 2～5 年生的树枝上剥取树皮,鲜用或晒干备用。

【化学成分】含酚性苷(达 11%)、水杨酸、黄酮、鞣质(2%)。

【药理作用】酚性苷和类黄酮苷中最突出的为水杨苷,水杨苷水解成水杨酸,在肝脏内转变成乙酰水杨酸,消炎作用增强。本品有消炎、镇痛、解热、抗风湿和收敛作用。

【临床应用】主要用于解热、镇痛、消炎。与阿司匹林一样,起镇痛、解热作用。可用于治疗风湿性关节炎、风湿病;可消炎、消肿,改善关节的运动性;还可用于治疗头痛、减轻绝经期盗汗潮热。习惯用作收敛剂,止内出血。民间将树皮烧成灰,用醋调和,外涂治疗疣和鸡眼。

　　本品酊剂用于治疗风湿病;煎剂治疗肌肉痛、风湿性关节炎;丸剂治疗关节炎。

469　牙刷树 *Salvadora persica* L.（刺茉莉科）

【英文名】Mustard Tree, Toothbrush Tree

【别名】阿洛;芥子树

【植物形态】灌木或小乔木,高至 5 m。叶对生,近肉质,表面灰绿色,背面灰白色。花小,黄绿色,簇生。浆果圆球形,直径达 10 mm,成熟时红色,甜,可食,有胡椒味,也称"芥子树"。

【生态分布】大量生长于洼地和盐碱地。分布于非洲,从南非至北非均有,中东阿拉伯地区和印度也有。

【历史趣闻】牙刷树是一种小乔木,树枝的纤维很柔软,又富有弹性。人们只要将树枝稍稍加工,就可以做成理想的天然牙刷。用它刷牙,不必使用牙膏也会满口泡沫。因为树枝里含有大量的皂质和薄荷香油,不仅牙刷得干净,而且清凉爽口,感觉舒适。

　　《圣经》中记述有本植物的果实。阿拉伯世界用其制成牙膏或口香糖以清洁牙齿。根的提取物称"Peelu Extract"(Peelu 是乌尔都语,指树名)用于制造牙膏(牙膏名 WISWAK)。在当地牙科卫生保健中承认这一产品,但主要使用者为老年人。

【采收】以根入药。采挖根部,洗净,切成长 10～20 cm,直径 1 cm 的小块,备用。

【化学成分】根含木脂素苷 *Liriodendrin* 和 *Salvadoraside*,还含苄基葡萄糖苷 *Salvadoside*、酚葡萄糖苷丁香苷、植物甾醇葡萄糖苷。又含吲哚生物碱 *Salvadorine*、尿素衍生物 *Salvadourea* 和硫二胺,以及树脂、硒、三甲胺和维生素 C。有报道,根含 β-谷甾醇和有机硫化合物,根皮含少量鞣质和皂素。

　　叶含多酚化合物(包括槲皮素、咖啡酸、阿魏酸等)。种子含脂肪油 45％(其中含月桂酸 20％左右、肉豆蔻酸 55％左右、棕榈酸 19％左右)。

【药理作用】根所含化学成分有助于牙齿、牙龈的卫生保健。根的提取物有很强的抗菌、抗噬菌、抗炎和降血糖作用;对口腔卫生有益。

【临床应用】非洲及阿拉伯地区用本品制成牙膏和口香糖,以清洁牙齿和口腔保健。本品在塞内加尔用作利尿剂。在东苏丹则用其树皮打粉,加水制成糊剂敷在头部治疗热症;其叶用于治疗胃肠胀气、消化不良等疾病。

【附注】种子油是制作蜡烛、肥皂的好原料。

470　丹参 *Salvia miltiorrhiza* Bge.　(唇形科)

【英文名】Danshen Root

【别名】赤参;紫丹参;红根

【植物形态】多年生草本,根肥厚,茎高 40～80 cm,有长柔毛。叶为奇数羽状复叶,小叶卵形至椭圆状卵形,两面有毛。轮伞花序 6 至多花,组成顶生或腋生假总状花序;花冠蓝紫色。小坚果椭圆形,黑色。

【生态分布】原产于中国,日本也有分布,喜湿润环境,耐严寒。适宜砂质土壤栽培。生于向阳山坡草丛、沟边、路旁或林边等地。

【历史趣闻】丹参为中国传统中药,日本民间也作药用日久。中国始载于《神农本草经》,列为上品。民间相传,一位住在海边的青年,为了给母亲治病,冒死出海到荒岛上采集一种药用植物,结果母亲的病治好了,人们便将这种植物叫做"丹心",后来典籍中则称之为"丹参",是一种活血的药物。

【采收】以根入药。秋、冬季采挖根部,除去泥土、杂物,洗净,晒干备用。

【化学成分】含丹参酮Ⅰ、ⅡA、ⅡB(*tanshinone*Ⅰ、ⅡA、ⅡB)异丹参酮Ⅰ、ⅡA (*isotanshinone*Ⅰ、ⅡA)、隐丹参酮(*cryptotanshinone*)、异隐丹参酮(*isocryp-totanshin-one*)、甲基丹参酮、羟基丹参酮等。

【药理作用】本品有活血调经、祛瘀止痛、凉血消痈、清心除烦、养血安神的作用。

【临床应用】用于治疗胸肋胁痛、风湿痹痛、症瘕痞块、疮疡肿痛、跌仆伤痛、月经不调、经闭痛经、产后瘀痛及心绞痛等症。

【注意事项】妊娠期妇女慎用。

471　药用鼠尾草 *Salvia officinalis* **L.** (唇形科)

【英文名】Sage

【别名】洋苏草;撒尔维亚

【植物形态】多年生草本,基部木质呈亚灌木状,高至80 cm。全株被短绒毛,有强烈的香气。茎四棱形。叶对生,椭圆形、长圆形或卵形,边缘有细小圆齿。轮状花序组成顶生的总状花序,苞片卵形;花冠灰白色或紫色,花冠唇形。小坚果近球形,黑褐色,光滑。

【生态分布】原产地中海地区,现在世界各地均有栽培。喜阳光,春季种子繁殖。

【历史趣闻】药用鼠尾草为欧美著名草药,应用历史悠久。鼠尾草的拉丁文"salvare"的词根的意思是"治愈"或"拯救"。因为鼠尾草和智慧及延长寿命有关,所以它一直是数世纪以来很流行的一种草药。罗马人认为它能治愈所有的疑难杂症,将它称为一种"神奇的药草"。一个中世纪时的谚语:"一个人的花园里种植了鼠尾草,他怎么会死去?"本品作为烹饪药草,常与百里香、迷迭香合用于储藏食物,如肉类和乳酪。本品也用于治疗喉咙疼痛、消化不良和月经不调。

【采收】以叶入药。夏季采收叶片,干燥后备用。

【化学成分】含挥发油(1%～2%)、二萜、三萜、酚性化合物(包括迷迭香酸)鞣质等。

【药理作用】主要有收敛、杀菌、清除黏液、健胃、止血、滋补和雌激素样作用。精油中含侧柏酮达50%,具雌激素样作用,还有健胃、杀菌作用,但侧柏酮对神经组织有毒性。二萜及酚性化合物有强烈的抗氧化作用。迷迭香酸有助消化作用。

【临床应用】雌激素样作用有助于治疗月经不调、绝经综合征,如精神紧张、眩晕、绝经期盗汗;其滋补神经作用有助于预防早老性痴呆的发作。本品还广泛用作含漱剂治疗咽喉炎、口腔溃疡、牙龈溃疡等;与其他草药混合制成香烟,治疗气喘。

【注意事项】妊娠期妇女和癫痫患者慎用。

【附注】《欧洲药典》2002年版规定,本品完整药材含挥发油不得少于15 mL/kg,

切片药材含挥发油不得少于 10 mL/kg。《英国药典》2000 年版规定,本品完整药材含挥发油不得少于 15 mL/kg,切片药材含挥发油不得少于 10 mL/kg。

472　南欧丹参 *Salvia sclarea* L.（唇形科）

【英文名】Clary Sage

【别名】香紫苏;莲座鼠尾草

【植物形态】二年生或多年生草本。茎直立,分枝,四棱形,高约 1 m。叶对生,卵圆形或长椭圆形,皱缩,密被绒毛。轮伞花序,每轮有 5～6 朵小花;花两性,花冠雪青色。小坚果卵圆形,灰褐色。全株有强烈的龙涎香气。花期 6～7 月,果期 7～8 月。

【生态分布】原产于欧洲南部和中东,现在法国和俄罗斯有栽培,并用于提取精油。喜干燥土壤和光照充足的地带。

【历史趣闻】本品和鼠尾草 *S. officinalis* 一样,作为一种烹饪用的辛香料和重要的民间草药而很早就被众人所知。它的种子曾被用来治疗眼部疾病,具“明目”功效。1652 年,草药学家尼古拉斯·卡尔佩泊提出种子的煎液可用于除去身体上的异物碎片和刺。

【采收】以地上部分和精油入药。生长的第 2 年夏季采收地上部分,干燥备用或趁鲜用水蒸气蒸馏精油。

【化学成分】含挥发油(约 0.1%,主要有乙酸里哪醇和里哪醇)、二萜烯类和鞣质等。

【药理作用】本品是一种可止痉挛的芳香植物,还有滋补、安神、调经、抗菌、抗炎以及有雌激素样作用。

【临床应用】主要用于治疗消化系统疾病,如胀气、消化不良等。本品还可缓解痛经和经前期不适。因本品具有雌激素活性,在雌激素水平较低时的更年期,可有效治疗一些相关疾病。

【注意事项】精油勿内服,妊娠期妇女忌用。

473　黑接骨木 *Sambucus nigra* L.（忍冬科）

【英文名】Elder

【别名】西洋接骨木

【植物形态】落叶灌木或小乔木,高至 10 m。叶对生,奇数羽状复叶,小叶长卵形,边缘有锯齿。花米黄色;果实蓝黑色。

【生态分布】原产欧洲,生于林地和荒野,广泛分布于温带地区。春季扦插繁殖。

【历史趣闻】黑接骨木作为草药应用历史悠久,被称为“天然药箱”,用于治疗流感、感冒和胸部疾病。

【采收】以花序和果实入药。春末采集花序,秋季果实成熟时采收,鲜用或干燥备用。

【化学成分】花含黄酮(至 3%,包括芦丁)、酚酸、三萜、甾体、精油(至 2%)、黏液质和鞣质。叶含生氰苷。果实含黄酮、花青素、维生素 C 和维生素 A。

【药理作用】本品具有发汗、解热、利尿、消炎、止咳等作用。

【临床应用】花用于治疗咳嗽、感冒和流感,其浸剂用于发汗和退热。花能增强鼻和喉咙黏液对感染的抵抗力,用于治疗慢性充血、过敏、耳部感染和念珠菌病。花的浸剂和其他草药合用可减轻枯草热病情;通过利尿和发汗,可排除体内废物,有助于关节炎的治疗。果实富含维生素 C,可用于治疗风湿病、丹毒,还可作为轻泻剂。本品可制成酒、馅饼、柠檬水等食物和饮料。

　　花的霜剂可治疗皮肤皲裂;浸剂用于治疗感冒,每次 1 杯,每日 3 次;酊剂用于治疗枯草热,3 g,加水内服,每日 3~4 次。果实煎剂治疗风湿痛,每次半杯(100 mL),每日 3 次。

474　美洲血根草 *Sanguinaria canadensis* **L.** (罂粟科)

【英文名】Bloodroot

【别名】红血草

【植物形态】多年生草本,高约 15 cm。叶柄红色,叶大而多脉,半张开地包住花茎,花开之后方张开成多瓣蓝绿色的圆形叶片。花单生于花葶顶端,花瓣 8~12 片,白色。

【生态分布】原产于北美东北部,生于荫蔽林下,也作庭院植物栽培。

【历史趣闻】血根草为美国本土人的传统草药,用于治疗发热和风湿,有催吐作用;还用于占卜中。其根茎的鲜红色汁液被用在口红和胭脂中。

【采收】以根茎入药,夏季或秋季采挖,鲜用或干燥后备用。

【化学成分】含有异喹啉生物碱,其中有血根碱(约 1%)、小檗碱。

【药理作用】血根碱具强力祛痰作用,还有杀菌和麻醉作用。本品有祛痰、杀菌、止咳、麻醉、止痉挛、催吐等作用。

【临床应用】目前,主要用作祛痰药,清除呼吸道中的黏液,可治疗支气管炎;对哮喘和百日咳同样有效。本品制成的含漱剂治疗咽喉疼痛;制成的洗液或膏药用于治疗真菌性或病菌性皮肤感染(如脚癣和疣)。

【注意事项】大剂量会导致呕吐或中毒,需遵医嘱服用。妊娠期和哺乳期妇女忌用。

【附注】1820—1926 年,本品作为祛痰药被收录在《美国药典》中。

475 地榆 *Sanguisorba officinalis* L. （蔷薇科）

【英文名】 Greater Burnet

【植物形态】 多年生草本,高约60 cm。复叶,有小叶13片,小叶具长柄,叶片椭圆形,边缘有锯齿。穗状花穗数个生于茎顶;花萼紫色或暗紫色。

【生态分布】 原产于欧洲、北美和亚洲温带地区,喜潮湿草地,尤其是高山地区,作为蔬菜和饲料作物时有栽培。

【历史趣闻】 在欧洲,地榆长期以来作为饲料,并用于啤酒的生产中。其拉丁名Sanguis意思是"出血",Sorbeo则为"阻止,抑制"之意,因此,可以促进伤口的愈合。在中医药中,它也被归于止血药。中国和欧洲的传统医药使用中,本品都用于急救,治疗子宫出血等。

【采收】 以地上部分和根入药。夏季采收地上部分,秋季挖根,干燥备用。

【化学成分】 含鞣质(包括地榆酸)、二内酯类(一种酚酸)、树胶等成分。

【药理作用】 本品是有效的收敛剂,还有杀菌、止血、止泻等作用。中国研究表明,整个植株愈合烧伤的能力比从中提取的鞣质功效要强。

【临床应用】 本品除用于急救、子宫出血外,将其做成洗液或药膏,可治疗痔疮、烧伤、湿疹和创伤。本品还用于治疗胃肠疾病如痢疾、腹泻和溃疡性结肠炎,尤其是这些病症伴有出血症状时使用效果好。湿疹患者使用地榆与凡士林制成的药膏,病情大有好转。

476 欧洲变豆菜 *Sanicula europaea* L. （伞形科）

【英文名】 Sanicle

【植物形态】 多年生草本,高约40 cm。叶具长柄,掌状深裂,有光泽。花簇生,粉红色至绿色。

【生态分布】 分布于欧洲和亚洲西部及中部地区,生于林地,尤以潮湿、荫蔽处较为常见。

【历史趣闻】 欧洲民间草药,希尔德加德最先详细阐述了欧洲变豆菜愈合伤口的作用,提出其性热,口味纯正,果汁味甜,营养健康。在15世纪和16世纪欧洲变豆菜就被广泛使用;17世纪,英国草药学家尼古拉斯·卡尔佩泊阐述了它的作用,可快速愈合伤口、溃疡和内部出血等。

【采收】 以地上部分入药。夏季采收地上部分,干燥备用。

【化学成分】 含皂苷类(达13%)、尿囊素、挥发油、鞣质、绿原酸、迷迭香酸、黏液质和维生素C等。

【药理作用】 尿囊素有加快受损组织愈合的作用;迷迭香酸有抗炎作用。

【临床应用】 传统草药医生习惯认为欧洲变豆菜有解毒作用,内服可治疗皮肤疾病;制成药膏外用,适用于治疗创伤、烧伤、冻疮和皮炎等。本品还可治疗胃和肠道出血、咯血和流鼻血;也可治疗痢疾、腹泻、支气管炎、充血和咽喉疼痛等病症。

【附注】尽管长期以来,本品对愈合伤口和治疗体内出血症的功效享有盛名,但目前使用并不多。

477　檀香 *Santalum album* L.（檀香科）

【英文名】Sandalwood

【别名】白檀;东印度檀香

【植物形态】常绿小乔木,根具吸盘,能附着于寄主植物根上;高至 10 m。单叶对生,薄革质,椭圆形至卵状披针形,全缘。圆锥花序顶生或腋生;花萼钟形,绿色;花瓣极小或无。果为肉质球形核果,成熟时深紫色至黑色。花期 5～6 月,果期 7～9 月。

【生态分布】原产南亚热带地区,并需要适合的寄主植物。现在东南亚有栽培。

【历史趣闻】檀香的使用历史可追溯到 4 000 年前。几千年来在印度和中国本品都得到很高的评价,其木材经常在印度和中国的佛教仪式上被当作香来烧。作为香气,它的效果是一种调理大脑的镇静剂,可使人处于镇定、沉着的状态。檀香木蒸馏的精油可用于制作香水。印度草药医学中将其木材制成软膏用于皮疹和皮肤瘙痒。在中国则将其用于治疗胸部和腹部疼痛。

【采收】以木材和精油入药。木材全年均可砍伐,干燥备用或以水蒸气蒸馏法提取精油。

【化学成分】含挥发油(3%～6%,包括倍半萜醇、α-和 β-连翘醇)、树脂和鞣质。木质部还含檀香色素 *Santalin*、去氧檀香色素 *Deoxysantalin* 及银槭醛 *Sinapyl aldehyde* 等。

【药理作用】具有抗菌、利尿、止痛等药理作用。

【临床应用】用于杀菌,治疗泌尿生殖系统疾病,如膀胱炎和淋病。临床用檀香复方治疗冠心病、心绞痛、萎缩性胃炎、浅表性胃炎、胃痛、痛经等。

【附注】《中国药典》2005 年版规定,本品刨花(厚 1 mm)30 g,含挥发油不得少于 3.0%(mL/g)。

478　肥皂草 *Saponaria officinalis* L.（石竹科）

【英文名】Soapwort

【别名】石碱花

【植物形态】多年生草本,高约 1 m。叶对生,披针形。顶生聚伞花序,管状花 5 瓣,粉红色。

【生态分布】原产于欧洲温带地区及亚洲和北美地区,生长于开阔林地、路边等地。现已作为庭院植物广泛栽培。

【历史趣闻】肥皂草在欧亚许多国家,民间作为草药使用,还常被人们作为肥皂的代用品,用于清洗衣服。

【采收】以根和地上部分入药。夏季开花时采收地上部分,秋季挖取根部,干燥后备用。

【化学成分】含鞣质(约5%)、树脂和少量挥发油。

【药理作用】有杀菌、祛痰、抗风湿、止咳等作用。

【临床应用】本品内服用于治疗支气管炎、咳嗽,偶尔用于哮喘;对治疗诸如风湿和关节炎等疾病有一定疗效。根的煎剂和地上部分的浸剂外洗可治疗湿疹和其他皮肤瘙痒等疾病。

【注意事项】本品可能有毒性,内服需遵医嘱使用。

479　金雀花 *Sarothamnus scoparius*（L.）Wimmer ex Koch.（豆科）

【英文名】Broom

【别名】金雀儿

【植物形态】落叶灌木,高约2 m。茎有狭细隆脊。假掌状复叶,4小叶,叶轴先端成刺,小叶椭圆状倒卵形。花腋生,聚集成穗状,花冠鲜黄色。

【生态分布】原产欧洲,生长于荒地、路边和开阔林地,已引种至温带的许多地区,包括美国。

【历史趣闻】金雀花为民间草药,12世纪的Myddfai医师提出将它用于治疗尿潴留,用法是将金雀花的种子磨成粉末与酒混合饮用,直至痊愈。它的花序与刺山柑 *Capparis spinosa* 一样可腌制,作调味品。

【采收】以花枝入药。春季至秋季采收花枝,鲜用或干燥后备用。

【化学成分】含喹啉类生物碱(金雀花碱、羽扇豆碱)、苯乙胺、异黄酮类、黄酮类、挥发油、咖啡酸、对香豆酸、鞣质和色素等成分。

【药理作用】金雀花碱可降低心率,异黄酮类有雌激素样作用。本品有抗炎、利尿、止血等作用。

【临床应用】本品可作用于心脏的电传导,减慢和调节脉冲传导,目前主要用于心动过速、心律不齐等病症。本品能刺激尿液产生,防止尿潴留;还可引起子宫肌肉收缩,预防产后出血。

【注意事项】本品内服需遵医嘱,孕妇及高血压患者忌用。本品在一些国家限制使用。

480　美洲檫木 *Sassafras albidum* Nees（樟科）

【英文名】Sassafras

【植物形态】乔木,高至15 m。树皮具沟纹。叶互生,2～3深裂。花小,黄白色,簇

333

生。果卵球形,亮黄色。

【生态分布】原产北美中部和东部。属亚热带气候植物,生于干燥贫瘠土壤上。分
布于美国的缅因州至佛罗里达州,西至德克萨斯州和堪萨斯州。目前有栽培。

【历史趣闻】美洲檫木树叶形似连指手套,具 1~2 个指头状裂片,有特殊的柠檬气
味。据说其特异香味在哥伦布发现新大陆过程中起到了重要作用。长期以来,
北美居民应用美洲檫木防治多种疾病;它是以西班牙植物学家 Sasafras 的名字
命名的。16 世纪时,Sasafras 在佛罗里达就发现了美洲檫木。除药用外,它还
作为香料、调味品使用,也用于口香糖、牙膏和食品中。

【采收】以根入药。春季树叶出现前或秋季落叶后挖根,洗净,晒干保存。干燥根
打成粉制成酊剂或其他制剂。根皮以水蒸气蒸馏提取挥发油。

【化学成分】含挥发油(包括黄樟素 80%,还有丁香醇、单萜、倍半萜等)、鞣质等。

【药理作用】本品具有抗菌、抗炎、驱虫、抗风湿作用,还有滋补、发汗、利尿作用。
挥发油具有强的杀虫作用。

【临床应用】北美民间将本品药用和食用,根皮常作为茶饮。切诺基人用根皮治疗
创伤、流放热 Banish Fevar、痢疾、驱虫、缓解风湿痛及感冒。奇珀瓦人(Chip-
pewa)用于净血、血液稀释剂。摩霍克人用于眼疾。易洛魁人用于补血、创伤、
擦伤、发热、血衄和肿胀。北美民间将本品还作为春季滋补剂,此外,还用于发
汗、利尿、助消化及治疗气管炎、胃痛、痛风、风湿、肾病、皮肤病。曾经还用于治
疗梅毒;外用治疗昆虫咬伤、驱杀虱子。

枝条髓部可用于缓解眼部疲劳,外用治疗扭伤、跌打损伤和坏疽。

【注意事项】1960 年发现本品挥发油中的主要成分黄樟素有致癌作用,美国禁止
将含有黄樟素的美洲檫木浸膏加入食品中。但作为草药仍在继续使用,但应
慎用。

【附注】去除黄樟素的美洲檫木浸膏可用于香料。

481　冬香草 *Satureja montana* **L.** (唇形科)

【英文名】Winter Savory

【别名】山塔花;冬香薄荷

【植物形态】半常绿芳香草本,高约 40 cm。叶片披针形,先端钝圆。轮伞花序有
花 2~5 朵,密集或疏松排列;花冠白色、粉红色。小坚果卵球形。花果期 6~
9 月。

【生态分布】原产于欧洲南部,生于阳光充足、排水良好的地方,常作为草药栽培于
庭院中。

【历史趣闻】在欧洲各国,本品为民间草药,是药、食两用植物。戴奥斯柯瑞迪和盖
伦归纳本品药性为"热、干",并与百里香有相似的功效。

【采收】以花枝和精油入药。夏季采收花枝,干燥备用。或夏季开花盛期,割取带花序的地上部分,用水蒸气蒸馏法提取精油。

【化学成分】含挥发油,约 1.6%,其中主要有香芹酚、对甲基异丙基苯、里哪醇和百里香酚。

【药理作用】精油有强的抗菌作用。本品有杀菌、止咳、消食、抗痉挛等作用。

【临床应用】本品对消化不良症有较显著的疗效,并能缓解胃胀气和肠绞痛,还可用于治疗肺部感染和支气管炎。精油可用于治疗念珠菌病和一些真菌性疾病。

【注意事项】精油内服需遵医嘱。妊娠期妇女忌用。

【附注】同属植物夏香草 *Satureja hortensis* 是著名的烹调用辛香料,也有相似的药效。

482　五味子 *Schisandra chinensis*（Turcz.）Baill.　（木兰科）

【英文名】Schisandra

【别名】北五味子;辽五味子;山花椒

【植物形态】落叶木质藤本,长可达 8 m。全株近无毛。叶互生,纸质或近膜质,卵形、倒卵形或阔椭圆形,边缘疏生有腺的细齿。花单性,雌雄异株,单生或簇生于叶腋;花梗细长而柔弱;花被片 6～9,乳白色或粉红色,芳香;雌花雌蕊多数,心皮约 17～40,花后花托逐渐伸长,果熟时成穗状聚合果。浆果球形,呈深红色。

【生态分布】原产中国,以东北地区最多。五味子喜温凉湿润气候,耐寒,不耐旱,又怕涝,生于海拔 50～800 m 的杂木林、次生林及针阔混交林缘、灌木丛中的森林腐殖土上。现在各地有栽培。

【历史趣闻】五味子在中国古代著作《尔雅》中就有记载;作为药用,《神农本草经》列为上品。以后的多种《本草》有记载。陶弘景云:"今第一出高丽,多肉而酸甜,次出青州(今山东)、冀州(今河北),味过酸,其核并似猪肾。"

【采收】以果实入药。于秋季果实完全成熟时采收,干燥后备用。

【化学成分】含木脂素(五味子素、去氧五味子素和华中五味子酯)、植物甾醇(β-谷甾醇、豆甾醇)、挥发油、维生素 C、维生素 E。

【药理作用】本品具有补益、护肝和适应原样作用。木脂素有显著的对抗肝脏毒害作用。五味子能兴奋神经系统,提高大脑的反应速度,还可兴奋子宫,增强其节律性收缩。本品具有的适应原样特性,能帮助机体适应紧张状态,起到安神作用。

【临床应用】五味子是一种重要的补益草药,能补益和强壮许多不同的器官。如用于治疗肝炎和肝功能低下;治疗慢性咳嗽、气短和喘息;增强肾脏功能,帮助体液平衡,治疗盗汗、口渴、尿频。五味子可显著增强男性精液的分泌,改善性功能;还可以用于治疗神经官能症。

【注意事项】大剂量服用可引起心中烦热。

483　水扒榈 *Scolopendrium vulgare* Sym.（水龙骨科）

【英文名】Hartstongue

【植物形态】常绿蕨类植物,高约 60 cm。叶片长舌状,背面有两排孢子囊群。

【生态分布】分布于欧洲、北非、亚洲东部和北美大多数地区,生长于林地荫蔽处、河堤和城墙等处。

【历史趣闻】本品用于治疗痢疾和腹泻已有 2 000 多年的历史。在威尔士和苏格兰高地,本品一直被作为治疗烧伤、创伤、烫伤和痔疮的膏药;在日本,阿伊努利居民将它作为烟草。

【采收】以叶入药。夏季采收叶片,干燥备用。

【化学成分】含鞣质、黏液质和黄酮类(包括无色飞燕草素)等成分。

【药理作用】本品有抗菌、收敛、利尿、祛痰等多种作用。

【临床应用】过去水扒榈是用来愈合伤口,目前主要用来治疗痢疾、黏液性结肠炎、大肠炎,对肝脾疾病有良好的疗效;也用于治疗支气管炎等疾病。

【附注】本植物现用拉丁名为 *Asplenium scolopendrium*（L.）Fam.

484　林生玄参 *Scrophularia nodosa* L.（玄参科）

【英文名】Figwort

【植物形态】多年生直立草本,高约 1 m。茎四棱。叶片卵圆形。聚伞花序;花冠褐色。蒴果绿色。

【生态分布】原产于欧洲、亚洲中部和北美。以潮湿地方、开阔林地、河岸和沟渠边生长较多。

【历史趣闻】在草医学中,根据植株的形态喻示其作用的观点,林生玄参与淋巴结核肿块外形相似,认为其能有效地治疗淋巴结核。实际上,在 16 和 17 世纪,其作为治疗所有类型的肿胀与肿瘤的药物而广泛流传。

【采收】以地上部分入药,夏季采收,干燥备用。

【化学成分】含环烯醚萜(包括桃叶珊瑚苷、玄参苷、乙酰基哈帕苷等)、黄酮类、强心苷和酚酸等成分。

【药理作用】玄参苷和哈帕苷具有抗风湿活性。本品还有解毒、抗肿瘤、收敛、利尿、驱虫等多种作用。

【临床应用】本品可治疗各种皮肤病,浸剂内服或外用,对慢性皮肤疾病,如湿疹和牛皮癣的疗效显著;外用有助于加速烧伤、创伤和溃疡伤口的愈合。至今,在欧洲,本品仍被用于治疗肿胀和肿瘤。此外,本品还用于驱虫。

485　黄芩 *Scutellaria baicalensis* Georgi（唇形科）

【英文名】Baical Skullcap

【植物形态】多年生草本；根状茎肥厚，粗达 2 cm。株高 30～120 cm，近无毛或被上曲至开展的微柔毛。叶具短柄，披针形至条状披针形，两面无毛或疏被微柔毛。总状花序顶生；花萼长 4 mm，盾片高 1.5 mm；果时增大；花冠紫色、紫红色至紫蓝色。小坚果卵球形，具瘤。

【生态分布】黄芩喜温凉干燥气候，喜光，较耐寒、耐旱，野生常见于海拔 100～2 000 m 的向阳草坡地及休荒地上，分布于中国、日本、朝鲜、蒙古和俄罗斯。春季用种子繁殖。

【历史趣闻】黄芩作为中草药在中国民间应用已有悠久的历史，从中国西北出土的公元 2 世纪墓穴中的 92 块竹简中有制备煎剂、酊剂、丸剂和膏剂的药物配方，其中就记载有黄芩，是治疗温热病（如痢疾和泄泻）的主要药物之一。

【采收】以根入药。秋季至早春采挖 3～4 年生植株的根，洗净，干燥备用。

【化学成分】含黄酮类化合物（约 12%，主要有黄芩苷、汉黄芩苷）、甾醇、苯甲酸。

【药理作用】黄芩具有镇静、抗过敏、抗菌、抗炎等作用。研究表明，黄芩中的黄酮化合物有显著的抗炎和抗过敏作用，对静脉病和毛细血管脆弱也有帮助。

【临床应用】在传统中医药学中，黄芩主要用于治疗热性疾病，如高热、咳嗽、痰黄稠和胃肠感染引起的泄泻和痢疾，也可用于治疗小便疼痛。黄芩还可用于治疗过敏性疾病，如哮喘、枯草热、湿疹和荨麻疹。黄芩与其他药物配合，可治疗高血压、动脉硬化、静脉曲张和多发性皮下紫癜。在皮肤病方面，黄芩可治疗溃疡、痈肿。

486　侧花黄芩 *Scutellaria laterifolia* L.（唇形科）

【英文名】Skullcap，Virginia Skullcap，Mad Dog

【别名】美黄芩

【植物形态】多年生草本，高至 60 cm。茎直立，多分枝。叶对生，卵圆形，边缘有锯齿。花成对排列，花冠粉红色至蓝色。蒴果干后僧帽状。

【生态分布】原产北美，野生于美国和加拿大，生于潮湿地区，如河岸、湿地，喜阳光充足地方。春季由种子或根蘖繁殖。

【历史趣闻】本品味苦，为北美土著民族的草药。传统习惯用于治疗痛经。19 世纪，美洲用于治疗狂犬病，因而有"Mad Dog"之名。美洲土著居民将本品用于调经、缓解乳房痛和催产。19 世纪，还发现本品有镇定精神的作用。

【采收】以地上部分入药。夏季开花时采收 3～4 年生植株的地上部分，干燥后备用。

【化学成分】含有黄酮（黄芩素苷）、苦味环烯醚萜（梓醇）、精油和鞣质。

【药理作用】有安神、滋补、镇定、解痉、抗抑郁等作用。

【临床应用】本品过去主要用于治疗神经系统疾病,如癔症、癫痫、痉挛和狂犬病以及严重的精神病,如神经分裂症;目前,主要用于缓解精神紧张和焦虑不安。因为本品有解痉作用,对由于精神紧张、焦虑引起的肌肉紧张有很好的疗效。本品也常与其他草药合用,如缬草,治疗失眠和痛经。

浸剂,50 mL,每日 3 次,治疗紧张和焦虑不安。胶囊剂,含 200 mg 提取物,每日 2 次,有镇定精神作用。酊剂 3 mL,水冲服,每日 2 次,治疗神经紧张和头痛。丸剂,混合其他草药,治疗失眠。

487　大花月光掌 *Selenicereus grandiflorus* **Britt. et Ros.** （仙人掌科）

【英文名】Night Brooming Cereus

【别名】大花蛇鞭柱

【植物形态】多年生攀缘植物,多分枝。茎圆柱形,有气生根。叶针刺状。花芽较大,花夜间开放,白色,直径约 20 cm。果实卵形,红色。

【生态分布】原产于墨西哥和美国中部,现野生较稀少,多作观赏和药用植物栽培。

【历史趣闻】本品为北美民间草药。用于治疗心脏病。在加勒比海地区,全株汁液用于驱虫,茎和花用于治疗风湿病。

【采收】以花和嫩枝入药。夏季开花时采收花,干燥备用。嫩枝也是夏季较多,随采随用。

【化学成分】含生物碱(包括仙影拳碱)、黄酮类(鼠李宁)和色素。

【药理作用】仙影拳碱有强心作用,与强心苷相似。

【临床应用】本品对心脏疾病疗效显著,可促进心脏的活动能力,降低心率。适用于治疗心绞痛、低血压等病症,并作为心脏病发作后的滋补药。本品目前供应量少,已不常用了。

【注意事项】遵医嘱使用,服用过量会引起反胃与幻觉。

488　屋顶长生草 *Sempervivum tectorum* **L.** （景天科）

【英文名】Houseleek

【别名】佛座莲花

【植物形态】多年生多浆草本,高约 10 cm。叶聚生成莲座丛状。花簇生于花枝上,花钟状,红色。

【生态分布】原产于欧洲中部和南部、北非、亚洲西部,北欧也有野生,喜沙质、干燥土壤,作为庭院植物被广泛栽培。

【历史趣闻】法兰克国王查理曼让他的臣民把屋顶长生草种植在屋顶上,认为这样可以避雷和防止火灾。此植物的属名 *Sempervivum*(长生),即指它的生命力

顽强。它也是民间草药,按传统习惯,人们咀嚼叶子以减轻牙痛,叶汁作吸嗅剂
以止鼻血。

【采收】 以叶和叶汁入药。夏季采收叶片,备用;或榨取叶汁使用。

【化学成分】 含鞣质、树脂、苹果酸和蚁酸等多种成分。

【药理作用】 本品有凉血、收敛及杀菌作用。

【临床应用】 叶和叶汁外用,治疗多种皮肤疾病,包括烧伤、创伤、烫伤和鸡眼等。

【注意事项】 本品忌内服,大剂量时会引起呕吐。

489　金色千里光 *Senecio aureus* L.（菊科）

【英文名】 Liferoot,Squaw Weed

【植物形态】 多年生直立草本,高约 1 m。叶披针形。头状花序,花黄色。

【生态分布】 原产于北美东部,生于沼泽地、潮湿土壤和河堤。

【历史趣闻】 为北美民间传统草药,卡托巴布族人用金色千里光治疗一般妇科疾
病,尤其是缓解分娩疼痛。

【采收】 以地上部分入药。夏季采收地上部分,干燥备用。

【化学成分】 含挥发油、吡咯双烷类生物碱(包括千里光因、千里光宁和奥氏千里光
碱)、鞣质和树脂。

【药理作用】 有杀菌、收敛、调经的作用。

【临床应用】 目前,在英美草医药中,用于通经和缓解绝经期的不适。其煎剂则作
为阴道分泌物的冲洗剂。

【注意事项】 吡咯双烷类生物碱对肝脏有较大的毒性。本品忌内服,在一些国家限
制使用。

490　锯叶棕 *Serenoa repens*（Bartr.）Small.（棕榈科）

【英文名】 Saw Palmetto

【别名】 匍匐蓝棕;锯齿棕;塞润榈

【植物形态】 常绿棕榈,株高至 6 m。叶扇形,黄绿色。花乳白色;浆果暗红色至黑
色,生于叶中部,有香荚兰气味。

【生态分布】 原产北美,分布于大西洋和加勒比海沿岸。

【历史趣闻】 为美洲和欧洲常用草药。19 世纪,锯叶棕果肉用作滋补药;20 世纪早
期开始用于前列腺增生,能增强和促进男性的性功能。

【采收】 以浆果入药。夏季果实成熟时采收,干燥备用。

【化学成分】 脂溶性成分含脂肪酸、脂醇、植物甾醇等;还含黄酮类和多糖。

【药理作用】 具有收缩血管、增强肌力、抗炎、抗黏膜炎、抗癌、催欲、助消化、利尿、
解痉、麻醉和镇静等作用。

【临床应用】现代研究表明,果实提取物可增加男子性器官的供血,从而改善内分泌系统对性功能的调控,治疗阳痿。脂溶性提取物能减少前列腺中二氢睾酮的产生,但不抑制人体睾酮的活动,且对前列腺增生产生消炎作用。美洲和欧洲许多国家都使用锯叶棕作为饮食补充剂,是治疗前列腺增生的一种有效方法。临床证明,每日服用 320 mg 锯叶棕提取物,对前列腺增生综合征是安全有效的。

本品常与大荨麻 *Urtica dioica* 根提取物合用,治疗前列腺增生症。

【附注】《美国药典》2005 年版收载本品。

491　芝麻 *Sesamum indicum* L.（胡麻科）

【英文名】Sesame

【别名】胡麻;脂麻

【植物形态】一年生直立草本,高至 2 m。叶披针形至卵圆形。总状花序顶生,花白色、粉红色或紫色。蒴果长椭圆形,有棱。种子扁圆形。

【生态分布】原产于非洲,世界各地和亚热带地区均有栽培。

【历史趣闻】人们对芝麻的应用历史悠久,古埃及时,由于其种子营养丰富而为人们所食用,并用来榨油。种子油可作灯的燃油和制成药膏。长期以来,人们认为芝麻有一种神力,《一千零一夜》中的谚语"芝麻开门"已为大家所流传。

【采收】以种子、种子油和根入药。夏季采挖根部,干燥备用;秋季果实成熟时收集种子,或将种子磨碎提取油脂。

【化学成分】种子含油脂(约 55%,其中主要有不饱和脂肪酸,包括油酸、亚油酸)、蛋白质(26%)、泛酸、维生素 E、叶酸及矿物质(尤其是钙)等。

【药理作用】有补血、明目、祛风、润肠、益肝、强身体、抗衰老之功效。

【临床应用】本品在中国主要作为食品,认为可补肝肾。种子可用于治疗一些疾病,如眩晕、耳鸣、视力模糊(由贫血引起的);还可润肠,治疗便秘;还用于催乳。种子油对皮肤有滋润、保护作用,治疗某些皮肤病。

【附注】芝麻种子是常用的食品,芝麻油还可用于化妆品中。

492　水飞蓟 *Silybum marianum* L.（菊科）

【英文名】Milk Thistle

【别名】水飞雉;奶蓟

【植物形态】二年生草本,全株有刺,高至 1.5 m。基生叶丛生,叶面有白色斑纹,边缘有刺。头状花序单生于枝顶,管状花紫红色、淡红色或少有白色。瘦果长椭圆形,黑色,发亮。

【生态分布】原产于地中海地区,广泛分布于欧洲,生于开阔向阳地带,在美国加州和澳大利亚已经归化,中国也有栽培。

【历史趣闻】水飞蓟是欧美常用草药,应用历史悠久。其花序在严冬缺乏新鲜蔬菜时作为一种春天补药,能促进乳汁分泌,对因肝病引起的精神忧郁很有疗效。德国自 1970 年以来,研究证实了水飞蓟种子所含水飞蓟素对肝脏有高度的保护作用。

【采收】以种子和花头入药。夏季盛花时采摘花头,夏末采收种子,均晒干备用。

【化学成分】种子含黄酮(1%～4%,有水飞蓟素、水飞蓟亭、水飞蓟宾等)、苦味质和多糖。

【药理作用】具有保肝、利胆、保脑、保护心肌的作用;还有明显的抗脂质过氧化、抗辐射、清除自由基和抗溃疡活性。研究表明,由 CCl_4 或毒菌引起的肝损伤,在 48 h 内服用水飞蓟素治疗有效。

【临床应用】本品用于护肝、刺激胆汁分泌、催乳,治疗抑郁症、肝病、肝炎和黄疸。果实中的水飞蓟素 *Silymarin* 用于治疗急、慢性肝炎,肝损伤和肝硬化等。还用于治疗中毒性肝损伤、高脂血症、缺血性心脑血管疾病、糖尿病慢性并发症等。花头煮熟后食用,能增加乳汁。

【注意事项】妊娠期和哺乳期妇女慎用。

493 洋菝葜 *Smilax officinalis* Griseb. (百合科)

【英文名】Sarsaparilla

【别名】竹叶菝葜;土茯苓

【植物形态】多年生草本,茎攀缘,木质化,长至 5 m。叶宽卵形,有卷须。花小,淡绿色。浆果红色。

【生态分布】洋菝葜分布于亚洲和澳大利亚的热带、亚热带地区。

【历史趣闻】古希腊和古罗马人认为洋菝葜为一种解毒剂。但在 16 世纪前它并未得到广泛应用。1563 年,洋菝葜从新大陆被带到西班牙,用于治疗梅毒。在墨西哥,洋菝葜被用于治疗多种皮肤病,其根还用于滋补和催情。加勒比海印第安人和美国土著人用洋菝葜来治疗皮肤疾病和泌尿系统疾病。亚马孙地区的居民用它来提高男性生殖能力和治疗更年期病症。17 世纪,英国草药学家尼古拉斯·卡尔佩泊记载"菝葜浆果果汁给新生婴儿服用,将来就不会中毒"。他还提到本品可治疗眼部疾病、头伤风、丘疹和各种肌肉、关节疾病。19 世纪,英国每年进口大量洋菝葜,大部分用于治疗梅毒;而在美国,在许多治疗梅毒的、被称为净化血液的草药和药品中,洋菝葜是最有名的。

【采收】以根入药。全年均可挖根,洗净,切片,干燥后备用。

【化学成分】本品含甾体皂苷(1%～3%)、植物甾醇类(包括 β-谷甾醇和 e-谷甾醇)、淀粉(约 50%)、树脂、菝葜酸和矿物质。

【药理作用】本品有睾丸激素作用，也有雌性激素作用和抗炎作用。本品所含的皂苷类有抗菌作用。一些甾醇皂苷可减少内脏的某些有毒物质进入血液。本品有抗炎、杀菌、抗风湿、利尿、滋补和催情等作用。

【临床应用】本品用于治疗湿疹、牛皮癣、皮肤瘙痒、风湿、风湿性关节炎和痛风等。其雌激素活性对治疗经前期病症、更年期神经衰弱与抑郁症有显著疗效。本品作为利尿剂可用于治疗高血压，但这会减少体内的钾元素，因此，在服用本品的同时，需要食用富含钾的食物，如香蕉和新鲜蔬菜。中国临床试验表明，本品能治疗钩端螺旋体病症，也可用于梅毒的急性期。

【附注】1820—1882 年，本品作为治疗梅毒药物收载于《美国药典》。菝葜属的多种植物 *Smilax spp.* 均有相同或相似的药理作用和治疗价值。

494　澳洲茄 *Solanum aviculare* Forst.（茄科）

【英文名】Kangaroo Apple，Poroporo

【植物形态】多年生灌木状草本，高 1.5 m 左右。雅致的叶分裂为三叉，叶脉紫色或褐色。花序二歧式；花冠紫色。浆果鲜红色，卵状椭圆形，内含种子 150～200 粒。

【生态分布】原产于澳大利亚和新西兰。

【历史趣闻】澳大利亚土著居民称澳洲茄为"Kangaroo Apple"，而新西兰土著毛利人则称之为"Poroporo"。澳洲茄叶及未成熟的果实有毒，须果实成熟后，果皮开裂才能食用，是澳大利亚当地人的一种水果。

【采收】以茎、叶和果实入药。夏季或秋季采收茎、叶，秋末果实成熟后采摘，均经干燥后备用。

【化学成分】含有一定毒性的甾体生物碱类，如澳洲茄碱 *Solasonine*、茄解碱 *Solancargine*、澳洲茄边碱 *Solamargine*、澳洲茄胺 *Solasodine*、*p-Solamargine*、*Solaradixine*、*Solashabanine* 和 *Solaradinine* 等。

【药理作用】本品具有抗炎、镇痛、杀虫等作用。澳洲茄胺对心脏有兴奋作用，能降低血液凝固性，有抗休克、升高血糖作用；能抗真菌，有抗癌活性。

【临床应用】澳洲茄胺合成的甾体激素可的松，可用于治疗风湿性心肌炎、关节炎、支气管性气喘、皮肤病等疾病。

【注意事项】需遵医嘱使用。

【附注】1. 裂叶茄 *Solanum laciniatum* Aiton 与澳洲茄性质、功效相同。2. 在澳洲茄中含约 3%的澳洲茄胺。1976—1983 年，国际上将澳洲茄作为提取甾体激素前体澳洲茄胺的原料，用于生产一些避孕药与可的松类激素。

495　欧白英 *Solanum dulcamara* **L.**（茄科）

【英文名】Common Nightshand

【别名】蜀羊泉

【植物形态】多年生草质藤本植物，长至 4 m。叶卵圆形，深裂。花冠紫黑色，具黄色花药。浆果卵圆形，猩红色。

【生态分布】原产于欧洲、北非和亚洲北部，引种至北美，为一种常见的路边植物，尤其以开阔地较多见。

【历史趣闻】1735 年，爱尔兰本草学家 K'Eogh 曾阐述欧白英的作用："性热、干，煎汁入酒，疏通肝脾，治黄疸。"此外，欧白英还可愈合体内瘀伤和破裂，化淤血，并使其随尿液排出。瑞典植物学家林奈（1707—1778 年）认为欧白英对高烧和炎症疗效显著。

【采收】以嫩枝和根皮入药。夏季和秋季采收嫩枝，秋季挖根，取皮，均干燥后备用。

【化学成分】含甾体生物碱（包括澳洲茄碱、*Soldulcamaridine*）、甾体皂苷和鞣质（约 10%）等成分。

【药理作用】有利尿、化痰、排毒、抗风湿、抗菌等作用。

【临床应用】本品内服可治疗皮肤疾病，如湿疹、瘙痒、牛皮癣和疣等。嫩枝的煎液外洗治疗皮肤疾病也有类似的效果。本品还用于治疗哮喘、慢性支气管炎、风湿性病症和痛风。

【注意事项】本品超剂量应用时有毒。应遵医嘱服用。

496　马铃薯 *Solanum tuberosum* **L.**（茄科）

【英文名】Potato

【别名】洋芋；土豆

【植物形态】多年生草本，块茎膨大，高至 1 m。茎分枝；复叶。花冠白色或紫色，浆果绿色。

【生态分布】原产智利、玻利维亚和秘鲁，现在全世界各地栽培。

【历史趣闻】古代安第斯中部的奇楚亚人和艾玛拉族（Aymara）人栽培了多种马铃薯。16 世纪，西班牙航海家从西半球将马铃薯引种至欧洲，至 18 世纪，马铃薯已成为欧洲的主要食品。

【采收】以块茎入药。秋季至早春均可采挖块茎。

【化学成分】块茎含淀粉、维生素 A、硫胺素、核黄素、维生素 C、维生素 K、矿物质（特别是钾）、少量莨菪烷类生物碱。

【药理作用】本品有抗炎、抗菌、止血、止痛等作用。

【临床应用】马铃薯浆汁有助于治疗胃溃疡，改善胃酸浓度和止痛。块茎浆液外用,可缓解关节痛、头痛、背痛、皮肤痛和止血。印度用块茎外皮治疗牙龈肿痛和创伤。

【注意事项】使用马铃薯过量也会中毒。

497 加拿大一枝黄花 *Solidago canadensis* **L.**（菊科）

【英文名】Goldenrod

【别名】金棒草

【植物形态】多年生草本,高至 100 cm。叶长披针形,上部叶有时分裂。花多,聚集成穗状花序状,再形成总状;花冠金黄色。

【生态分布】原产于北美洲,欧洲及亚洲也有分布,生于开阔地带、山坡、路边。

【历史趣闻】本品在北美民间药用已久;在欧洲草药书籍中也有记载,作为泌尿系统抗炎药使用已有数百年的历史。

【采收】以地上部分入药。夏季采收带花的地上部分,干燥备用。

【化学成分】含黄酮类、三萜皂苷类和挥发油等成分。

【药理作用】民间认为本品有利尿、解痉、抗炎的功效。本品具有利尿、抗炎、抗氧化、抗肿瘤、抗菌等作用。

【临床应用】广泛用于膀胱结石、尿道炎、肾结石、膀胱炎的治疗和预防以及泌尿系统细菌感染的辅助治疗等。

【附注】本品为金棒草的主要植物来源。《欧洲药典》和《英国药典》还收载了同属植物巨大一枝黄花 *Solidago gigantea* Ait. 为金棒草的法定原植物来源种。

498 毛果一枝黄花 *Solidago virgaurea* **L.**（菊科）

【英文名】Goldenrod

【别名】新疆一枝黄花

【植物形态】多年生草本,高至 70 cm。叶椭圆形至披针形,边缘有齿;上部叶有时分裂。花聚集成穗状花序状;花冠金黄色。

【生态分布】原产欧洲及亚洲,现北美已归化,生于开阔地带和山坡。

【历史趣闻】本品在 16 世纪末的欧洲草药书籍中已有记载,用作抗氧化剂、收敛剂和利尿剂。

【采收】以地上部分入药。夏季采收带花的地上部分,干燥备用。

【化学成分】含皂素、酚性苷、二萜、炔类、黄酮、鞣质、肉桂酸盐、羟基苯甲酸盐。

【药理作用】皂素有抑制念球菌的作用。本品还有收敛、利尿、杀菌、止血等作用。

【临床应用】本品用于治疗尿道炎、肾炎、膀胱炎以及肾结石和膀胱结石。本品有抑制念珠菌作用,用于治疗鹅口疮;还可治疗咽喉痛、慢性鼻腔充血、腹泻和小儿胃肠炎;制成漱口剂或灌洗剂可治疗细菌感染。

499　北欧花楸 *Sorbus aucuparia* **L.** （蔷薇科）

【英文名】Rowan

【别名】欧亚花楸

【植物形态】落叶乔木,高至 12 m。树皮红色。羽状复叶,小叶长椭圆形,边缘有
　　　锯齿。花小,白色。浆果橘红色。

【生态分布】在北半球各地都有分布,生于林地,也作观赏树栽培。

【历史趣闻】在苏格兰高原,北欧花楸被认为可以解除巫术,高原的居民将其种植
　　　在房屋附近。他们将北欧花楸的灰烬撒向牲畜,认为这样可以保护它们免受魔
　　　鬼的袭击。

【采收】以果实入药。秋季果实成熟后采摘,鲜用。

【化学成分】含鞣质、山梨醇、苹果酸、山梨酸、糖类和维生素 C。种子含有生氰苷,
　　　遇水时会产生有毒的氢氰酸。

【药理作用】本品有抗菌、消炎、收敛、止血等作用。

【临床应用】长期以来,其果实被用来制作蜜饯和饮料。用本品制成的果酱或浸剂
　　　可治疗痢疾和痔疮;制成含漱剂用于治疗咽喉疼痛;制成冲洗液用于治疗阴道
　　　分泌物过多,也可治疗痔疮。

【注意事项】果实入药,或食用前需先除去有毒的种子。

500　赤根驱虫草 *Spigelia marilandica* **L.** （马钱科）

【英文名】Pinkroot; Indian Pink

【植物形态】多年生草本,高 40～60 cm。叶卵圆形至披针形。花鲜艳,红色至粉
　　　红色。蒴果。

【生态分布】原产于美国南部地区,生于林地附近干燥、肥沃的土壤上。

【历史趣闻】美国南部土著人将本品用于驱虫。希腊人和北美切罗基族人将本品用
　　　来与白人居民进行交易。18 世纪后期开始,本品在美洲和欧洲是一种主要的驱
　　　虫药。

【采收】以根入药。秋季挖根,洗净,干燥后备用。

【化学成分】未见报道。

【药理作用】有较强的驱除寄生虫的作用。

【临床应用】目前,本品唯一的用途就是驱除肠道寄生虫,尤其是绦虫和蛔虫。

【注意事项】本品有一定毒性,需遵医嘱使用。

501　药水苏 *Stachys officinalis* （**L.** ） **Trev.** （唇形科）

【英文名】Betony

【植物形态】多年生草本,高约 60 cm。叶椭圆形,边缘有锯齿。轮伞花序聚集成

穗状;花冠粉红色或白色。

【生态分布】 分布于欧洲各地、亚洲东部至高加索,喜生于草地、荒原和多山地区。

【历史趣闻】 古代,药水苏即被看做是一种万能药。罗马皇帝奥古斯特(公元前
63—公元14年)的御医安东尼厄·穆萨曾阐述本品能治疗47种不同的疾病,
尤其是对头痛疗效显著。在英国的草药医学中,本品用来提神,并缓解神经过
度兴奋,还用于治疗紧张、经前期不适、记忆力差和精神紧张等。

【采收】 以地上部分入药。初夏开花时采收地上部分,干燥备用。

【化学成分】 含生物碱(包括水苏碱和左旋水苏碱)、酚类、甜菜碱、胆碱和鞣质。

【药理作用】 具有提神、安神、镇痛、收敛、止血等作用。

【临床应用】 本品对头痛和贝尔麻痹有显著作用;还可缓解精神紧张和压抑。本品
微苦,对消化系统和肝脏有一定疗效,并有滋补作用。本品与药用聚合草
Symphytum officinale 和椴树花合用,对头痛和充血性病症疗效显著;本品单
独使用,或与蓍草 *Achillea millefolium* 合用,可止鼻出血。

502　繁缕 *Stellaria media*（L.）Cyr.（石竹科）

【英文名】 Chickweed

【别名】 鹅肠草

【植物形态】 多年生匍匐草本。茎柔弱,被毛。叶对生,卵圆形。花白色,星状。

【生态分布】 原产欧洲及亚洲,现在世界大部分地区有分布,生于开阔地带。

【历史趣闻】 1世纪古希腊就有用繁缕治疗眼部发炎和繁缕汁液治疗耳痛的记载。
此外,繁缕富含营养成分,味道好,也作为蔬菜。

【采收】 以地上部分入药。夏季采收地上部分,干燥备用。

【化学成分】 含三萜皂素、香豆素、黄酮、维生素C和羧酸。

【药理作用】 本品有抗炎、抗菌、抗风湿、止痒、助消化等作用。

【临床应用】 本品制成的液汁、泥罨剂、软膏或霜剂可缓解严重的皮肤瘙痒症,常用
于治疗湿疹、静脉炎、荨麻疹。新鲜或干燥品的浸剂用作洗浴,可治疗风湿性关
节炎,还有助于损伤组织的修复。本品内服治疗胸腔疾病,小剂量服用有助于
提高消化功能。

503　草乌桕 *Stillingia sylvatica*（L.）Will.（大戟科）

【英文名】 Stillingia

【别名】 林生假乌桕;假乌桕

【植物形态】 多年生草本,高约1.2m。叶革质。花黄色,无花瓣。果3浅裂。

【生态分布】 原产于美国南部,喜沙质土壤。

【历史趣闻】 美国土著人用本品作为泻药,治疗皮疹和性病;克里克族妇女产后服

用根的煎汁,或用煎汁洗浴。1831—1926 年,收录在《美国药典》中。

【采收】 以根入药。秋季挖根,洗净,鲜用或干燥备用。

【化学成分】 含二萜、脂肪油、挥发油、树脂和鞣质等。

【药理作用】 本品有解毒、抗菌、消炎、止咳、止痒、止血等作用。使用鲜根活性
最强。

【临床应用】 本品内服可治疗便秘、结核、渗出性湿疹和淋巴结核。此外,鲜根可用
于治疗支气管炎、喉炎和咽喉感染。洗液外用,可治疗痔疮、皮肤瘙痒、湿疹、牛
皮癣。

【注意事项】 需遵医嘱使用。大剂量时,有催吐和致泻作用。

504　毒毛旋花子 *Strophanthus kombe* Oliv.（夹竹桃科）

【英文名】 Strophanthus

【别名】 康毗箭毒子;羊角拗

【植物形态】 木质藤本,长达 10 m。叶对生,椭圆形。花大,钟状,白色至黄色;花
瓣先端延长成丝状,卷曲于花蕾中。蓇葖果细长,内含多数有冠毛的种子。

【生态分布】 原产于非洲东部,莫桑比克。生于雨林中,现已商业化栽培。

【历史趣闻】 毒毛旋花子在非洲作为箭毒使用已有很久的历史;先后在西非和东非
发现,将标本送至欧洲,才知其种子具有强力的强心作用。

【采收】 以种子入药。果实成熟时采集,干燥后取出种子,除去冠毛备用。

【化学成分】 含毒毛旋花子苷 K(含量 8% ~ 10%, *k - Strophanthin*)、脂肪油
(30%)、康毗酸 *Konbic acid*、毒毛旋花子酸 *Strophathic acid*、胆汁酸、葫芦巴
碱等。

【药理作用】 毒毛旋花子苷可以使心率减慢,并能改善心脏功能。但即使小剂量的
毒毛旋花子苷也有剧毒。

【临床应用】 目前临床上多使用制成的毒毛旋花子苷注射剂和酊剂。在治疗心脏
疾病方面,本品与洋地黄相同。但其活性成分吸收较差,可作为一种温和的心
脏功能调节剂。本品与颠茄 *Atropa belladonna* 等配伍时作用更佳。

【注意事项】 本品有剧毒,需遵医嘱使用。

【附注】 本品与洋地黄苷比较,有作用迅速、排泄迅速、对胃肠刺激性较轻的
特点。

505　马钱 *Strychnos nux-vomica* L.（马钱科）

【英文名】 Nux Vomica

【别名】 马钱子,番木鳖

【植物形态】 常绿乔木,高约 15 m。叶对生,卵圆形,光滑,有光泽。聚伞花序顶

生,花管状,白色。果实黄色,含种子5～8粒,种子扁圆形。

【生态分布】原产于亚洲西南部。目前已作为经济树种栽培。

【历史趣闻】马钱的种子于 15 世纪被带到欧洲,用于狩猎和灭鼠药。1640 年,欧洲将马钱作为兴奋剂入药。1817 年,欧洲从马钱中分离出士的宁,1819 年分离出马钱碱。在印度,民间医生掌握了将马钱去毒的方法,如将马钱放入牛尿中浸泡 7 天(每天换新尿),然后除去种皮并与水牛的奶一起阴干。

【采收】以种子入药,果实成熟时采摘,晒干后取出种子,备用。

【化学成分】含吲哚生物碱(3％,包括番木鳖碱、马钱子碱、番木鳖次碱、伪士的宁)、马钱苷、绿原酸和脂肪油等。

【药理作用】本品有中枢兴奋和镇痛、促进骨髓造血、镇咳、祛痰、平喘的作用。本品中的番木鳖碱有致命毒性,能使肌肉痉挛。

【临床应用】本品有毒,很少内服,但仍是一种有效的神经兴奋剂。中医将马钱外用,以缓解疼痛,治疗各种肿瘤,减轻瘫痪症状,包括面瘫。顺式疗法处方中将其用于消化系统疾病、畏寒等。中国临床试验表明,马钱的糊剂用于15 000例面瘫患者中,80％以上的患者痊愈。

【注意事项】本品有毒。本品和番木鳖碱在一些国家被限制使用。

【附注】《印度药典》、《中国药典》、《日本药典》均有收载。

506　安息香 *Styrax tonkinensis*（Pierre.）Craib. ex Hart.（安息香科）

【英文名】Benzoin

【别名】白花树;越南安息香;滇桂野茉莉

【植物形态】落叶灌木,高至 9 m。树皮棕绿色。叶互生,叶片长卵形,先端尖。由总状花序集成圆锥花序,顶生或腋生;花钟状,白色,有香味。果实扁球形,灰棕色。

【生态分布】原产于东南亚地区,生长于热带雨林,现在已有人工栽培。

【历史趣闻】在东南亚地区民间很早将本品作为药用。中国药用始载于《唐本草》(659 年),其后的历代本草均有记载。

【采收】以树脂入药。树干经自然创伤或夏季、秋季人工割裂树皮,可流出树脂,收集后阴干备用。

【化学成分】本品含树脂70％～80％,其中有 3-苯甲酰泰国树脂酸酯、松柏醇苯甲酸酯、游离苯甲酸(20％)、香草醛(0.15％～2.3％)。醇浸出物含总香脂酸39％,绝大部分为苯甲酸。

【药理作用】具有抗菌、消炎、祛痰、收敛等作用。使用本品能减少皮肤的刺激和增加胶布黏着力。

【临床应用】本品外用,可治疗创伤和溃疡,对被感染的组织起到收敛和消毒杀菌

作用。内服,可缓解肠胃绞痛、刺激咳嗽,对泌尿系统有消毒杀菌的作用。本品
还用于治疗咽喉炎、伤风感冒引起的头痛、气喘和支气管炎。

【附注】《印度药典》《中国药典》《美国药典》均有收载。

507　印度獐牙菜 *Swertia chirata* **Buch. -Ham.**　（龙胆科）

【英文名】Chirata

【别名】印度当药

【植物形态】一年生草本,高至 1.5 m。茎近圆形,有棱。茎生叶无柄,椭圆形。圆
锥花序较大,花多,花冠黄绿色。蒴果卵圆形;种子小,光滑。

【生态分布】主产于印度、尼泊尔、克什米尔和不丹等地区。

【历史趣闻】本品为印度、尼泊尔及中国西藏的民间草药,使用历史悠久。印度传
统医学将其作为苦味健胃药、解热药和驱虫药。在 Mahasudarshana Churna 地
区,有 50 多种草药组成的治疗发热性疾病,如治疗疟疾、肝(火)病、胆结石和消
化不良的标准混合剂中本品是其中的主要药物之一。在欧洲和亚洲使用金鸡
纳以前,本品是治疗疟疾的常用药。

【采收】以全草入药,夏季开花时采收,干燥备用。

【化学成分】含三萜、黄酮、木脂素、环烯醚萜苷类、生物碱等化合物。

【药理作用】本品具有利胆保肝、增加胆汁分泌、保护肝细胞、抗菌、消炎、解痉、镇
痛等作用;还有抗糖尿病活性。其中咕吨酮可以抗结核和抗疟疾;苦杏仁苷对
肝脏有保护作用。

【临床应用】本品对脾胃虚弱者,尤其是与恶心、消化不良和胃胀有关的疾病有强
的治疗作用。少量多次服用本品可增进食欲和改善消化功能。将本品与蜂蜜
混合服用,可治疗打呃。本品还可退烧、降体温和增加肝脏血流量。

【注意事项】胃液分泌过多者禁用。

508　日本当药 *Swertia japonica* （Schult.） Makino（龙胆科）

【英文名】Swertia

【别名】当药

【植物形态】二年生草本,茎直立,高 20~25 cm。叶对生,狭披针形。圆锥花序生
于茎顶端;花冠白色,花瓣有紫色脉纹。

【生态分布】原产于日本长野、岩手、山形、秋田等地。近年来,在长野等地已有规
范化、规模化栽培。

【历史趣闻】日本当药最早收载于《和汉三方图鉴》(1712 年)。日本民间用日本当
药健胃。本品也有一般龙胆科植物所具有的镇静效果。治病时常常煎服或开
水冲服当药粉。

【采收】以全草入药,秋季开花时采收,干燥备用。

【化学成分】含苦味苷(其中獐牙菜苦苷 Swertiamarin 占 2%～10%)、当药苷、龙胆苦苷、苦杏苷等强苦味成分,还有赤鲜红氨基乙酸、齐墩果酸、黄酮类以及氧杂蒽酮类衍生物。

【药理作用】本品乙醇提取液能增加皮肤末梢血管血流量,促进毛发生长,有效率达 80%。獐牙菜苦苷能促进胆汁、胰液及唾液的分泌。

【临床应用】本品用于治疗消化不良、食欲不振,但极度衰弱、畏冷的人不能使用。本品还能驱蛔虫及蛲虫,治疗痛经、结膜炎等。10%左右的水煎液或 5%～10%的酒精浸液涂于头部,用于治疗秋季脱发。此外,日本当药还可治疗头虱。

【附注】1.《日本药典》第 14 版规定,本品含獐牙菜苦苷不得少于 2.0%。2. 朝鲜半岛产的瘤毛獐牙菜 Swertia pseudochinensis Hara 的干燥全草,功效与本品类似,但苦味不足。

509　药用聚合草 *Symphytum officinale* L.（紫草科）

【英文名】Comfrey

【别名】块茎紫草;西门肺草

【植物形态】多年生草本,高至 1 m。叶厚,卵状披针形。聚伞花序下垂;花铃状,白色、粉红色至紫色。小坚果歪卵形,黑色,平滑,有光泽。

【生态分布】原产于欧洲,分布于温带地区,包括西亚、北美和澳大利亚,喜潮湿地带。

【历史趣闻】本品为民间草药,应用历史悠久。1 世纪,古希腊医生戴奥斯柯瑞迪所著《药物学》中就有记载,传统用于接骨和创伤。

【采收】以地上部分和根入药。夏、秋季采收叶和花,秋季挖根,均干燥备用。

【化学成分】含尿囊素(4.7%)、黏液质(约 29%)、三萜、酚酸(迷迭香酸)、天门冬素、吡咯烷生物碱(0.02%～0.07%)、鞣质。

【药理作用】所含尿囊素能促进细胞增生,修复受损伤的组织。迷迭香酸等酚酸有显著的消炎作用。吡咯烷类生物碱对肝脏有高毒性,但地上部分含量少或无;而根中含量较高,不应内服。鞣质和黏液质结合有助于治疗擦伤和青肿。本品有和缓的刺激和收敛作用。

【临床应用】本品主要用于治疗创伤和骨骼疾病。本品还用于治疗胃溃疡、过敏性便秘综合征及呼吸系统疾患,如气管炎、胸膜炎等。本品能接骨,踝关节扭伤后立即采用其治疗,效果明显。外用治疗粉刺、疖、疹、皮肤溃疡、银屑病等。用叶制成的软膏和叶的油浸剂可治疗扭伤和青肿。浓酊剂外用治疗粉刺,每日数次。

【注意事项】妊娠期和哺乳期妇女禁用。

510　臭菘 *Symplocarpus foetidus*（L.）Salisb.（天南星科）

【英文名】Skunk Cabbage

【植物形态】多年生草本,有难闻的气味,高约 70 cm。块茎较粗。叶基生,叶与卷心菜相似,有长柄。花序柄外围具鳞叶;佛焰苞暗青紫色,有线纹;肉穗花序青紫色;花小,多数,紫色。

【生态分布】原产于北美北部,尤其以草地、沼泽地和湿地较多。

【历史趣闻】北美民间草药,温尼贝戈族与达科他族居民将本品用于祛痰和解痉;用根治疗哮喘和支气管炎。此外,本品制成的膏药可除去创伤时留在体内的异物碎片和刺,愈合伤口,缓解疼痛。19 世纪,在美国使用极为广泛。

【采收】以根和根茎入药。秋季或早春挖取根和根茎,洗净,干燥备用。

【化学成分】含挥发油、5-羟色胺和树脂。

【药理作用】本品有抗菌、消炎、祛痰、解痉、抗风湿、止血等作用。

【临床应用】目前,本品主要用于治疗百日咳、哮喘和支气管炎。此外,还用于上呼吸道疾病,如鼻塞和枯草热。本品还用于治疗癫痫、头痛、眩晕、风湿和止鼻血。

【注意事项】新鲜的根和根茎与手接触,会引发水泡;过量服用会引起恶心、反胃、头痛和头昏眼花。

511　海南蒲桃　*Syzygium cuminii*（L.）Skeels（桃金娘科）

【英文名】Jambul，Java Plum

【别名】乌墨;子栋树;乌木

【植物形态】常绿乔木,高达 15 m。叶对生,革质,阔椭圆形,全缘。聚伞花序侧生,多花;花两性,绿黄色至白色,芳香;萼管陀螺形,先端截头状或不明显的 4 齿裂;花瓣分离,圆形,穹隆状。浆果卵形至球形,成熟时紫红色至黑色,顶端有一宿存的环形萼管。

【生态分布】原产于东南亚和澳大利亚。喜湿润的热带气候,适应性强,生长迅速。广泛分布于浓密的热带雨林中。印度、印度尼西亚和热带非洲均有。中国海南岛、福建、广东、广西以及云南等地有栽培。种子繁殖或扦插繁殖。

【历史趣闻】海南蒲桃是印度和东南亚各国的民间草药。它的果实既是食物,又是药物。果实成熟时具有成熟杏果的香味和味道。自古人们就采食它,其果实和种子均具有减轻胃肠胀气和收敛的特性;种子能降血糖,有益于糖尿病的治疗。在印度草医学中,海南蒲桃还用于治疗泄泻和痢疾。

【采收】以果实和种子入药。秋季果实成熟时采收,果实鲜用或干燥备用,种子干燥、研粉使用。

【化学成分】含苯酚类(甲基黄木灵 *Methylxanthoxylin*)、鞣酸、生物碱(包括蒲桃碱 *Jambosine*)、三萜类化合物、挥发油。

【药理作用】本品具有降低血糖、收敛、减轻胃肠胀气、利尿等作用。研究表明,海南蒲桃有显著降低血糖的作用,在胰岛细胞停止分泌足够量的胰岛素时(即糖尿病早期较轻的阶段)用其治疗效果很好。当然,治疗期间病人应遵循严格的饮食要求。

【临床应用】在印度,海南蒲桃种子被研成粉末,偶尔制成酊剂,用于治疗糖尿病和伴随糖尿病的尿频。印度草医学中,通常用蒲桃和芒果种子配伍碾成粉末用于治疗泄泻和痢疾。蒲桃还用于治疗消化不良,有助于缓解胃痛和痉挛,排除胃肠胀气。在东南亚部分地区,蒲桃根用于治疗癫痫。

512 紫色钟花树 *Tabebuia avellanedae* **Lorentz ex Griseb.** (紫葳科)

【英文名】Lapacho

【别名】南美蚁木

【植物形态】常绿乔木,高至 30 m。树皮黑褐色,光滑。叶长 20 cm,先端分裂为 2 深裂。花粉红色。蒴果长圆筒形。

【生态分布】原产于秘鲁至阿根廷的安第斯山区,在巴拉圭和巴西的低洼地区也有分布。现在已有人工栽培。

【历史趣闻】本品木材经久耐用,树皮药效显著,它在南美传统草药中使用的历史悠久,药效突出。印加人、巴西卡拉哇亚人以及其他南美土著人将本品视为灵丹妙药,用于治疗多种疾病,如外伤、发热、痢疾、肠炎;还用于治疗某些癌症和蛇咬伤。本品由于含有大量活性成分,全世界的执业医师都在使用。

【采收】以内树皮入药。野生树皮全年均可采收,取下树皮后立即剥去外层粗皮,将内皮干燥后备用。

【化学成分】含萘醌(拉帕醇)、蒽醌、香豆素、黄酮、环烯醚萜和卡诺醇。

【药理作用】本品具有抗菌、抗真菌、免疫激活、抗炎、排毒、滋补和抗肿瘤作用。1960 年以来,巴西的研究表明,拉帕醇抗肿瘤作用最明显,即通过阻止肿瘤细胞消耗氧而抑制其生长;萘醌类成分对真菌,特别是念珠菌有效。本品煎剂能抑制耐青霉素的金色葡萄球菌。

【临床应用】作为重要的天然抗生素药物,本品可治疗细菌和病毒感染,如鼻、口腔、咽喉感染;可用于慢性疾病,如肌痛脑脊髓炎、真菌感染(癣菌病和念珠菌);还可用于缓解炎症,特别是胃肠炎,对膀胱炎、宫颈炎和前列腺炎均有效。传统上还将本品用于治疗癌症。

　　煎剂是南美传统用法,用于治疗念珠菌感染,每次 250 mL,每日 3 次。膏剂外敷治疗外伤。酊剂适合长期用于肌痛脑脊髓炎,每次 2 mL,水冲服,每日 3 次。

【注意事项】服用抗凝血剂的患者使用本品需遵医嘱。

【附注】本属植物的许多种类均有相同和相似的药效,其中,本品药效最好,而斑疹钟树花 *Tabebuia impetiginosa* Standley 资源最多。

513 伊博卡 *Tabernanthe iboga* Baill. (夹竹桃科)

【英文名】Iboga

【别名】伊波加木

【植物形态】常绿灌木,高 1.8 m,根弯曲呈蛇状。叶轮生,宽披针形。果实长卵圆形,黄色。

【生态分布】主要分布于非洲的加蓬、赤道几内亚、刚果(布)、扎伊尔、喀麦隆等国。

【历史趣闻】本品是在非洲各部落中广泛使用的民间草药,有欣快和解除疲劳的作用,人们将其放在嘴里咀嚼可以消除疲劳。在扎伊尔,本品被用于一种叫做"泽波拉"的宗教仪式上,用于精神和心理问题的治疗。在加蓬,本品被布维提德米索格教用于本教成员的成年仪式上及布维提方的入教仪式上。当地人在神秘社团加入仪式上咀嚼本品,据说可使人与精神世界的神灵们交流。

【采收】以根入药,全年可采挖,洗净泥土,干燥备用。

【化学成分】从根中分离出生物碱伊博卡因 *Ibogaine*,得率 1.27%,根皮的得率为 2%～6%。

【药理作用】本品食用后有兴奋和使性欲旺盛的作用。伊博卡因能抑制酒精的摄入。近来发现本品还具有脱瘾作用。

【临床应用】根的浸膏用于治疗抑郁症、虚弱和作为传染病后康复的强壮剂。本品的脱瘾作用,临床证实能减少对可卡因、吗啡的自我摄取,并减轻吗啡的戒断症状;也能减轻或消除对药物、酒精、烟草等的依赖。在加蓬,本品还用于治疗肺结核及心理疾病。当前,伊博卡因作为抗抑郁药已被各国在临床上使用。

514 酸角 *Tamarindus indica* L. (豆科)

【英文名】Tamarind

【别名】罗望子;酸豆

【植物形态】常绿乔木,高至 25 m。羽状复叶,小叶片细长。花簇生成总状花序,花冠橙黄色。荚果圆柱形,稍弯,褐色。

【生态分布】原产于马达加斯加岛,现在热带地区有栽培,包括加勒比海、苏丹、印度、印度尼西亚、泰国和中国等。

【历史趣闻】酸角在产区居民中采食历史悠久。它是许多酸辣酱和调味品的主要成分,如著名的伍斯特郡辣酱油。在印度阿育吠陀医学中,它被用来增进食欲,增强胃功能,也可治疗便秘。在印度南部,酸角汤用于治疗感冒和其他引起导致多痰的疾病。在中国草药中,认为其性"凉",适用于"暑热"。

【采收】以果实入药。果实成熟后采收,干燥备用。

【化学成分】果肉含 16%～18% 的有机酸(包括烟酸、维生素 B),以及挥发油(包括香叶醛、香叶醇)、氨基酸、糖类、蛋白质。树叶含牡荆素、荭草素等黄酮类。

【药理作用】果肉具有滋补、助消化、排气、解暑、消炎等作用。

【临床应用】果肉用于治疗食欲不振、恶心、妊娠期呕吐和便秘。它与小茴香、糖配伍可治疗痢疾。酸角果肉还是一种很好的、有益于健康的食品。其树皮可治疗气喘;花可降血压;种子可治疗腹泻;种子中的聚糖胶可用于制作果酱。

【附注】本品为德国、俄罗斯、匈牙利药典所收载。

515　小白菊 *Tanacetum parthenium*（L.）Sch-Bup.（菊科）

【英文名】Feverfew

【别名】艾菊;短舌匹菊

【植物形态】多年生草本,高至 60 cm。叶互生,叶片羽状深裂。头状花序生于枝顶,舌状花白色。

【生态分布】原产欧洲东南部,现广泛生长于欧洲、北美及澳大利亚。种子或扦插繁殖,喜排水良好、阳光充足地区。

【历史趣闻】在欧洲,本品应用历史悠久,传统习惯用于妇科疾患。目前仍用于临床。

【采收】以叶和地上部分入药。夏季开花时采收叶和地上部分,鲜用或干燥后备用。

【化学成分】含挥发油(α-蒎烯)、倍半萜内酯(小白菊内酯)、倍半萜(樟脑)。

【药理作用】主要有镇痛、解热、消炎、抗风湿、调经等作用。研究表明,小白菊内酯能抑制引起偏头痛的激素 5-羟色胺的释放;还能降低体温,调理月经,有催产作用。

【临床应用】本品用于治疗偏头痛,也用于治疗关节炎、风湿痛、痛经等。偏头痛有规律地发作或有发病征兆时,小剂量服用本品可以起预防作用。对经期偏头痛也有效。

　　新鲜叶 2～3 片,和面包同吃,可预防偏头痛。酊剂 5 滴,冲水服,1 日 3 次,预防长期的偏头痛。胶囊和片剂每日服用量至少含小白菊内酯 250 mg。

【注意事项】食用鲜叶往往会引起口腔溃疡。服用法华令(Warfarin)或其他抗凝药物时不可服用本品。妊娠期、哺乳期妇女及 2 岁以下儿童不要服用本品。

516　菊蒿 *Tanacetum vulgare* L.（菊科）

【英文名】Tansy

【别名】菊艾

【植物形态】多年生草本,有浓郁的芳香气味,高约 1 m。茎直立。羽状复叶。头状花序,花瓣黄色。

【生态分布】分布于北半球温带地区,生于开阔地、路边和水边。

【历史趣闻】12 世纪,本品就是民间常用的驱虫药。在英格兰,本品用于制作基督徒大斋期间的甜点。本品曾用于减轻肠胃气胀以增加食欲。

【采收】以花枝入药。夏季采收花枝,干燥备用。

【化学成分】含挥发油(包括较多的侧柏酮、樟脑)、倍半萜内酯、黄酮类和树脂。

【药理作用】挥发油有较强的通经作用。本品有驱虫和通经作用。

【临床应用】由于本品有潜在的毒性,所以目前并不常用,有时作为驱虫药和通经药使用。外用,治疗疥疮,杀灭跳蚤和虱子。

【注意事项】遵医嘱使用本品,孕妇忌用。本品,尤其是其挥发油,在一些国家限制使用。

517　蒲公英 *Taraxacum officinale* **Weber ex Wiggers**（菊科）

【英文名】Dandelion

【别名】西洋蒲公英

【植物形态】多年生草本,高至 50 cm。基生叶丛生,叶片长倒披针形或披针形,叶缘深裂为羽状。花梗由根茎先端伸出,先端着生头状花序,舌状花亮黄色。

【生态分布】全球大部分地区有分布,在法国和德国有种植。

【历史趣闻】平常视为杂草的蒲公英,却有令人惊讶的药用价值。可作为凉拌菜食用的蒲公英叶,在西方草药医学中,长期以来一直被作为利尿剂药用,也被 11 世纪阿拉伯医师和 13 世纪威尔士医生所大力推荐。其根的药用历史相对较短,对肝脏有益。

【采收】以叶和根入药。春季采收叶,秋季挖取二年生的根,均洗净,干燥后备用。

【化学成分】含倍半萜内酯、三萜和维生素 A、维生素 B、维生素 C、维生素 D。叶含有香豆素、类胡萝卜素和矿质元素(钾较多)。根含蒲公英苷、酚类和矿物质(包括钾、钙)。

【药理作用】具有利尿、解毒、排石、消炎、抗肿瘤等作用。叶是利尿剂,有降低血压作用;根有排毒作用。

【临床应用】根和叶对膀胱均有显著的功效,可防止胆结石。叶有助于溶解已形成的胆结石,还可治疗高血压。根主要作用于肝脏和膀胱,帮助其清除代谢废物,刺激肾脏排毒。根还可用于治疗便秘、痤疮、湿疹、牛皮癣、关节炎和痛风。

【附注】1999 年,日本实验室有关本品抗肿瘤功效的研究表明,蒲公英根有抗肿瘤活性。

518　欧洲红豆杉　*Taxus baccata* L.　（紫杉科）

【英文名】Yew

【植物形态】常绿乔木,高达 25 m,树皮锈红色。叶为条状针叶,光滑,墨绿色。雌雄异株;雌树具肉质、红色、杯状果实。

【生态分布】分布于欧洲北部温带地区和地中海地区山地,多有栽培,喜石灰质丰富的土壤。

【历史趣闻】古代,克乌特族的巫师认为欧洲红豆杉是很神圣的,是不朽的象征。他们将其种植于神圣的地方。基督教也沿袭了这种传统,许多中世纪的教堂庭院中就种植有欧洲红豆杉,有些树的树龄竟达 2 000 年。中世纪时,最好的长弓就是用这种木材制成的,被称为"魔棒"。

【采收】以树皮及叶入药。春季采集树皮和叶,干燥备用。

【化学成分】含生物碱(如紫杉碱)、二萜类(包括不同构型的紫杉醇)、木脂素、鞣质和树脂。

【药理作用】紫杉醇能抑制细胞分裂,抑制癌细胞生长,有抗癌作用,并已用于临床。本品有很强的毒性。

【临床应用】本品小剂量使用,可治疗风湿和泌尿系统疾病。但毒性大,被认为是不安全的一种药物。

【注意事项】本品极毒,应在医生指导下使用。

519　东北红豆杉　*Taxus cuspidata* Sieb. et Zucc.　（紫杉科）

【英文名】Japanese Yew

【植物形态】常绿乔木,小枝互生。叶螺旋状着生,呈不规则的两列,为条状针叶,上面光滑,绿色,中脉隆起,下面有两条气孔带。雌雄异株;球花单生于叶腋。种子卵圆形,生于肉质、红色、杯状或坛状的假种皮内。

【生态分布】分布于亚洲北部温带地区,俄罗斯、朝鲜、日本和中国东北地区均有分布,散生于海拔 500～1 000 m 的山林中;也有栽培。

【历史趣闻】东北红豆杉的种子、枝叶在民间常作为利尿药和驱虫药使用,有些树的树龄达千年以上。

【采收】以种子、小枝和叶入药。春季采集小枝和叶,干燥备用。种子成熟时采收。

【化学成分】主要含紫杉烷型二萜类和木脂素类成分。

【药理作用】其中紫杉醇能抑制细胞分裂,有抗癌作用。本品还有保护血管和抗真菌作用。民间经验认为本品具有利水消肿的功效。

【临床应用】主要用于治疗转移性肿瘤、肾炎浮肿、小便不利、糖尿病;还用于卵巢癌、乳腺癌、食道癌、肺癌、胃癌、艾滋病、类风湿关节炎的治疗。

【注意事项】本品极毒,应在医生指导下使用。

520　阿江榄仁树 *Terminalia arjuna*（Roxb.）Bedd.（使君子科）

【英文名】Arjuna

【别名】三果木

【植物形态】大乔木。树皮呈绿色或淡红色,厚而平滑,常作大薄片状剥离;嫩枝与花序略有毛。叶对生或近于对生,叶片革质,长椭圆形或卵状长椭圆形,全缘或为浅钝锯齿。花绿白色,有浓厚芳香;花萼裂片两面近无毛;花盘被白色长毛。核果倒卵状卵圆形,外具硬翼5枚,熟时黑褐色。

【生态分布】生长于从斯里兰卡到喜马拉雅山脚,遍布于印度次大陆的大部分地区。喜生于潮湿、沼泽地区以及河边。以种子繁殖。

【历史趣闻】阿江榄仁树的树皮在印度草药学中作为药用至少有3000年的历史。它作为一种治疗心脏病的药物而著称;在治疗心力衰竭和水肿方面有很长的历史。第一个认为阿江榄仁树能用于心脏病的人是公元7世纪时的印度医生维哥伯哈塔。现代药理研究也证实了阿江榄仁树传统用法的效果。

【采收】以树皮入药。一般在深冬时剥取树皮,干燥后备用。

【化学成分】含鞣质、三萜皂苷、黄酮类化合物、植物甾醇。

【药理作用】本品为心脏强壮剂,可降低血压、降低胆固醇水平。树叶还具有催欲作用。

【临床应用】树皮可用于治疗心绞痛、冠状血管循环不良,能改善心率和节律失常,减缓向严重心脏病方向发展。树皮煎剂可用于治疗泄泻和痢疾。树皮研成的粉末与其他药物配合可治疗哮喘。阿江榄仁树也可用于治疗胆道疾病、中毒和蝎螫伤。

【注意事项】本品应在医生指导下使用。

【附注】诃子 *Terminalia belerica* 和藏青果 *T. chebula* 二者均为阿江榄仁树的近缘种,在印度也都是常用的草药。

521　毗黎勒 *Terminalia bellerica*（Gaertn.）Roxb.（使君子科）

【英文名】Belleric Myrobalan

【别名】毛诃子;红果榄仁树

【植物形态】常绿乔木,高达30 m。叶卵圆形或倒卵形。穗状花序腋生,花小,绿色,有臭味;果实卵形,密被锈色绒毛。

【生态分布】原产于印度、马来西亚和菲律宾。为热带植物,生于森林中。为采集其果实而被人工栽培。

【历史趣闻】毗黎勒在印度民间作药用已有几千年的历史。长期以来,民间认为它是治疗各类消化系统疾病的药物之一。

【采收】以果实入药。采收成熟或未成熟的果实,干燥备用。

【化学成分】含鞣质和蒽醌。

【药理作用】本品具有收敛、滋补、通便、抗菌等作用。

【临床应用】本品主要用于治疗消化系统和呼吸系统疾病。在印度草药医学中,其成熟果实用于治疗腹泻和消化不良;未成熟的果实作为泻药,治疗慢性便秘。毛诃子也用于治疗上呼吸道感染引起的咽喉痛、声音嘶哑和咳嗽等病症,其果实制成的洗液,外用可治疗眼部疼痛。

【注意事项】本品孕妇忌用。

522　诃子 *Terminalia chebula* Retz.（使君子科）

【英文名】Myrobalan

【别名】诃黎勒;藏青果

【植物形态】常绿乔木;叶近对生,卵圆形,革质,全缘,两面光滑。花小,顶生或腋生,形成总状或圆锥状花序。核果卵圆形,绿色,有臭气味。

【生态分布】原产印度和东南亚,喜高温,也耐霜,较耐旱,喜生长在阳光充足的地方。

【历史趣闻】本品在印度阿育吠陀医药中作为收敛、缓泻药;树皮用作强心、利尿药使用。

【采收】以成熟或近成熟的果实入药。秋末冬初果实成熟时,选晴天采摘。采收的成熟果实,晒干或烘干即为药材诃子。采收未木质化的幼果,放入水中烫 2～3 min 后,取出晒干即为藏青果。

【化学成分】含鞣质（20%～40%）和蒽醌。其中主要成分为诃子酸 *Chebulinic acid*、诃黎勒酸 *Chebulagic acid*、没食子酸,另含番泻苷等。

【药理作用】本品有抗氧化、抗菌、抗诱变、抗肿瘤、收敛、健胃等作用,对平滑肌有解痉作用,与罂粟碱相似。

【临床应用】果实用于治疗消化系统和呼吸系统疾病及冠心病的防治,还可用于治疗痔疮、烫伤、创伤、哮喘、咳嗽及口腔炎症。

【附注】1. 本品收载于《印度药典》1966 年版;同时收载小诃子,即为本种的未成熟果实。2. 在印度,诃子又称藏青果;但在中国将诃子未成熟果实才叫做藏青果。

523　石蚕香科 *Teucrium chamaedrys* L.（唇形科）

【英文名】Wall Germander

【别名】欧洲苦草

【植物形态】多年生草本,高约 25 cm,根木质化。叶卵圆形,边缘有锯齿,墨绿色。花筒状,粉红色;聚成穗状花序。

【生态分布】原产于欧洲、北非和亚洲西部,尤以干燥、多石地带为多。

【历史趣闻】1世纪,古希腊医生戴奥斯柯瑞迪提到本品新鲜叶可防止瘟疫,还可用于缓解咳嗽和哮喘。

【采收】以地上部分入药。夏季采收地上部分,洗净,鲜用或干燥后备用。

【化学成分】含环烯醚萜烯、二萜、挥发油(其中约60%为石竹烯)、鞣质和多酚类等。

【药理作用】本品有抗菌、收敛、退热、抗风湿、止血、止咳等作用。

【临床应用】长期以来,本品的浸剂用于治疗痛风、风湿、胃部疾病、发烧和充血等病症,并作为滋补酒类中的成分。本品还作为含漱剂治疗牙龈疼痛和作为洗剂促进伤口愈合。

【注意事项】本品长期使用,可能对肝脏有损伤。

524　可可树 *Theobroma cacao* L.（梧桐科）

【英文名】Cacao,Cocoa

【别名】可可

【植物形态】常绿乔木,高至8 m。树皮浅棕色。叶片椭圆形,有光泽。花小,簇生,黄色。果实大,梨形,棕红色。

【生态分布】原产于墨西哥和美国中部,现在热带地区作为主要作物而栽培。

【历史趣闻】1519年,西班牙人 Hernando Cortez 看到墨西哥阿孜台克人的首领Montezuma 用金酒杯喝叫做 Xocoatl 的苦味饮料。在征服了墨西哥后,Hernando Cortez 用船运了一些他称之为巧克力的 Xocoatl 回到西班牙,并献给国王作礼物。巧克力在西班牙宫廷中大受欢迎。到17世纪中期,巧克力已遍布欧洲,尤其是在瑞士、英格兰、比利时和荷兰大受欢迎。

【采收】以种子入药,每2年采收1次荚果,干燥后取出种子备用。

【化学成分】籽肉含黄嘌呤、黄酮类、脂肪油和许多芳香成分。种子含有可可碱、咖啡因及少量的内啡肽。

【药理作用】可可碱、咖啡因有扩张支气管的作用。内啡肽在人体内有强的止痛作用。黄酮类化合物有抗氧化作用。种子还有抗菌、强心、滋补、利尿等作用。

【临床应用】在美国和加勒比海地区,种子用于治疗心绞痛。本品还用于治疗咽喉疼痛和哮喘,并能缓解感冒和流感引起的胸部阻塞。

【附注】可可目前主要是作为食品使用。

525　北美崖柏 *Thuja occidentalis* L.（柏科）

【英文名】Arbor Vitae

【别名】金钟柏

【植物形态】常绿乔木,高至 10 m。叶鳞片状。雌雄异花,球果卵形。

【生态分布】原产于美国东北部,以潮湿地、沼泽地及河堤边为多。在欧洲是大家喜欢的观赏植物。

【历史趣闻】本品为北美民间草药。美洲土著人认为燃烧它放出的气味可以驱除恶魔。19 世纪,用它来治疗支气管炎、风湿病和子宫癌;还用于缓解接种天花疫苗产生的副作用。

【采收】以叶入药。一般夏季采收小枝及叶。

【化学成分】含挥发油(侧柏酮达 60%)、黄酮类、蜡质、树脂和鞣质等。

【药理作用】本品有抗病毒、抗癌、消炎、解热、祛痰、利尿、止痛、解痉等作用。

【临床应用】本品可用于治疗头痛、咳嗽、手肿胀、风湿疾病,常用于治疗疣和息肉以及癌症,尤其是子宫癌;还用于治疗急性支气管炎、急性膀胱炎和小儿尿床,并用于促进排经或延迟经期,但不适用于痛经。本品的浸膏敷在疼痛的关节和肌肉上,可增加局部血流量,缓解疼痛和僵硬。

【注意事项】需遵医嘱使用。妊娠期、哺乳期妇女忌用。

526　欧百里香 *Thymus serpyllum* L.（唇形科）

【英文名】Wild Thyme

【别名】铺地百里香

【植物形态】常绿草本,丛生,高约 70 cm。茎四棱形。叶小,卵圆形,芳香。轮伞花序,组成穗状;花紫红色。

【生态分布】原产于欧洲,喜荒原、高沼地和贫瘠地。

【历史趣闻】17 世纪,草药学家尼古拉斯·卡尔佩泊提出用欧百里香来治疗体内出血、咳嗽和呕吐。他还提到欧百里香有健胃、祛风和排石作用。18 世纪,瑞典植物学家林奈将其用于治疗头痛和宿醉。

【采收】以花序入药,夏季开花时采收,干燥备用。

【化学成分】含有挥发油(百里酚、香芹酚和里哪醇)、黄酮类、咖啡酸、鞣质和树脂。

【药理作用】本品具有杀菌、防腐、止咳、抗痉挛、止痛、驱虫等作用。

【临床应用】本品具缓解充血活性,对鼻塞、鼻窦炎和耳塞等均有效;还可驱除体内的蛔虫和绦虫,缓解胃肠胀气和绞痛。本品灌注剂或果汁可治疗流感、风寒感冒、咽喉疼痛、咳嗽、百日咳、胸部感染和支气管炎。外用,本品制成膏药可用于乳腺炎;制成洗液可促进创伤和溃疡的愈合。本品还用于药枕和药浴中。

【注意事项】用于小儿驱虫时,需在医生指导下使用。

527　麝香草 *Thymus vulgaris* L.（唇形科）

【英文名】Garden Thyme，Thyme

【别名】百里香

【植物形态】多年生常绿小灌木状,株高至 40 cm,茎木质,多分枝。叶对生,叶片长椭圆状披针形或卵状椭圆形,叶具浓厚的香气。穗状轮伞花序顶生或腋生;花冠淡红色或白色。小坚果椭圆球形或卵圆形,平滑。花期 6～8 月,果期 9 月。

【生态分布】原产于地中海原岸及小亚细亚,喜温暖干爽的气候。现广泛分布于全球,以种子或根蘖繁殖。

【历史趣闻】古地中海文明就将百里香视为药用植物,其英文名即来源于希腊字 Thymos,意思是指芳香。英国草药学家尼古拉斯·卡尔佩泊赞扬本品是"健肺和治疗儿童百日咳的良药"。

【采收】以地上部分入药。夏季开花时采收地上部分,干燥备用。

【化学成分】含挥发油、黄酮类和酚类。百里香精油的成分变化较大,一般是以百里香酚(麝香草酚)和香荆芥酚(30％～60％)为主要成分,其次为 ρ-伞花烃、葛缕醇、芳樟醇,其他还有 α-松油烯、γ-松油烯、α-蒎烯、月桂烯、甲基百里香酚、β-石竹烯、1,8-桉叶素、龙脑、乙酸龙脑酯等。

【药理作用】具有抗菌、抗痉挛、滋补、镇静、驱虫、抗氧化、抗衰老等作用。挥发油的抗菌力最强,其中百里香酚抗真菌活性最强。

【临床应用】现在仍用于治疗呼吸系统及其他疾病。本品作为抗菌剂和滋补剂,可用于治疗免疫系统慢性病和感染,如支气管炎、百日咳和胸膜炎;也有助于治疗枯草热,还用于治疗儿童寄生虫病。本品与其他草药配合使用可治疗哮喘,尤其适用于儿童。本品外敷可减缓蚊虫叮咬的痛痒、坐骨神经痛和风湿痛,还有助于治疗癣菌病、脚癣、鹅口疮、疥疮和其他真菌感染,并能驱杀虱子。

【附注】《欧洲药典》2002 年版规定,本品挥发油不得少于 12 mL/kg,含挥发性酚性类物质,以麝香草酚 *Thymol* 计不得少于 0.5％ m/m。《英国药典》也收载本品。

528 心叶椴 *Tilia cordata* Mill. (椴树科)

【英文名】Linden,Lime

【别名】欧洲小叶椴

【植物形态】落叶乔木,高达 10 m。树皮光滑,褐色。叶近心形,先端骤尖,边缘有细锐锯齿。花淡黄色,有芳香,5～7 朵成下垂或近直立聚伞花序;苞片翅状。

【生态分布】原产于欧洲,在庭院与路边常有栽培。

【历史趣闻】古希腊神话传说居住于山林水泽的仙女 Philyra 被伪装成马的 God Saturn 所辱,生了著名的半人半马的 Cheiron。仙女 Philyra 请求上帝不要将她处死,于是上帝将她变成了一棵椴树。

【采收】以花与苞片入药。秋季果实成熟时采收,干燥后备用。

【化学成分】含黄酮类(尤其是槲皮苷和山奈酚)、咖啡酸及其他酚类、树脂(约 3%)、鞣质、挥发油(0.02%～0.10%)、微量苯并二氮类化合物等。

【药理作用】所含黄酮类能促进人体内循环。本品有解痉、发汗、镇痛、抗菌等作用。

【临床应用】本品可缓解精神紧张、止头痛、安神、安眠,对精神紧张、神经疼痛疗效显著,也适用于治疗心悸。花可通窍、退热,治疗风寒感冒和流感;可降血压,尤其适用于因情绪变化引起的高血压。在法国,本品可作为治疗皮肤瘙痒的洗液。

【附注】阔叶椴 *Tilia platyphylla* Scop. 及本属其他植物也有与本品相同的功效。

529　红车轴草 *Trifolium pratense* L.（豆科）

【英文名】Red Clover

【别名】三叶草

【植物形态】多年生草本,高约 40 cm。茎直立,多毛。复叶,有 3 小叶(偶有 4 叶),小叶卵圆形,表面有新月形斑纹。花聚集成头状,花冠粉红色至紫色。

【生态分布】原产欧洲和亚洲,后引种至北美和澳大利亚,作为干草和固氮植物广泛栽培。

【历史趣闻】古希腊和古罗马人对红车轴草很尊敬,早期基督徒将它和神学联系在一起,爱尔兰人认为它是爱尔兰的象征。中世纪,人们认为本品有抵御魔法的力量;4 片叶的红车轴草很少见,它代表着幸福的 4 个方面:健康、财富、荣耀和爱情。中国医师长期以来将本品作为祛痰药物,俄罗斯民间医师用它来治疗哮喘。

【采收】以花序入药,夏季开花初期就采摘,干燥备用。

【化学成分】含挥发油(包括苄基醇、水杨酸甲酯)、异黄酮(包括大豆甙元 *Daidzein*,染料木素 *Genistein*,鹰嘴豆芽素 A(*Biochanin* A)和刺芒柄花素 *Formononetin*)、香豆素和氰苷等成分。其中,以异黄酮含量较高。

【药理作用】异黄酮有雌激素活性。本品有镇静、祛痰、利尿、抗炎、抗肿瘤等作用。

【临床应用】19 世纪,美国的草药医师认为本品可以治疗百日咳,还可治疗咳嗽、支气管炎和肺结核。有人将本品制成膏药外用治疗皮肤疼痛和眼部疾病。现在,本品常用于治疗皮肤病,通常与其他草药,如牛蒡 *Arctium lappa*、皱叶酸模 *Rumex crispus* 合用。

　　本品还有显著的雌激素活性,可缓解更年期综合征;其含有与大豆相似的异黄酮成分,可退潮热。美国国家癌症研究所研究发现,本品含有抗癌成分,包括异黄酮苷等,能预防癌症和心脏病。但本品不能作为治疗癌症的主要药物,需在医生指导下将其作为辅助治疗,结合本品有异黄酮成分和有雌激素活性,因此,认为红车轴草可以预防和治疗乳腺癌。

530　胡芦巴 *Trigonella foenum-graecum* **L.** （豆科）

【英文名】Fenugreek

【别名】香豆子

【植物形态】一年生草本,高约80 cm。三出复叶,互生,小叶倒卵形或卵状披针形。花1~2朵,腋生,无梗,花冠蝶形,白色,后渐变淡黄色。荚果细长筒形,先端渐尖呈长喙状。种子略呈斜方形,黄褐色或深棕色。

【生态分布】原产于北非、地中海东部周边地区,生于开阔地带,现广泛栽培于摩洛哥、埃及、希腊、印度、伊朗等地。

【历史趣闻】胡芦巴种子在古埃及就开始使用。在药用方面的记载,公元前5世纪的希腊医生希波克拉底认为它是一种有价值的缓解疼痛草药。1世纪,戴奥斯科瑞迪记述胡芦巴能治疗一切妇科疾病。在北非、中东、印度和地中海地区,民间很早就把胡芦巴作为滋补品和辛香料植物来广泛种植。胡芦巴种子在病后康复期服用有助于增加体重,尤其适用于厌食症。

【采收】以种子入药。果实成熟时采收,干燥后取出种子备用。

【化学成分】含挥发油、生物碱(包括葫芦巴碱)、皂苷(薯蓣皂苷元)、黄酮类、黏液质(约27%)、蛋白质(约25%)、脂肪油(约8%)、维生素A、维生素B、维生素C和矿物质。

【药理作用】种子有抗菌、消炎、安定、镇静、滋补等作用。种子可促进乳汁分泌、毛发再生,增强性欲,对子宫也有刺激作用,可制作口服避孕药。研究表明,本品能抑制肝癌,刺激子宫收缩并有抗糖尿病的作用。

【临床应用】本品可用于治疗胃炎、胃溃疡,还有助于催产和通乳。种子制成糊剂外用,可治疗肿胀、烫伤、溃疡和烧伤;制成冲洗剂治疗阴道渗出物过多。在中国,本品制成栓剂治疗子宫颈癌。研究显示,初期糖尿病患者食用本品可降低血液中的胆固醇和尿糖浓度。

【注意事项】孕妇忌用。

【附注】《中国药典》2005年版规定,本品含葫芦巴碱 *Trigonelline* 不得少于0.45%。《欧洲药典》2002年版、《英国药典》2000年版均有收载。

531　褐花延龄草 *Trillium erectum* **L.** （百合科）

【英文名】Bethroot

【别名】直立延龄草

【植物形态】多年生草本,茎直立,高约40 cm。叶对生,长椭圆形,边缘呈波状,有难闻的气味。花单生于枝顶,内轮花被片红色至黄色。

【生态分布】原产于北美,生于林地、潮湿地区。

【历史趣闻】美洲土著人使用多种延龄草属植物,以促进分娩、调经,并用于痛经和阴道分泌物过多,还用作药膏止乳头疼痛。

【采收】以根茎入药。秋季落叶后采挖根茎,洗净,干燥后备用。

【化学成分】含甾体皂苷(如延龄草素)、鞣质、树脂、脂肪油和微量挥发油。

【药理作用】本品有抗菌、消炎、止血、止咳、止痛、调经和收敛等作用。

【临床应用】本品对崩漏和更年期的出血症有显著疗效,可减少出血量;还可治疗与子宫纤维瘤有关的出血症;也用于尿道出血,偶用于咯血。本品有催产作用,可作为阴道松弛和霉菌感染的灌洗液。

【注意事项】遵医嘱使用。孕妇忌用。

532 普通小麦 *Triticum aestivum* L. (禾本科)

【英文名】Wheat

【别名】小麦

【植物形态】一年生或越年生草本,高至1 m。叶片披针形;穗状花序;小穗含3～9小花,上部小花常不结实;颖革质,具5～9脉,顶端有短尖头;外稃厚纸质,顶端通常具芒;颖果顶端具毛。

【生态分布】原产西亚,现在世界各地有栽培。

【历史趣闻】中国最早发现小麦遗址是在新疆的孔雀河流域,也就是我们常说的楼兰。在楼兰的小河墓地发现了4 000年前的炭化小麦。内地发现出土的小麦,最早在3 000多年前,也就是商中期和晚期左右,但不是很普遍。小麦普及还是汉代以后的事情了。古代欧洲人主要是吃大麦,到16世纪后被小麦所代替。

【采收】以小麦果实入药,其中小麦粒、浮小麦(干瘪轻浮的)、麦麸、麦胚油均可药用。小麦果实成熟时,收取果实,晒干备用。

【化学成分】小麦主要含碳水化合物、酚类化合物,还含有蛋白质、油脂、甾醇等。

【药理作用】民间认为麦麸有下泻功效,麦胚油有轻身功效。近代研究表明,小麦有通便、减轻体重、抗氧化、抗肿瘤、调血脂、降血糖、抗病毒等作用。

【临床应用】麦麸内服可治疗便秘,外用可用于皮肤瘙痒发炎。麦胚油富含多元不饱和脂肪酸和维生素E,是具有良好营养价值的食品。

533 旱金莲 *Tropaeolum majus* L. (旱金莲科)

【英文名】Nasturtium

【别名】金莲花

【植物形态】一年生攀缘植物,茎蔓生,长至3 m。叶近圆形,荷叶样生长。花梗细长,腋生,花冠喇叭状,橘黄色或黄色。

【生态分布】原产于秘鲁,喜生于向阳处,常作为观赏植物栽培,也可作为凉拌菜食用。

【历史趣闻】本品为南美草药。长期以来,Andean 草药中将它用于消毒和治疗创伤,并作为祛痰剂使用。

【采收】以花、叶和种子入药。夏季开花时采收花、叶,秋季种子成熟后采收,均干燥备用。

【化学成分】含异硫氰酸苄酯、葡萄糖旱金莲苷、草酸、绿原酸和维生素 C。

【药理作用】有抗菌、祛痰、止咳等作用。种子有致泻作用。

【临床应用】本品叶的浸剂可抗细菌感染,治疗鼻和支气管充血,促进黏液增加,达到帮助痰液咳出的作用。本品外用为杀菌剂;其汁液内服可治疗淋巴结核。

【附注】本品具辛辣味,叶、花和汁液富含维生素 C,是一种良好的蔬菜。

534 加拿大铁杉 *Tsuga canadensis* (L.) Carr. (松科)

【英文名】Canada Hemlock

【植物形态】常绿乔木,高至 30 m。树皮红褐色。针叶短,条形。雌雄异株;雌株球果卵形。

【生态分布】原产于北美东部,生于林地和沼泽地。

【历史趣闻】为北美民间草药,美洲土著人常用本品治疗创伤。1535 年,欧洲探险家雅克·卡蒂亚(Jacques Cartier)与他的同伴在圣劳伦斯河上漂流,患上了坏血病,美洲土著人把加拿大铁杉赠给卡蒂亚,他服用叶和树皮的煎汁后很快就痊愈了。

【采收】以树皮和叶入药。叶四季可采,树干、树枝砍伐后可剥取,鲜用或干燥备用。

【化学成分】含挥发油(α-蒎烯、乙酸冰片酯、杜松烯)、鞣质(10%～14%)和树脂。

【药理作用】树皮有收敛、杀菌、止痛、利尿等作用。

【临床应用】树皮和叶的煎汁可用于治疗痢疾、结肠炎、憩室炎和膀胱炎;外用作为阴道分泌物过多、子宫脱落的冲洗剂;还作为牙龈炎和咽喉疼痛的漱口剂;作为伤口的清洗液。

535 匍匐特纳草 *Turnera diffusa* Willd. (窝籽科)

【英文名】Damiana

【别名】达迷草;特讷草;达米阿那

【植物形态】灌木,芳香,高至 2 m。叶阔卵形,边缘有锯齿,淡绿色,光滑。花 5 瓣,黄色。

【生态分布】原产于墨西哥湾、美国加利福尼亚州南部、加勒比海群岛北部和纳米比亚。在上述地区既有野生，也有人工种植，喜热而潮湿的地区。

【历史趣闻】本品为中美洲玛雅人的传统壮阳草药。现在，它仍被认为可作为壮阳剂和滋补剂使用，而其兴奋性和滋补性还有助于治疗轻度抑郁症。叶具浓烈的芳香和轻微的苦味，在墨西哥作为茶叶的替代品和利口酒的香料。

【采收】以叶入药，夏季花期采收，干燥备用。

【化学成分】含熊果苷（达 7% 以上）、挥发油（约 0.5%，包括 δ-杜松烯、百里香酚等）、氰苷、树脂和树胶。

【药理作用】百里香酚有抗菌和滋补活性。熊果苷在尿道中可转变成苯二酚，对泌尿道有强抗菌作用。本品有滋补、抗菌、抗抑郁、轻泻、兴奋、壮阳以及具有雄性激素作用。

【临床应用】本品对身体和脑功能有增强和刺激功效，可治疗轻度至中度的精神压抑和精神虚脱。其兴奋和促进身体恢复的能力，适用于治疗因长期压抑而导致的焦虑及压抑并发症。本品对男女生殖器官均有康复保健功效；也可治疗由于痛经引起的头痛。本品还用于治疗膀胱炎和尿道炎；还可治疗肠肌紧张而引起的便秘。

536 款冬 *Tussilago farfara* L. （菊科）

【英文名】Coltsfoot

【别名】款冬花；冬花

【植物形态】多年生草本，高约 30 cm。根茎横生地下，早春先抽出花茎数条，后生出基生叶，叶片阔心形。花茎上有紫色鳞片，头状花序黄色至金色。

【生态分布】原产于欧洲和亚洲北部，后引种至北美，在路边和开阔地带较为常见。

【历史趣闻】在西方草药体系中，本品用于止咳，做成卷烟用于调整呼吸，至少已有2 000 多年的历史。1 世纪，戴奥斯柯瑞迪曾提出了本品可治疗干咳，还适用于那些只能站立，否则呼吸不畅的患者。

【采收】以叶和花入药。冬末至早春采摘花，夏季采摘叶，均干燥备用。

【化学成分】含黄酮类、黏液质（约 8%）、鞣质（约 10%）、吡咯双烷类生物碱（花中含量较多）和锌。

【药理作用】吡咯双烷类生物碱对肝有毒副作用，但本品经煎煮成汁液后，毒副作用会大为降低。多糖有消炎和增强免疫力的作用。黄酮类有消炎和解痉作用。本品有增强免疫功能的作用；同时，还有祛痰、止痛的作用。

【临床应用】本品在欧洲被用于治疗胸部疾病，其叶比花（因含生物碱较多）使用得更多。在中国，叶和花的煎液均用于治疗胸部疾病，制成糖浆和药物香烟时，用于缓解哮喘。本品对痉挛性咳嗽有效，常与光果甘草 *Glycyrrhiza glabra*、百

里香 *Thymus vulgaris*、野樱桃 *Prunus serotina* 配合使用。

【注意事项】勿单独服用花,叶连续使用不超过 3～4 周。妊娠期、哺乳期妇女忌用;6 岁以下儿童不宜使用。本品在有些国家限制使用。

537　印度娃儿藤 *Tylophora asthmatica* Wight. et Arn. （萝摩科）

【英文名】Asmatica,Indian Lobelia

【别名】印度半边莲;哮喘藤;娃儿藤

【植物形态】多年生缠绕藤本。叶对生,方圆形,鲜绿色。花瓣 5,绿色,果实中有许多扁平的种子。

【生态分布】原产于印度次大陆,喜高温湿润气候,野生于印度的平原地带。

【历史趣闻】本品在印度草医药学中,长期被用于催吐,促进痰的咳出,民间还用于治疗痢疾和风湿病。

【采收】以叶入药。夏季开花时采收叶,干燥备用。

【化学成分】含生物碱(包括娃儿藤碱)、黄酮类、甾醇和鞣质。

【药理作用】娃儿藤碱具有抗炎、抗肿瘤作用。研究证明,本品是治疗哮喘的一种有效药物。

【临床应用】作为治疗哮喘的特效药物,本品可缓解哮喘症状达 3 个月以上。大量临床研究表明,大部分气喘病人在服用本品 6 天后气喘症状得到缓解达 12 周以上。本品可治疗枯草热,并用于治疗急性过敏症,如湿疹和荨麻疹,还可以治疗慢性疲劳综合征和免疫系统紊乱,并可缓解风湿性关节炎的症状,有治疗癌症的价值。

【注意事项】须在医生指导下方可服用本品,因其对消化系统具有刺激等副作用。

【附注】本品与北美梗山菜 *Lobelia inflata* 作用相似。

538　香蒲 *Typha angustifolia* L.（香蒲科）

【英文名】Cattail

【别名】蒲黄

【植物形态】多年生粗大直立水生草本,高至 2 m。根茎匍匐,粗壮。叶长,扁平而狭窄。雌花序呈圆柱形生于花葶中部,褐色;雄花序生于雌花序上部,呈穗状,深褐色。

【生态分布】香蒲适应性强,广泛分布于热带、温带地区,生于湿地、沼泽和其他新鲜水源的地方。通常呈小片分布,也有人工种植。

【历史趣闻】在中国民间,香蒲也是很有用的草药,其花粉称为"蒲黄",是中药材之一。在欧洲,制桶工人传统地将香蒲的叶子放在木桶夹板之间,以使木桶不漏水。香蒲的花粉具有高度的可燃性,常被用于烟花制造业。香蒲的根茎,在饥荒时期人们将其用于充饥。

【采收】以花粉入药。当香蒲开花时,从花葶顶部抖落花粉,干燥保存。

【化学成分】含异鼠李素、十五碳烷和植物甾醇。

【药理作用】蒲黄有止血作用,也有抗菌、止痛作用。

【临床应用】在中医药学中,蒲黄作为止血药,用于体外及体内止血。蒲黄与蜂蜜混合外用,可用于治疗创伤和溃疡;将其内服可用于治疗各种内出血,如鼻出血、子宫出血或尿道出血。近代还将蒲黄用于治疗心绞痛(因心肌缺氧引起的胸部疼痛)。

【注意事项】孕妇忌用。

539　糙枝榆 *Ulmus rubra* **Muhl.** （榆科）

【英文名】Slippery Elm

【别名】滑榆;美国红榆

【植物形态】落叶乔木,高至 18 m。树干褐色,枝条灰白色,粗糙。叶卵圆形,歪斜,边缘有锯齿。花小,簇生。果实边缘有圆形翅。

【生态分布】原产于美国和加拿大,主要生长于阿巴拉契亚山脉,喜高地和干燥土壤。

【历史趣闻】北美民间草药,本品是治疗胸腔、尿道、胃和肠黏膜受刺激病症的温和而有效的药物。印第安人有多种使用方法,如将本品作为泥罨剂外用治疗创伤、疖、溃疡和眼科炎症;内服治疗发热、感冒和下痢。

【采收】以树干和枝条的内皮入药,春季采收树皮,取内皮,干燥备用。

【化学成分】含黏液质、淀粉和鞣质等。

【药理作用】本品有滋补、镇定、收敛、抗菌、缓泻、排毒、滋润等作用。

【临床应用】本品营养价值高,可常服用,适宜康复期和身体虚弱,尤其适于消化功能虚弱或过度敏感的患者服用,也是很好的婴儿食品。本品对治疗胃酸过多、腹泻和肠胃炎有速效,也可缓解诸如疝气、内脏炎症、便秘、痔疮、憩室炎和肠激惹综合征等疾病;并有助于治疗慢性膀胱炎等泌尿系统疾病。本品对胸膜炎和肺结核引起的咳嗽和支气管炎有缓解作用。本品外用可保护皮肤,使皮肤柔软,其泥罨剂可治疗疖和皮屑。

【附注】糙枝榆在治疗咽喉肿痛的非处方药物(片剂、糖浆和茶剂)中用作润喉药。

540　钩藤 *Uncaria rhynchophylla* （Miq.） **Miq. ex Havil.** （茜草科）

【英文名】Gou Teng

【植物形态】多年生攀缘藤本植物,高至 10 m。叶对生,革质,宽椭圆形或长椭圆形;茎上带钩。复合花序头状,有香气;花萼筒状,5裂;花冠漏斗形,5裂,淡黄色。蒴果纺锤形,被毛。

【生态分布】原产于中国和东南亚地区,喜湿热气候,生于林地或灌丛中。中国华南和华东地区有栽培。

【历史趣闻】钩藤在中医药学中最早记载于《名医别录》(公元3世纪);列入木部,有息风止痛、清热平肝功能,为常用中药。

【采收】以带钩的茎入药,秋、冬季采收,干燥后备用。

【化学成分】含生物碱(包括钩藤碱、去氢钩藤碱、异钩藤碱、毛钩藤碱)和烟酸。

【药理作用】钩藤具有镇静和解痉作用。动物实验表明,钩藤具有降血压和显著的镇静作用。

【临床应用】本品主要用于缓解震颤、癫痫、抽搐、头痛、头晕和目眩等症状,也可以用于治疗小儿惊厥。在中医药学中,钩藤可"息风止痉",也用于降血压和清"肝火"。

【注意事项】本品须在医生指导下使用。

【附注】黑儿茶 *Uncaria gambier* 和钩藤一样含有降低血压的成分,还含有儿茶素,是一种强力保护肝脏免受感染的物质。黑儿茶还是收敛药。

541 绒毛钩藤 *Uncaria tomentosa*(**Willd.**)**DC.**(茜草科)

【英文名】Cat's Claw

【别名】毛钩藤;猫爪藤

【植物形态】多年生攀缘蔓生草本,长30~60 m或更长。茎的直径约20 cm。叶对生,叶片大,长椭圆形,背面密生绒毛;有尖锐的弯钩。

【生态分布】原产于安第斯山脉中部和东部的热带雨林地区,尤其是秘鲁、厄瓜多尔、哥伦比亚、哥斯达黎加、巴拿马。

【历史趣闻】本品为美洲著名草药。阿莎林卡人(Ashaninka)和秘鲁中部的土著人对本品的作用有较深入的了解,最初用于治疗一些较严重的疾病,如哮喘、糖尿病、关节炎和癌症等。本土医师能区分本植物的特征,从而选择那些含四环吲哚生物碱(TOA)较低的植株,以增强免疫系统的作用。

【采收】以茎皮和根皮入药,全年可采。根皮药用是近代的事,20世纪90年代才大量采收根皮,这直接影响到野生存活数量。从植物资源可持续利用角度看,使用其茎皮是合理的。

【化学成分】含五环吲哚生物碱(POA)、四环吲哚生物碱(TOA)、三萜苷类、甾醇类、黄酮类和鞣质(包括表儿茶酸和原花色素)。

【药理作用】本品有抗菌、消炎、抗氧化和增强免疫系统作用,对肿瘤组织的产生与发展有抑制作用。茎皮水提取物有强的消炎作用,其中鞣质的几种成分有消炎的增效作用。本品还有避孕作用。本植物有两种类型:四环吲哚生物碱(TOA)可抑制免疫功能,因此,只有含五环吲哚生物碱(POA)多的类型才能入药。

【临床应用】本品可用于治疗感染性病症,如慢性疲劳综合征、艾滋病、慢性炎症(包括风湿性关节炎、溃疡性结肠炎和哮喘);还用于预防癌症,尤其是乳腺癌,可减少化疗中出现的副作用。本品与紫锥菊合用,对免疫系统有促进作用,能增强身体抗感染和消炎能力。

【注意事项】妊娠期及哺乳期妇女忌用。

542　海葱 *Urginea maritima* **Baker**（百合科）

【英文名】Squill

【别名】海滨海葱

【植物形态】多年生草本,高约1.5 m。鳞茎较大,白色或红色。基生叶成莲座状。花单生于枝顶,密集成穗状,花被白色。

【生态分布】原产于西班牙、加那利群岛和北非,在地中海地区有栽培。

【历史趣闻】海葱在古埃及本草中(公元前1500年)曾有记载,公元前6世纪和公元前5世纪时,在古希腊作为药用。

【采收】以鳞茎入药。夏末采收白色鳞茎。

【化学成分】含强心苷(0.5%～2.5%蟾二烯羧酸内酯,包括海葱苷A)、黄酮类、豆甾醇、原花色素、黏液质等。

【药理作用】所含强心苷具快速有效的利尿作用,与毛地黄 *Digitalis purpurea* 不同,它在体内无积累效应。本品有利尿、催吐、强心、祛痰等作用。

【临床应用】本品可用于许多疾病的治疗中。它良好的利尿作用,可用于治疗尿潴留;其在体内不会大量积累,可替代毛地黄用于治疗心力衰竭;小剂量用于祛痰,大剂量用于催吐。

【注意事项】需在医生指导下使用。本品大剂量时有毒。

543　异株荨麻 *Urtica dioica* **L.**（荨麻科）

【英文名】Nettle

【别名】异叶荨麻;大荨麻;欧荨麻

【植物形态】多年生草本,高至1.5 m。叶披针形至阔披针形,边缘有锯齿,有刺毛。雌雄异株,花聚集成穗状,绿色。

【生态分布】广泛分布于温带地区,非洲南部、安第斯山脉和澳大利亚均有。

【历史趣闻】本品是一种利尿和解毒的草药,应用历史悠久。古希腊时,其新鲜叶用作创伤的绷带,茎皮纤维用于织布。

【采收】以地上部分和根入药。夏季开花时采收地上部分,秋季挖根,均干燥备用。

【化学成分】地上部分含黄酮(槲皮素)、胺类(组胺、胆碱、乙酰胆碱、5-羟色胺)、醌葡萄糖苷和矿物质(钙、钾、硅酸铁)。根含植物甾醇(豆甾醇)、酚类成分。

【药理作用】所含黄酮及高钾成分有强的利尿作用,也有止血、抗过敏、促进乳汁分泌的作用。根还能影响人体性激素水平。

【临床应用】叶可用于止咳,治疗肺结核、关节炎和促进头发生长;还用于解热及治疗鼻窦炎、肾结石、尿道感染和皮肤病、虫咬伤、蜇伤等。美国和德国将根用于治疗前列腺增生。

【注意事项】偶尔引起轻度胃肠道不适。接触新鲜叶会产生皮疹。

【附注】小荨麻 *Urtica urens* 与本品的功效、应用方法相似。罗马荨麻 *U. pilulifera* 是罗马人最常用的植物种类,用于"荨麻拍打法"(即促进血液循环到皮肤表面)以使人体保持温暖。

544 大果越橘 *Vaccinium macrocarpon* Ait. (杜鹃花科)

【英文名】Cranberry

【别名】酸果蔓,蔓越橘

【植物形态】常绿灌木,矮小,纤细,高约 30 cm。叶卵形,暗绿色。花粉红色。浆果红色,球形或近梨形。

【生态分布】原产于北美东部和亚洲北部,尤以酸性土壤和湿地、沼泽地为多,在美国东部有大面积栽培。

【历史趣闻】本品为民间传统的草药和调味剂。在瑞典,传统用来制作水果馅饼、酸性饮料。1808 年,英国植物学家 Joseph Banks 在英国最先种植大果越橘。19 世纪 40 年代,美国也开始种植大果越橘。现在美国已成为大果越橘的主要生产地。作为传统草药,它主要预防和治疗泌尿系统疾病。

【采收】以浆果入药。秋季果实成熟时采收。

【化学成分】含鞣质(儿茶酚、原花色素、多酚)、黄酮类和维生素 C 等。

【药理作用】本品有杀菌、抗氧化、阻止结石形成、预防白内障形成等作用。

【临床应用】其果汁或提取物可用于尿道杀菌、与排尿不畅有关的疾病,如前列腺增生、膀胱炎等。对于急性感染,它与其他草药,如南非香叶木 *Agathosma betulina*、熊果 *Arctostaphylos uva-ursi* 合用效果更佳。本品所含的维生素 C、花青素苷等有抗氧化作用,可预防老年病,如心脏病、中风和多种癌症。花青素苷对眼睛有益,可预防白内障。

【注意事项】儿童及有肾脏疾病者使用需有医生指导。

【附注】本品是美国最畅销的十大草药之一。

545　欧洲越橘 *Vaccinium myrtillus* **L.**（杜鹃花科）

【英文名】Bilberry，Blueberry

【别名】黑果越橘

【植物形态】落叶灌木,高至 40 cm。叶卵圆形。花白色或粉红色。浆果黑色至紫色。

【生态分布】分布于北半球温带地区,如北欧、北美和加拿大,生于阴湿的荒野和丘陵山地,世界各地多有栽培。

【历史趣闻】欧洲越橘很早就是西方常用草药和果酱食品。第二次世界大战期间,飞行员食用其果酱后可增强视力,才引起了广泛重视。

【采收】以浆果和叶入药。夏季采收叶片,冬末至早春采收果实。鲜用或干燥备用。

【化学成分】含鞣质(约 7%)、低聚体花青素、黄酮、果酸、酚酸、果胶、维生素 B_1、维生素 C 和胡萝卜素。

【药理作用】研究证明,欧洲越橘果实能帮助眼睛适应暗淡和黑暗环境,用于校正近视眼,有保护外周循环和毛细血管作用,促进眼内微循环,改善视力。叶有抗菌作用,有改善早期糖尿病患者血糖的作用。

【临床应用】本品对糖尿病、高血压引起的视网膜损伤有治疗和保护作用,对眼出血、痛经、手术出血等症状均有改善作用,也用于治疗间歇性跛行、雷诺病(坏疽)、脉管炎、青肿(碰伤)等病症,还用于预防白内障。叶用于治疗泌尿系统疾患,如尿道炎、膀胱炎以及治疗肾结石。

　　本品提取物胶囊或片剂,剂量为每日 240～600 mg,其中花青素苷含量为 25%。酊剂每次 1～2 mL,每日 2 次。

546　欧缬草 *Valeriana officinalis* **L.**（败酱科）

【英文名】Valerian

【别名】缬草

【植物形态】多年生草本,高至 1.2 m。茎直立。叶对生,叶片大,羽状分裂。花粉红色。

【生态分布】原产于欧洲和北非,生于潮湿地区,在中欧和东欧有种植。种子繁殖。

【历史趣闻】本品从古罗马时代起就作为止痛、弛缓的草药。戴奥斯柯瑞迪称之为"phu",意指味道难闻。在中世纪,本品被认为拥有众多优点,是有名的"包治百病"药,尤其可治疗癫痫至痊愈。1592 年,Fabius Calumna 出版一本有关草药医学的书,其中提到使用本品治愈了他本人的癫痫病。本品有助于缓解压力,近些年来已逐渐广泛使用。

【采收】以根和根茎入药。秋季掘取二年生以上植物的根和根茎,洗净,干燥备用。

【化学成分】含挥发油(1.4%以上,包括醋酸龙脑酯、β-石竹烯)、环烯醚萜(缬草素、缬草酯、异缬草酯)和生物碱等。

【药理作用】所含缬草素有镇静和抑制活性,可促进睡眠和降低血压。本品还有抗菌、解痉、止痛、平喘等作用。

【临床应用】本品可减缓神经紧张和焦虑,保证充分睡眠,安全,无副作用。对多数因疾病引起的精神紧张有帮助,对大脑有安神作用,而不是直接的镇静作用。本品可减缓因许多疾病引起的震颤、恐慌、心悸、发汗等,也是治疗焦虑或过度兴奋引起失眠的良药。本品还有助于治疗肩部和颈部肌肉紧缩、哮喘、疝气、肠激惹综合征和痛经;与其他药物配合使用,可治疗因压力和焦虑引起的高血压。

【附注】1.《欧洲药典》1983 年版,本品作为镇静剂被收载。2. 心叶缬草 *Valeriana jatamansi* Jones 与本品作用相似,在中国资源量大。被《中国药典》1977 年版收载。

547　香荚兰 *Vanilla planifolia* Andrews. （兰科）

【英文名】Vanilla

【别名】香子兰;香草;香兰草;墨西哥香荚兰

【植物形态】多年生攀缘藤本,根系浅,地上部每个茎节均能长出 2 条气生根,吸收水分和养分。茎浓绿色,圆柱形,肉质,多节;3 年生茎蔓长可达 12 m 以上。叶互生,近无柄,每节 1 片,肉质,浓绿色,叶片长椭圆形或宽披针形,平行叶脉不明显。总状花序,腋生。花浅黄绿色;萼 3 枚,为花被外轮;花瓣 3 枚,为内轮。蒴果,扁三角形,像豆荚,果面有纵纹 6～7 条。花期 3～6 月。

【生态分布】原产墨西哥,属热带植物,要求温暖湿润、雨量充沛的气候环境,但一年中要有 2 个月的干旱期,以促使定期开花。主要栽培于马达加斯加、塔希提岛、科摩罗、留妮旺岛、印度尼西亚、塞舌尔、毛里求斯、瓜德罗普岛等热带地区。中国海南有栽培。

【历史趣闻】香荚兰是兰科植物中最有实用价值的优质香料植物。它虽然在 18 世纪才被发现利用,但由于它的优良品质,现已成为各国最喜欢的天然食用香料植物之一。因此,其产量也在迅速增长。

【采收】以果实及净油入药。当果荚顶部开始变黄,其他部分从亮绿色变成深绿色,并出现黄条纹时,即可采摘,经发酵处理,生成香气后,成为香荚兰豆,或称香子兰豆。香荚兰豆的石油醚提取物,以萃取得净油,为深棕色液体,稍稠厚。

【化学成分】香荚兰果实中香兰素含量为 1.3%～3.8%、脂肪 4.5%～15%、树脂 1%、糖类 7%～20%(主要是葡萄糖和果糖)、有机酸(主要是油酸和棕榈酸)、蜡、胶、单宁、色素、纤维素、矿物质及挥发油。

　　香荚兰净油,主要成分有香兰素(3%～4%)、香荚兰酸、大茴香酸、大茴香醇、洋茉莉醛、丁子香酚、乙醇及其他一些酯类。

【药理作用】香荚兰净油被认为是一种兴奋剂,可助消化、壮阳、提高女性性欲等。

【临床应用】香荚兰在草医药中并不常用。其净油由于价格相当昂贵,在芳香疗法中一般也很少使用,但可以用来熏香,作为提振精神、兴奋性欲的室内芳香剂。

【附注】香荚兰属中有栽培价值的植物有墨西哥香荚兰 *Vanilla planifolia*、塔希提香荚兰 *V. tahitensis*、歌德洛普香荚兰 *V. pompona* 等 3 种。

548 绿藜芦 *Veratrum viride* Ait. (百合科)

【英文名】American Hellebore

【别名】美国白藜芦

【植物形态】多年生草本,高约 2.5 m。叶卵形至线形。花生于短茎上,绿色。

【生态分布】分布于北美落基山脉西部,生于潮湿、低洼、湿地和沼泽等地带。

【历史趣闻】为北美民间草药,易洛魁人将本品用于治疗充血;切罗基人用于缓解风湿疼痛;欧洲移民者则用于灭虱。

【采收】以根茎入药。秋季挖取根茎,洗净,干燥备用。

【化学成分】含甾体、生物碱和白屈菜酸。

【药理作用】其中一些生物碱有降血压和扩张周边血管的作用。

【临床应用】本品是治疗高血压和心率过快的传统药物,过去用于治疗肺炎、痛风、风湿和发热。由于本品有剧毒,现已不使用,仅被用作辅助药以降低心率。尽管本品是有效的杀虫剂,但对未受损的皮肤也会引起副作用,一般不再使用。

【注意事项】本品剧毒,需在医生指导下使用。

549 毛蕊花 *Verbascum thapsus* L. (玄参科)

【英文名】Mullein

【别名】毛蕊草;一枝香;毒鱼草

【植物形态】二年生直立草本,高至 2 m,全株被毛。叶卵形至披针形。穗状花序,花亮黄色。蒴果卵圆形;种子多数。全草含挥发油,芳香。

【生态分布】原产欧洲中南部及西亚,目前在温带地区已归化,生长于开阔地带和路边。

【历史趣闻】在欧洲草药中,本品为价值较高的止咳和治疗充血药。德国民间将其花浸渍于橄榄油中,用于治疗耳部感染和止血。

【采收】以叶和花入药。夏季开花时采收花和叶,干燥备用。

【化学成分】含黏液质、黄酮、三萜皂素、挥发油和鞣质。

【药理作用】本品有祛痰、止血、抗菌、滋润等作用。

【临床应用】本品用于治疗气管炎和支气管炎。叶和花的浸剂可促进黏液增加,便于痰液咳出，也常与款冬花、百里香等合用。本品外用有滋润皮肤的作用，可用于治疗创伤。

550　马鞭草 *Verbena officinalis* L.（马鞭草科）

【英文名】Vervain

【别名】紫顶龙芽草；野荆芥

【植物形态】多年生草本，高至 1 m。茎纤细，直立。叶对生，卵形至长卵形，3～5深裂，边缘具粗锯齿。花顶生或腋生，排列成穗状花序；花小，淡紫色。

【生态分布】分布于欧洲、北非及中国和日本。喜排水良好的土壤和阳光充足的环境。

【历史趣闻】本品被认为具有神奇的功效，古代不列颠人和法国高卢的凯尔特人，将其用在葬礼上。本品在中国和欧洲均是传统草药。戴奥斯柯瑞迪称本品为"圣药"，长期以来一直被当做包治百病的灵丹妙药；其具有滋补和康复功效，用于缓解压力和焦虑，提高消化功能。

【采收】以地上部分入药。夏季开花时采收地上部分，除去杂质，晒干备用。

【化学成分】含苦环烯醚萜（马鞭草宁、马鞭草苷）、挥发油、生物碱、黏液质和鞣质。

【药理作用】本品有雌激素和孕激素活性，可刺激子宫和催乳。所含苦味素能刺激消化功能；马鞭草苷可能是本品的主要活性成分。

【临床应用】本品是神经系统极好的恢复剂，有助于治疗神经紧张；也是温和的抗抑郁剂，尤其适用于治疗长期精神压力导致的焦虑和神经衰弱。本品也是处于慢性病康复期患者理想的滋补剂。本品可缓解头痛，在中国草药医学中用于治疗经期偏头痛；还可用于治疗黄疸、胆结石、哮喘、失眠、经前期综合征和发热。

【注意事项】大剂量使用本品会导致呕吐。

551　扁桃斑鸠菊 *Vernonia amygdalina* Del.（菊科）

【英文名】Bitterleaf

【植物形态】旱生型灌木或小乔木，高至 6 m。叶互生，长卵形，先端尖，叶面亮灰绿色，背面灰白色，有特殊气味和辣味。头状花序顶生或腋生，总苞片数层，花两性，花冠管状，5 裂，乳白色至粉红色。

【生态分布】原产非洲热带地区（亚撒哈拉地区），分布于非洲西部的加纳、喀麦隆、尼日利亚至东部的坦桑尼亚和埃塞俄比亚。

【历史趣闻】扁桃斑鸠菊在尼日利亚作为民间草药，用于治疗发烧、胃肠疾病；其新鲜叶子用作堕胎药及泻下剂。

　　1980 年，生物学家在坦桑尼亚的 Mahale 山地国家公园发现患病的猩猩细心地采食扁桃斑鸠菊的叶（这种叶并不是猩猩的常吃食物），同时，还将其嫩树枝剥去树皮,咀嚼木髓部,吸食其中苦味的汁液。次日,发现患病的猩猩康复了。研究学者对猩猩食用本品前后的排泄物做了分析,在两个样品中均检出普通的肠道寄生虫,但食用本品后的样品中寄生虫的数量显著地减少了。此试验研究说明了动物也有自我医疗的能力。

【采收】以嫩枝、枝条、叶和根入药。一般全年随采随用,也可干燥后备用。

【化学成分】叶含斑鸠菊米苦素 *Vernomygdin*、*Vernodalin*(毒性化合物)及一种倍半萜内酯 *Vernolepin*;髓及嫩枝含斑鸠菊苷 *Vernonioside*。

【药理作用】斑鸠菊米苦素体外对人鼻咽癌 KB 细胞有细胞毒作用,ED_{50} 为 1.5 μg/ml。*Vernolepin* 具有抗血小板活性。斑鸠菊苷 B1 有杀灭寄生虫、抗癌、抗菌作用。动物实验表明,叶和根皮提取物有显著的杀灭疟原虫作用。本植物的提取物有抑制某些人体乳腺癌细胞 DNA 合成的作用。

【临床应用】亚撒哈拉地区的居民将本品用于清除肠道寄生虫。坦桑尼亚人将其叶加水浸泡制成浸剂内服,用于清除肠道寄生虫,也用于解热、抗痢疾、助消化、缓解胃痛、降血压和抗疟。喀麦隆民间则将其鲜叶做苦味菜,称作"Ndole",有滋补强身的作用;叶外用可去除传播吸血虫病的水蛭,也用作杀虫药。

【附注】扁桃斑鸠菊的叶经浸泡和清洗,除去苦味后用作蔬菜或香料。

552　药用婆婆纳 *Veronica officinalis* L. （玄参科）

【英文名】Speedwell

【植物形态】多年生蔓生草本,植物体多毛,高约 50 cm。叶卵圆形,有黑色叶脉。花小,淡紫色。

【生态分布】原产于欧洲和北美,是一种常见的野生植物,尤以荒地、干燥草地为多。

【历史趣闻】本品为欧美一般草药,民间应用已久。在中世纪时期,这种药用婆婆纳被视为一种通用万能药;当时主流医学认为它具有化痰利尿的功效。

【采收】以地上部分入药,夏季采收,干燥备用。

【化学成分】含环烯醚萜苷(包括桃叶珊瑚苷)、苯乙酮葡萄糖苷、黄酮类(包括芹菜苷元和黄芩素)。

【药理作用】本品有利尿、祛痰、抗菌、消炎、解痉、兴奋等作用。

【临床应用】本品常用于治疗充血、咳嗽和慢性皮肤疾病,对由于过度的脑力劳动和精神过度紧张而引起的精神疲惫有缓解功效。目前认为本品只有一般的疗效,已较少使用。

553　欧洲荚蒾 *Viburnum opulus* L. （忍冬科）

【英文名】Cramp Bark，Guelder Rosa

【别名】雪球荚蒾;佛头花;琼花荚蒾

【植物形态】落叶灌木或小乔木,高至 4 m。叶对生,掌状,3 裂,边缘有深缺刻。聚伞花序;花白色。果实卵形,红色。

【生态分布】分布于欧洲和北美东部,生长于林地、树篱和灌木丛中。

【历史趣闻】为北美民间草药,北美梅斯克瓦基(Meskwaki)人用本品治疗儿童痉挛和疼痛;而佩诺布斯科特人用于治疗腺体肿胀和腮腺炎。

【采收】以树皮入药。春季或夏季采收树皮,去杂,干燥后备用。

【化学成分】含对苯二酚(熊果苷)、香豆素、鞣质(约 3%)和树脂。

【药理作用】本品主要功效在于抗痉挛,可缓解肌肉紧张,包括肠道、呼吸道和子宫的平滑肌及四肢和背部的横纹肌,可内服,也可局部外敷;也有促进血液循环、缓解便秘等作用。

【临床应用】本品用于治疗肌肉过度紧张引起的并发症,包括哮喘引起的呼吸困难和子宫过度收缩而导致的痛经。常与北美山梗菜 *Lobelia inflata* 配合使用。可治疗便秘、疝气、肠激惹综合征及其他肌肉紧张引起的症状。本品能显著缓解关节炎病中的肌肉感染或僵硬;还可以促进血液循环,清除诸如乳酸等代谢废物,恢复肌肉的正常功能。本品可用于治疗高血压和其他循环系统疾病。

　　煎剂用于痛经,每 3 h 服用 1/2 杯。酊剂用于治疗过敏性肠综合征,每次 10 mL,用热开水冲服,每日 2 次。酊剂外用揉擦颈部,治疗局部肌肉疼痛。

【附注】本品被《美国药典》1960 年版收载,作为止痛剂,治疗神经系统疾病、解痉,治疗哮喘。

554　樱叶荚蒾 *Viburnum prunifolium* L.（忍冬科）

【英文名】Black Haw

【别名】梨叶荚蒾

【植物形态】落叶灌木,高至 5 m。叶对生,叶片卵圆形,边缘有锯齿。花簇生,花冠白色。浆果蓝黑色。

【生态分布】原产于北美中部及南部地区,生于林地。

【历史趣闻】北美草药,卡托巴人将本品用于治疗痢疾。19 世纪时,人们认为茎皮有收缩子宫的作用;用于治疗一些妇科疾病。

【采收】以茎皮和根皮入药。春季或秋季采割茎皮,秋季采挖根皮,均洗净,干燥后备用。

【化学成分】含鞣质、树脂、树胶、水杨苷等。

【药理作用】本品有解痉、收敛、抗菌、止痛、止血等作用。

【临床应用】本品对经期疼痛有特殊疗效;其煎液常用于子宫出血。茎皮还用于治疗子宫脱垂、崩漏及孕妇晨吐和流产等。本品的解痉作用有益于缓解胆管、消化道或尿道的痉挛和绞痛。

【注意事项】对阿司匹林过敏者忌用。

555　小蔓长春花 *Vinca minor* L.（夹竹桃科）

【英文名】Lesser Periwinkle

【别名】小长春花

【植物形态】常绿灌木,贴近地面生长,茎弧形,长约 45 cm。茎上生根。叶长椭圆
形,有光泽。花筒状,5 瓣,花冠紫蓝色。

【生态分布】原产于欧洲,生于路边、林地边缘,也作庭院植物栽培。

【历史趣闻】为欧洲草药,2 世纪罗马作家 Apuleius 在他的《植物标本集》中阐述,
认为本品可祛邪、抵抗蛇与野兽的攻击。

【采收】以叶入药。春季采集叶片,干燥备用。

【化学成分】含吲哚生物碱(约 7%,包括长春胺和长春新碱)、双吲哚生物碱和
鞣质。

【药理作用】长春胺可增加脑血流量和氧的供应量。本品有收敛、止血、抗菌等
作用。

【临床应用】本品制成的漱口剂用于治疗咽喉疼痛、齿龈炎和口疮;有止血作用,用
于治疗体内出血、经期的大量出血和鼻血。叶中的长春胺用于治疗动脉硬化和
由于脑供血不足引起的痴呆症。

【注意事项】妊娠期妇女忌用。

556　香堇菜 *Viola odorata* L.（堇菜科）

【英文名】Sweet Violet

【植物形态】多年生蔓生草本,高约 15 cm。叶卵圆形,边缘有锯齿。花瓣 5 枚,蓝
紫色或白色。

【生态分布】原产于欧洲和亚洲的大部分地区,常见于路边和林缘。

【历史趣闻】古代医师认为本品是一种有效的催吐剂和止咳药。17 世纪草药学家
尼古拉斯·卡尔佩泊曾阐述香堇菜新鲜时,性凉,含水量大,可作为体内或体外
的解热药。

【采收】以花、叶和根入药。春季采集花和叶,秋季挖根,鲜用或干燥备用。

【化学成分】含有酚苷(包括白珠树苷)、皂苷(黑芥子硫酸苷)、黄酮类、生物碱和黏
液质。

【药理作用】本品有祛痰、催吐、止咳、止痛、解热、抗菌、抗癌等作用。

【临床应用】花和叶常作为浸剂和糖浆剂用于治疗咳嗽、受寒和充血等病症;在英
国,花和叶常用来治疗乳腺癌和胃癌。而根用于化痰,大剂量用于催吐。

557　三色堇 *Viola tricolor* L.（堇菜科）

【英文名】Heartsease

【植物形态】一年生、二年生或多年生草本,高至 40 cm。叶卵圆形。花紫色、黄色
　　或白色。

【生态分布】原产于欧洲、北非和亚洲温带地区,现在美洲已归化,生于牧场、山地
　　至海滨地带。花园中多栽培作为观赏植物。

【历史趣闻】西方草药医学中本品作为清洁剂,用于治疗支气管炎和百日咳。
　　1735 年,《爱尔兰草药》中记载三色堇的花治疗小儿痉挛、清肺、清洁乳房、解
　　热、消炎和治创伤。

【采收】以地上部分入药,夏季采收,干燥备用。

【化学成分】含黄酮、甲基水杨酸、黏液质、树胶、树脂和皂素。

【药理作用】本品有抗菌、消炎、利尿、解热、抗风湿、抗痉挛等作用。

【临床应用】除了上述用于治疗支气管炎、百日咳及治创伤外,本品还用于治疗风
　　湿痛、膀胱炎和排尿困难等。

558　白果槲寄生 *Viscum album* L.（桑寄生科）

【英文名】European Mistletoe

【别名】欧寄生

【植物形态】常绿寄生灌木,枝条盘生于寄主树木上,长约 3 m。叶片狭,革质。花
　　3 朵簇生,黄色。浆果圆球形,白色,有黏性。

【生态分布】原产于欧洲和亚洲北部,生于寄主植物上,尤其是苹果树。

【历史趣闻】在挪威神话中,白果槲寄生被用来杀害了和平之神伯德(Balder)。另
　　外,此植物受爱神之托,要求情人必须在其树下接吻。本品也是民间广泛使用
　　的草药之一。

【采收】以叶、枝条和浆果入药,秋季采收,干燥后备用。

【化学成分】含糖蛋白、多肽(黏毒素)、黄酮类、咖啡酸及其他一些酸类、木脂素和
　　乙酰胆碱等。浆果中含有多糖。

【药理作用】黏毒素可抑制肿瘤的生长和促进免疫系统的抵抗力。本品有降血压、
　　降低心率、镇静、止痛、抗菌、抗癌等作用。

【临床应用】本品可以用于降血压、减慢心率、缓解紧张情绪和有助于睡眠。低剂
　　量使用时,可缓解疼痛、头痛,并提高注意力。此外,还用于治疗耳鸣和癫痫。
　　浆果提取物制成的注射剂可用于治疗癌症。

【注意事项】本品,尤其是浆果有毒,需在医生指导下使用。

【附注】研究表明,本品的某些成分,尤其是黏毒素有显著的抗癌活性,但整株植物
　　对癌症的治疗作用并未得到完全证实。

559　穗花黄荆　*Vitex agnus-castus* **L.**（马鞭草科）

【英文名】Agnus Castus，Chaste Tree

【别名】穗花牡荆

【植物形态】落叶芳香乔木,高约 7 m。叶对生,掌状深裂,裂片披针形。穗状花序
　　顶生或腋生;花淡紫色。

【生态分布】原产于地中海地区和亚洲地区,亚热带地区有栽培,并引种至许多地
　　区。春季或秋季用种子繁殖。

【历史趣闻】穗花黄荆在古代就为人们所熟知,公元前 6 世纪的荷马史诗《伊利亚
　　特》中认为其是一种贞洁的象征,可驱除恶魔。正如其名"Chaste Tree"所暗示
　　的,可以抑制性欲,修道士常咀嚼本品以消除欲望。西方本草学家将本品用于
　　治疗月经疾病,包括经前期综合征及经期伴有的一些疾病,并用于调经。

【采收】以果实入药,秋季果实成熟时采集,干燥备用。

【化学成分】含挥发油(桉叶油)、生物碱(viticine)、黄酮类(紫花牡荆素)、环烯醚
　　萜(桃叶珊瑚苷、agnuside、eurostoside)等成分。

【药理作用】研究表明,本品有激素活性。通过促进孕酮形成,它可以平衡月经周
　　期所产生的孕酮和雌激素水平。还可缩短过长或延长过短的月经周期。果实
　　还有抗雄激素作用。

【临床应用】目前,本品用于月经不调和不育症,为调节激素水平最主要的药物之
　　一。治疗经前期综合征时,需服用此药数月才能见效,对胃胀气、乳房肿胀、触
　　痛、过敏和抑郁症均有显著疗效。本品还可治疗与月经有关的其他病症,如偏
　　头痛和痤疮,以及由孕酮水平较低引起的不孕症;果实还可催乳。本品片剂用
　　于经前期综合征;酊剂用于经期不规则,每次 40 滴,用水冲服,每日 1 次,连服
　　3 日。

【注意事项】服用过量会引起皮肤过敏,产生蚁行感。妊娠期妇女忌用。

【附注】1988 年德国报道,本品有孕激素作用,作用于垂体腺,能调节月经周期。

560　葡萄　*Vitis vinifera* **L.**（葡萄科）

【英文名】Grape

【别名】红葡萄

【植物形态】多年生落叶攀缘藤本,茎蔓延,有卷须。叶掌状,边缘有锯齿。花形
　　小,簇生,淡绿色。浆果成束,绿色至紫黑色。

【生态分布】原产于欧洲南部和亚洲西部,在世界各温带地区有栽培,采收果实并
　　用于酿酒。

【历史趣闻】在西方草药医学中,本品有许多用途。1652 年,尼古拉斯·卡尔佩泊
　　提出本品可为漱口剂,如果每天用其枝条燃烧后的灰烬擦牙齿,可使黑的像煤

炭一样的牙齿变成和雪一样的白。

【采收】以叶、果实和树液入药。夏季采收叶和树汁,秋季采收成熟果实。

【化学成分】含类黄酮、鞣质、酒石酸盐、肌醇、胡萝卜素、胆碱和糖等。果实中含有酒石酸盐、苹果酸、糖类、胶质、鞣质、黄酮苷类、花青素苷(在红色叶中也有)、维生素 A、维生素 B_1、维生素 B_2、维生素 C 及矿物质等成分。

【药理作用】花青素苷可减少毛细血管渗透性。叶(特别是红色的)有收敛、抗炎、止血、止痛的作用。葡萄干有祛痰、润肤、缓解咳嗽、解毒作用;葡萄酒、醋有收敛、凉血和镇静作用。

【临床应用】叶(红色)和果实可有效治疗静脉曲张、痢疾和毛细血管变脆。浸剂治疗痢疾、经血过量和子宫出血;洗液治疗口疮疼痛并作为治疗阴道松弛的灌注剂。树枝汁液可用作洗眼液。本品有温和的通便作用,能促进机体的抗病能力,特别是抗胃肠道和肝脏疾病。

【附注】葡萄为著名的水果和干果。

561　睡茄 *Withania somnifera* Dunal. (茄科)

【英文名】Withania

【别名】醉茄;催眠睡茄

【植物形态】粗壮灌木,高约 1.5 m。叶卵圆形。花绿色或灰黄色。浆果黄色至红色。

【生态分布】分布于印度、地中海和中东地区。春季种子繁殖或扦插繁殖。

【历史趣闻】睡茄被称为"印度人参",在印度的名称是"Horse Smell",这意味着有马的力量,表明有滋补和催情作用。在印度草药治疗中,它主要应用于滋补、强身,尤其是在工作过度或精神疲惫后用于恢复精力。Robert Svoboda 在《阿育吠陀,生命、健康和长寿》中阐述其有清脑、镇静、安神和安眠之功效。1 世纪,戴奥斯柯瑞迪就提出本品有滋补作用。

【采收】以叶、根和浆果入药。春季采收叶,秋季挖根和采收果实。鲜用或干燥备用。

【化学成分】含生物碱、甾类内酯(睡茄内酯)和铁。

【药理作用】研究表明,生物碱有镇静、止痛、降血压和降心率作用;睡茄内酯能消炎、抑制癌细胞生长。本品还可提高血红蛋白水平,减少白发,提高性功能。浆果有雄激素作用,可促进孕酮的生成、调节月经周期等。

【临床应用】目前,本品在西方草药中,主要用于抗衰老和慢性病的康复;通过抑制过度兴奋,促进休息和放松,对伴有长期压抑的衰弱症有显著疗效。本品含有大量的铁,可用于治疗贫血症。本品还可用于治疗慢性炎症,如红斑狼疮和风湿性关节炎,可预防癌症。

本品煎剂用于治疗精神紧张,取根 5 g,加水 100 mL,煮后服用 2 日。叶的粉剂治疗贫血症。根粉胶囊,治疗神经衰弱,每日 1~2 g。

562　美洲花椒 *Zanthoxylum americanum* **Mill.**（芸香科）

【英文名】Prickly Ash，Toothache Tree

【植物形态】落叶灌木,高约 3 m。枝条多刺,灰白色。羽状复叶。蒴果成熟时红色。种子黑色。

【生态分布】原产于加拿大南部和美国北部、中部和西部,喜潮湿、荫蔽的林地。秋季种子繁殖。

【历史趣闻】本品为温和的体内循环的促进剂,北美土著人咀嚼树皮和蒴果以减轻风湿疼痛和耳痛。西方草药学家认为本品可治疗风湿疼痛和关节炎。

【采收】以树皮和蒴果入药。春季采割树皮,夏季采摘果实,均干燥后备用。

【化学成分】含生物碱(白屈菜赤碱)、*Herclavin*、木脂素类(细辛素)、新棒状花椒碱酰胺、鞣质、树脂和挥发油等。

【药理作用】本品可促进体内血液循环,使血液流向疼痛处和僵硬的关节,增加这些部位的氧气与营养供应,清除代谢废物。

【临床应用】现在,本品主要用于治疗关节炎和风湿疼痛,还有益于某些消化系统疾病。本品可用于治疗间歇性跛行与雷诺氏病(坏疽);还用于治疗胃肠胀气和腹泻,并有助于消化;局部使用可治疗腿部溃疡和慢性盆骨炎。

　　本品酊剂(根),治疗关节炎,每次 2 滴,水冲服,每日 3 次。煎剂,用于促进循环。片剂,用于治疗关节炎和风湿症。洗剂(树皮),可以改善腿部血液循环。

【附注】1820—1926 年,本品树皮被收载于《美国药典》,用于促进体内循环和治疗关节炎。

563　玉蜀黍 *Zea mays* **L.**（禾本科）

【英文名】Corn，Maize，Cornsilk

【别名】玉米

【植物形态】一年生草本,高至 3 m。花单性,雌雄同株;雄花序生于植株顶端,呈圆锥花序;雌花序为肉穗状花序,柱头从苞叶中抽出,俗称玉米须。颖果多数。

【生态分布】原产于安第斯山脉和中美洲地区,可能起源于秘鲁。种子繁殖,目前为全球广泛栽培的粮食作物之一。

【历史趣闻】在美洲中部和南部,玉米作为粮食和药用已有 4 000 多年的历史。阿兹台克人(16 世纪以前的墨西哥土著人)用玉米汁来治疗痢疾、"心火"和催乳。玉米须也有很好的药用价值,对泌尿系统疾病特别有效。其拉丁名"Zea"的意思是"产生生命";或许也有"母亲"的意思。1712 年的日本医药书《和汉三方图鉴》就收载了玉米须,民间用单方或复方治疗肾病。

【采收】以花柱及柱头入药。夏季玉米成熟时采收玉米须,去杂,干燥备用。

【化学成分】含脂肪油(2.5%)、挥发油、树胶、树脂、苦味糖苷、皂苷以及少量生物碱,还含有隐黄素、维生素 C、维生素 K、泛酸、肌醇、谷甾醇、豆甾醇等。

【药理作用】玉米须几乎对泌尿系统疾病都有效,对肾有保护作用,能抑制肾结石的形成,缓解结石引起的各种症状。本品还能刺激胆汁分泌,并流入肝脏。中国的研究表明,它还能降血压和减少血栓形成。

【临床应用】本品可用于治疗慢性肾炎及肾综合征。作为利胆药,可治疗肾脏疾病、水肿性脚气等;还用于治疗肝炎、胆结石、黄疸等疾病。玉米须加氯化钾服用,可治疗肾综合征,能消肿、降低尿蛋白及非蛋白氮等指标。也可用于由膀胱和尿道壁受刺激引起的尿频和排尿困难,如前列腺功能障碍。

564　姜 *Zingiber officinale* Rosc.（姜科）

【英文名】Ginger

【别名】生姜

【植物形态】多年生草本,高至 60 cm。根茎肉质,分歧多节,淡黄色,具芳香辛辣味。叶片披针形至线状披针形。穗状花序椭圆形,花白色或黄色。

【生态分布】原产于亚洲,在热带地区广泛栽培。根茎分段繁殖。喜生于肥沃土壤,需要大量水分。

【历史趣闻】生姜不仅是常用的辛香料,也是最好的药物之一。在亚洲很早就被视为"圣物",在欧洲,中世纪时被认为是来自伊甸园的植物。它能缓解晕动病和孕妇恶心等引起的消化不适,也是重要的循环系统药物。

【采收】以根茎入药。当栽种后 10 个月时,挖掘根茎,洗净,浸泡,有时煎煮或去皮使用。

【化学成分】含挥发油(1%~3%)、油树脂(4%~7.5%,包括姜辣素和姜烯酚)等。

【药理作用】新鲜生姜具有辛辣和淡的柠檬味,姜辣素是使生姜辛辣和刺激的成分,生姜对晕动病十分有效。姜烯酚是在干姜中形成的,具有比鲜姜更辛辣和刺激的作用。本品主要有镇吐、驱风、促进血液循环、止咳、消炎、抗菌等作用。

【临床应用】本品能有效地治疗各种消化不适,如消化不良、恶心、胃肠胀气和疝气;可用于治疗胃肠感染,如一些类型的食物中毒;还可治疗冻疮和手足血流不畅;还可用于发汗和发热时降低体温,缓解伤寒感冒、咳嗽和其他呼吸系统疾病。鲜姜和干姜具有不同的功效。鲜姜用于治疗发热、头痛和肌肉酸痛;干姜用于治疗"寒邪内侵"(症状:手冷、脉弱、面色苍白)。

浸剂治疗恶心,每次 250 mL,每日 3 次。精油治疗关节疼痛,取精油 5 滴,用 20 滴橄榄油稀释,外用。胶囊剂含 75 mg 姜粉,用于治疗孕妇恶心,每小时服用1粒。酊剂用于改善消化不良,每次30滴,每日2次。

【注意事项】胃溃疡患者禁用。精油需在医生指导下内服。

565 枣 *Ziziphus jujuba* **Mill.** (鼠李科)

【英文名】Jujube

【别名】大枣

【植物形态】落叶乔木,多刺,高至8 m。叶卵圆形,先端尖,边缘钝齿状。花小,簇生,黄绿色。核果卵圆形至长圆形,红褐色或黑褐色。

【生态分布】原产中国、日本和东南亚地区,适应性强,喜温暖干燥的气候,生于荒坡、山野。在亚洲的亚热带、暖温带及地中海地区广泛种植。

【历史趣闻】大枣在中国作为干果和药用至少有2 500年的历史。它具有令人喜欢的甜味和很高的营养价值,在中国《诗经》中就已提及。

【采收】以果实入药,秋季采收,干燥保存,备用。

【化学成分】大枣含有皂角苷、黄酮类、糖类、黏液质、维生素 A、维生素 B_2 和维生素 C,以及钙、磷、铁等。

【药理作用】中医认为大枣"补气",加强肝脏功能,还具有温和的镇静及抗过敏作用。日本的研究表明,大枣有提高免疫系统功能的作用。

【临床应用】中医将大枣用于治疗焦躁不安,对口味不佳的汤药可以起到调味的作用。大枣常用于增加体弱病人的体重、改善肌肉强度和补充精力。

【附注】酸枣 *Ziziphus spinosa* 在中医药学中用于镇静、养心和安神。

附　录

除本书正文收载的世界植物药外,尚有如下一些世界常用的植物药。

世界常用植物药名录

植物名	英文名	科名	原产地	使用地	有效成分	功　效
1 黄葵 Abelmoschus moschatus	Musk Mallow	锦葵科	东亚	中国、印度	黄葵内酯、脂肪酸	种子和油:解痉,用于消化系统疾病;作香料,制浓酒
2 昂天莲 Abroma augasta	Devil's Cotton	梧桐科	亚洲	印度	三萜、黏液质	根、树皮:用于月经不调,糖尿病
3 儿茶 Acacia catechu	Catechu Acacia	豆科	亚洲	印度	儿茶素、原儿茶素	树胶:止血,杀菌,生肌,收敛,治腹泻
4 阿拉伯胶树 Acacia senegal	Gum Acacia	豆科	北非洲	亚洲、欧洲	阿拉伯胶(复杂的多糖化合物)	树胶:软化皮肤和黏膜,保湿,抗菌
5 柯阿金合欢 Acacia koa	Koa	豆科	大洋洲	太平洋岛国	儿茶素、原儿茶素	嫩叶:改善睡眠;叶烧灰治霉菌性口腔炎
6 藤金合欢 Acacia sinata		豆科	尼泊尔、泰国、中国	泰国、尼泊尔、中国	多糖、儿茶素	全株、枝叶:清热解毒,散血消肿,生发
7 印度铁苋菜 Acalypha indica	Indian Acalypha	大戟科	亚洲	印度	铁苋菜碱、鞣花酸	全草:祛痰,利尿,治皮肤病
8 Acanthosicyos horridus	Natra	葫芦科	南非	非洲	葫芦素	种子:用于化妆品,食用(成熟种子)
9 壳椅菊(新拟) Achyrocline satureoides		菊科	南美洲	南美洲	黄酮、咖啡酸、间苯三酚	全草:免疫调节剂,抗菌,抗感染,解痉,镇痛

续表

植物名	英文名	科名	原产地	使用地	有效成分	功　效
10 互生尖叶木 Acokanthera oppositifolia	Bushman Poison	萝藦科	非洲	欧洲	奥巴因等强心苷	种子:治心脏病,用作箭毒、鱼毒
11 乌头 Aconitum carmichaelii	Chuan Wu	毛茛科	东亚	中国	二萜生物碱	根:抗风湿,镇痛,抗神经痛,有剧毒
12 异叶乌头 Aconitum heterophyllum		毛茛科	南亚	印度	异喹啉生物碱	块根:催欲
13 欧乌头 Aconitum napellus	Monkshood	毛茛科	欧洲	欧洲	二萜生物碱(主要为乌头碱)	根:抗风湿,镇痛,抗神经痛,有剧毒
14 山油柑 Acronychia pedunculata	Pedunculata Acronychia	芸香科	东亚	中国、印度	生物碱、丫啶酮	果、根、树皮:镇静、镇痛、治皮肤病
15 猴面包树 Adansonia digitata	Monkey Bread	木棉科	非洲	非洲	黏液质、多糖	果:富含维生素C,治痢疾;可食用。树皮:解热。种子:治牙周炎
16 藤紫堇(新拟)Adlumia fungosa	Climbing Fumitory	罂粟科	北美洲	北美洲	异喹啉生物碱(原鸦片碱)	全草:镇静剂,肠道利尿道收缩的刺激剂
17 海红豆 Adenanthera pavonina	Bead Tree	豆科	印度	印度、中国	皂素	树皮:清洁剂。叶:治痛风。种子:治癣病
18 羊角芹 Aegopodium podagraria	Goutwood	伞形科	欧洲	欧洲	呋喃香豆素、黄酮、咖啡酸、多块	全草、根:治痛风,风湿病,痔疮
19 爪哇白花苋 Aerva javanica		苋科	非洲、亚洲	非洲	蜕皮激素、谷甾醇、三萜、皂素、黄酮	全草、根:催眠,麻醉,利尿,抗菌,消炎
20 毒欧芹 Aethusa cynapium	Fool's Pasley	伞形科	欧洲、亚洲	欧洲	黄酮、维生素C、多块	全草:用于肠道疾病,对抗刺激,有毒
21 斑非砂仁 Aframomum melegueta	Grains of Paradise	姜科	西非	非洲	挥发油、鞣质	种子:用于消化道疾病,抗真菌
22 茴藿香 Agastache foeniculum	Anise Hyssop	唇形科	美洲	美洲	芳香油	全草:止咳。叶片:调味

植物名	英文名	科名	原产地	使用地	有效成分	功　效
23 墨西哥藿香 Agastache mexicana		唇形科	北美洲	北美洲	挥发油	花、叶:治癫痫、心绞痛、高血压
24 新西兰贝壳杉 Agathis australis	Manila Copal	南洋杉科	东亚、大洋洲	大洋洲	挥发油(含苧烯、派稀)、二萜	树脂:用于塑料和牙科用涂漆剂
25 藿香蓟 Ageratum conyzoides	Billy-goat Weed	菊科	中美洲	非洲、南美洲	挥发油、单萜、黄酮	全草:治创伤;防腐、呼吸道疾病
26 麦仙翁 Agostemma githago	Corn Cockle	石竹科	欧洲、亚洲	欧洲	三萜皂素	种子:抗霉菌、溶血、有毒
27 木通 Akebia quinata	Chocolate Vine	木通科	东亚	中国	三萜皂素、黄酮	全草:治尿路感染、消化道疾病
28 斗篷草 Alchemilla mollis	Lady's Mantle	蔷薇科	欧洲	欧洲	黄酮	全草:调经、缓和更年期病症。叶:消炎、治腹泻
29 多花山麻杆 Alchornea cordifolia		大戟科	非洲	非洲	鞣质、生物碱(山麻杆碱)	叶、果、根:抗菌、解痉、抗紧张、麻醉致幻
30 石栗 Aleurites moluccana	Candle Nut Tree	大戟科	大洋洲	大洋洲岛国	脂肪油	果实:治胃痛、疼痛、溃疡
31 紫草草(新批) Alkanna tuberculata	Alkanet	紫草科	欧洲、亚洲	欧洲	紫草素、吡咯里西啶生物碱	根:收敛、抗菌、治皮肤病
32 葱芥 Alliaria petiolata	Garnic Mustard	十字花科	欧洲、亚洲	欧洲、印度	黑芥子硫苷酸钾、芥子碱、维生素A、维生素C	全草:治感冒、创伤、坏血病
33 水冬瓜 Alnus hirsute		桦木科	日本	日本	鞣质	树皮:化痰、平喘
34 好望角芦荟 Aloe ferox	Cape Aloe	百合科	南美洲	欧洲、亚洲	苦味质、芦荟素、凝胶、多糖	提取物:苦味补剂、致泻剂、用于饮料、创伤、化妆品
35 三叶防臭木 Aloysia triphylla	Lemon Verbena	马鞭草科	南美洲	南美洲、欧洲	挥发油、黄酮	叶:镇静、助消化、用于芳香疗法

续表

植物名	英文名	科名	原产地	使用地	有效成分	功　效
36.干酪鸡骨常山 Alstonia boomei	Stool Wood	夹竹桃科	非洲	喀麦隆	吲哚生物碱	茎皮:治疗消化性溃疡。叶:利尿,降血压
37.尾穗苋 Amaranthus caudatus	Inca Wheat	苋科	非洲	非洲	黄酮,甜菜碱,谷甾醇	根:滋补,强壮,驱虫
38.豚草 Ambrosia artemisiifolia	Common Ragweed	菊科	北美洲	北美洲	倍半萜内酯	叶:引起过敏
39.赤杨叶唐棣 Amelanchier alnifolia	Sakatorn Berries	蔷薇科	北美洲	北美洲	鞣质	枝叶:药索。果:治眼疾,胃疼,肝疾
40.非洲豆蔻 Amomum melegneta	African Cardamon	姜科	非洲	非洲	挥发油(含派烯,桉叶油素等)	果:调味品,暖胃,治恶心
41.水甘草 Amsonia elliptica		夹竹桃科	日本	日本	强心苷	全草:治丹毒
42.药里牛舌草 Anchusa officinalis	Bugloss	紫草科	欧洲	欧洲	吡咯里西啶生物碱,尿囊素	全草:助消化,镇静,治创伤
43.Ancistrocladus korupensis		钩枝藤科	非洲	喀麦隆	萘基异喹啉生物碱	地上部分:解热,抗疟
44.巴西阿桠豆 Andira araroba	Araroba Tree	豆科	南美洲	南美洲、欧洲	蒽醌,小檗碱	叶:强刺激剂,治皮肤病
45.无刺阿桠豆 Andira inermis	Dog Almond	豆科	中美洲、南美洲	南美洲、欧洲	N-甲基酪氨酸,小檗碱	树皮:解痉,驱除肠道寄生虫
46.疣草 Aneilema keisak		鸭跖草科	日本	日本		全草:利尿,解毒
47.知母 Anemarrhena asphodeoides	Zhimu	百合科	东亚	中国	甾体皂素,知母皂苷	根茎:治疗口腔炎,感染,发热
48.大当归 Angelica gigas		伞形科	东北亚	朝鲜	呋喃香豆素	根:祛风,活血,调经,燥湿

续　表

植物名	英文名	科名	原产地	使用地	有效成分	功效
49 日本当归 Angelica japonica		伞形科	日本	日本	呋喃香豆素	根:治痈肿、风毒、毒蛇咬伤
50 依南木 Annickia chlorantha		番荔枝科	非洲	喀麦隆	原小檗碱	树皮:治疗黄热病、疟疾
51 网脉番荔枝 Annona muricata	Soursop	番荔枝科	美洲	南亚、中国	鞣质	果肉、叶:治腹泻。种子:杀虫、毒鱼。果汁:治坏血病
52 蝶须 Antennaria dioica	Cat's Ear Flower	菊科	欧洲	欧洲	黄酮、倍半萜内酯	全草:祛痰,治肝脏病、腹泻
53 黄花茅 Anthoxylum odoratum	Sweet Vernal Grass	禾本科	美洲	美洲	香豆素	全草:有香气,缓解紧张
54 疗伤绒毛花 Anthyllis vulneraria	Kidney Vetch	豆科	欧洲、亚洲	欧洲	刀豆氨酸,副刀豆氨酸、儿茶酚鞣质、黄酮	全草,花:祛痰,治疗创伤
55 美洲茶叶花 Apocynum cannabinum	Indian Hemp	夹竹桃科	北美洲	欧洲	强心苷、k-羊角拗苷	根:治心脏病、利尿
56 沉香 Aquilaria gallocha	Agarwood	瑞香科	南亚	南亚	倍半萜、生物碱	木、树脂:收敛、解热、助消化、利尿,治皮肤病
57 欧洲楼斗菜 Aquilegia vulgaris	Columbines	毛茛科	欧洲、亚洲	欧洲	倍半萜、香豆酰木质素,阿卟啡生物碱	全草、种子:镇静、黄疸,治坏血病、皮肤病
58 落花生 Arachis hypogaea	Peanut	豆科	南美洲	欧洲	甘油三酯、外源凝集素	种子:治皮肤病、腹泻,作软膏基质
59 阿尔甘树(新拟) Argania spinosa	Argantree	无患子科	北非	非洲	甘油三酯	种子:油用于护肤化妆品,树胶
60 天南星 Arisaema consanquineum	Jack in the Pulpit	天南星科	东亚	中国	三萜皂素、安息香酸	根茎:治黏膜炎、皮肤病,镇痛、镇静,有毒
61 广防己 Aristolochia fangchi	Chinese Birthworth	防己科	亚洲	中国	马兜铃酸	根:祛风、清热、利水消肿,有毒,致肾损伤

植物名	英文名	科名	原产地	使用地	有效成分	功效
62 卡密松山金车 Arnica chamissonia	Arnica	菊科	北美洲	北美洲、欧洲	倍半萜内酯	花(全草、根):消炎、治创伤、缓解刺激
63 非洲蒿(新拟) Artemisia afra	Africa Wormwood	菊科	非洲	非洲	挥发油(含单萜和倍半萜)	全草:苦味、滋补、镇痛、杀虫、治感冒
64 野艾 Artemisia vulgaris	Mugwort	菊科	欧洲、亚洲	欧洲、亚洲	挥发油(含倍半萜内酯)	全草:健胃、杀虫、通经、利胆
65 面包树 Artocarpus altilis	Bread Fruit	桑科	大洋洲	太平洋岛国	果糖、维生素、胡萝卜素	果实:食用,外用治刀伤、皮疹
66 木波罗 Artocarpus heterophyllus	Jack Fruit	桑科	东南亚	东南亚	果糖、维生素	根:治腹泻。花:治糖尿病。果:收敛。果汁:催乳
67 欧海芋 Arum maculatum	Lords and Lords	天南星科	欧洲	欧洲	多糖、皂素、草酸盐	根茎:滋补、健胃、外用治溃疡
68 芦竹 Arundo donax	Giant Reed	禾本科	欧洲	欧洲	吲哚烷基胺、芦竹碱	根茎:利尿、兴奋子宫
69 欧细辛 Asarum europaeum	Wild Ginger	马兜铃科	欧洲	欧洲	挥发油(含蒎烯、单萜、细辛脑等)	根茎:解痉、月经痛、杀菌、镇痛、利尿、催吐:治呼吸道疾病
70 灌木马利筋 Asclepias fruticosa	Milkweed	萝摩科	非洲	非洲、欧洲	强心苷	根:治心脏病
71 线状芳香木 Aspalathus linearis	Rooibostea Plant	豆科	南非	非洲	黄酮苷	全草:解痉、保健(茶)
72 总序天门冬 Asparagus racemosus	Shatavari	百合科	非洲	非洲、印度	甾体皂素	根:解痉、神经滋补剂、催欲剂
73 荷叶铁线蕨 Asplenium scolopendrium	Hartstongue	铁线蕨科	欧洲、亚洲、非洲	欧洲	鞣质、黏液质、黄酮	全草:祛痰、利尿、治消化道疾病、创伤
74 白术 Atractyloides macrocephala	Pai Shu	菊科	东亚	中国	挥发油(包括苍术醇)	根:滋补、抗菌、治消化道疾病

续　表

植物名	英文名	科名	原产地	使用地	有效成分	功　效
75 榆钱菠菜 Atriplex hortensis	Saltbushes	菊科	欧洲	欧洲	三萜皂素、黄酮、维生素C、草酸盐	全草:助消化、祛痰、降血糖、治尿道疾病
76 Bailonella toxisperma		山榄科	非洲	喀麦隆		皮:治伤寒
77 紫羊蹄甲 Bauhinia purpurea		豆科	亚洲	尼泊尔	鞣质	树皮:收敛、止泻。根:排肠气
78 老白花 Bauhinia variegata		豆科	南美洲	南美洲		花:治疗糖尿病
79 雏菊 Bellis perennis	Daisies	菊科	欧洲、亚洲	欧洲	三萜皂素	全草、花:祛痰、助消化、治胆囊炎
80 厚叶岩白菜 Bergenia crassifolia	Siberian Saxifraga	虎耳草科	亚洲	欧洲	鞣质、熊果苷	根、叶:收敛、杀菌、止血
81 舌状岩白菜 Bergenia ligulata		虎耳草科	亚洲	尼泊尔	鞣质、熊果苷	根:强壮、解热、止泻、治肺部疾病
82 东北白桦 Betula platyphylla		桦木科	日本	日本	鞣质	树皮、树汁:祛痰、止咳
83 黄红心 Boerhavia diffusa	Red Spiderling	紫草科	亚洲	印度	生物碱、甾体、蜕皮激素	根、叶:杀虫、消炎、适应原样作用
84 凹唇姜 Boesenbergia rotunda	Kra Chaai	姜科	东南亚	东南亚	黄酮	根茎:治口腔溃疡、胀气、腹泻、痢疾。叶:解毒
85 纸乳香树 Boswellia papyrifera	Ethiopian Frankincense Tree	橄榄科	非洲	非洲	挥发油、三萜	树脂:杀菌、祛痰、镇静
86 黑芥 Brassica nigra	Brack Mustard	十字花科	欧洲、亚洲	欧洲、亚洲	芥子油苷(黑芥子苷)	种子:抗刺激剂、抗菌、治关节炎
87 绿色土蜜树 Bridelia ferruginea		大戟科	非洲	非洲	鞣质、黄酮	叶:治糖尿病

续表

植物名	英文名	科名	原产地	使用地	有效成分	功效
88 鸦胆子 Brucea javanica pinnatum	Java Brucea	苦木科	亚洲、东亚	印度、中国	苦味三萜(鸦胆子素等)	果实、种子:抗腹泻、抗疟、驱肠道寄生虫
89 落地生根 Bryophyllum pinnatum	Never Die	景天科	非洲	非洲	有机酸	全草:消肿、解毒
90 柴胡 Bupleurum chinense	Chinese Thorowax	伞形科	亚洲	中国	三萜皂素、多糖	根:滋补、消炎、解热、护肝
91 鹰叶刺 Caesalpinia bonducella		豆科	南亚	印度	甾醇、脂肪油	种子:解热、壮阳
92 方苞非洲柏 Callitris quadrivalvis		柏科	非洲	非洲	挥发油、二萜、树脂质	树脂(山达脂):温和刺激剂、硬膏原料、填充剂
93 驴蹄草 Caltha palustris	Marsh Marigold	菊科	欧洲	欧洲	毛茛素、原白头翁素	全草:治皮肤病
94 卡马夏花 Camassia quamash	Camass	百合科	美洲	美洲		球茎:食用、甜味饮料
95 圆叶风铃草 Campanula rotundifolia	Harebell	桔梗科	北美洲	北美洲	皂苷	根:用于心力衰竭、止血
96 喜树 Camptotheca acuminata	Camptotheca	山茱萸科	东亚	中国	喜树碱	叶:抗癌(原料药)
97 圭亚那苦油树 Carapa guianensis	Crabwood	楝科	美洲	美洲		树皮:治腹泻、风湿。种子:泻剂、催吐、解热
98 草甸碎米荠 Cardamine pratensis	Lady's Smock	十字花科	欧洲、亚洲	欧洲、亚洲	维生素 C	全草:清热解毒、强心利尿、止咳
99 沙生苔草 Carex arenaria		莎草科	欧洲	欧洲	硅、鞣质、皂素	根茎:利尿
100 无茎刺苞菊 Carlina acaulis	Stemless Carlina	菊科	欧洲	欧洲	多糖、多炔	根:利尿、治皮肤病

续 表

植物名	英文名	科名	原产地	使用地	有效成分	功效
101 翅荚决明 Cassia alata		豆科	东南亚	泰国，中国	蒽醌	叶：杀虫，止痒。种子：驱蛔虫
102 铁刀木 Cassia siamea		豆科	东南亚	泰国，中国	蒽醌	叶，果：治腹胀，头晕。根：治肠寄生虫，惊厥
103 澳洲栗子豆 Castanospermum australe	Austrlian Chestnut	壳斗科	澳洲	澳大利亚	多羟基生物碱	实验药品，葡萄糖苷抑制剂（HIV）
104 美国梓 Catalpa bignonioides	Indian Bean	紫葳科	北美洲	北美洲	梓实苷，鞣质	树皮，果：镇静，止痛，止咳，治气管炎
105 加那利柠檬草 Cedronella canariensis	Balm of Gilead	唇形科	欧洲	欧洲	芳香油	地上部分：降糖，降压，驱风
106 吉贝 Ceiba pentandra	Kapok	木棉科	美洲	美洲		根皮，叶，花：清热解毒，降火除湿。树皮：催吐
107 红百合花 Centaurium erythraea	Centaury	龙胆科	欧洲	欧洲	苦味环烯醚萜苷为主，当药苦苷	全草：苦味补剂，苦味食品调味剂
108 皱皮木瓜 Chaenomeles speciosa	Chinese Quince	蔷薇科	亚洲	中国	齐墩果酸，熊果酸	果：解痉，抗风湿痛
109 藜莱 Chemopodium bonushenricus	Good King Henry	藜科	欧洲	欧洲	齐墩果酸，谷甾醇	叶：治皮肤肿痛。根：治哮病。全草：治创伤
110 昆诺阿藜 Chemopodium quinoa	Quinoa	藜科	南美洲	南美洲	皂素，蛋白质，淀粉	种子：发汗，祛痰，用于食品
111 香脂菊蒿 Chrysanthemum balsamita	Alecost	菊科	欧洲	欧洲	挥发油，苦味三萜内酯	叶：驱虫剂，淡色啤酒增香剂
112 菊蒿 Chrysanthemum vulgare	Tansy	菊科	欧洲，亚洲	欧洲	挥发油，倍半萜内酯三萜	花，全草：传统的驱虫农药，有毒
113 鹰嘴豆 Cicer arietinum	Chick Pea	豆科	亚洲	亚洲		种子：健脾，除湿，降血脂，生津，止渴

续　表

植物名	英文名	科名	原产地	使用地	有效成分	功效
114 毒芹 Cicuta virosa	Cowbane	伞形科	欧洲	欧洲	聚炔类	全草:解痉、抗风湿。外用:止痛。抗白血病
115 柴桂 Cinnamomum tamala		樟科	南亚、东亚	印度、中国	挥发油(主要含桂皮酯)	树皮:舒筋、活血、止腹泻、止痛
116 肉桂 Cinchona aromaticum	Cassia	樟科	东亚	中国、印度、欧洲	挥发油(主要为桂皮醛)	树皮、花:增食欲、助消化、重要香料
117 岩蔷薇 Cistus Cadauiferus	Labdanum	半日花科	欧洲	欧洲	没药醇、树脂	叶:抗炎、解痉、抗菌、抗血吸虫
118 橘 Citrus reticulata	Clementine	芸香科	东亚	中国、欧洲	挥发油、川陈皮素、橙皮苷等	果皮:增食欲、芳香、健胃
119 海州常山 Clerodendron trichotomum	Harlequin Glorybower	马鞭草科	东亚	中国、印度	叶含海州常山苦素等、根含海州常山甾酮等	全株:镇痛、洽治化道疾病
120 柚序花 Clinacanthus nutans		爵床科	东南亚	泰国、中国	五环三萜化合物、羽扇醇等	全草:清热、除湿、清肝、利胆
121 蛇床 Cnidium monnieri	Snow Parsley	伞形科	东亚	中国	挥发油、香豆素	种子:治皮肤病、抗真菌(如阴道炎)
122 棉叶卷胚 Cochlospermum gossypium	Silk-cotton Tree	卷胚科	亚洲	欧洲	黏液质	树胶:轻泻剂、营养剂
123 椰子 Cocos nucifera	Cocos Palm	棕榈科	亚洲	东亚	椰子油	油:原料药、软膏剂
124 卡菲风车子 Combretum caffrum	Bushwillow	使君子科	南非	非洲	Combretaes-Tatins	皮:提纯的成分用于抗癌
125 阿比西尼亚没药 Commiphora abyssinica	Arabian Myrrh Tree	橄榄科	北非	非洲	油树脂(三萜、多糖)	油树脂:防腐、用于芳香疗法
126 没药 Commiphora myrrha	Myrrh Tree	橄榄科	北非	欧洲、亚洲、中国	油树脂(三萜、多糖)	油树脂:防腐、消炎、用于芳香疗法

续　表

植物名	英文名	科名	原产地	使用地	有效成分	功　效
127 高贵飞燕草 Consolida regalis	Larkspur	毛茛科	欧洲、亚洲	欧洲	花:花青素。种子:飞燕草碱及酯,生物碱	花:利尿。种子:解痉、麻醉、杀虫、灭寄生虫
128 田旋花 Convolvulus arrensis	Common Bindweed	旋花科	欧洲	欧洲	酯苷	全草:缓泻剂
129 小蓬草 Conyza canadensis	Canadian Fleahans	旋花科	北美洲	北美洲	柠檬烯、芳樟醇等单萜、鞣质	全草:收敛、止腹泻、利尿、驱虫、治感冒
130 黄连 Coptis chinensis	Chinese Goldthread	毛茛科	东亚	中国	小檗碱,异喹啉生物碱	根茎:杀菌、消炎、治痢疾、结膜炎、抗溃疡
131 破布木 Cordia cylindrostachya		紫草科	南美洲	南美洲		茎:明嚼洁牙。叶:外敷治头痛
132 朱蕉 Cordyline fructicosa	Ti	龙舌兰科	大洋洲	太平洋岛国	酚类、氨基酸、糖	叶:治结核病 头痛
133 山茱萸 Cornus officinalis	Dogwood	山茱萸科	东亚	中国	环烯醚萜苷、皂素、鞣质	果:治月经痛
134 欧洲榛 Corylus avellana	Hazel	桦木科	欧洲	欧洲	脂肪油	种子:治腹泻、妇女不育
135 粉色黄牛木 Cratoxylum formosum	Pink Mempak	金丝桃科	东南亚	东南亚	树脂	树皮:治腹部疼痛。树脂:治疥癣、烧伤、环血病
136 巴豆 Croton tiglium	Purging Croton	大戟科	亚洲、非洲	欧洲、亚洲	巴豆醇酯	种子油:峻泻剂
137 稚巴豆 Croton torreyanus	Torrey Croton	大戟科	北美洲	北美洲	氨基酸,有机酸	茎叶:滋补、健身、促进血液循环
138 欧洲仙客来 Cyclamen purpurascens	Cyclamen	樱草科	欧洲	欧洲	三萜皂素	根茎:用于痛风、风湿、月经痛、牙痛
139 南非蜜茶 Cyclopia intermedia	Honeybush Tea	豆科	南美	美洲	酚类、芒果苷、有机酸、波立醇	全草:抗氧化、健康饮料

续 表

植物名	英文名	科名	原产地	使用地	有效成分	功效
140 红花琉璃草 Cynoglossum officinale	Hound's Tongue	紫草科	欧洲	欧洲	尿囊素、吡咯里西啶生物碱	根:止神经痛、止血、治皮肤病、创伤
141 莎草 Cyperum rotundus	Coco Grass	莎草科	亚洲	中国、印度	香附子烯、鲤胆醇	根茎:催乳、解热
142 龙血藤 Daemonorops draco	Dragon's Blood Palm	棕榈科	东亚	欧洲、亚洲	血竭树脂、鞣醇	树脂:硬膏剂原料
143 宝录瑞香 Daphne bholua	Nepali Paper Plant	瑞香科	南亚	南亚	香豆素	树皮:解热。根汁:治肠疾。种子:驱虫
144 尖果翠雀花 Delphinium staphisagria	Stavesacre	毛茛科	欧洲、亚洲	欧洲	花:花青素。种子:翠雀花碱等酯类生物碱	花:利尿。种子:麻醉、解痉、杀虫、驱寄生虫
145 毛鱼藤 Derris elliptica	Derrisroot	豆科	亚洲	亚洲	鱼藤酮	根:杀虫剂
146 载耳瓣鱼藤 Derris scandens		豆科	东南亚	泰国、中国	鱼藤酮	茎藤:抗风湿、祛痰、利尿、止痛
147 大叶山蚂蝗 Desmodium gangeticum	Desmodium	豆科	亚洲、非洲	印度	挥发油、生物碱	根:苦味剂、助消化、保肝、治感冒
148 羽叶山蚂蝗 Desmodium oldhamii		豆科	日本	日本	生物碱	根:利尿、杀虫
149 五丫果 Dillenia indica	Elephant Apple	五丫果科	南亚、东南亚	南亚、东南亚	白桦脂醇	果肉:洗发。根、果皮、叶、果实:收敛、解毒、止痉
150 山药 Dioscorea opposita	Wild Yam	薯蓣科	亚洲	中国	三萜皂苷	根茎:滋补、强壮
151 Dioscorea dregeana	Isidakwa	薯蓣科	非洲	非洲	生物碱、三萜皂苷	根茎:镇静、安定剂
152 柿 Diospyros kaki	Persimmon	柿科	欧洲、亚洲	欧洲、亚洲	鞣质、碘	果:治甲状腺疾病

续　表

植物名	英文名	科名	原产地	使用地	有效成分	功　效
153 香豆 Dipteryx odorata	Tonka Bean	豆科	南美洲	南美洲	香豆素、谷甾醇	种子:芳香剂
154 辛辣木 Drimyx winteri	Winters Bark	假八角科	南美洲	欧洲	丁香醇、莰烯	树皮:健胃剂
155 欧茄 Duboisia myoporoides	Corkwood	茄科	澳大利亚	欧洲、澳大利亚	东莨菪碱及其他莨菪烷生物碱	叶:镇静、解痉、催眠、原料药
156 榴莲 Durio zibethinus	Durian	木棉科	马来西亚	东南亚	蛋白质	果实:治心腹痛。果壳:治皮肤病。根,叶:解热
157 喷瓜 Ecballium elaterium	Squirting Cucumber	葫芦科	欧洲	欧洲	葫芦素	果:泻剂
158 双穗麻黄 Ephedra distachya	Ephedra	麻黄科	欧洲	欧洲	苯乙胺生物碱(主为麻黄素)	全草,根:镇痛、中枢兴奋剂、治气管炎
159 山岭麻黄 Ephedra geraediana		麻黄科	亚洲	尼泊尔	苯乙胺生物碱(主为麻黄素)	全草:促进血液循环,用于呼吸系统感染
160 乱草 Eragrostis japonica		禾本科	日本	日本		全草:治咳血、吐血
161 东方狗牙花 Ervatamia orientalis		夹竹桃科	大洋洲	澳大利亚	强心苷	汁液:外用、消炎、治肌肉酸痛
162 柱状刺芹 Eryngium columnare	Eryngo	伞形科	北美洲	北美洲	皂苷,香豆素,黄酮	叶,花:利尿、通经、利胆(治胆结石)
163 香格木 Erythrophleum suaveolens	Ordeal Tree	豆科	非洲	非洲、欧洲	二萜生物碱	种子:治心脏病、箭毒
164 杜仲 Eucommia ulmoides	Duzhong	杜仲科	东亚	中国	杜仲胶、生物碱、环烯醚萜	树皮:降血压、滋补
165 柏大戟 Euphorbia cyparissias	Cypress Spurge	大戟科	欧洲	欧洲	佛波醇酯(有致癌性)	全草:利尿、止腹泻、皮肤刺激剂

续 表

植物名	英文名	科名	原产地	使用地	有效成分	功 效
166 树脂大戟 Euphorbia resinifera	Resin Euphorbia	大戟科	非洲	欧洲	三萜(γ-大戟醇)、多萜	树脂:皮肤刺激剂
167 秘鲁石南茄 Fabiana imbricata	Chilean Heath	茄科	南美洲	南美洲	挥发油、石楠茄碱等生物碱	全草:治囊肿、淋病
168 缅甸灰莉 Fagraea fragrans	Tembusa	马钱科	东南亚	东南亚	芳香油	叶:治疟疾、发热
169 连翘 Forsythia suspensa	Weeping Forsythia	木犀科	东亚	中国	连翘苷、三萜皂苷	果:杀菌、止呕吐
170 卡岛轮叶龙胆 Frasera carolinensis	American Columbo	龙胆科	北美洲	北美洲	龙胆苦味素、鞣质	根:收敛、苦味剂
171 花梣 Fraxinus ornus	Manna Ash	木犀科	亚洲	欧洲	甘露醇	渗出物:轻泻剂
172 川贝母 Fritillaria cirrhosa	Tendrileaf Fritillary	百合科	东亚	东亚	甾体生物碱	鳞茎:清热、润肺、化痰、止咳
173 王贝母 Fritillaria imperialis	Crown Imperial	百合科	亚洲	伊朗、土耳其	甾体生物碱	鳞茎:治咳嗽、哮喘、气管炎、咽喉炎
174 浙贝母 Fritillaria thunbergii	Thunberg Fritillary	百合科	东亚	中国	甾体生物碱	鳞茎:镇咳、治肺痈、乳痈、瘰疬
175 谷田鼬瓣花 Galeopsis segetum	Nemp-nettle	菊科	欧洲	欧洲	鞣酸、硅酸、黄酮	全草:祛痰、收敛
176 车轴草 Galium odoratum	Sweet Woodtuff	茜草科	亚洲、欧洲	欧洲	鞣酸、酚酸、环烯醚萜苷	全草:利尿、外用治疗创伤、银屑病
177 藤黄 Garcinia hanburyi	Gamboge	山竹子科	亚洲	欧洲、亚洲	树脂含藤黄酸	树脂:泻剂
178 非洲藤黄 Garcinia kola		山竹子科	非洲	非洲	鞣质、黄酮	树皮:治咳嗽、喉炎。根:强壮

续 表

植物名	英文名	科名	原产地	使用地	有效成分	功 效
179 曼氏藤黄 *Garcinia mannii*		山竹子科	非洲	喀麦隆	鞣质、黄酮	根皮:治腹泻、痢疾。根:健胃
180 天麻 *Gastrodia elata*	Tianma	兰科	亚洲	中国	香荚兰醛、香荚兰醇、黏液质	根茎:降血压,治头痛、关节炎
181 染料木 *Genista tinctoria*	Dyer's Green Weed	豆科	欧洲	欧洲	金雀花碱等生物碱、木犀草素	全草:利尿、致泻,用作黄色素
182 普通唐菖蒲 *Gladiolus communis*	Whistling Jacks	鸢尾科	欧洲	欧洲	挥发油、维生素 C	球茎:治坏血病
183 南欧球花 *Globularia alypum*		球花科	南欧	南欧	球花素、苦球花素	叶:泻剂、利尿
184 嘉兰 *Gloriosa superba*	Flame Lily	百合科	亚洲、非洲	中国	秋水仙碱	球茎:原料药,提取秋水仙碱,熄风止惊,消肿止痛
185 甘草 *Glycyrrhiza uralensis*	Chinese Liquorice	豆科	欧洲、亚洲	欧洲、亚洲	挥发油、鞣酸、甘草酸	根、根茎:祛痰、收敛、抗菌
186 彩色紫叶 *Graptophyllum pictum*		爵床科	南亚	印度尼西亚		叶:消炎、抗风湿,治关节炎、痔疮
187 水八角 *Gratiola officinalis*	Hedge Hyssop	玄参科	欧洲、亚洲	欧洲	水八角苷、葫芦素类、三萜	全草:致泻、利尿
188 卷苞胶菜 *Grindelia squarrosa*	Gum Weed	菊科	北美洲、中美洲	北美洲	胶草酸、二萜	全草:解痉、止咳
189 红凤菜 *Gynura bicolor*	Gynura	菊科	东南亚	东南亚	黄酮苷	根:行气、活血、止疟、清热、解毒
190 圆锥石头花 *Gypsophila paniculata*	White Soapwort	石竹科	欧洲、亚洲	欧洲	三萜皂素	根、根茎:祛痰,治皮肤病
191 采木 *Haematoxylum campechianum*	Logwood	豆科	中美洲	拉丁美洲	采木素、鞣酸	木部:收敛,提取色素

续 表

植物名	英文名	科名	原产地	使用地	有效成分	功 效
192 哈根花 Hagenia abyssinica	Hagenia	蔷薇科	非洲	非洲	苦味素,鞣酸	花:驱虫,驱绦虫
193 智利单冠毛菊 Haplopappus baylahuen		菊科	南美洲	南美洲、欧洲	挥发油,鞣酸	全草:收敛,治肝,胆疾病
194 穗花薄荷 Hedeoma pulegioides	American Pennyroyal	唇形科	北美洲	北美洲	薄荷酮,胡薄荷酯及单萜	全草:发汗,芳香健胃,杀菌
195 尼泊尔常春藤 Hedera nepalensis		五加科	亚洲	尼泊尔	皂素,聚糖块	茎,叶,果:发汗,致泻
196 沙生蜡菊 Helichrysum arenarium	Sandy Everlasting	菊科	欧洲	欧洲	黄酮,柚皮素苷	花:苦味,利胆,利尿
197 南美天芥菜 Heliotropium arborescens	Heliotrope	紫草科	秘鲁	南美洲	生物碱	全草:解热,治喉炎
198 肝叶獐耳细辛 Hepatica nobilis	Liverwort	毛茛科	欧洲、北美洲	欧洲	毛茛素,原白头翁素,鞣酸	全草:皮肤刺激剂,补剂,治肝脏病
199 原独活 Heracleum sphondylium	Hogweed	伞形科	欧洲、亚洲	欧洲	呋喃香豆素	全草:助消化,治皮肤溃疡
200 玫瑰茄 Hibiscus sabdariffa	Hibiscus	锦葵科	非洲	欧洲、非洲	多糖,果胶,有机酸,糖,花青素	花,花萼:治痢疾,水肿。种子:收敛,止泻。外用治皮肤病
201 止泻木 Holarrhena antidysenterica		夹竹桃科	亚洲	尼泊尔	甾体生物碱,苷类	树皮:治痢疾,水肿,止泻,止痢
202 石杉 Huperzia selago	Fir Clubmoss	石杉科	欧洲	欧洲	石杉碱	全草:致泻,催吐,杀虫,驱皮肤寄生虫
203 蛇足石杉 Huperzia serrada	Huperzia	石杉科	中国	中国	石松碱	全草:消肿,止痛,杀虫,止痒,治老年痴呆症
204 蓝铃花 Hyaeinthoides non-scripta	Bluebell	百合科	欧洲	欧洲	生物碱	鳞茎:利尿,止血

续 表

植物名	英文名	科名	原产地	使用地	有效成分	功 效
205 印度大风子 Hydnocarpus kurzii	Chaulmoogra Oil Tree	大风子科	亚洲	中国、印度、欧洲	大风子油酸	油:治疥、癣、麻风病
206 孪叶豆 Hymenaea courbarii	Locust Tree	豆科	中南美洲	中南美洲	鞣质	树皮:治腹泻、呕吐、呼吸道疾病
207 小连翘 Hypericum erectum		金丝桃科	东北亚	日本、中国	小连翘碱、小连翘次碱	全草:止血、收敛
208 梳齿山香 Hyptis pectinata	Bushmint	唇形科	非洲	西非	挥发油	花:治牙痛、膀胱疾病。全草:用于口腔卫生;内服治膀胱疾病、痛风
209 催吐冬青 Ilex vomitoria	Black Drink Plant	冬青科	北美洲	北美洲	咖啡因	叶、浆果:催吐、做黑色饮料
210 直立木兰 Indigofera arrecta		豆科	非洲	非洲	靛苷	叶:治糖尿病
211 木蓝 Indigofera tinctoria	Indigo Plant	豆科	亚洲、非洲	欧洲、亚洲	靛苷	叶:治神经痛、靛蓝原料植物。根:清热解毒、消肿
212 厚藤 Ipomoea pes-caprae	Beach Morning Glory	旋花科	大洋洲	太平洋岛国	甾醇	根:解热、治肺病
213 青紫牛 Ipomoea violacea	Morning Glory	旋花科	中美洲	南美洲	麦角碱及麦角酸化合物	种子:中枢神经兴奋剂(致幻)
214 翅美龙胆 Irlbachia alata		龙胆科	南美洲	南美洲	苦味质	叶:凉血、通便、有毒
215 三出叶香茶菜 Isodon ternifolius		唇形科	亚洲	尼泊尔	挥发油、二萜	全草:消炎、治疗肠炎、痢疾、咽炎、肝炎、肾炎
216 极高蓝花楹 Jacaranda procera	Caroba	紫葳科	南美洲	南美洲	巴西蓝花楹碱、树脂	叶:利尿、治梅毒
217 茉莉花 Jasminum sambac	Sambac Jassmine	木犀科	亚洲	欧洲、中国、印度	乙酸苄酯、芳樟醇	花、油:镇静、芳香、抗焦虑

续　表

植物名	英文名	科名	原产地	使用地	有效成分	功　效
218 麻疯树 Jatropha curcas	Physic Nut	大戟科	中美洲	南美、欧洲	巴西醇酯	根:峻泻剂、有毒
219 黑胡桃 Juglans nigra	Amercan Walnut	胡桃科	北美洲	北美洲	鞣酸、胡桃醌	叶、果:收敛、治腹泻、创伤
220 胡桃 Juglans regia	Walnut	胡桃科	欧洲、亚洲	欧洲、亚洲	鞣酸、胡桃醌	叶、果:收敛、抗腹泻、治创伤
221 鸭嘴花 Justicia adhatoda	Malabar Nut	爵床科	亚洲	欧洲、印度	鸭嘴花碱	花:扩张支气管、祛痰、止咳、杀菌
222 山柰 Kaempferia galanga	Galanga Resurrectionlily	姜科	东南亚、南亚	东南亚、南亚	挥发油、莰烯等	根茎:消食、止痛、治感冒、咳嗽
223 腊肠树 Kigelia africana	Sausage Tree	紫葳科	非洲	非洲	拉帕醌、腊肠树素、环烯醚萜、植物留醇	果:治创伤、保护皮肤
224 毒豆 Laburnum anagyroides	Golden Chain	豆科	欧洲	欧洲	金雀花碱	种子、叶:催吐剂
225 染色柔毛花 Lachnanthes tinctoria	Spirit Weed	血根草科	北美洲	北美洲	红色素	全草:治神经痛、染色剂
226 马缨丹 Lantana camara	Lantana	马鞭草科	南美洲	欧美亚洲	三萜、齐墩果酸	叶:治支气管炎、擦伤。根:治胃痛、疝气、解热
227 美洲落叶松 Larix laricina	Tamarack	松科	北美洲	北美洲	树脂	树皮:强壮、利尿、治黄疸、疝气
228 头状胡枝子 Lespedeza capitata	Bush Clover	豆科	北美洲	北美洲	荭草素	全草:利尿
229 牛眼菊 Leucauthemum vulgare	Ox-eye Daisy	菊科	欧洲	欧洲	荭草素	花:滋补、解痉。全株:治结膜炎
230 得州白叶树 Leucophyllum texanum		玄参科	北美洲	北美洲		叶、细枝:治肝炎利肝、胆囊感染

续　表

植物名	英文名	科名	原产地	使用地	有效成分	功　效
231 川芎 Ligusticum chuanxiong	Szechwan Lovage	伞形科	中国	中国	川芎嗪、内酯	根茎:降血压;治妇科疾病
232 藁本 Ligusticum sinense	Chinese Ligusticum	伞形科	中国	中国	挥发油(3-丁基苯酞、蛇床酞内酯等)	根、根茎:驱寒、镇痛、散风、祛湿
233 欧百合 Lilium candidum	Madonna Lily	百合科	欧洲	欧洲	甾体生物碱、皂素	花、鳞茎:祛痰;治癫痫
234 美国山胡椒 Lindera benzoin	Spice Bush	樟科	北美洲	北美洲	芳香油	树皮、枝:刺激、发汗、解热、驱虫。果实:驱风
235 蛇鞭菊 Liatris spicata	Gay Feather	菊科	北美洲	北美洲	蛇鞭草种素(有细胞毒作用)	根:利尿、发汗、抗菌。叶片、根粉:趋避昆虫
236 北美鹅掌楸 Liriodendron tulipifera	Tulip Tree	木兰科	北美洲	北美洲	海罂粟碱、木脂素、单萜、倍半萜内酯	树皮、木部:抗癌、解热滋补
237 荔枝 Litchi chinensis	Lichi Tree	无患子科	东亚	亚洲	非蛋白质氨基酸	种子:抗癌、抗糖尿病
238 紫草 Lithospermum officinale	Grom Well	紫草科	欧洲、亚洲	欧洲、亚洲	紫草酸、吡咯里西生物碱	种子:促性腺激素、抗甲状腺作用
239 新狮木姜子 Litsea novoleontis		樟科	北美洲	北美洲	挥发油	叶:镇咳、祛痰;用于咽喉和胸腔感染
240 半边莲 Lobelia chinensis	Chinese Lobelia	桔梗科	东亚	中国	半边莲碱	全草:利尿、外用消肿
241 美洲山梗菜 Lobelia tupa	Chilean Cardinal Flower	桔梗科	南美洲	南美洲	山梗菜碱	全草:麻醉;治头痛
242 毒麦 Lolium temulentum	Darnel	禾本科	欧洲	欧洲	黑麦草碱	种子:有麻醉作用
243 忍冬 Lonicera japonica	Honeysukle	忍冬科	亚洲	中国	黄酮、三萜皂素、绿原酸	花:清热解毒

续　表

植物名	英文名	科名	原产地	使用地	有效成分	功　效
244 斯氏桑寄生 *Loranthus specdiv*		桑寄生科	南亚	印度尼西亚	三萜、黄酮	茎：抗癌
245 百脉根 *Lotus corniculatus*	Bird's Foot Trefoil	豆科	欧洲	欧洲	黄酮	全草：清热解毒、下乳、治感冒。花：镇静、解痉、强心
246 有盖丝瓜 *Luffa operculata*	Loofah	葫芦科	南美洲	欧洲	葫芦素、皂素	果：利尿、轻泻、祛痰
247 可变羽扇豆 *Lupinus mutabilis*	Lupin	豆科	南美洲	南美洲	羽扇豆碱	种子：利尿、治糖尿病、皮肤病
248 宁夏枸杞 *Lycium barbarum*	Gou Qi Zi	茄科	东亚	中国	氨基酸、多糖、胡萝卜素	果：滋补强壮、传统保健食品
249 番茄 *Lycopersicon esculentum*	Tomato	茄科	南美洲	南美洲	番茄红素、胡萝卜素	果：抗氧化剂
250 垂穗石松 *Lycopodium cernuum*		石松科	南美洲	南美洲	多酚、黄酮、生物碱	地上部分：清热
251 欧地笋 *Lycopus europaeus*	Bugleweed	唇形科	欧洲	欧洲	酚酸、黄酮、挥发油	全草：治甲状腺炎、乳房痛
252 博落回 *Macleaya cordata*	Plume Poppy	罂粟科	东亚	中国	异喹啉生物碱、血根碱等	全草：消肿、解毒、杀虫
253 荷花玉兰 *Magnolia grandiflora*	Loblolly Magnolia	木兰科	北美洲	欧洲、美洲	树皮含木兰箭毒碱等，种子含酚性成分	树皮：行气、燥湿、止痛
254 粗糠柴 *Mallotus philippinensis*	Kamala	大戟科	亚洲、澳洲	亚洲、澳洲、印度	粗糠柴毒素、鞣酸	果：泻剂、杀虫、治皮肤病
255 光金虎尾 *Malpighia glabra*	Barbados Cherry	金虎尾科	中美洲	南美洲	维生素 C 含量达 25%	果：用于坏血病
256 芒果 *Mangifera indica*	Mango	漆树科	南美洲	南美洲	维生素 A、B、C	果：平喘、止咳，用于动脉硬化

续 表

植物名	英文名	科名	原产地	使用地	有效成分	功 效
257 人字果 Manikara zapota	Sapodila	山榄科	中美洲	南美洲	树脂、多糖、杜仲胶	树皮、树脂:咀嚼糖;外科用原料
258 红茶树 Melaleuca bracteata	Black Tea Tree	桃金娘科	澳大利亚	澳大利亚	挥发油	精油:趋避昆虫、镇静
259 硬毛刺 Mentzelia cordifolia	Blazingstar	硬毛刺科	南美洲	南美洲	黄酮、香豆素、黏液质、谷甾醇	全草:解痉、消炎、治消化道疾病
260 狗山靛 Mercurialia perennis	Dog Mercury	大戟科	欧洲	欧洲	皂素、苷类	全草:致泻、利尿、祛痰、驱虫
261 铁力木 Mesua ferrea	Ironwood Tree	藤黄科	东南亚	东南亚	挥发油、苦味质	芽:治痢疾。花:镇静。种子:治湿疹。叶,花:治蛇、蝎伤
262 黄玉兰 Michelia champaca	Champaca	木兰科	东南亚	东南亚	芳香油	树皮:解热。根:治脓疮。花:治肾病。果:清肠、利喉
263 网络崖豆藤 Milletia reticulata	Ji Xue Teng	豆科	东亚	中国	拟鱼藤酮	根:消炎、治月经痛
264 软叶含羞草 Mimosa malacophylla	Mimosas	豆科	北美洲	北美洲	黄酮苷、酚类、氨基酸	枝叶:溶解肾结石、强壮肾和膀胱
265 埃郎氏枪弹木 Mimusops elengi	Spanish Cherry	山榄科	东南亚、南亚	东南亚、南亚	芳香油、杨梅苷	花:兴奋、收敛、苦味滋补。茎叶:美肤
266 球状枪弹木 Mimusops globosa		山榄科	中美洲	南美、欧洲	多糖、杜仲胶类成分	叶、树皮:牙科用塑料原料
267 紫茉莉 Mirabilis jalapa	Marvel of Peru	紫茉莉科	热带美洲	美洲、欧洲、亚洲	葫芦巴碱、氨基酸	根:通便、利尿、消炎。叶:消肿
268 肉豆蔻单 Monodora myristica	Calabash Nutmeg	番荔枝科	西非	西非	维生素C、蛋白质、脂肪油	果实:芳香、香辣剂。种子:治疮伤、头痛、牙痛
269 桑 Morus alba	Mulberry	桑科	东亚	中国	黄酮、花青素、糖、果胶	果:祛痰、滋补、治感冒

续 表

植物名	英文名	科名	原产地	使用地	有效成分	功效
270 刺毛黧豆 Mucuna pruriens	Vanari	豆科	欧洲、美洲	欧洲、印度	二羟基苯丙氨酸生物碱、S羟色胺	果：皮肤刺激剂、驱虫、催欲
271 粉芭蕉 Musa acuminata paradisiaca	Bananas	芭蕉科	东亚	南美洲、非洲、印度	鞣酸、丁香酚、酪胺	果、叶：收敛、治腹泻、气管炎、感冒
272 大花甘松 Nardostachys grandiflora	Nard	败酱科	亚洲	亚洲、欧洲	缬草酮等倍半萜	根：镇静
273 匙叶甘松 Nardostachys jatamansi		败酱科	亚洲	尼泊尔	角型香豆素、倍半萜	根：滋补、治癔症、眩晕、心悸
274 迪氏乌檀 Nauclea diderrichii		茜草科	非洲	非洲中西部	生物碱、皂苷	树皮、叶：治胃痛、发热、腹泻
275 卜氏紫檀 Nauclea pobeguinii		茜草科	非洲	喀麦隆	生物碱、皂苷	树皮：堕胎、治流产后遗症
276 莲 Nelumbo nucifera	Lotus	睡莲科	东亚	中国、印度	生物碱（莲碱）、黄酮（槲皮素）	叶、花：收敛、止血。根茎、种子：滋补、刺激缓和剂
277 夹竹桃 Nerium oleander	Oleander	夹竹桃科	欧洲	欧洲	强心苷、黄酮、皂素	叶：心脏刺激剂、治皮肤病、极毒
278 假酸浆 Nicandra	Shoofly	茄科	南美洲	美洲、欧洲、亚洲	酸浆苦味素	全草：清热、解毒、镇静、祛痰。果实：祛风、利尿
279 萍蓬草 Nuphar pumilum	Waterlily	睡莲科	日本	日本	生物碱	根茎：利尿、镇静、健胃
280 延药睡莲 Nymphaea stellat	Waterlily	睡莲科	亚洲	尼泊尔	生物碱、氨基酸	根：发汗、止咳、收敛、强心、治肝炎、皮肤病
281 藏红花水芹 Oenanthe crocata	Warter Dropwort	伞形科	欧洲	欧洲	芹菜毒素（聚块）	全草：解痉、有毒
282 Okoubaka aubrevillei	Okoubaka Tree	檀香科	非洲	非洲	儿茶酚、鞣酸	种子：解毒、治皮肤病

续　表

植物名	英文名	科名	原产地	使用地	有效成分	功　效
283 大翅蓟 Onopordum acanthium	Scots Thistle	菊科	欧洲	欧亚		全草:止血、退热。叶:治皮肤癌
284 麦门冬 Ophiopogon japonicas	Maimen Dong	百合科	亚洲	中国	高异黄酮、沿阶草苷、谷甾醇	块根:止喘、通便
285 宽叶红门兰 Orchis latifolia		兰科	亚洲	尼泊尔	黏液质	块根:治疗肺结核、糖尿病、腹泻、痢疾
286 阔叶红门兰 Orchis latifolia var. incarrata		兰科	亚洲	尼泊尔	黏液质	块茎:强壮剂
287 催眠红门兰 Orchis morio	Ground Orchid	兰科	欧洲	欧洲	黏液质	球茎:止泻、强壮剂
288 列当 Orobanche alba	Thymebroomrape	列当科	亚洲	中国、蒙古		根及全草:补肾助阳、强筋骨
289 肾茶 Orthosiphon aristatus	Java Tea	唇形科	东亚、非洲、美洲	欧洲、亚洲	钾盐、挥发油、黄酮、萜类	全草:利尿茶、治疗泌尿系统疾病、胆囊炎、肾炎
290 酢酱草 Oxalis acetosella	Wood	酢浆草科	欧洲、亚洲、北美洲	欧洲、亚洲	草酸钙	全草:助消化
291 厚果萝摩(拟) Pachycarpus rigidus	sorrel	萝摩科	南美洲	南美洲	娠烷	根:解痉、镇静
292 三花全能花 Pancratium trianthum		石蒜科	非洲	非洲	生物碱、加兰他敏	球茎:治老年痴呆、致幻剂
293 露兜树 Pandarcus tectorius	Screw Pine	露兜树科	大洋洲	太平洋岛国		根头液汁:滋补、治咽喉疼痛
294 马来大风子 Pangium edule	Pangium	大风子科	马来西亚	马来西亚	大风子定、水解后产生氢氰酸	树皮:毒鱼。叶片:消毒、治创伤、流感
295 四叶重楼 Paris guadrifolia	Herb Paris	百合科	欧洲	欧洲	甾体皂素	根、茎:消炎、治疮疖

续　表

植物名	英文名	科名	原产地	使用地	有效成分	功　效
296 欧防风 Pastinaca sativa	Parsnip	伞形科	欧洲、北美洲	欧洲	欧防风素,呋喃香豆素	果、根:利尿、解痉、驱风
297 玫红香竺葵 Pelargonium roseum	Rose Geranium	牻牛儿苗科	非洲	非洲	挥发油(香茅醇、香叶醇、芳樟醇等)	叶:香料植物,挥发油用于芳香疗法
298 黄花稔天竺葵 Pelargonium sidoides	Umekaloabo	牻牛儿苗科	南美洲	亚洲、欧洲	香豆素	根:天然抗生素、免疫刺激剂,治儿童气管炎
299 紫苏 Perilla frutescens	Perilla	唇形科	亚洲	中国	紫苏醛、单萜	叶:解表、散寒。种子:降气、祛痰。梗:宽中、理气
300 拳参 Persicaria bistorta	Bistort	蓼科	欧洲、亚洲、北美洲	欧洲、亚洲、北美洲	鞣酸、硅酸	根茎:收敛、止泻,抗黏膜痛、消炎
301 欧蜂斗菜 Petasites hybridus	Butterbur	菊科	欧洲、亚洲	欧洲	蜂斗菜素、异蜂斗菜素	叶、根茎:解痉、镇痛、治痉挛痛、皮肤病
302 山芹前朗 Peucedanum ostruthium	Masterwort	伞形科	欧洲	欧洲	单萜、倍半萜(柠檬烯)、香豆素	根茎:健胃、利尿、解热、治痛风、风湿
303 黄柏 Phellodendron amurense	Cork Tree	芸香科	东亚	中国	小檗碱等异喹啉生物碱、倍半萜内酯	树皮:抗菌、治尿道炎、结膜炎
304 海枣 Phoenix dactylifera	Date Palm	棕榈科	非洲	非洲	糖(占干重的 60%~70%)、烟酸、叶酸、镁、维生素等	果:消食、补虚
305 苦味叶下珠 Phyllanthus amarus	bhumi Amalaki	大戟科	亚洲	印度	生物碱、没食子鞣酸、三萜	叶、果:抗病毒(乙型肝炎)、消炎、保肝
306 余甘子 Phyllathus emblica	Emblic	大戟科	亚洲	印度	生物碱、三萜、挥发油、鞣酸	叶:滋补、助消化、治糖尿病、润发
307 紫竹 Phyllostachys nigra	Black Bamboo	禾本科	东南亚	东南亚		根茎:解热、利尿、镇静、活血、祛瘀

续　表

植物名	英文名	科名	原产地	使用地	有效成分	功效
308 毒扁豆 *Physostigma venenosum*	Calabar Bean	豆科	非洲	欧洲、非洲	毒扁豆碱	种子:原料药,有抗胆碱酯酶作用,用于调节肌肉麻痹
309 十二蕊商陆 *Phytolacca dodecandra*	Soapberry	商陆科	非洲	非洲	商陆皂苷、木质体等	果:治疗血吸虫病
310 欧洲云杉 *Picea abies*	Spruce	松科	欧洲	欧洲	乙酸龙脑酯、蒎烯、水芹烯	油:皮肤刺激剂,缓解充血,祛痰
311 苦黏夹竹桃(拟) *Picralima nitida*		夹竹桃科	非洲	喀麦隆	吲哚生物碱	果:治伤寒
312 意大利松 *Pinus pinea*	Stone Pine	松科	地中海	地中海	树脂、挥发油	树皮:治黏膜炎
313 几内亚胡椒 *Piper guineensis*	Ashanti Pepper	胡椒科	非洲	非洲西部	胡椒碱	果实:抗惊厥
314 荜麦 *Piper longum*	Indian Pepper	胡椒科	亚洲	中国、印度	胡椒碱、哌啶	果:利尿、止喘、消炎、驱风,用于脾脏疾病
315 斜胡椒 *Piper obliquum*		胡椒科	南美洲	南美洲	挥发油、生物碱	叶:外用止痛、止头痛
316 外来南美豆 *Piptadenia peregrina*		豆科	南美洲	南美洲	N,N-二甲基色胺、蟾毒色胺	果:中枢神经兴奋剂,吸入致幻
317 全缘黄连木 *Pistacia integerrime*	Crab's Claw	漆树科	亚洲	印度	三萜	根:止咳、止呕、解热、止痛
318 粉叶蕨 *Pityrogramma calomelanos*		水龙骨科	南美洲	南美洲	皂苷、挥发油、鞣质	根:补肾、壮阳,用于子宫出血,外用促进伤口愈合。叶:祛痰、消炎
319 法车前 *Plantago afra*	Psyllium	车前科	欧洲	欧洲	黏液质	种子:缓泻剂
320 桔梗 *Platycoden grandiflorus*	Chinense Bellflower	桔梗科	东亚	中国	三萜皂素	根:祛痰、消炎

续表

植物名	英文名	科名	原产地	使用地	有效成分	功效
321 欧洲白花丹 Plumbago europaea	Lead Wort	白花丹科	欧洲、亚洲	欧洲	矾松素等醌类	全草、根：刺激调节剂、镇痛，用于消化道疾病
322 印度白花丹 Plumbago indica	Chithrakam	白花丹科	亚洲	印度	矾松素等醌类	根：止血、治腹水、脾脏疾病
323 红鸡蛋花 Plumeria rubra	Fangipani	夹竹桃科	太平洋岛国	欧洲、亚洲	芳香油	树皮：治淋病。叶：治瘰疬、溃疡。花：香料
324 白花丹 Plumbago zeylanica	Ceylon Leadwort	白花丹科	东亚、南亚	东亚、南亚	紫醌	叶：治风湿病、眩晕。根：治痢疾、助消化、杀菌
325 花葱 Polemonium coeruleum	Jacob's Ladder	花葱科	欧洲	欧洲	皂素	根：祛痰
326 水蓼 Polygonum hydropiper	Red Kness	蓼科	欧洲、亚洲、北美洲	欧洲、亚洲、北美洲	挥发油、辛辣倍半萜、芦丁、蓼酸	全草：刺激调节剂、止血、抗风湿
327 香脂白杨 Populus balsamifera	Balsam Poplar	杨柳科	北美洲	北美洲	杨属苷、酚苷、挥发油、黄酮	芽：外科止血、治创伤、冻伤、晒伤、肌痛
328 欧洲山杨 Populus tremula	European White Poplar	杨柳科	欧洲、亚洲	欧洲	杨属苷	树皮、叶：消炎、镇痛、抗风湿、泻；膀胱炎、感冒
329 黑樱桃 Prunus cerasus	Morello Cherry	蔷薇科	欧洲、亚洲	欧洲	鞣质	叶：收敛、代茶
330 苦杏仁 Prunus dulcis var. amara	Bitter Almond	蔷薇科	欧洲、亚洲	欧洲	苦杏仁苷（含氰化合物）	种子：止咳、平喘、通便
331 桂樱 prunus laurocerasus	Cherry Laurel	蔷薇科	欧洲、亚洲	欧洲	野樱皮苷	果：桂樱水原料，为呼吸系统兴奋剂
332 假鼠曲草 Pseudognaphalium obtusifolium		菊科	北美洲	北美洲		全草：利尿
333 花旗松 Pseudotsuga menziesii	Douglas Fir	松科	美国	北美洲	花旗松素、鞣质	树皮、叶：消炎、杀菌

续　表

植物名	英文名	科名	原产地	使用地	有效成分	功效
334 番石榴 Psidium guajava	Guava	桃金娘科	中美洲	中美洲、印度、亚洲	酚类(鞣质、黄酮)、挥发油、三萜	叶:抗腹泻、治糖尿病。果:抗坏血病
335 墨西哥裸盖菇 Psilocybe mazicana		球盖菇科	中美洲	南美洲	二甲-4-羟色胺、磷酸	真菌:中枢神经兴奋剂(致幻)
336 四棱豆 Psophocarpus tetragonolobus	Winged Bean	豆科	亚洲、中美洲	欧洲、印度、亚洲	多糖(瓜尔胶)	种子:轻泻、杀菌
337 榆橘 Ptelea trifoliata	Hop Tree	芸香科	北美洲	北美洲	香草木宁碱等生物碱	叶:驱虫。果:作忽布代用品
338 檀香紫檀 Pterocarpus santalinus	Red Sandal Wood	豆科	亚洲	欧洲	紫檀红、紫檀素等异黄酮	木部:治疗消化不良
339 索多紫檀 Pterocarpus soyauxii		豆科	非洲	非洲西部	紫檀素	木部:用于化妆品、染料
340 除虫菊 Pyreyhrum cinerifolium	Pyreyhrum	菊科	欧洲	欧洲、亚洲	除虫菊素	花序、全草:杀虫剂、驱避昆虫
341 苏里南苦木 Quassia amara	Quassia	苦木科	南美洲	南美洲、欧洲	苦木素	木部:苦味补剂、抗菌
342 麻栎 Quercus acutissima	Sawtoothoak	壳斗科	日本	日本	鞣质	树皮:破瘀血、除疮毒
343 欧毛茛 Ranunculus acris		毛茛科	欧洲、亚洲	欧洲	毛茛素(三萜内酯)	全草:皮肤刺激剂、治创伤、痛风、风湿、胸膜炎
344 催吐萝芙木 Rauvolfia vomitoria	African Snakeroot	夹竹桃科	非洲、北美洲	非洲、北美洲	利血平等吲哚生物碱	全草、花:利尿、祛痰。根:降血压、镇定
345 木犀草 Reseda odorata	Mignonette	木犀草科	北非、欧洲、亚洲	非洲、欧洲、亚洲	芳香油	全草:芳香植物
346 药鼠李 Rhamnus catharticus	Buckthorn	鼠李科	欧洲、亚洲、北美洲	欧洲、亚洲	蒽醌苷	树皮:致泻

续 表

植物名	英文名	科名	原产地	使用地	有效成分	功 效
347 红景天 *Rhodiola rosea*	Rose Root	景天科	欧洲	欧洲	红景天苷、酪醇	根茎:适应原滋补剂
348 杜香 *Rhododendron tomentosum*	Marsh Tea	杜鹃花科	欧洲、亚洲、北美洲	欧洲、北美洲	挥发油、喇叭醇、四环二萜	全株:祛痰、消炎、治气管炎、风湿、皮肤病
349 香菖蒲 *Rhus aromatica*	Sumach	漆树科	北美洲	北美洲	没食子鞣质	树皮、根、果:收敛、治消化道疾病、喉痛、皮肤病、膀胱炎
350 鹿角漆树 *Rhus typhina*	Stag Horn Sumach	漆树科	北美洲	北美洲	鞣质	树皮、根皮:止血。果:收敛
351 刺槐 *Robinia pseudoacacia*	False Acacia	豆科	北美洲	北美洲	黄酮、单萜、果胶	树皮、叶:治偏头痛
352 酸模草 *Rumex acetosa*	Sorrel	蓼科	欧洲、亚洲	欧洲、亚洲	草酸钾、草酸、维生素 C	全草:利尿、致泻、杀虫、治皮肤病
353 丹参 *Savia miltiorrhiza*	Red-rooted Sage	唇形科	中国	中国	丹参酮	根:活血化瘀、安神宁心
354 薰衣草棉 *Santolinachamae-cyparissus*	Santolina	菊科	欧洲	欧洲	芳香油	花:驱虫、堕胎、助消化。外用:治疥癣
355 无忧花 *Saraca indica*	Asoka	豆科	亚洲	印度	鞣质、酮甾醇	树皮:子宫补剂、治痛经、白带
356 宽叶乌檀 *Sarcocephalus latifolius* [*Nauclea latifilia*]		茜草科	亚洲	喀麦隆	生物碱、皂苷	树皮:治黄疸病
357 中脉云毛菊 *Saussurea costus*	Costus Root	菊科	北美洲	印度、中国	单萜、倍半萜、风毛菊碱	根、油:止喘、止咳、治气管炎、副交感神经阻滞药
358 柔毛肖乳香 *Schinus molle*		漆树科	北美洲	北美洲	水芹烯、蒎烯	叶:健胃、通便、治口腔溃疡
359 肖乳香 *Schinus terebinthifolius*	Pepper Tree	漆树科	中美洲、南美洲	南美洲	水芹烯、蒎烯	果油:芳香剂、香料

续　表

植物名	英文名	科名	原产地	使用地	有效成分	功　效
360 裂叶荆芥 Schizonepeta tenuifolia	Jing Jie	唇形科	东亚	中国	柠檬烯、薄荷酮	全草:发汗,治感冒,充血
361 茸荚百合 Schoenocaulon officinale	Sabadilla	百合科	南美洲	南美洲		种子:杀虫,杀外寄生虫
362 水葱 Scirpus lacustris		莎草科	日本	日本	淀粉、蛋白质	根:利尿
363 欧筥莨 Scopolia carniolica	Scopolia	茄科	欧洲	欧洲	莨菪烷碱(莨菪碱为主)	根茎:解痉
364 黑麦 Secale cereal	Rye	禾本科	欧洲	欧洲	植物甾醇	花粉:治前列腺增生
365 长梗蝶翼藤 Securidaca longepedunculata	Violet Tree	远志科	非洲	非洲、欧洲	水杨酸甲酯、吲哚生物碱、皂素	根、种子、叶:滋补、抗风湿、止咳、属万应药
366 苔景天 Sedum acre	Wall Pepper	景天科	欧洲、亚洲	欧洲	黄酮、多糖	全草:辛辣、催吐、致泻、皮肤刺激剂、堕胎
367 鸡腰刺托果 Semecarpus anacardium	Marking Nut Tree	无患子科	亚洲	欧洲	槚如二酸等酚类、槚如酸	果:皮肤刺激剂,治创伤,鸡眼
368 三齿蒿 Seriphidiumtridentatum	Sagebrush	菊科	美洲	美洲	芳香油	叶:消毒杀菌,治消化不良。花:减轻紧张
369 心叶黄花稔 Sida cordifolia	Wild Mallow	锦葵科	亚洲	印度	黏液质	根:恢复精神的滋补剂,助消化
370 蓖庄苦木 Simarouba cedro	Cedron	苦木科	南美洲	南美洲	三萜、苦味质	种子:油:解热、治蛇咬伤
371 希蒙德木 Simmondsia californica	Jojoba	黄杨科	北美洲	北美洲	种子油(液体蜡)	种子油:护肤、护发、用于精细机械润滑油
372 非洲姜 Siphonochilus aethiopicus	African Ginger	姜科	南美洲	美洲	呋喃倍半萜、姜黄素样化合物	根、根茎:消炎、扩张气管、抗疟

续 表

植物名	英文名	科名	原产地	使用地	有效成分	功 效
373 药用大蒜芥 Sisymbrium officinale	Hedge Mustard	十字花科	欧亚	欧亚、非洲		全草:治坏血病,消炎,止咳,作碎石剂
374 马铃铛叶菝葜 Smilax aristolochiaefolia	Sarsaporilla	百合科	南美洲	南美洲	甾体皂素	根:止泻,抗风湿,治白癜风
375 小美味芹 Smyrnium olusatrum	Alexanders	伞形科	欧洲	欧洲	马酮	根:镇咳,平喘
376 美洲茄 Solanum americanum	Glossy Night Shade	茄科	大洋洲	太平洋岛国	甾体、生物碱	根皮:治气喘,助消化。叶、浆果:治呼吸道疾病,皮肤发疹
377 龙葵 Solanum nigrum	Black Nightshade	茄科	亚洲,欧洲	欧洲	甾体生物碱、甾体皂苷等	根:抗炎,抗菌,止血,止痛
378 紫花茄 Solanum violaceum	Tibbatu	茄科	南亚	印尼	生物碱	根:治腹泻,咳嗽,气喘。种子:治牙疼。浆果:降压,降糖
379 厚果槐 Sophora pachycarpa		豆科	亚洲、北美	北美洲	鹰爪豆碱	叶、种子:治静脉炎,肌肉痛
380 槐 Sophora japonica	Japanese	豆科	东亚	中国,日本	含芦丁(30%以上)	花:清热,凉血,止血
381 鹰爪豆 Spartium junceum	pagoda Tree Spanish	豆科	地中海	欧亚	生物碱	花、种子:通便,利尿
382 金纽扣 Spilanthes acmella	Broom Brazilian Cress	菊科	南美洲	南美洲		全草、花:用于局部麻醉(牙科)、杀菌,消炎,催涎剂
383 丝茎金纽扣 Spilanthes filicaulis	Bresil Cress	菊科	非洲	喀麦隆	豆甾醇、谷甾醇	叶、鲜叶:治消化性溃疡,牙痛
384 千日菊 Spilanthes oleracea	Parocress	菊科	美洲	南美洲		叶:解热,止咳,驱蛔虫
385 三蕊千金藤 Stephania trinandra	Stephania	防己科	东亚	东亚	汉防己碱	根:舒张血管,降血压,消炎,镇痛

续　表

植物名	英文名	科名	原产地	使用地	有效成分	功　效
386 欣毛毛梧桐 *Sterculia urens*		梧桐科	亚洲、非洲	欧洲	黏液质、鞣酸	树脂：致泻，片剂赋形剂
387 甜叶菊 *Steria rebaudiana*	Steria	菊科	南美洲	南美洲	甜菊苷	叶：甜味剂（比蔗糖甜 330 倍）
388 皱叶马兰 *Strobilanthes crispus*		爵床科	南亚	印度尼西亚	黄酮、酚性成分	叶：利尿，治肾结石
389 旋花羊角拗 *Strophanthus gratus*	Strophanthus	夹竹桃科	非洲	喀麦隆	强心苷	叶：解毒。种子：强心
390 乌桑巴拉山马钱 *Strychnos usambarensis*		马钱科	非洲	非洲	生物碱	根皮：含松弛肌肉的生物碱，用于箭毒
391 *Sutherlandia frutescens*	Sutherlan-dia	豆科	南美洲	美洲	三萜皂素、氨基酸、L-刀豆氨基酸、黄酮	全草：适应原样补剂，抗癌，治皮肤病，艾滋病
392 羊舌树 *Symplocos glauca*		山矾科	日本	日本	鞣质	树皮：治感冒
393 珠仔树 *Symplocos racemosa*	Lodhra	山矾科	亚洲	印度	牛角花碱等生物碱	根：治结膜炎和眼部疾病，腹泻，发热，糖尿病，子宫疾病
394 神秘果 *Synsepalum dulciferum*	Miraculous Berry	山榄科	亚洲、中美洲	美洲	糖蛋白	果：能将酸味转为甜味
395 欧丁香 *Syringa vulgaris*	Common Lilac	木犀科	欧洲	欧洲	丁香、丁香苷素	全株、花：健胃，解热
396 马六甲蒲桃 *Syzygium malaccense*	Mountainapple	桃金娘科	大洋洲	太平洋岛国	鞣质、生物碱	茎皮：治咽喉炎，刀伤，创伤。叶：治气管炎
397 二歧狗牙花 *Tabernaemontana divaricata*	Crepe Jasmine	夹竹桃科	亚洲	印度	吲哚生物碱、树脂	根、叶、木：治皮肤病，腹泻，牙痛，驱虫
398 墨西哥盖裂木 *Talauna mexicana*		木兰科	北美洲	北美洲	挥发油	花瓣：镇静，降血压，治心脏病

续表

植物名	英文名	科名	原产地	使用地	有效成分	功效
399 西非榄仁树 Terminalia ivoorensis	Satin Wood	使君子科	非洲	非洲西部	鞣质、槲皮素	叶:治癞病。根:治疟疾
400 节状方枝柏 Tetraclinis articulata	Arar	柏科	西非	非洲	树脂	树脂:牙科胶合剂、软膏赋形剂
401 四肋草 Tetrapleura tetraptera		豆科	非洲	非洲热带地区	皂甙	树皮:避孕药
402 奇异果 Thaumatococcus daniellii	Katamfe	竹芋科	西非	非洲	蛋白质、索马亭(甜度为蔗糖300倍)	种子:假种皮:甜味剂
403 黄花夹竹桃 Thevetia peruviana	Yellow Oleander	夹竹桃科	南非	欧洲、南非	黄花夹竹桃次甲、强心苷	种子:强心、杀虫
404 桂叶山牵牛 Thunbergia laurifolia		爵床科	东南亚	泰国		根、叶:解热、解毒、治胃病、月经过多
405 心叶青牛胆 Tinospora cordifolia	Gaduchi	防己科	亚洲	印度	异喹啉生物碱	茎:滋补、抗风湿、解热、治肝病、皮肤病
406 波叶青牛胆 Tinospora crispa		防己科	南亚	印度尼西亚	异喹啉生物碱	茎:抗疟、治糖尿病
407 阿米糙果芹 Trachyspermum ammi	Ajowan	伞形科	亚洲	亚洲	百里香酚(达57%)及其他单萜	果、油:驱风、香科
408 罗氏糙果芹 Trachyspermum roxburghii	Ajamoda	伞形科	亚洲	印度	挥发油	叶:助消化、驱风、杀菌、止喘
409 婆罗门参 Tragopogon pratensis	Goat's Beard	菊科	欧洲	欧洲	菊糖、甘露醇、植物甾醇	花:雌激素样作用;治皮肤病
410 独角莲 Typholium giganteum	Haifuzi	天南星科	亚洲	中国	黏液质、皂苷、生物碱	根茎:镇静、治头痛
411 英国榆 Ulmus procera	English Elm	榆科	欧洲	欧洲	鞣质、树胶、甾醇	茎皮:收敛、润滑、缓和药

续　表

植物名	英文名	科名	原产地	使用地	有效成分	功　效
412 加州桂 Umbellulariacalifornica	California Bay	樟科	美洲	美洲	挥发油,内含丹桂酮	叶:治感冒,咳嗽
413 儿茶钩藤 Uncaria gambir	Pale Catechu	茜草科	亚洲	印度	鞣质,生物碱	叶,全草:收敛,止泻,祛痰
414 须松萝 Usnea barbata	Beard Moss	松萝科	欧洲、非洲、北美洲	欧洲	地衣酸,松萝酸	地衣:滋润药,祛痰,止喘
415 小果越橘 Vaccinium ozycoccus	Cranberry	杜鹃花科	欧洲、亚洲、北美洲	欧洲、北美洲	熊果苷,有机酸,花青素,维生素C	果:治尿路感染
416 好望角缬草 Valeriana capensis		缬草科	南非	南非	挥发油,环烯醚萜	根:治癔病,癫痫
417 蜘蛛香 Valeriana gerardiana		缬草科	亚洲	尼泊尔	挥发油,环烯醚萜,生物碱	根:解痉,治癔病,癫痫
418 北美腹水草 Veronicustrum virginicum	Culver's Root	玄参科	北美洲	北美洲	挥发油,有机酸	根:治腹泻,慢性便秘,肝病,膀胱炎
419 香根草 Vetiveria zizanioides	Vetiver	禾本科	亚洲	印度	挥发油	根,油:杀虫,用于化妆品
420 野豌豆 Vicia sepium		豆科	日本	日本	挥发油	叶,花:解毒,消肿
421 合掌消 Vincetoxicum hirundinaria	White Swallen Wort	萝藦科	欧洲、亚洲	欧洲	甾体皂素	根,根茎:利尿,催吐
422 美叶南美肉豆蔻 Virola calophylloidea		桃金娘科	南美洲	南美洲	N,N-二甲基色胺及色胺衍生物	树皮,种子:中枢兴奋剂(致幻),助消化,治创伤
423 好望角槲寄生 Viscum capens	Cape Mistletoe	槲寄生科	非洲	非洲	黄酮	全草:滋朴,健康茶
424 Vitellaria paradoxa	Shea Butter Tree	山榄科	非洲	非洲	甘油三酯,挥发油	种子油:可可脂代用品,用于人造黄油和软膏

续　表

植物名	英文名	科名	原产地	使用地	有效成分	功　效
425 黄荆 Vitex negundo	Chinese Chaste Tree	马鞭草科	东亚	中国、印度	环烯醚萜、黄酮	叶、果：增强记忆、消炎、抗风湿
426 非洲伏康树 Voacango africana		夹竹桃科	非洲		吲哚生物碱类、柳叶水甘草碱	种子（原料药）：降血压
427 山葵菜 Wasabia japonica	Wasabi	十字花科	日本	日本		根茎：防腐、杀菌、促进食欲
428 虾子花 Woodfordia fruticosa	Dhathaki	千屈菜科	亚洲	印度	黄芪胶样树胶、染料	花、根：天然发酵剂
429 止泻萝摩 Xysmaloium undulatum	Uzara	萝摩科	南美洲	南美洲	强心苷	根：止泻、解痉、治创伤
430 丝兰 Yucca filamentosa	Yucca	龙舌兰科	北美洲、中美洲	北美洲	甾体皂素	全草：致泻，甾体激素原料植物
431 吉勒特花椒 Zanthoxylum gillettii		芸香科	非洲	坦桑尼亚、乌干达	挥发油	树皮：治咳嗽、喉痛、驱虫
432 秦椒 Zanthoxylum piperitum		芸香科	东亚	中国	挥发油（柠檬醛、桉叶油素）	果：健胃、驱虫、香料
433 卡萨蒙纳 Zingiber cassumunar		姜科	泰国	泰国、中国	挥发油	根茎：止咳、祛痰、皮肤增白
434 红球姜 Zingiber zerumbet	Shampoo Ginger	姜科	大洋洲	太平洋岛国	挥发油	花头汁液：洗发、护发。根茎：治刀伤、粗伤、牙痛、皮肤溃疡
435 凸尖枣 Zizyphus mucronata	Buffalo Thorn	鼠李科	非洲	非洲	肽生物碱	叶、根、树皮：治创伤、疖、催眠

中文名索引

拉丁名索引

英文名索引

443

参考文献

1. 贾敏如. 国际传统药和天然药物. 北京：中国中医药出版社，2006
2. 袁昌齐，冯煦. 欧美植物药. 南京：东南大学出版社，2004
3. 张卫明，袁昌齐，等. 芳香疗法和芳疗植物. 南京：东南大学出版社，2009
4. 赵浩如. 现代中草药国际市场准入技术. 北京：化学工业出版社，2006
5. 祝国光. 中药如何进入欧共体市场. 北京：中国医药科技出版社，2000
6. 赵中振，肖培根. 当代药用植物典（第三册）. 上海：世界图书出版公司，2008
7. Andrew Chevalier Fnimh. Encyclopedia of Herbal Medicine，2nd ed . N. Y. ：DK Publishing Inc. ，2000
8. Beatrice Gehrmann，Wolf-Gerald Koch，et al. Medicinal herbs：A Compendium . N. Y. ：The Haworth Herbal Press，2005
9. Ben-Erik van Wyk，Michael Wink. Medicinal Plants of the World . Portland，Oregon：Timber Press Inc. ，2004
10. Ben-Erik van Wyk. Food plants of the World . Portland，Oregon：Timber Press Inc. ，2006
11. Bep Oliver-Bever. Medicinal Plants in Tropical West Africa. Cambridge University Press. 2009
12. Mark Blumenthal. Herbal medicine：expanded Commission E monographs. Newton MA：Integrative Medicine Communications，2001
13. Charles W. Fetrow，Juan R. Avila. The Complete Guide to Herbal Medicines. N. Y. ：Pocket Books，2000
14. Daniel E. Moerman. Natural American medicinal plants . Portland，London：Timber Press，2009
15. Dobelis I N. Magic and medicine of plants . N. Y. ：Reader's Digest Association，1986
16. Maud Grieve，Manya Marshall. A modern herbal . N. Y. ：Dover Publishing Inc. ，1982
17. James F. Balch，Phylisa A. Balch. Prescription for nutritional health，2nd ed. N. Y. ：Avery Publishing Group，1997
18. Claire Kowalchik，William H. Hylton. Rodale's Illustrated Encyclopedia of Herbs . Emmaus，Pensylvania：Rodale press，1988
19. Malcolm Start. Herbs and Herbalism . London：Orbis Publishing，1982
20. Matthew Wood. The Earth wise Herbal . Berkeley，California：North Atlantic Books，2009
21. Dennis J. McKenna，Kenneth Jones，et al. Botanical medicine 2nd ed. . N. Y. ：The Haworth Herbal Press，2002
22. Michael Castleman. The New Healing Herbs . Emmaus，Pensylvania：Rodale press，2002
23. Schuyler W. Lininger，et al. The Natural Pharmacy 2nd ed. . Three Rivers Press，1999

24. Patrick Lima，Turid Forsyth. Herbs：The Complete Gardener's Guide . Ontario：Firefly Books，2001
25. Stephen Harrod Buhner. Herbal Antibiotics. North Adams，MA：Storey Publishing，1999

本书图片部分来自以下网站：

biology. smsu. edu

botany. cs. tamu. edu

ispb. univ-lyon1. fr

pharm1. pharmazie. uni-greifswald. de

tncweeds. ucdavis. edu

uvalde. tamu. edu

www. bio. psu. edu

www. botany. hawaii. edu

www. csdl. tamu. edu

www. delawarewildflowers. org

www. dipbot. unict. it

www. ext. nodak. edu

www. funet. fi

www. heilpflanzen-suchmaschine. de

www. indiana. edu

www. linnaeus. nrm. se

www. nybg. org

www. pbase. com

www. reseauproteus. net

www. stauder. net

1. 香脂冷杉 *Abies balsamea* (L.) Miller（松科）

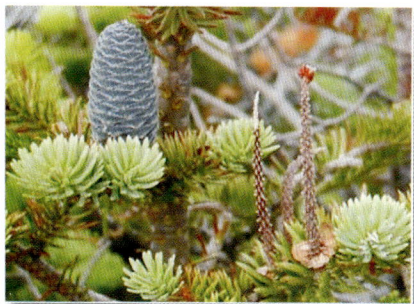

2. 相思子 *Abrus precatorus* L.（豆科）

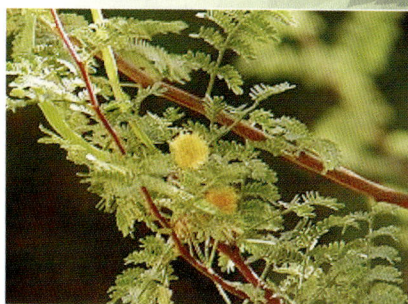

3. 磨盘草 *Abutilon indicum* (L.) Sweet.
（锦葵科 **Malvaceae**）

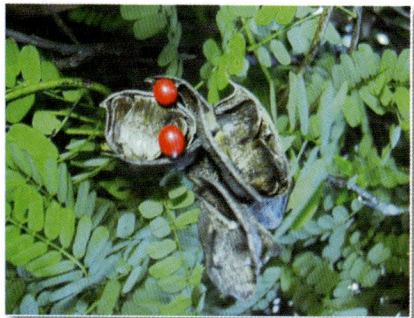

4. 阿拉伯金合欢 *Acacia arabica* Willd.（豆科）

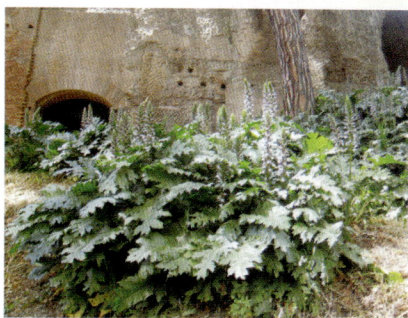

5. 金合欢 *Acacia constricta* (豆科 **)**

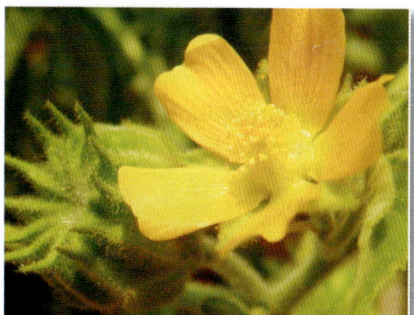

6. 柔毛老鼠簕 *Acanthus mollis* L.（爵床科）

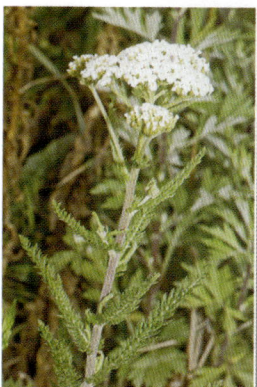

7. 蓍草
***Achillea millefolium* L.**
（菊科）

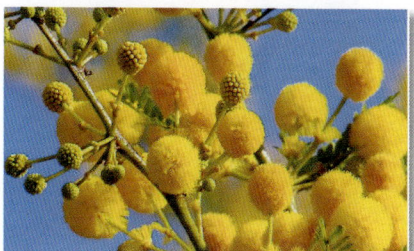

8. 牛膝
***Achyranthes bidentata* Bl.**
（苋科）

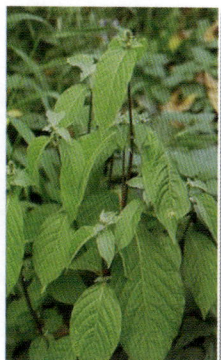

9. 欧乌头 *Aconitum napellus*（毛茛科）

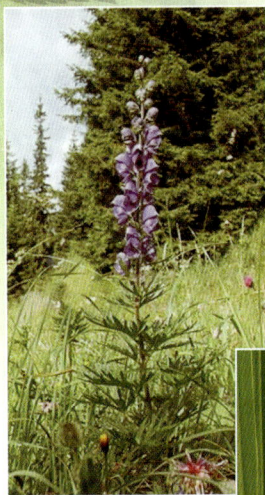

13. 春福寿草 *Adonis vernalis* L.（毛茛科）

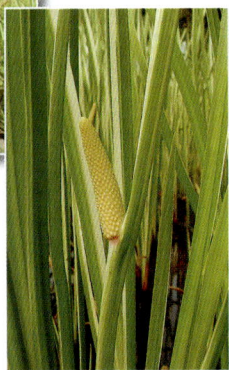

10. 菖蒲
Acorus calamus L.
（天南星科）

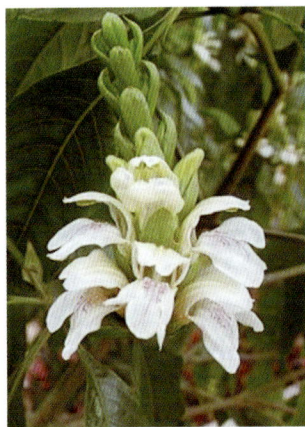

14. 印度橘
Aegle marmelos (L.) Correr
（芸香科）

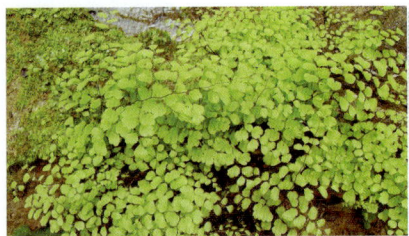

11. 鸭嘴花
Adhatoda vasica Nees
（爵床科）

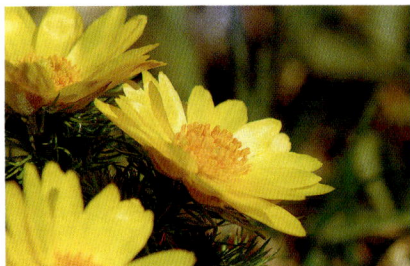

15. 欧洲七叶树 *Aesculus hippocastanum* L.
（七叶树科）

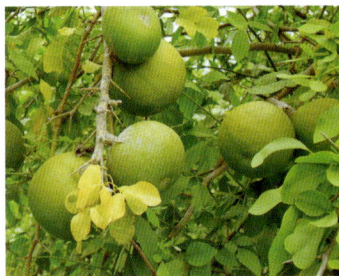

16. 藿香 *Agastache rugosa* (Fisch. et C.A.Mey.) Kuntze（唇形科）

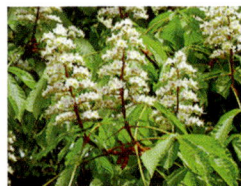

12. 铁线蕨 *Adiantum capillus-veneris* L.
（铁线蕨科）

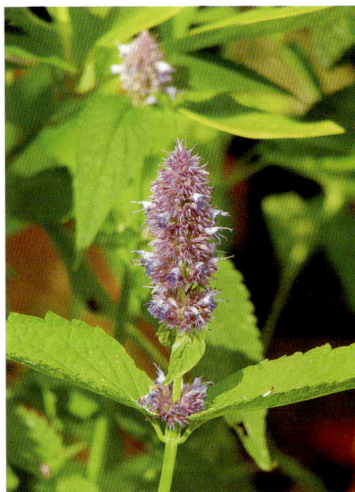

17. 短叶布枯 *Agathosma betulina* Bartling et Wenldand（芸香科）

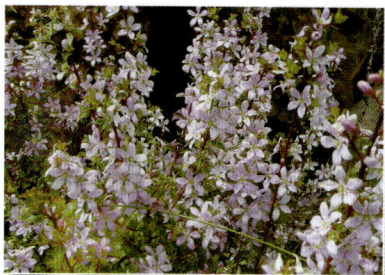

18. 龙舌兰 *Agave americana* L.（龙舌兰科）

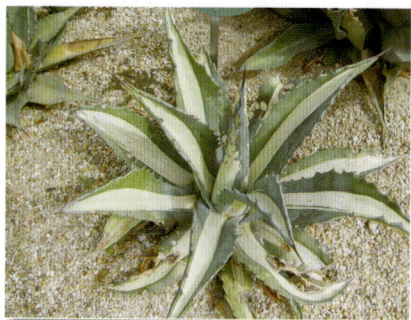

19. 欧洲龙牙草 *Agrimonia eupatoria* L.（蔷薇科）

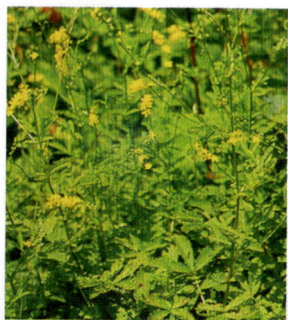

20. 偃麦草 *Agropyron repens* (L.) Desv.（禾本科）

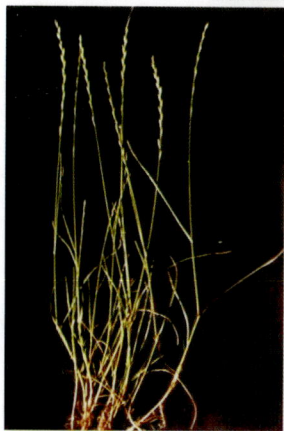

21. 臭椿 *Ailanthus altissima* (Mill.) Swingle（苦木科）

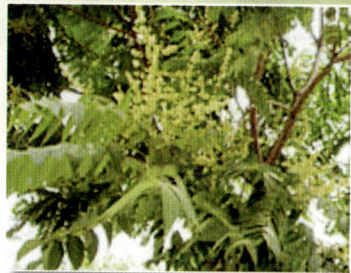

22. 匍匐筋骨草 *Ajuga reptans* L. (唇形科)

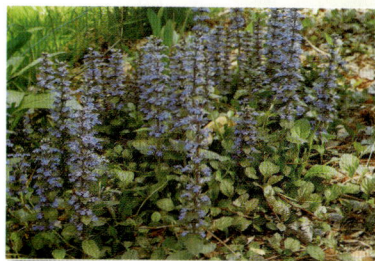

23. 阔荚合欢 *Albizzia lebbeck* (L.) Benth.（豆科）

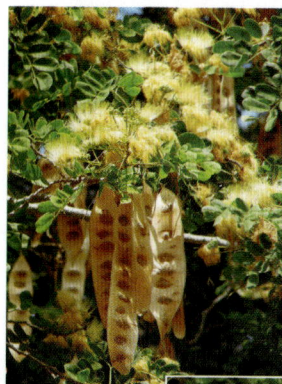

24. 羽衣草 *Alchemilla vulgaris* L.（蔷薇科）

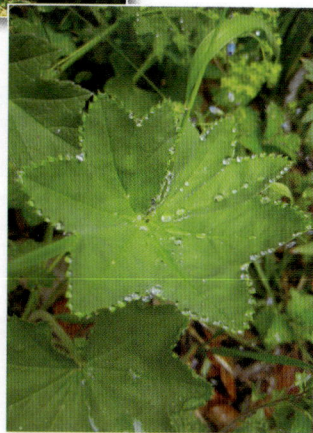

25. 北美粉条儿菜
Aletris farinosa L.
（百合科）

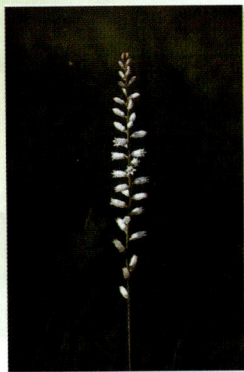

26. 洋葱 *Allium cepa* L.（百合科）

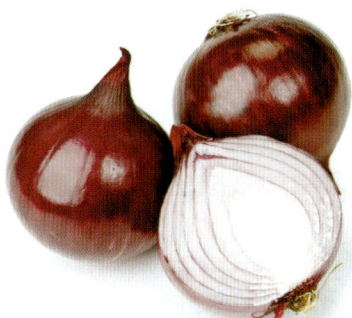

27. 大蒜
Allium sativum L.
（百合科）

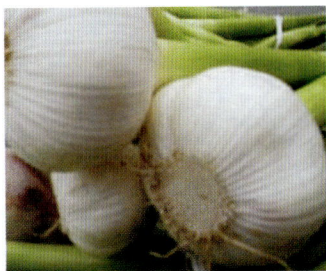

28. 熊葱 *Allium urisinum* L.（百合科）

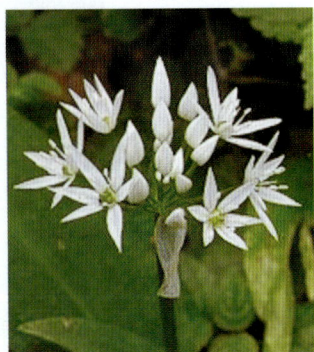

29. 欧洲桤木
Alnus glutinosa
(L.) Gaertn.
（桦木科）

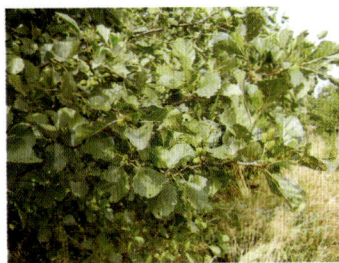

30. 芦荟 *Aloe vera* L.（百合科）

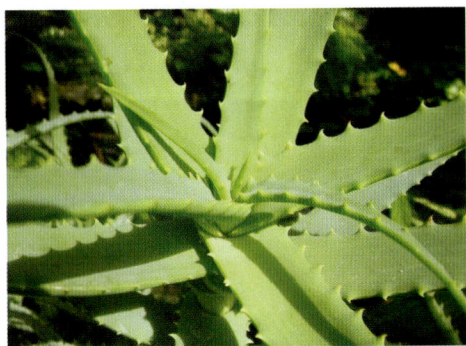

31. 高良姜
Alpinia officinarum Hance（姜科）

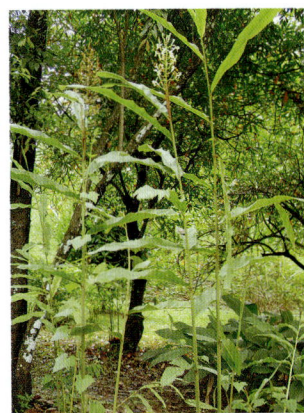

32. 澳洲鸡骨常山 *Alstonia constricta*
F. Muell.
（夹竹桃科）

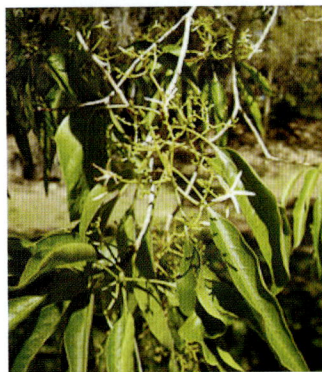

33. 药蜀葵 *Althaea officinalis* **L.**（锦葵科）

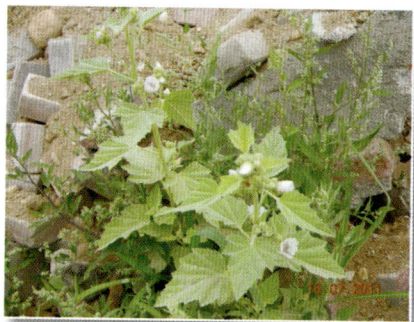

34. 千穗谷 *Amaranthus hypochondriacus* **L.**（苋科）

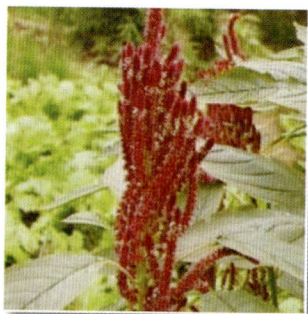

35. 阿米芹 *Ammi visnaga* **(L.) Lam.**（伞形科）

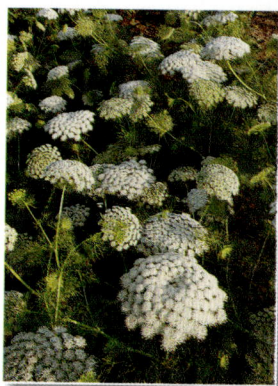

36. 白豆蔻 *Amomum kravarnh* **Pierre ex Gagnep.**（姜科）

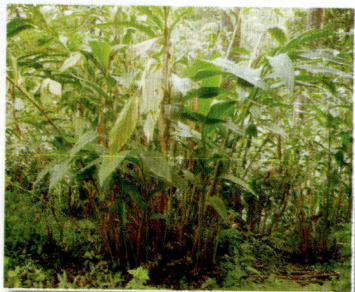

37. 腰果 *Anacardium occidentale* **L.**（漆树科）

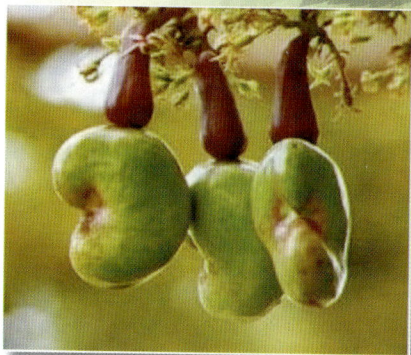

38. 南欧派利吞草 *Anacyclus pyrethrum* **(L.) DC.**（菊科）

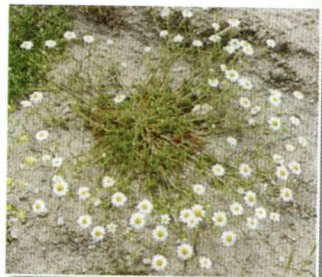

39. 琉璃繁缕 *Anagallis arvensis* **L.**（报春花科）

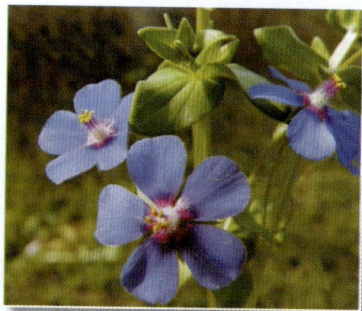

40. 印防己 *Anamirta cocculus* **(L.) Wight et Arnott**（防己科）

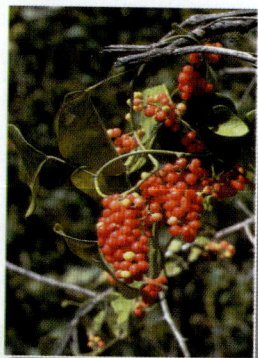

41. 凤梨 *Ananas comosus* (L.) Merr.（凤梨科）

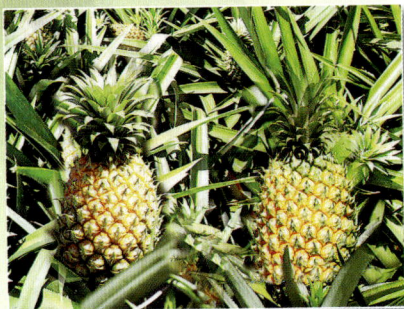

42. 穿心莲 *Andrographis paniculata* (Burm. f.) Nees（爵床科）

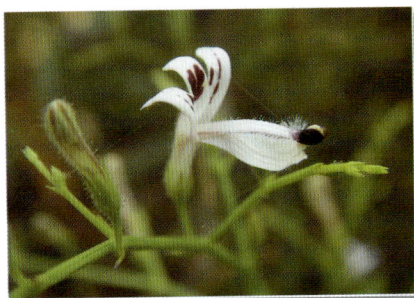

43. 白头翁状银莲花 *Anemone pulsatilla* L.（毛茛科）

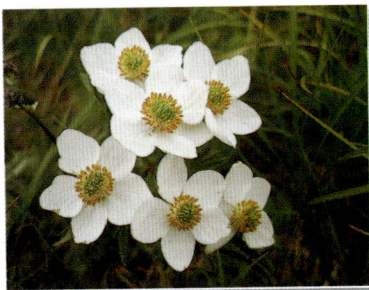

44. 莳萝 *Anethum gvaveolens* L.（伞形科）

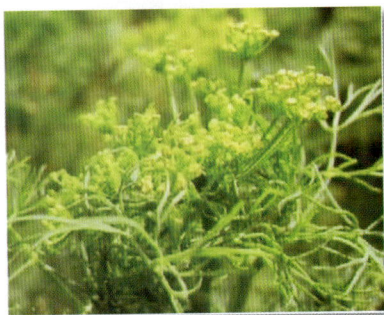

45. 圆当归 *Angelica archangelica* L.（伞形科）

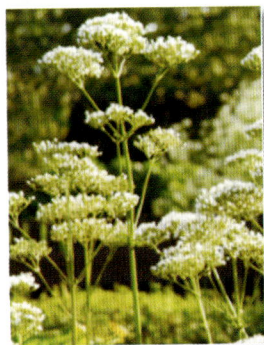

46. 当归 *Angelica sinensis* (Oliv.) Diels（伞形科）

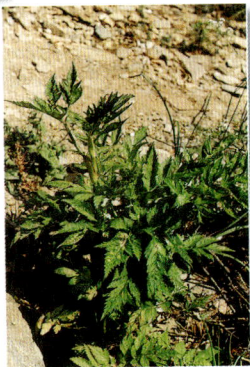

47. 番荔枝 *Annona squamosa* L.（番荔枝科）

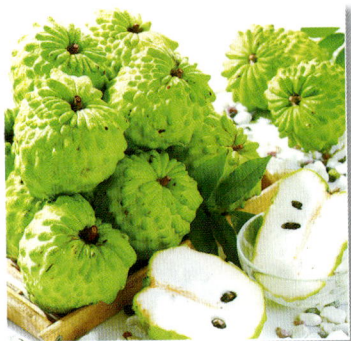

48. 臭春黄菊 *Anthemis cotula* L.（菊科）

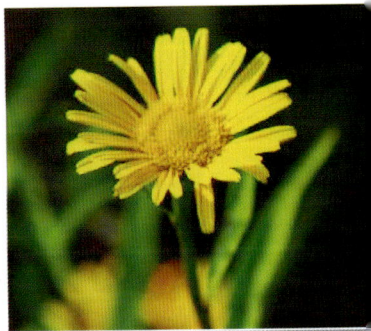

49. 蜡叶峨参 *Anthriscus cerefolium* (L.) Hoffman（伞形科）

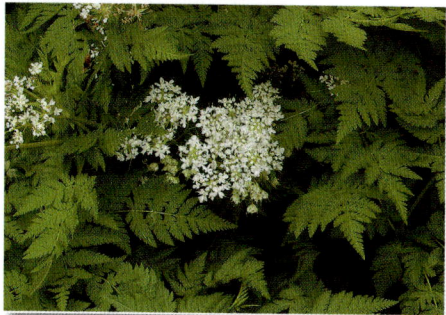

50. 田野芫荽菜 *Aphanes arvensis* L.（薔薇科）

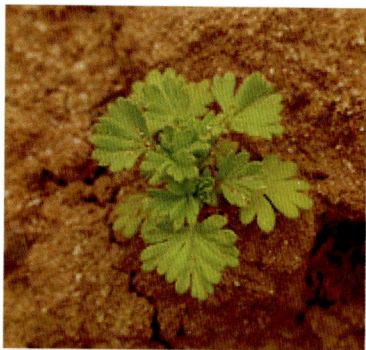

51. 旱芹
Apium graveolens L.
（伞形科）

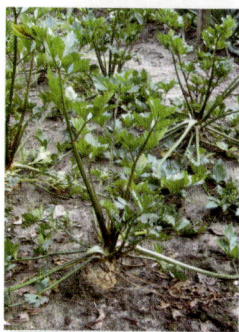

52. 美楤木 *Aralia racemosa* L.（五加科）

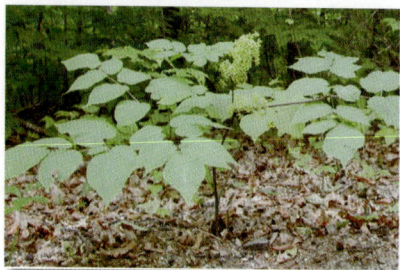

53. 莓实树
Arbutus unedo L.
（杜鹃花科）

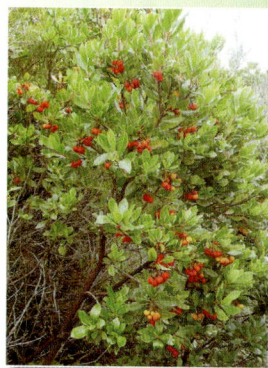

54. 牛蒡 *Arctium lappa* L.（菊科）

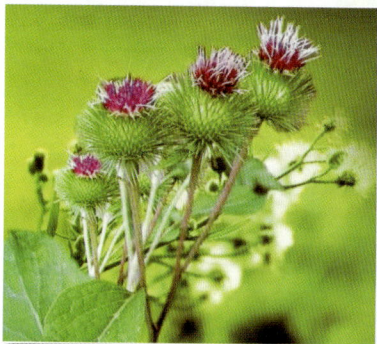

55. 熊果 *Arctostaphylos uva-ursi* (L.) Spreng.（杜鹃花科）

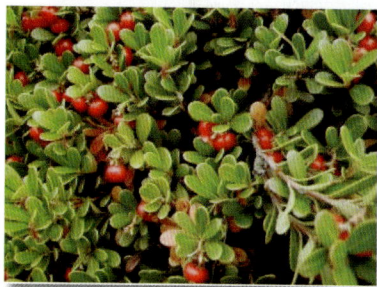

56. 槟榔 *Areca catechu* L.（棕榈科）

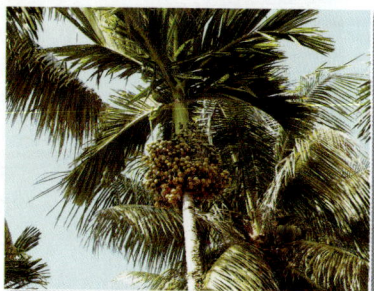

A

57. 红蚤缀 *Arenaria rubra* L.（石竹科）

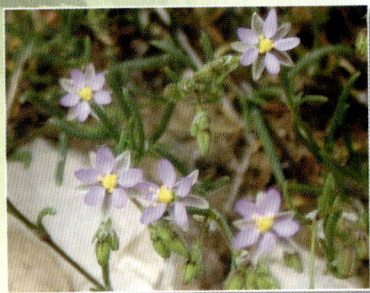

58. 蓟罂粟 *Argemone mexicana* L.（罂粟科）

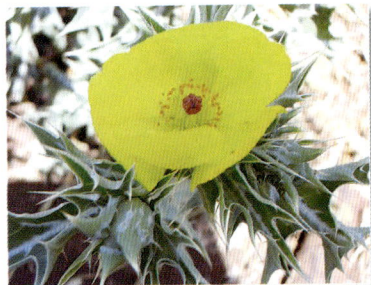

59. 欧洲马兜铃 *Aristolochia clematitis* L.（马兜铃科）

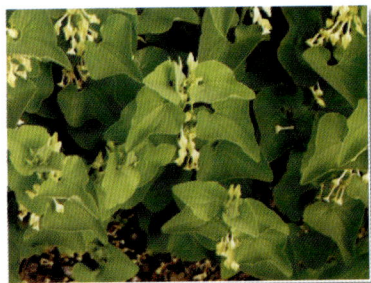

60. 辣根 *Armoracia rusticana* (Lam.) Gaertn.（十字花科）

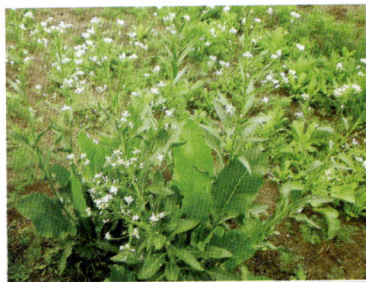

61. 山金车 *Arnica montana* L.（菊科）

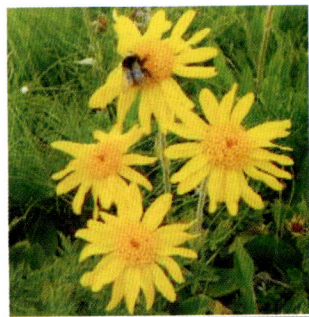

62. 欧亚艾蒿 *Artemisia abrotanum* L.（菊科）

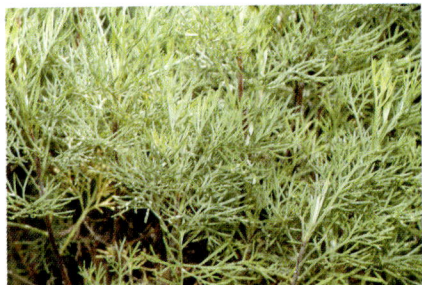

63. 中亚苦蒿 *Artemisia absinthium* L.（菊科）

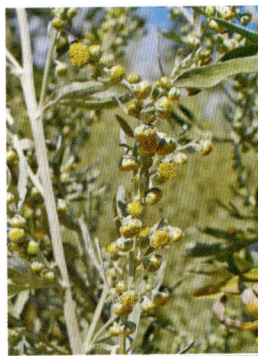

64. 青蒿 *Artemisia annua* L.（菊科）

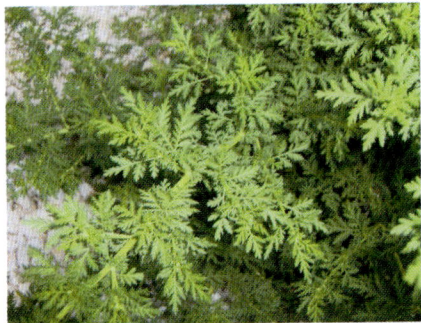

65. 蛔蒿 *Artemisia cina* Berg.（菊科）

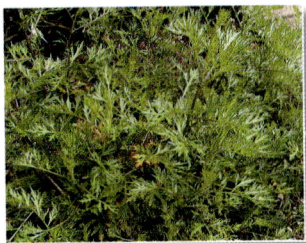

66. 龙蒿 *Artemisia dracunculus* **L.**（菊科）

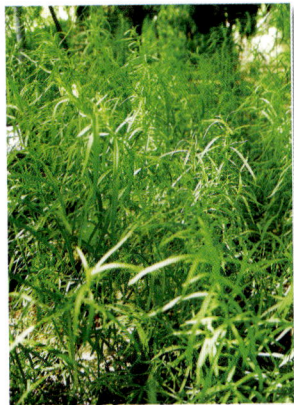

67. 块茎马利筋 *Asclepias tuberosa* **L.**（萝藦科）

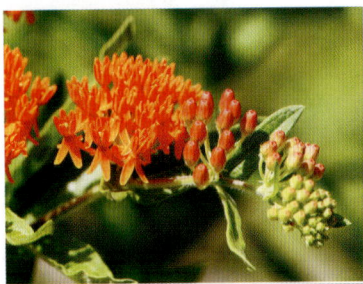

68. 石刁柏 *Asparagus officinalis* **L.**（百合科）

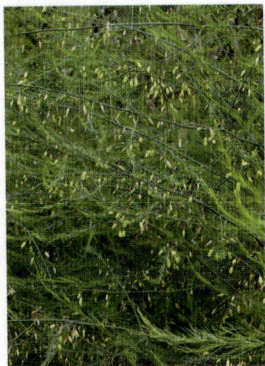

69. 香车叶草 *Asperula odorata* **L.**（茜草科）

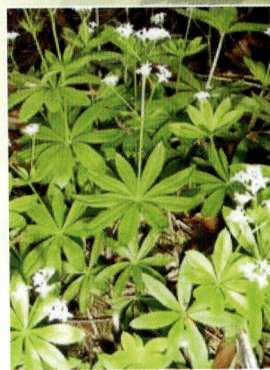

70. 白坚木 *Aspidosperma quebracho-blanco* **Schlecht.**（夹竹桃科）

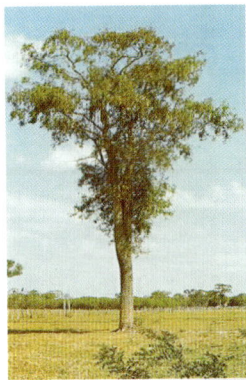

71. 阿斯皮菊 *Aspilia mossambicensis* **(Oliv.) Wild.**（菊科）

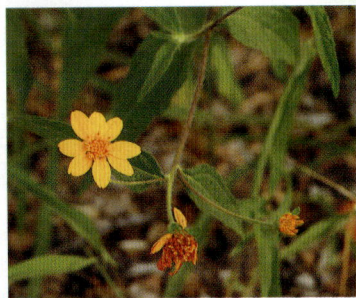

72. 黄芪 *Astragalus membranaceus* **(Fisch.) Bunge**（豆科）

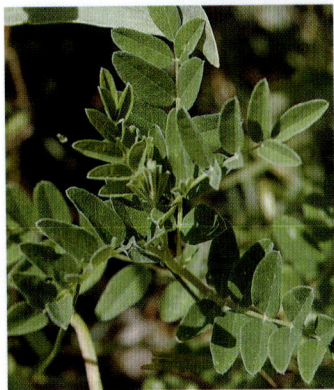

73. 颠茄 *Atropa belladonna* L.（茄科）

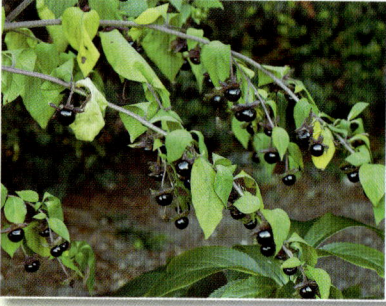

74. 燕麦
Avena sativa L.
（禾本科）

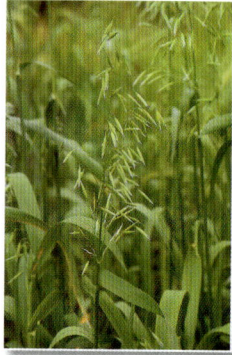

75. 印度楝 *Azadirachta indica* A. Juss.
（楝科）

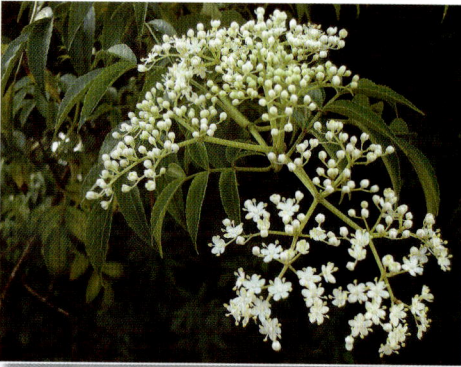

76. 假马齿苋
Bacopa monnieri (L.)
Pennell
（玄参科）

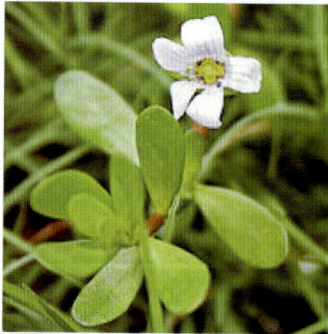

77. 黑夏至草 *Ballota nigra* L.（唇形科）

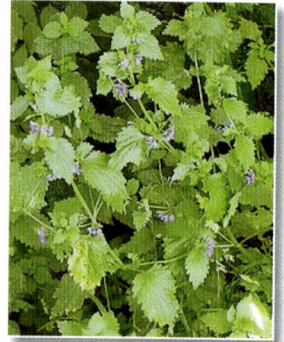

78. 刺竹
Bambusa arundiacea
(Retz.) Willd.
（禾本科）

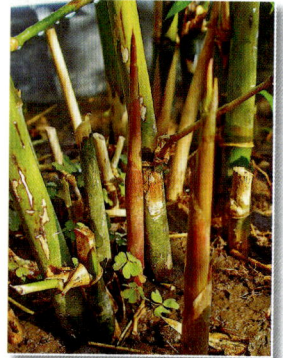

79. 卡披木
Banisteriopsis caapi (Spruce ex Griseb.) Morton
（金虎尾科）

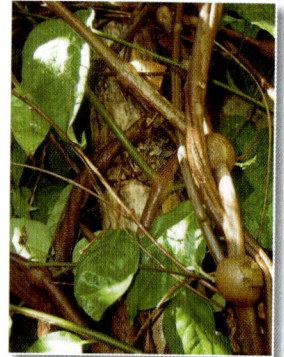

80. 赝靛
Baptisia tinctoria
L.（豆科）

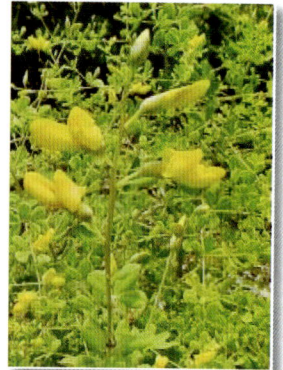

81. 冬瓜 *Benincasa hispida* (Thunb.) Cogn.（葫芦科）

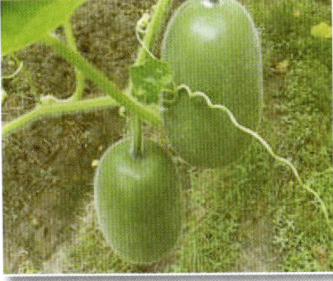

82. 冬青叶小檗 *Berberis aquifolium* Nutt.（小檗科）

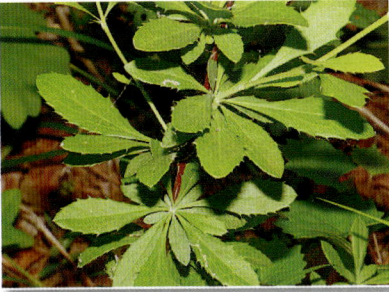

83. 欧洲小檗 *Berberis vulgaris* L.（小檗科）

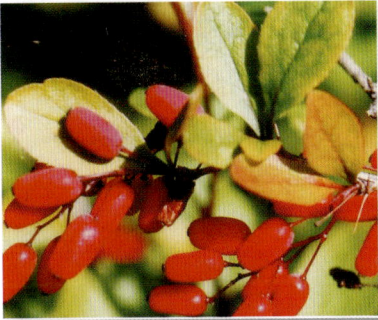

84. 巴西坚果 *Bertholletia excelsa* Humb.et Bonpl.（玉蕊科）

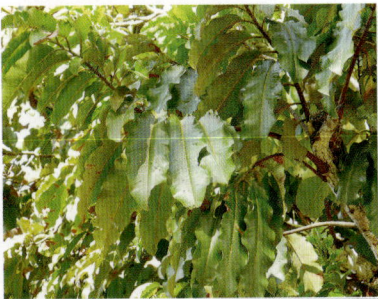

85. 甜菜 *Beta vulgaris* L.（藜科）

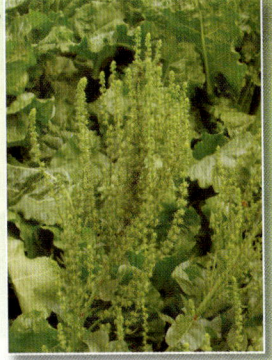

86. 垂枝桦 *Betula pendula* Roth.（桦木科）

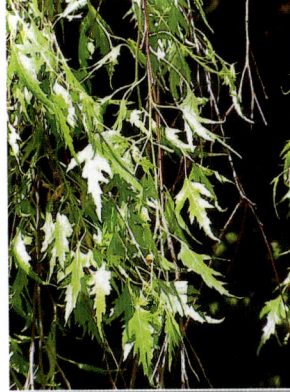

87. 狼把草 *Bidens tripartita* L.（菊科）

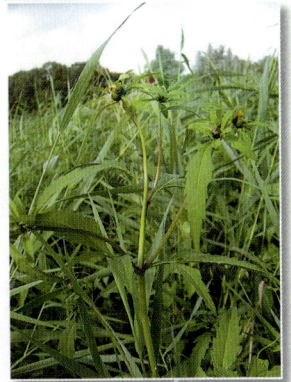

88. 梓叶紫葳 *Bignonia catalpa* L.（紫葳科）

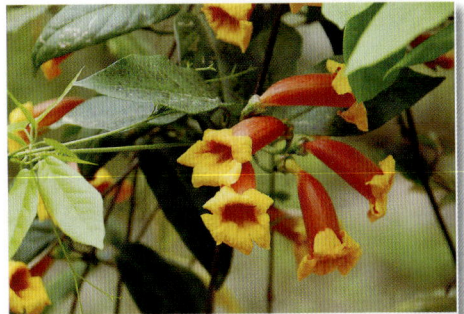

89. 红木 *Bixa orellana* L.（红木科）

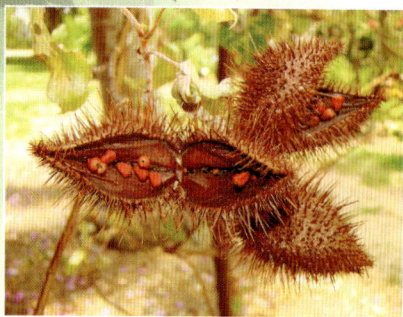

93. 异株泻根
Bryonia dioica
Jacq.
（葫芦科）

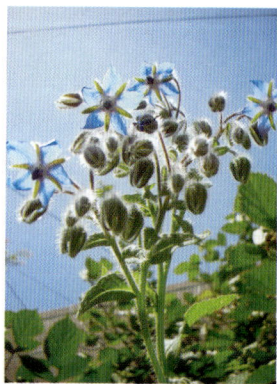

90. 琉璃苣
Borago
officinalis L.
（紫草科）

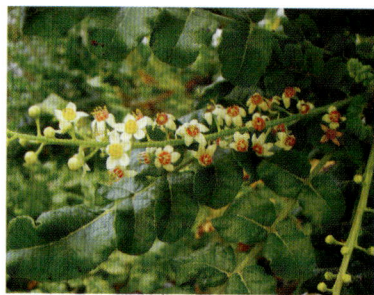

94. 紫铆 *Butea monosperma* (Lam.) Ktze.（豆科

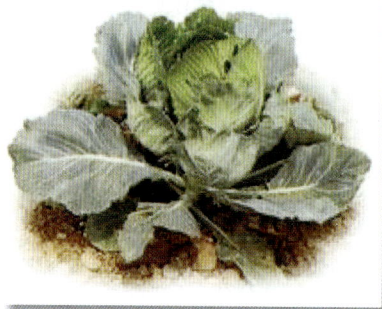

91. 卡氏乳香树 *Boswellia carterii*
Birdwood（橄榄科）

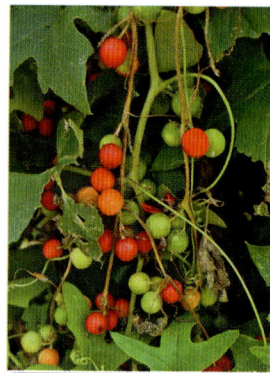

95. 鹰叶刺 *Caesalpinia bonducella* Fleming
（豆科）

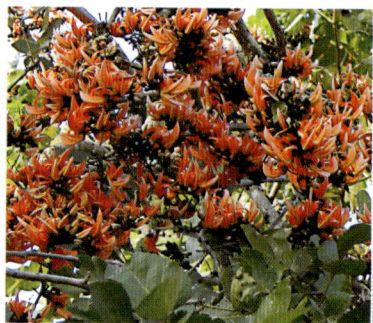

92. 甘蓝 *Brassica oleracea* L.（十字花科）

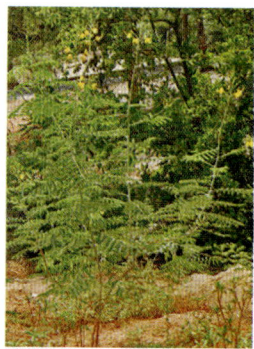

96. 欧洲风轮菜 *Calamintha ascendens* L.
（唇形科）

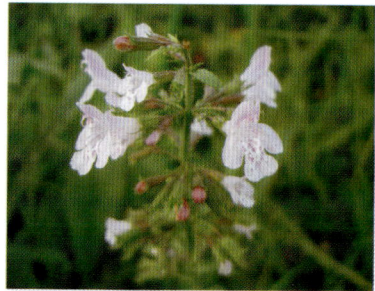

97. 金盏菊 *Calendula officinalis* **L.**（菊科）

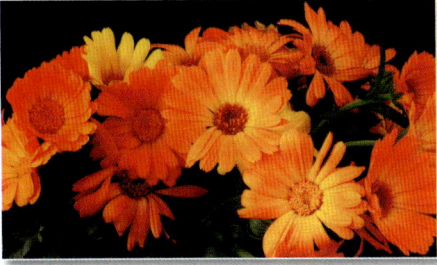

98. 帚石楠 *Calluna vulgaris* **(L.) Hull.**
（杜鹃花科）

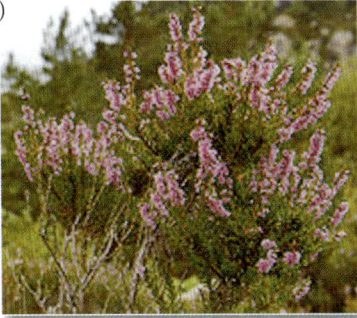

99. 茶
Camellia sinensis
Kuntze
（茶科）

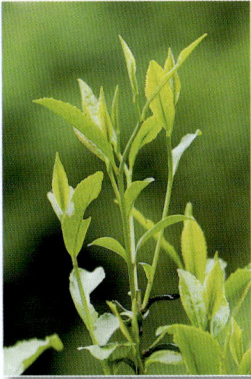

100. 依兰 *Cananga odorata* **(Lamk.) Hook. f. et Thoms.**（番荔枝科）

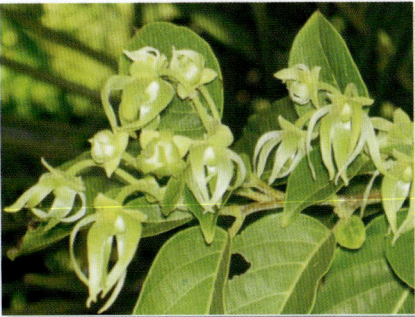

101. 白桂皮 *Canella winterana* **L.**（白桂皮科）

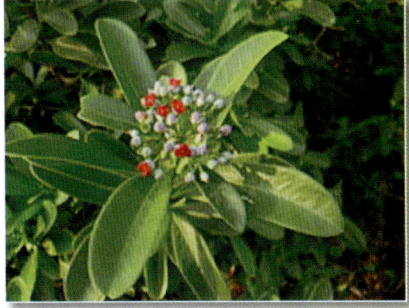

102. 大麻 *Cannabis sativa* **L.**（大麻科）

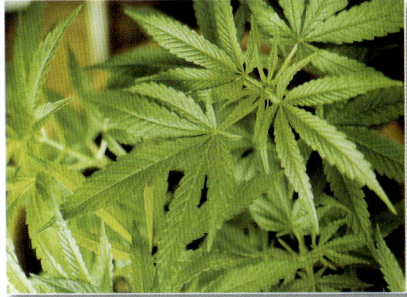

103. 刺山柑 *Capparis spinosa* **L.**（白花菜科）

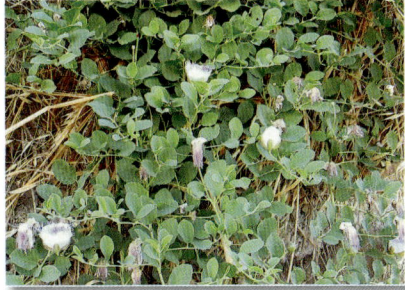

104. 荠菜 *Capsella bursa-pastoris* **(L.) Medic.**
（十字花科）

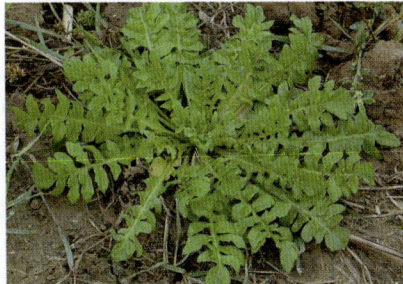

105. 小米椒 *Capsicum frutescens* L.（茄科）

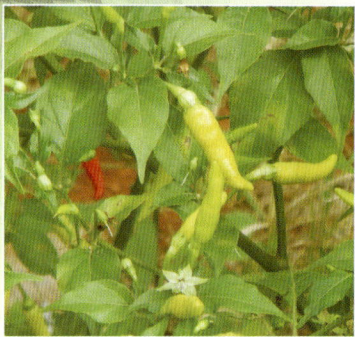

106. 倒地铃 *Cardiospermum halicacabum* L.（无患子科）

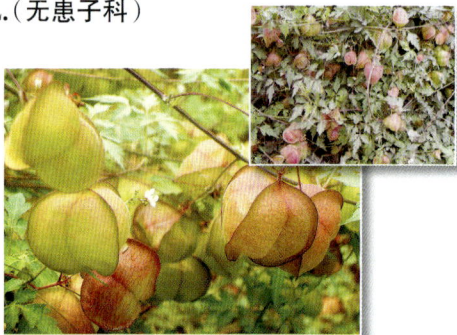

107. 番木瓜 *Carica papaya* L.（番木瓜科）

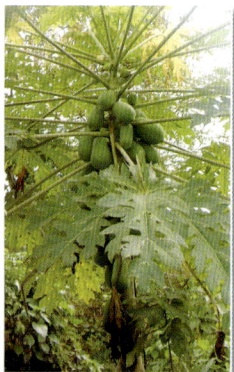

108. 红花 *Carthamus tinctorius* L.（菊科）

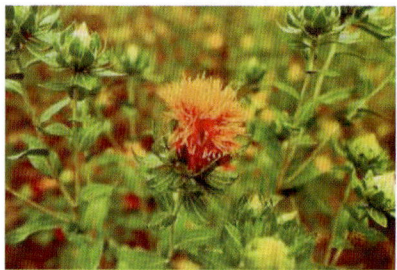

109. 葛缕子 *Carum carvi* L.（伞形科）

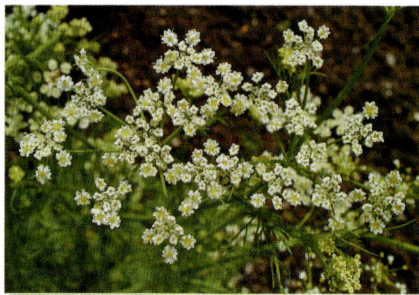

110. 狭叶番泻 *Cassia angustifolia* Vahl.（豆科）

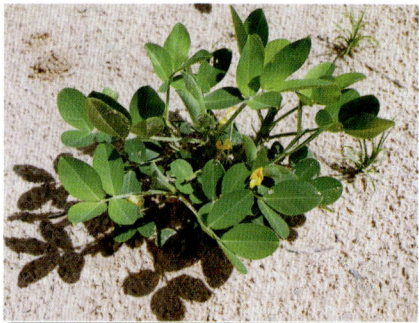

111. 腊肠树 *Cassia fistula* L.（豆科）

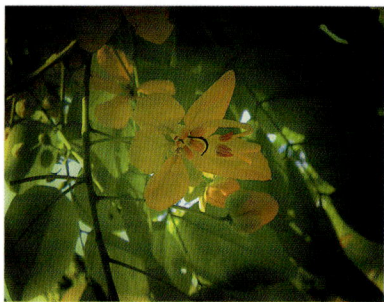

112. 决明 *Cassia obtusifolia* L.（豆科）

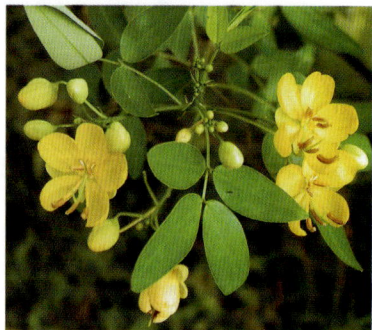

113. 欧洲栗 *Castanea sativa* **Mill.**（壳斗科）

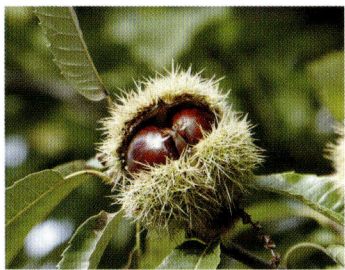

114. 梓树 *Catalpa ovata* **Don.**（紫葳科）

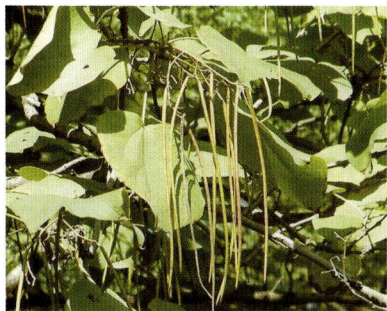

115. 巧茶
Catha edulis **Forsk**
（卫矛科）

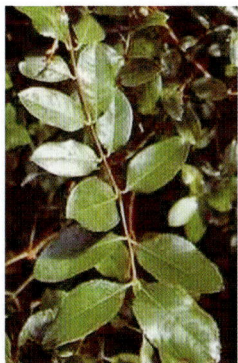

116. 长春花 *Catharanthus roseus* **(L.) G.Don.**
（夹竹桃科）

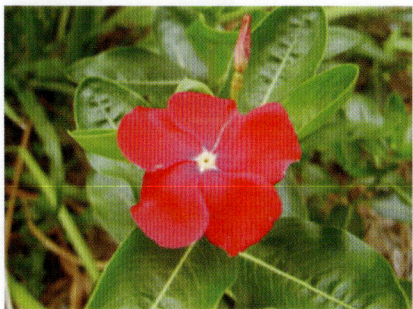

117. 欧洲类叶牡丹 *Caulophyllum*
thalictroides **Michx.**（小檗科）

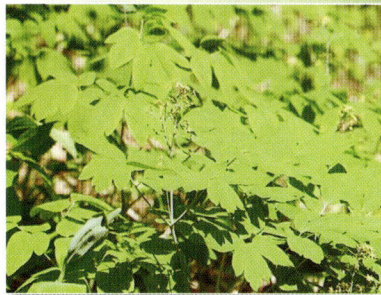

118. 红根鼠李
Ceanothus
americanus
L.（鼠李科）

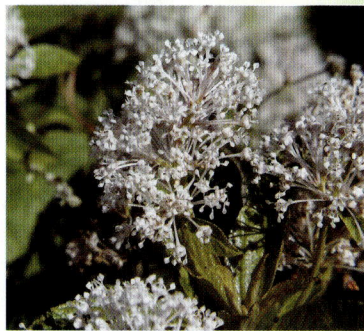

119. 黎巴嫩雪松 *Cedrus libani* **L.**（松科）

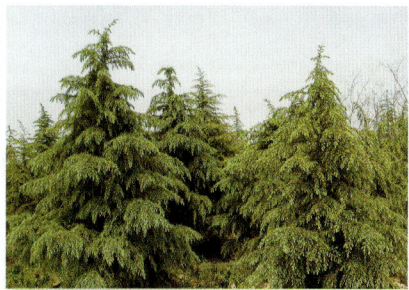

120. 南欧朴 *Celtis australis* **L.**（榆科）

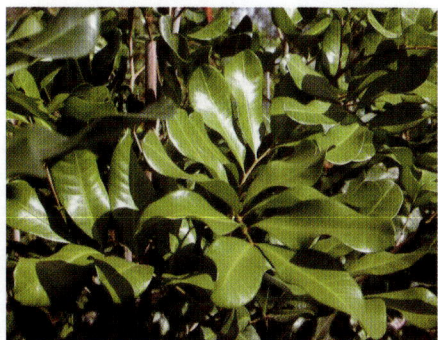

121. 矢车菊 *Centaurea cyanus* **L.**（菊科）

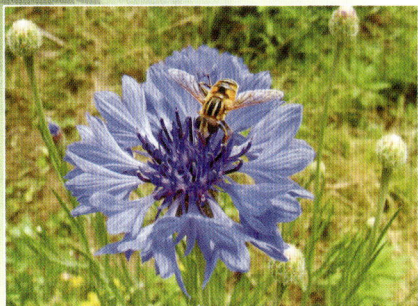

122. 积雪草 *Centella asiatica* **(L.) Urban**（伞形科）

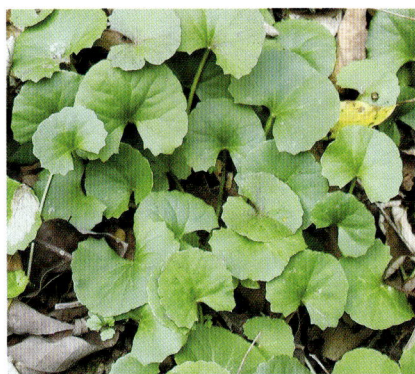

123. 吐根 *Cephaelis ipecacuanha* **A. Richard**（茜草科）

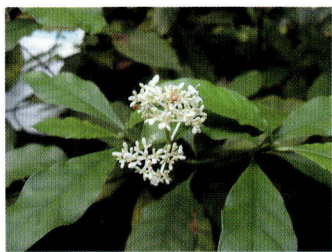

124. 长角豆 *Ceratonia siliqua* **L.**（豆科）

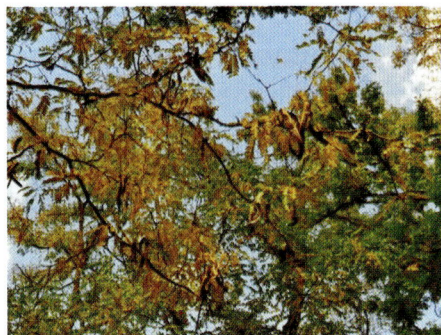

125. 冰岛衣 *Cetraria islandica* **(L.) Ach.**（梅衣科）

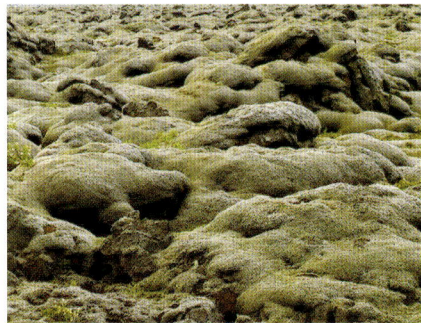

126. 黄矮百合 *Chamaelirium luteum* **L.**（百合科）

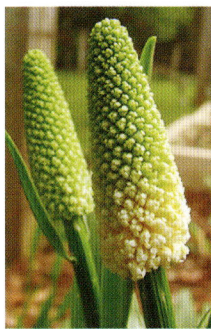

127. 果香菊 *Chamaemelum nobile* **(L.) All.**（菊科）

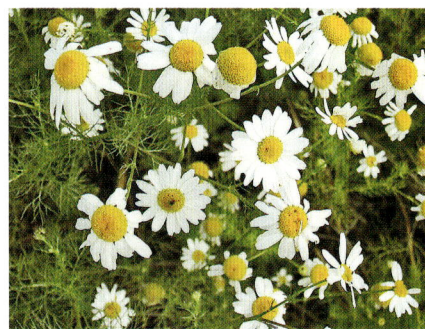

128. 柳兰 *Chamaenerion angustifolia* **(L.) Scop.**（柳叶菜科）

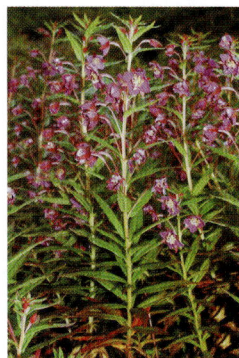

129. 母菊 *Chamomilla recutita* L.（菊科）

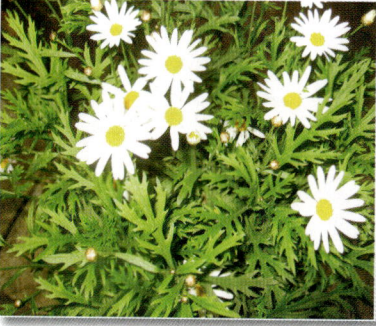

133. 土荆芥 *Chenopodium ambrosioides* L. （藜科）

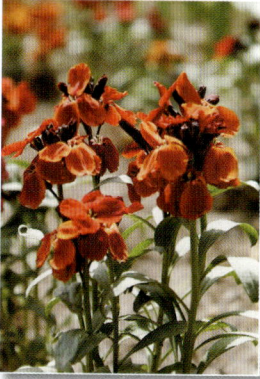

130. 桂竹香 *Cheiranthus cheiri* L. （十字花科）

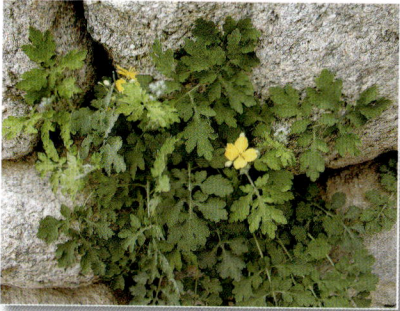

134. 伞形喜冬草 *Chimaphila umbellata* (L.) Barton （鹿蹄草科）

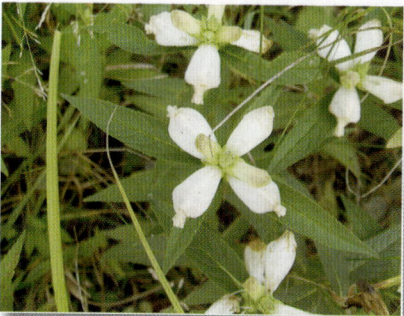

131. 白屈菜 *Chelidonium majus* L. （罂粟科）

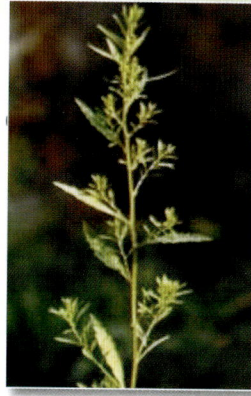

135. 美国流苏树 *Chionanthus virginicus* L.（木犀科）

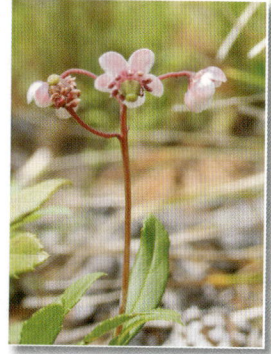

132. 窄叶蛇头草 *Chelone glabra* L.（玄参科）

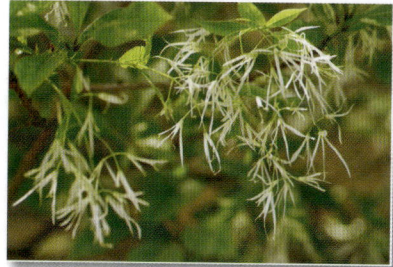

136. 南美防己 *Chondrodendron tomentosum* Ruiz et Pavon（防己科）

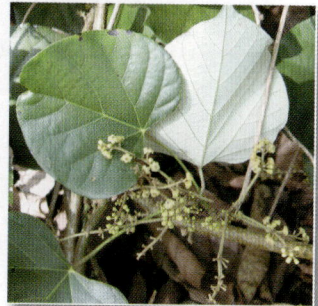

137. 皱波角叉菜 *Chondrus crispus* (Lyngb.) Stackh.（杉藻科）

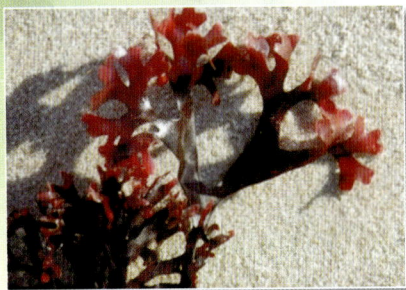

138. 菊花 *Chrysanthemum morifolium* Ramat.（菊科）

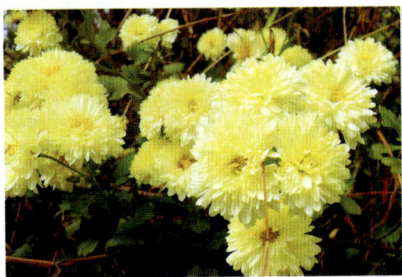

139. 菊苣 *Cichorium intybus* L.（菊科）

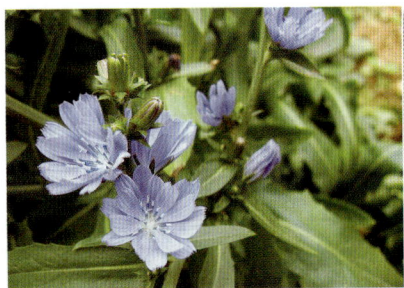

140. 总状升麻 *Cimicifuga racemosa* Barton（毛茛科）

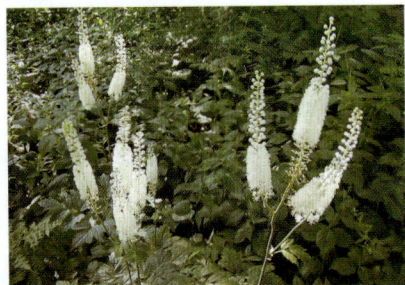

141. 金鸡纳 *Cinchona ledgeriana* Moens.（茜草科）

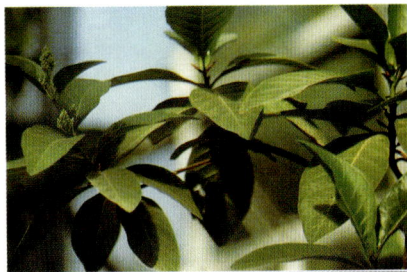

142. 香樟 *Cinnamomum camphora* (L.) Presl.（樟科）

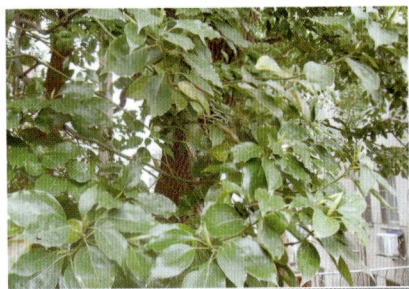

143. 锡兰肉桂 *Cinnamomum zeylanicum* Bl.（樟科）

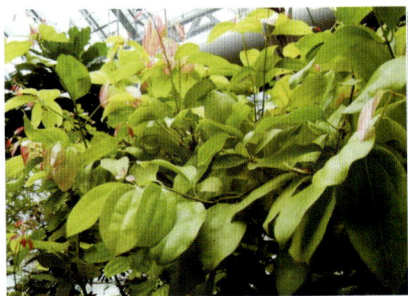

144. 药西瓜 *Citrullus colocynthis* Schrader（葫芦科）

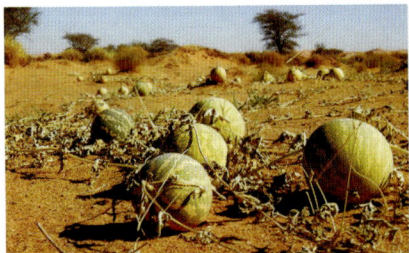

145. 西瓜 *Citrullus vulgaris* Schrad.
（葫芦科）

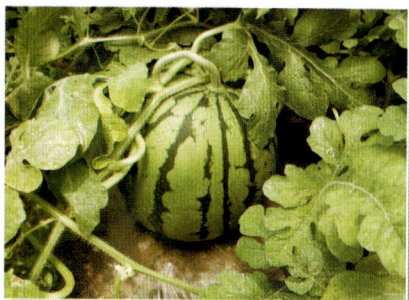

146. 酸橙
Citrus aurantium
L.（芸香科）

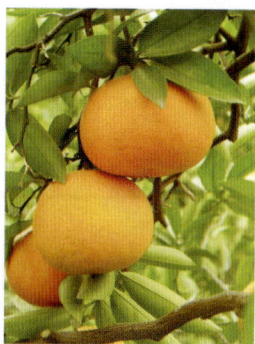

147. 香柠檬
Citrus bergamia
Riossa & Poit.
（芸香科）

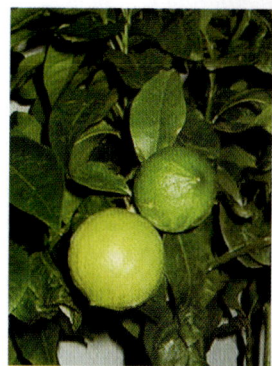

148. 柠檬 *Citrus limon* (**L.**) **Burm.f.**（芸香科）

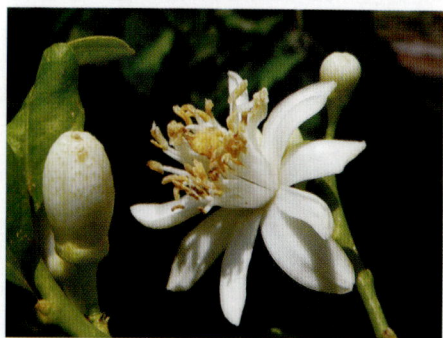

149. 葡萄叶铁线莲 *Clematis vitalba* **L.**
（毛茛科）

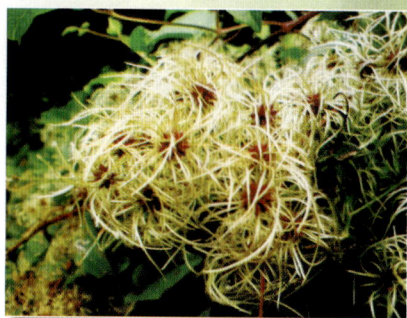

150. 地中海蓟 *Cnicus benedictus* **L.**（菊科）

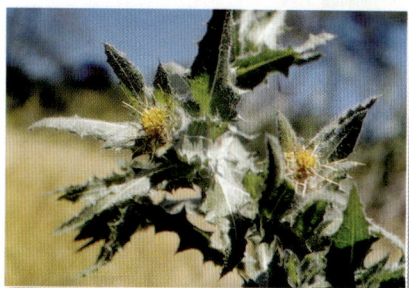

151. 岩荠 *Cochlearia officinalis* **L.**（十字花科）

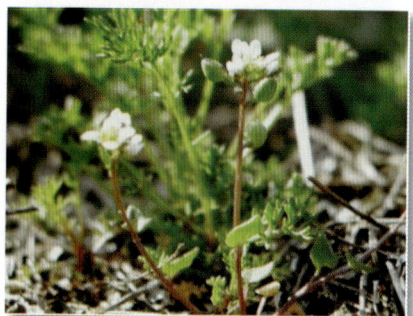

152. 党参 *Codonopsis pilosula* (**Franch.**) **Nannf.**
（桔梗科）

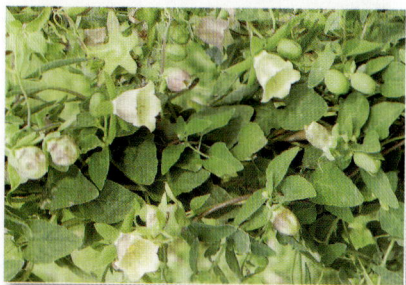

153. 小粒咖啡 *Coffea arabica* L.（茜草科）

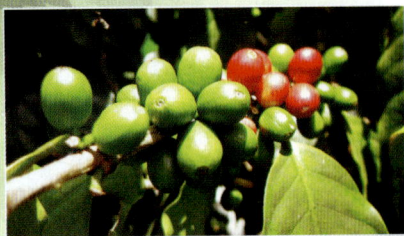

154. 苏丹可乐果 *Cola acuminata Schott* et Endl.（梧桐科）

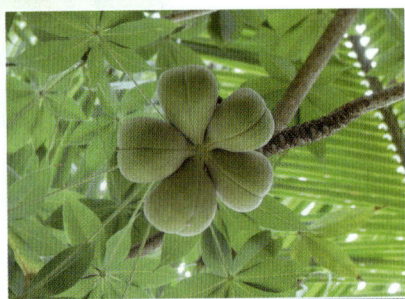

155. 秋水仙 *Colchicum autumnale* L.（百合科）

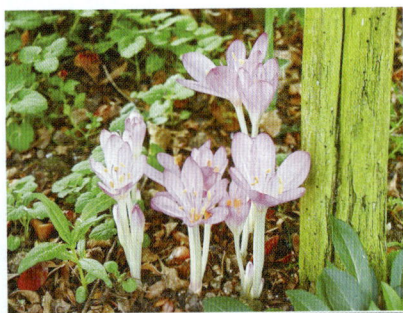

156. 毛喉鞘蕊花 *Coleus forskohlii* (Willd.) Briq.（唇形科）

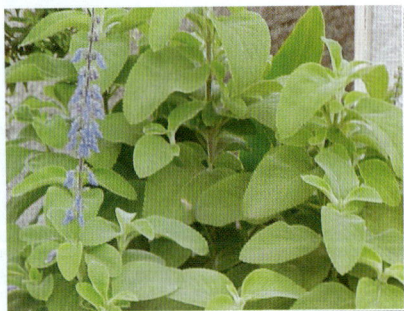

157. 二蕊紫苏 *Collinsonia canadensis* L.（唇科形）

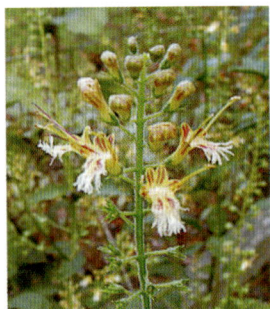

158. 没药 *Commiphora molmol* Engl.（橄榄科）

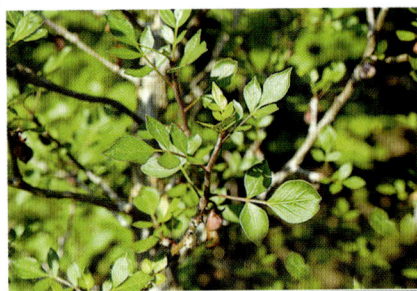

159. 毒参 *Conium maculatum* L.（伞形科）

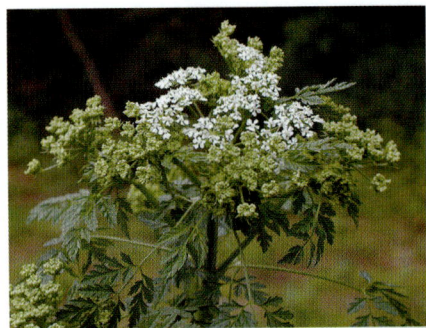

160. 铃兰 *Convallaria majalis* L.（百合科）

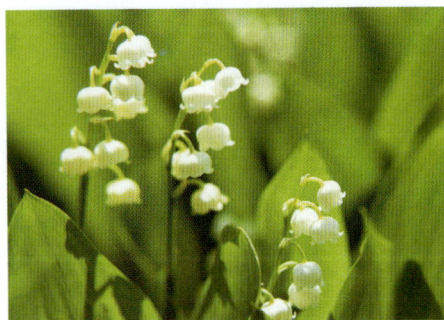

161. 古巴香脂树 *Copaifera langsdorfii* **Desf.**
（豆科）

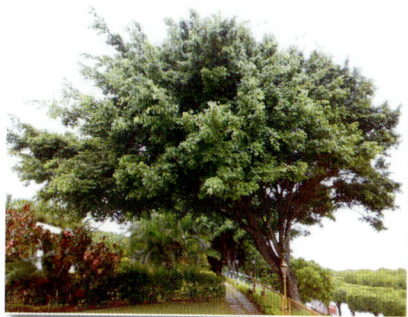

162. 三叶黄连 *Coptis trifolia* (L.) **Salisb.**
（毛茛科）

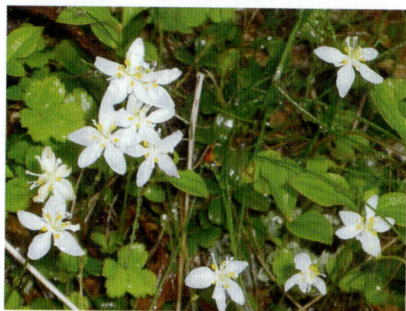

163. 芫荽
*Coriandrum
sativum* **L.**
（伞形科）

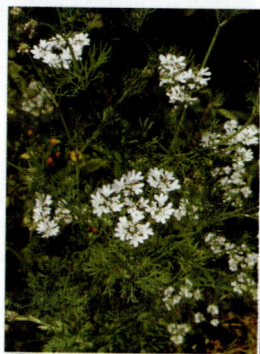

164. 延胡索 *Corydalis yanhusuo* **W.T.Wang**
（罂粟科）

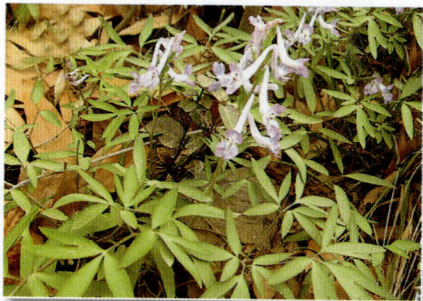

165. 锐刺山楂 *Crataegus oxyacantha* **L.**（蔷薇科）

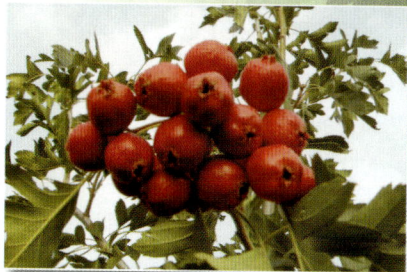

166. 三叶马槟榔
Crataeva nurvula
Buch.-Ham.
（白花菜科）

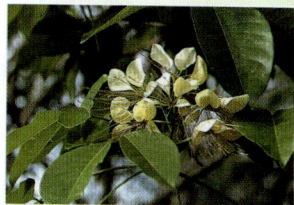

167. 海茴香 *Crithmum maritimum* **L.**（伞形科）

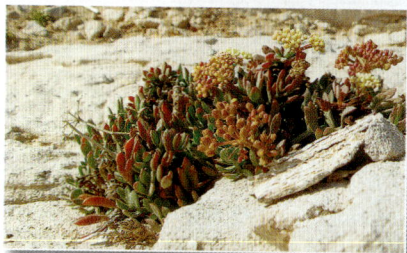

168. 番红花
Crocus sativus
L.（鸢尾科）

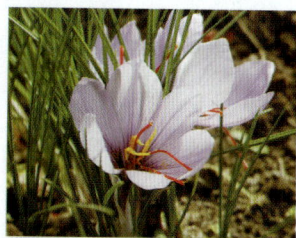

169. 血红白叶藤
*Cryptolepis
sanguinolenta*
**(Lindl.)
Schlecter**
（萝藦科）

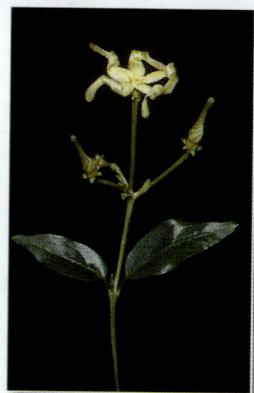

170. 西葫芦 *Cucurbita pepo* L.（葫芦科）

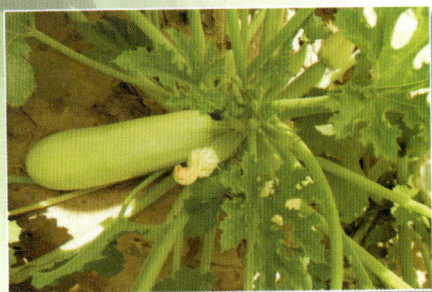

171. 孜然芹 *Cuminum cyminum* L.（伞形科）

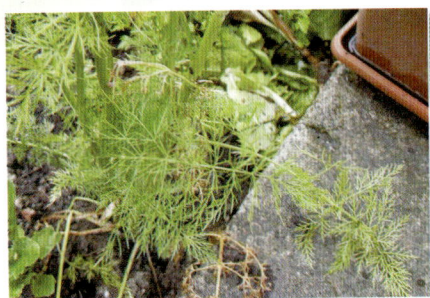

172. 地中海柏木 *Cupressus sempervirens* L.（柏科）

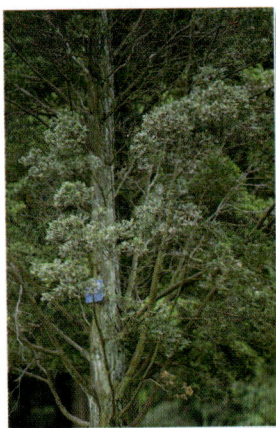

173. 芒果姜 *Curcuma amada* Roxb.（姜科）

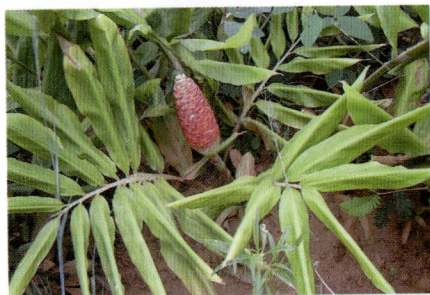

174. 姜黄 *Curcuma longa* L.（姜科）

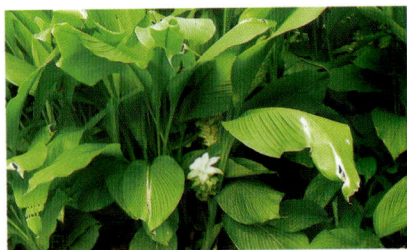

175. 莪术 *Curcuma zedoaria* (Christm.) Rosc.（姜科）

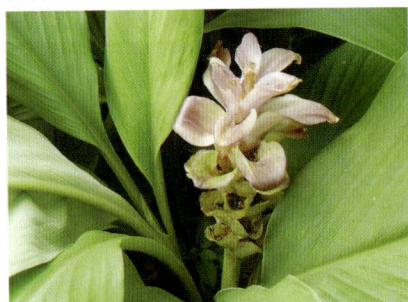

176. 附生菟丝子 *Cuscuta epithymum* Murr.（旋花科）

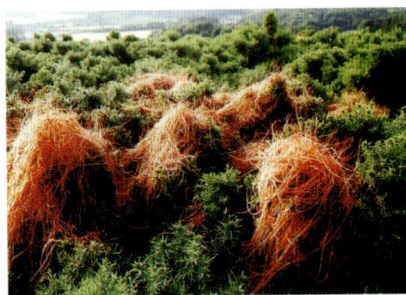

177. 瓜尔豆 *Cyamopsis tetragonoloba*（L.）Taubert（豆科）

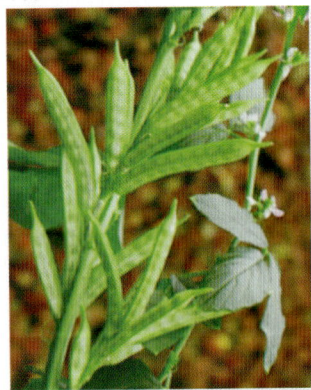

178. 榅桲 *Cydonia oblonga* **Mill.**（蔷薇科）

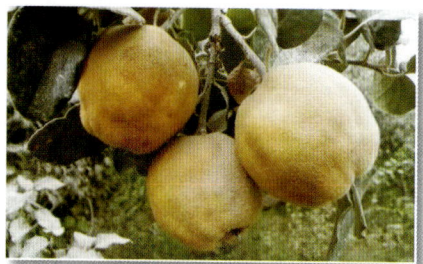

179. 香茅 *Cymbopogon citratus* **(DC.) Stapf.**（禾本科）

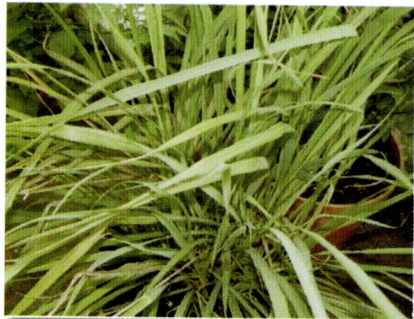

180. 菜蓟 *Cynara scolymus* **L.**（菊科）

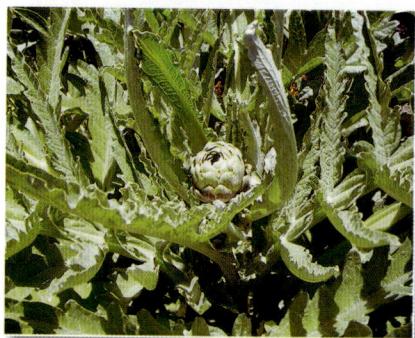

181. 油莎草 *Cyperus esculentus* **L.**（莎草科）

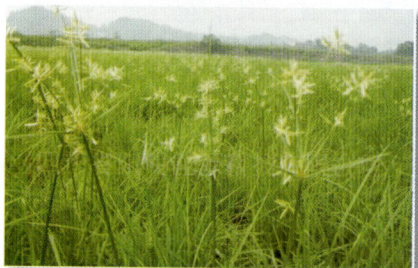

182. 柔毛杓兰 *Cypripedium pubescens* **Willd.**（兰科）

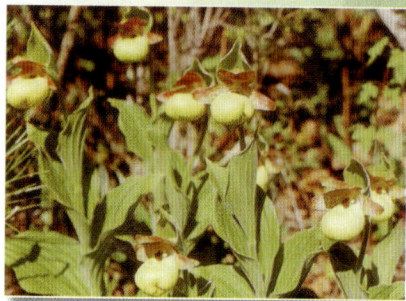

183. 降香檀 *Dalbergia odorifera* **T. Chen**（豆科）

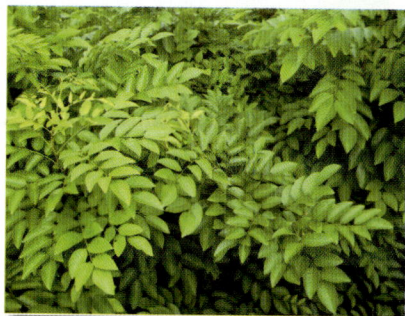

184. 欧瑞香 *Daphne mezereum* **L.**（瑞香科）

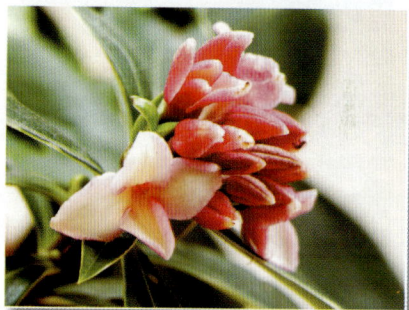

185. 曼陀罗 *Datura stramonium* **L.**（茄科）

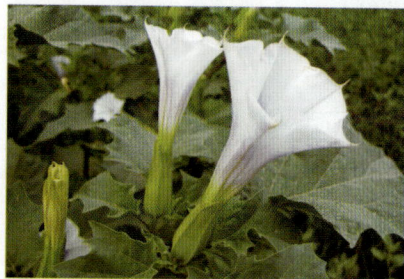

186. 野胡萝卜 *Daucus carota* L.（伞形科）

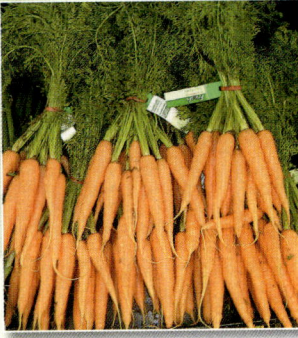

187. 上升山蚂蝗 *Desmodium adscendens* (Sw.) DC.（豆科）

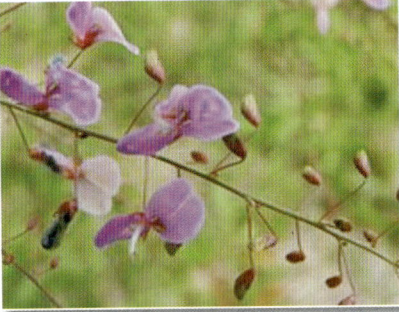

188. 瞿麦 *Dianthus superbus* L.（石竹科）

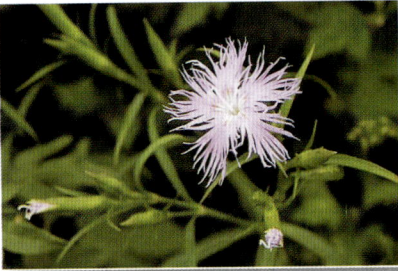

189. 白鲜 *Dictamnus albus* L.（芸香科）

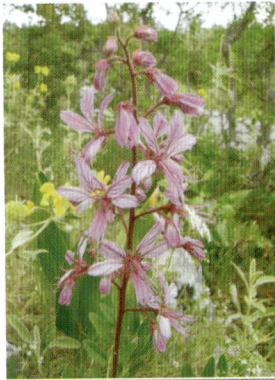

190. 黄花毛地黄 *Digitalis lutea* L.（玄参科）

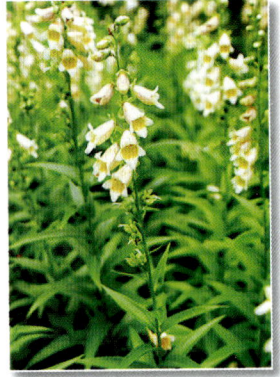

191. 毛地黄 *Digitalis purpurea* L.（玄参科）

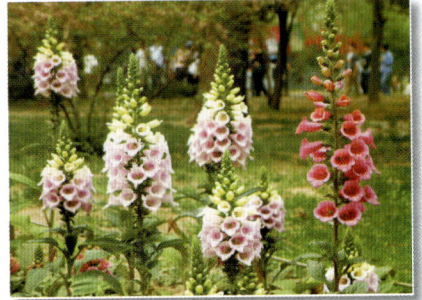

192. 绒毛薯蓣 *Dioscorea villosa* L.（薯蓣科）

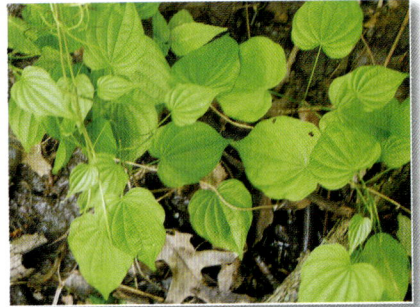

193. 拉毛果 *Dipsacus fullonum* L.（川续断科）

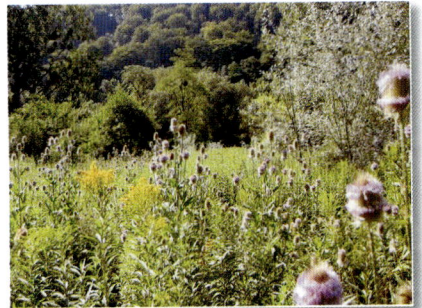

194. 阿摩尼亚胶草 *Dorema ammoniacum* D. Don. （伞形科）

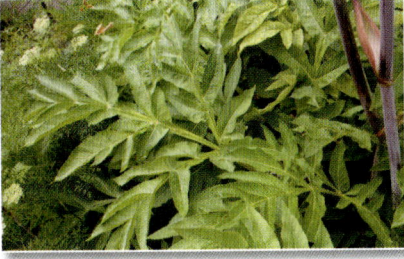

195. 墨西哥桑 *Dorstenia contrayerva* L. （桑科）

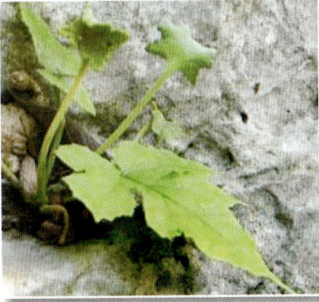

196. 圆叶茅膏菜 *Drosera rotundifolia* L. （茅膏菜科）

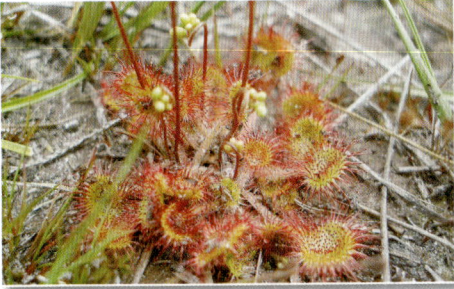

197. 欧洲鳞毛蕨 *Dryopteris filix-mas* (L.) Schott （鳞毛蕨科）

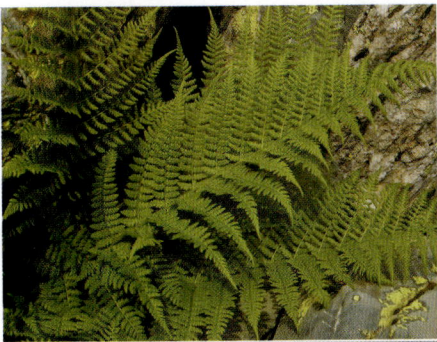

198. 紫锥菊 *Echinacea purpurea* (L.) Moench （菊科）

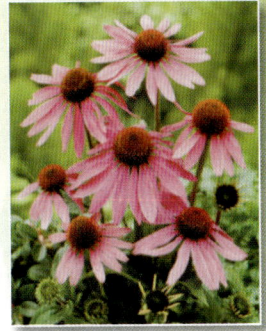

199. 蓝蓟 *Echium vulgare* L. （紫草科）

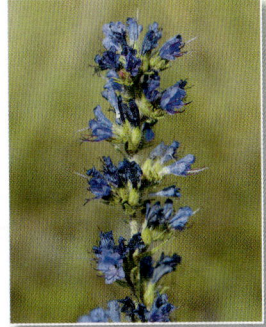

200. 鳢肠 *Eclipta prostrata* L. （菊科）

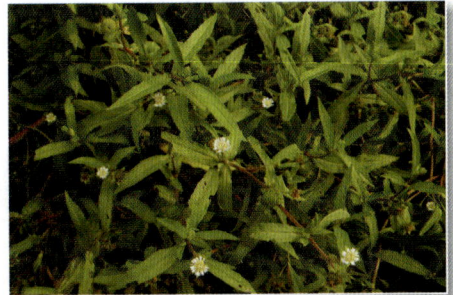

201. 小豆蔻 *Elettaria cardamomum* Maton var. *minuscula* Burkill. （姜科）

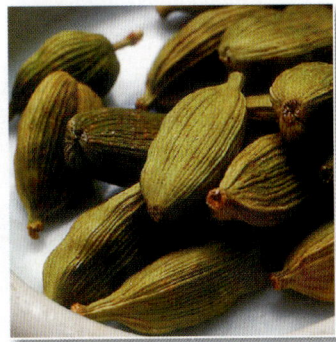

D-E

202. 刺五加 *Eleutherococcus senticosus*（Rupr. et Maxim.）Maxim.（五加科）

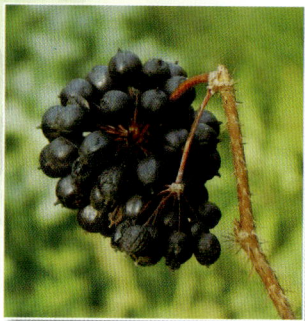

203. 白花酸藤子 *Embelia ribes* Burm. f.（紫金牛科）

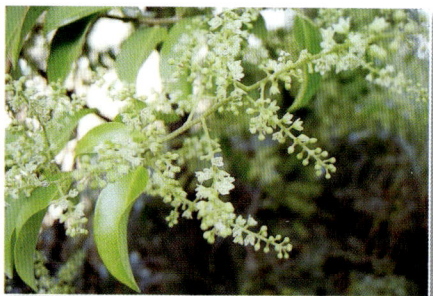

204. 印度醋栗 *Emblica officinalis* Gaertn.（大戟科）

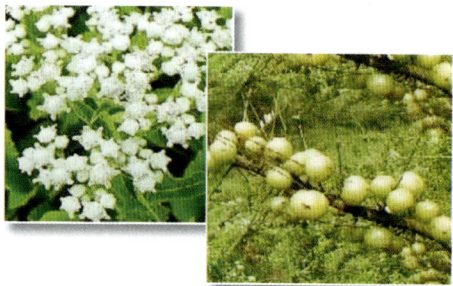

205. 榼藤子 *Entada phaseoloides* (L.) Merr.（豆科）

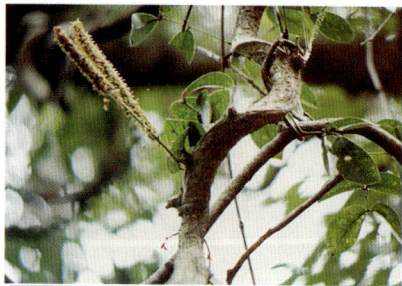

206. 麻黄 *Ephedra sinica* Stapf.（麻黄科）

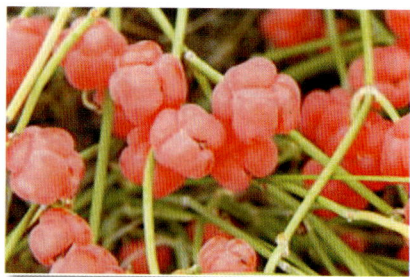

207. 问荆 *Equisetum arvense* L.（木贼科）

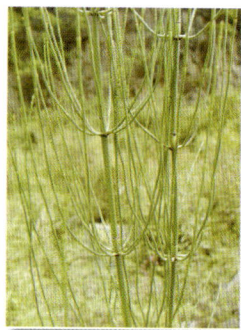

208. 加拿大飞蓬 *Erigeron canadensis* L.（菊科）

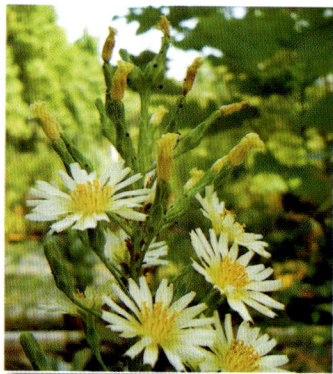

209. 北美圣草 *Eriodictyon californicum* Greene（田基麻科）

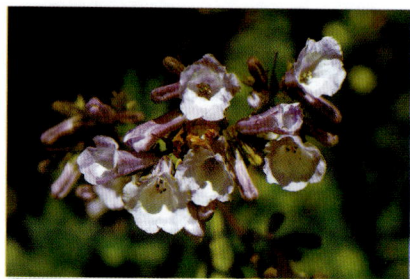

210. 单瓣狗牙花 *Ervatamia coronaria* **Stapf.**（夹竹桃科）

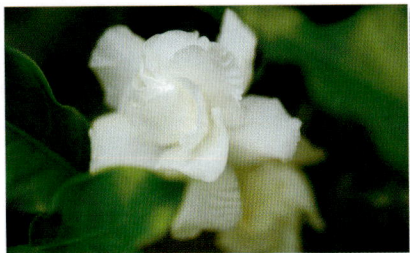

211. 海刺芹 *Eryngium maritimum* **L.** （伞形科）

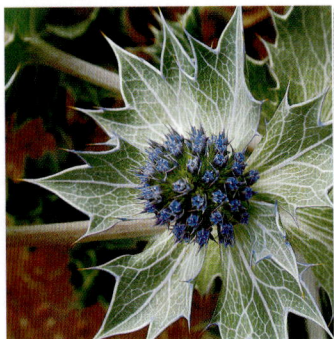

212. 德苦草 *Erythraea centaurium* **Pers.** （龙胆科）

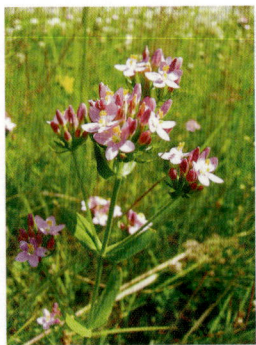

213. 杂色刺桐 *Erythrina variegata* **L.** （豆科）

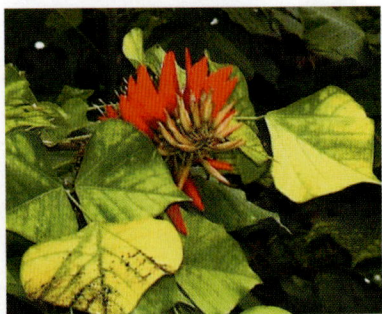

214. 美国猪牙花 *Erythronium americanum* **L.**（百合科）

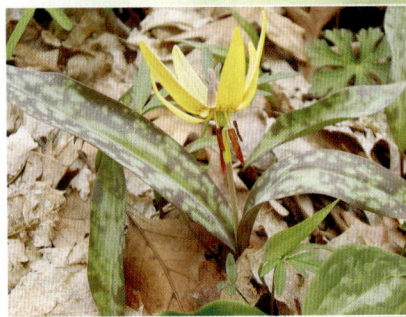

215. 古柯 *Erythroxylum coca* **Lam.** （古柯科）

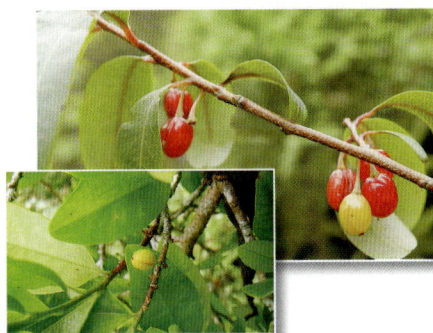

216. 花菱草 *Eschscholzia californica* **Cham.** （罂粟科）

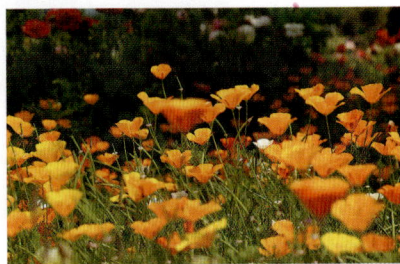

217. 柠檬桉 *Eucalyptus citriodora* **Hook. f.** (桃金娘科)

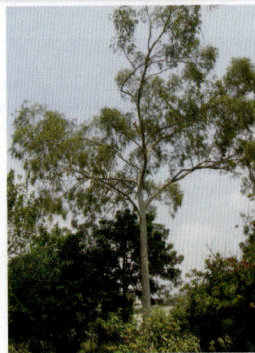

218. 蓝桉
Eucalyptus globulus Labill.
（桃金娘科）

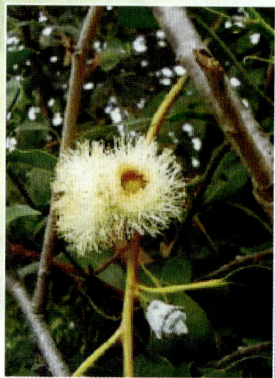

219. 尤曼桉 *Eucalyptus youmanii* Blakely et Mckie.（桃金娘科）

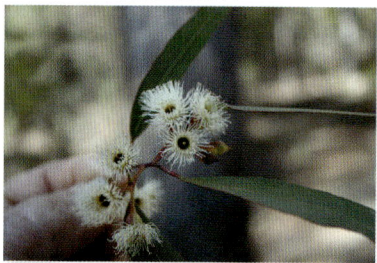

220. 丁香
Eugenia caryophyllata Thunb.
（桃金娘科）

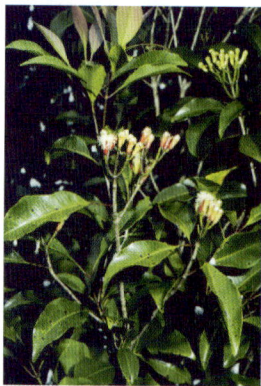

221. 紫果卫矛 *Euonymus atropurpureus* Jacq.（卫矛科）

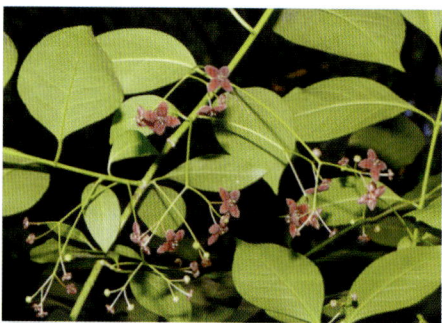

222. 大麻叶泽兰 *Eupatorium cannabinum* L.（菊科）

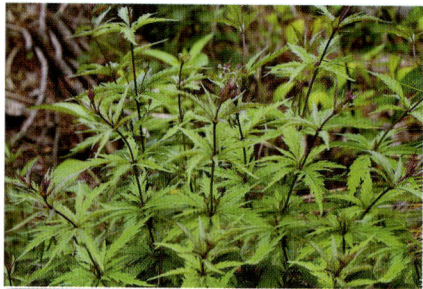

223. 贯叶泽兰 *Eupatorium perfoliatum* L.（菊科）

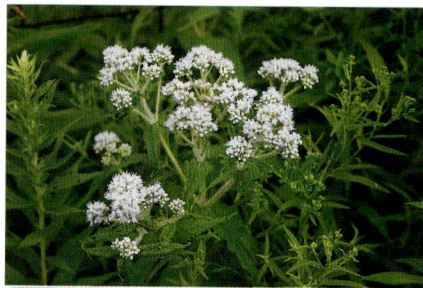

224. 紫苞泽兰 *Eupatorium purpureum* L.（菊科）

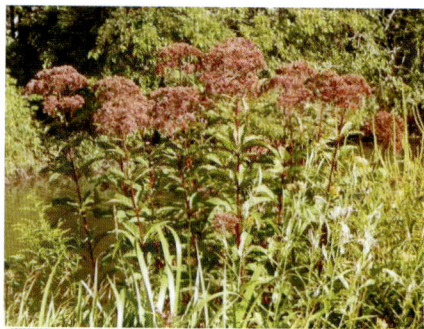

225. 飞扬草 *Euphorbia hirta* L.（大戟科）

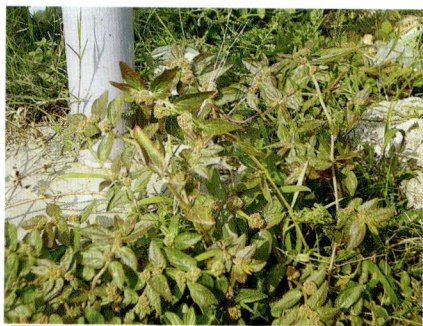

226. 京大戟
*Euphorbia
pekinensis*
Rupr.
（大戟科）

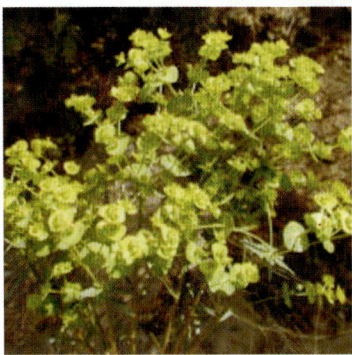

227. 小米草 *Euphrasia officinalis* **L.**
（玄参科）

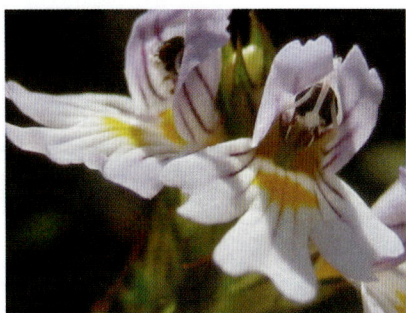

228. 吴茱萸 *Evodia rutaecarpa* **(Juss.)**
Benth.（芸香科）

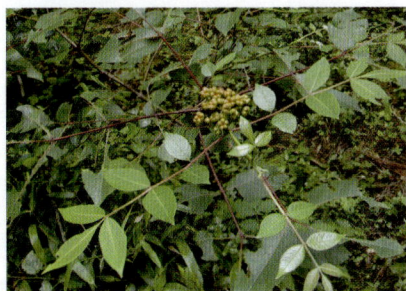

229. 荞麦 *Fagopyrum esculentum* **Moench**
（蓼科）

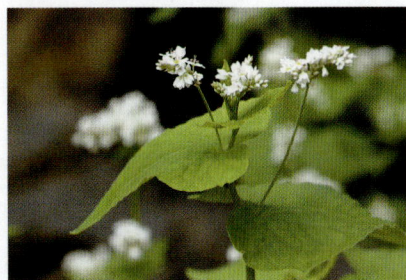

230. 木苹果 *Feronia limonia* **(L.) Swigle**
（芸香科）

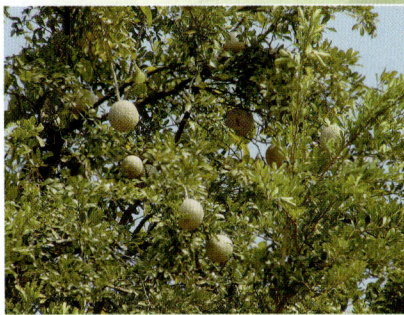

231. 阿魏
*Ferula
assa-foetida* **L.**
（伞形科）

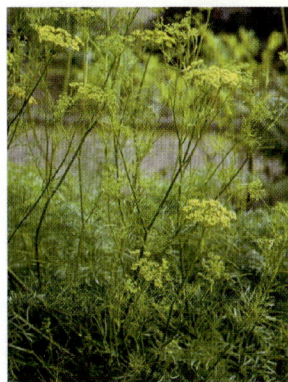

232. 蓬阿魏
Ferula gummosa
Boiss.
（伞形科）

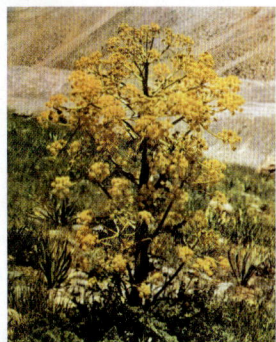

233. 印度榕树 *Ficus benghalensis* **L.**
（桑科）

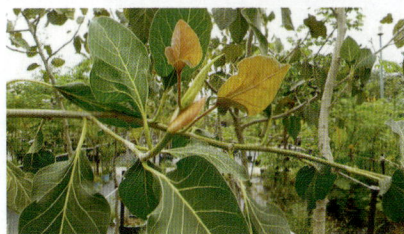

234. 无花果 *Ficus carica* **L.**（桑科）

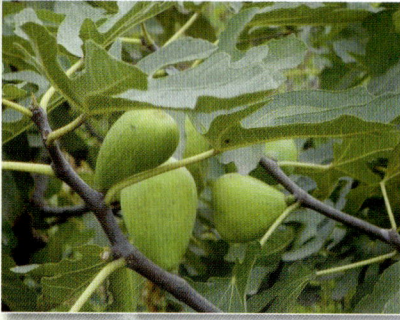

235. 菩提树 *Ficus religiosa* **L.**（桑科）

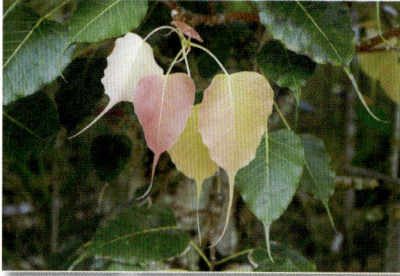

236. 旋果蚊子草
*Filipendula
ulmaria* **(L.)
Maxim.**
（蔷薇科）

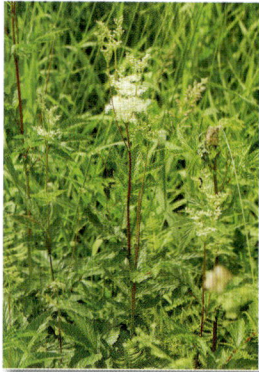

237. 小茴香 *Foeniculum vulgare* **Mill.**
（伞形科）

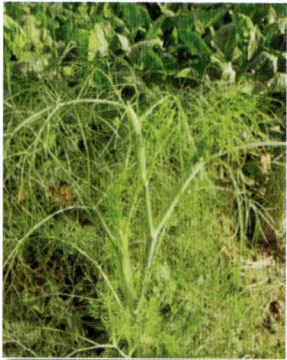

238. 野草莓 *Fragaria vesca* **L.**（蔷薇科）

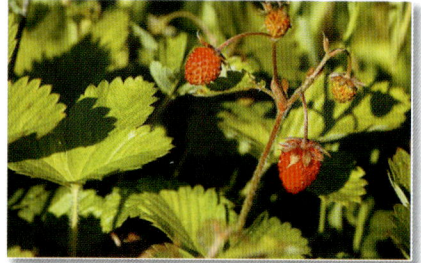

239. 欧洲白蜡树
Fraxinus excelsior
L.（木犀科）

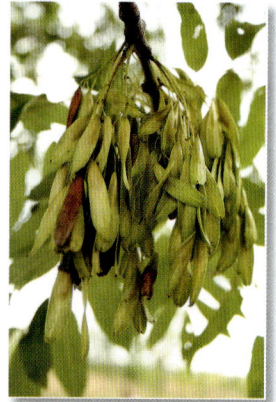

240. 墨角藻 *Fucus vesiculosus* **L.**
（墨角藻科）

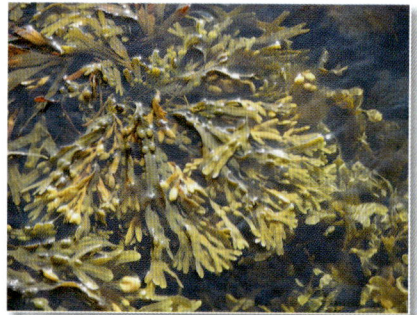

241. 药球果紫堇
*Fumaria
officinalis* **L.**
（紫堇科）

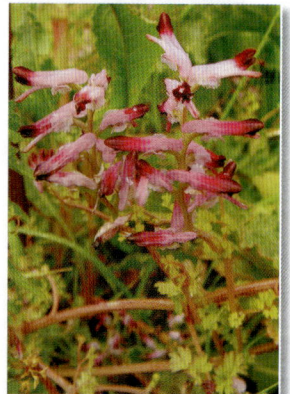

242. 山羊豆 *Galega officinalis* **L.**（豆科）

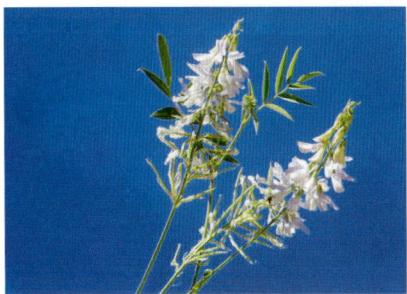

243. 安古斯图拉树 *Galipea officinalis* Hancock（芸香科）

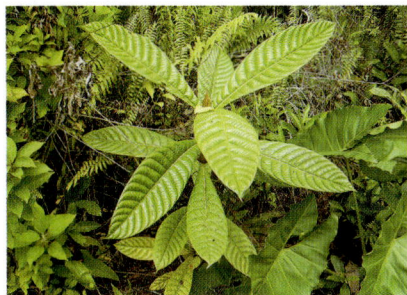

244. 拉拉藤 *Galium aparine* **L.**（茜草科）

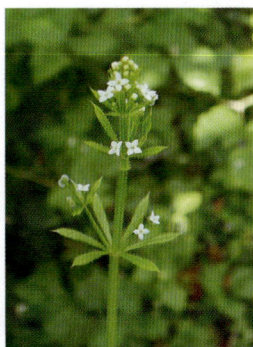

245. 蓬子菜 *Galium verum* **L.**（茜草科）

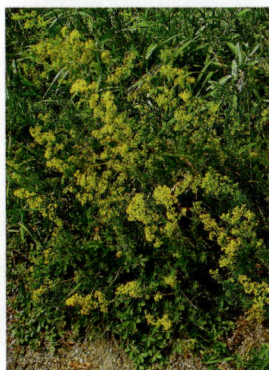

246. 栀子 *Gardenia jasminoides* Ellis （茜草科）

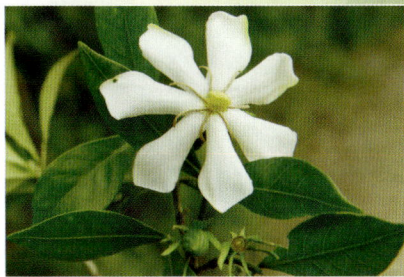

247. 伏卧白珠树 *Gaultheria procumbens* **L.**（杜鹃花科）

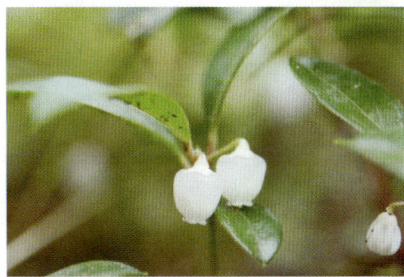

248. 石花菜 *Gelidium amansii* Lamx. （红藻科）

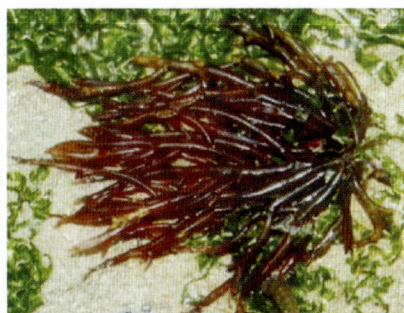

249. 常绿钩吻 *Gelsemium sempervirens* **L.** （马钱科）

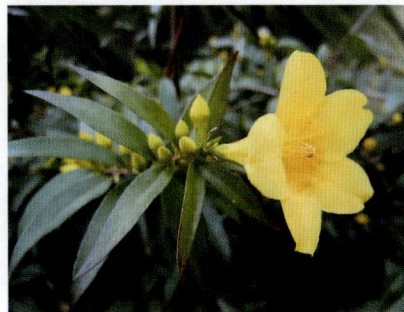

G

250. 欧龙胆
Gentiana lutea
L.（龙胆科）

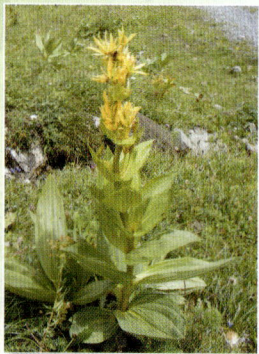

254. 欧亚路边青
Geum urban um L.
（蔷薇科）

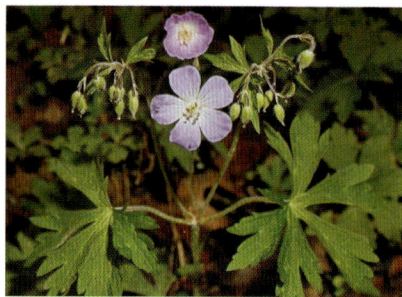

251. 网纹牻牛儿苗 *Geranium maculatum* **L.**（牻牛儿苗科）

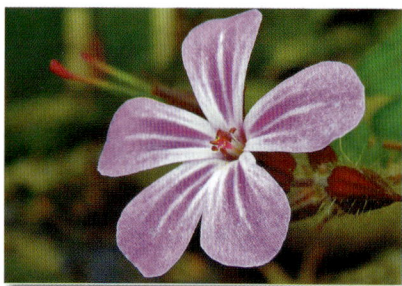

255. 银杏 *Ginkgo biloba* L.（银杏科）

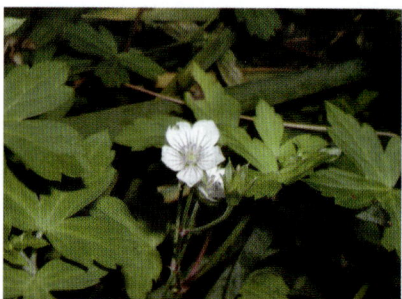

252. 纤细老鹳草 *Geranium robertianum* **L.**（牻牛儿苗科）

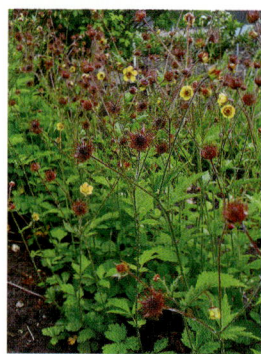

256. 欧活血丹 *Glechoma hederacea* L.（唇形科）

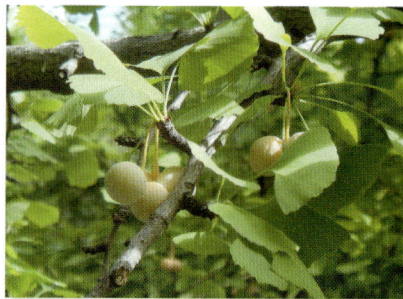

253. 童氏老鹳草 *Geranium thunbergii* **Sieb.et Zucc.**（牻牛儿苗科）

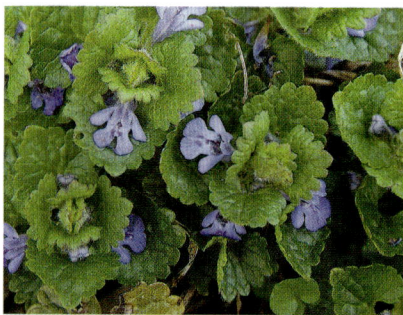

257. 大豆 *Glycine max* (**L.**) **Merr.**（豆科）

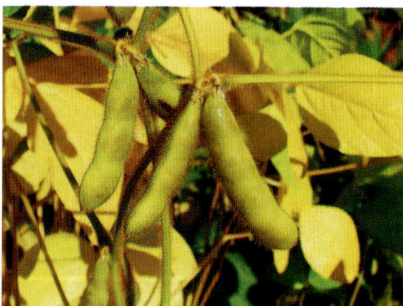

258. 光果甘草
Glycyrrhiza glabra L.
（豆科）

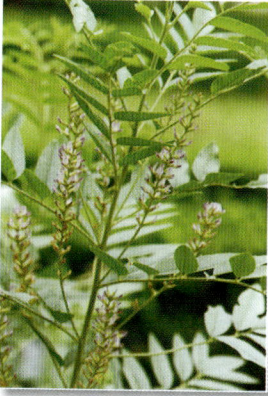

262. 愈创木 *Guaiacum officinale* L.
（蒺藜科）

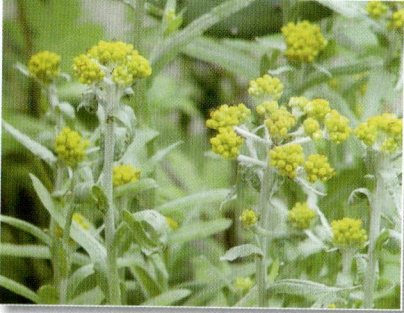

259. 湿生鼠曲草 *Gnaphalium uliginosum* L.
（菊科）

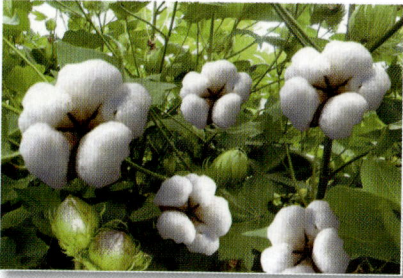

263. 南美祛痰楝 *Guarea rusbyi* (Britton) Rusby（楝科）

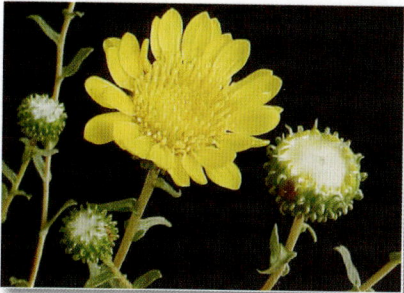

260. 陆地棉 *Gossypium hirsutum* L.
（锦葵科）

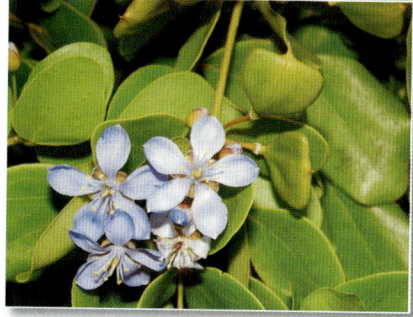

264. 匙羹藤 *Gymnema sylvestre* (Retz.) Schult.（萝摩科）

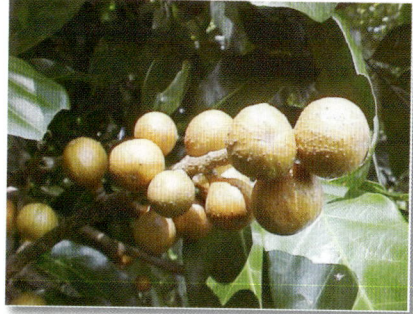

261. 园田胶草 *Grindelia camporum*（菊科）

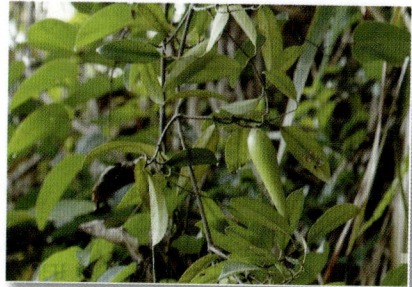

265. 北美金缕梅 *Hamamelis virginiana* L.
（金缕梅科）

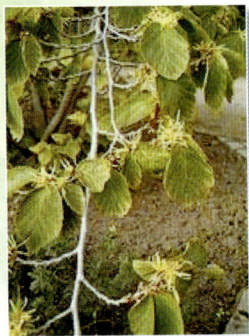

266. 南非钩麻 *Harpagophytum procumbens* DC.（胡麻科）

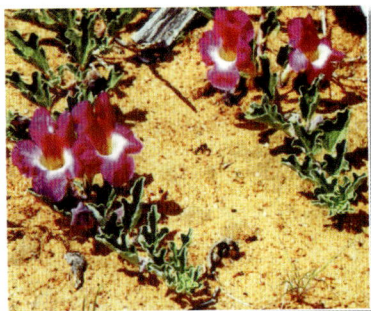

267. 哈龙咖 *Harungana madagascariensis* Lam. ex Poir.（藤黄科）

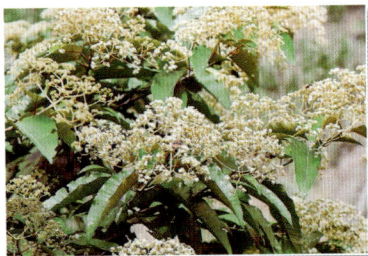

268. 洋常春藤 *Hedera helix* L.（五加科）

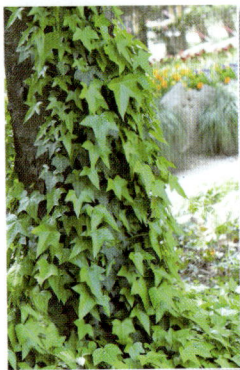

269. 嚏根草 *Helleborus niger* L.（毛茛科）

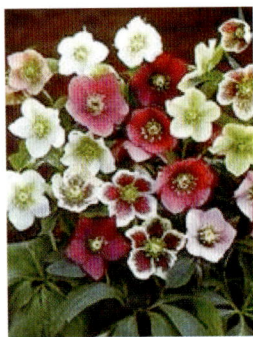

270. 治疝草 *Herniaria glabra* L.（石竹科）

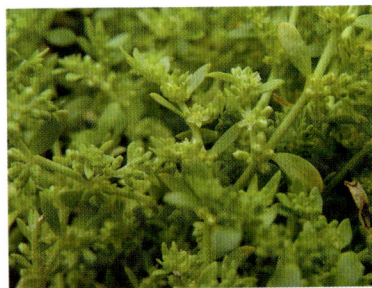

271. 木槿花 *Hibiscus syriacus* L.（锦葵科）

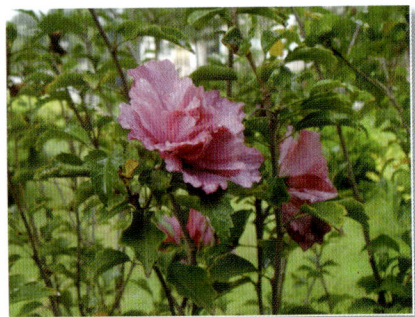

272. 毛山柳菊 *Hieracium pilosella* L.（菊科）

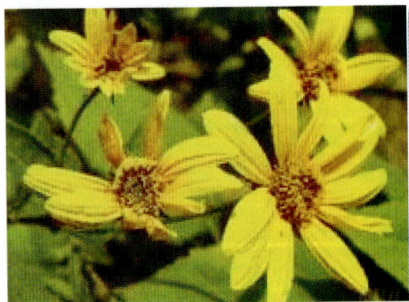

273. 沙棘 *Hippophae rhamnoides* **L.**
（胡颓子科）

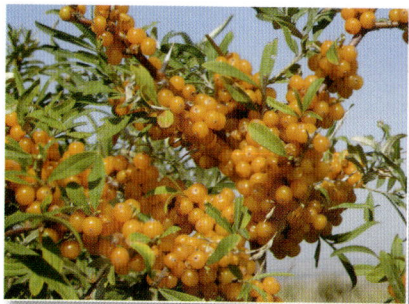

274. 南非沙漠仙人掌 *Hoodia pilifera* **(L.f.) Plowes**（夹竹桃科）

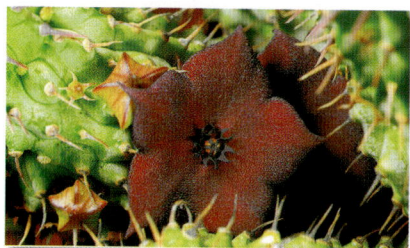

275. 二列大麦 *Hordeum distichon* **L.**
（禾本科）

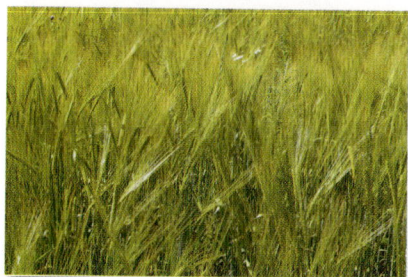

276. 鱼腥草 *Houttuynia cordata* **Thunb.**
（三白草科）

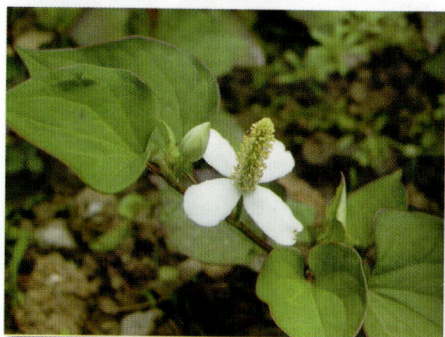

277. 忽布 *Humulus lupulus* **L.**
（桑科）

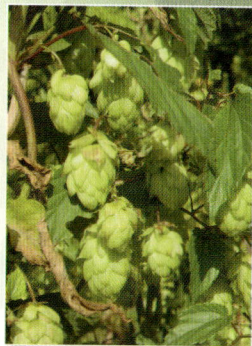

278. 乔木绣球 *Hydrangea arborescens* **L.**（虎耳草科）

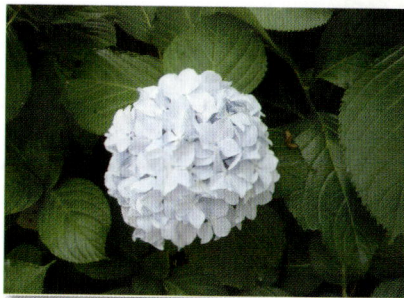

279. 北美黄连 *Hydrastis canadensis* **L.**
（毛茛科）

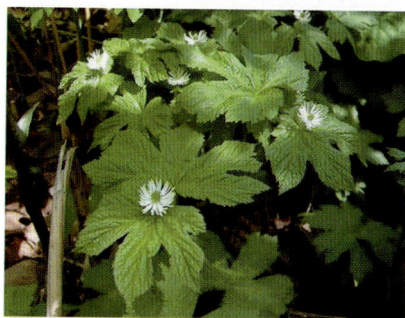

280. 刺水蓑衣 *Hygrophila spinosa* **L.**
（爵床科）

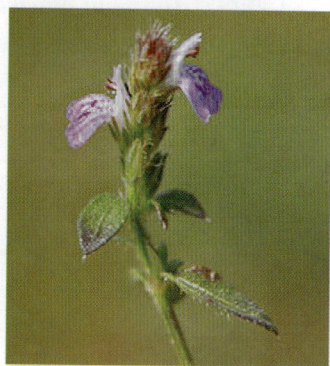

281. 莨菪 *Hyoscyamus niger* **L.**（茄科）

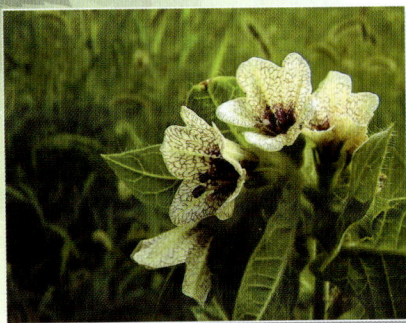

282. 贯叶连翘 *Hypericum perforatum* **L.**
（金丝桃科）

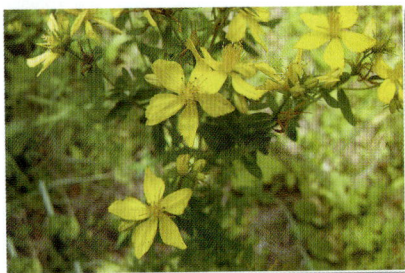

283. 萱小金梅草
Hypoxis hemerocallidea **Fisch. et C.A.Mey Fisch. et Avé-Lall.**
（仙茅科）

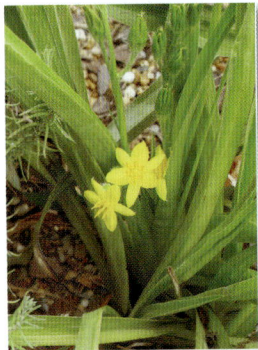

284. 神香草 *Hyssopus officinalis* **L.**（唇形科）

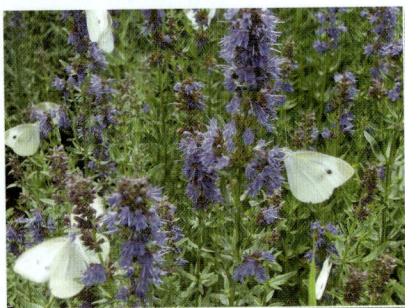

285. 屈曲花 *Iberis amara* **L.**（十字花科）

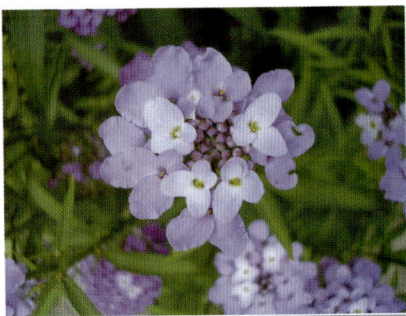

286. 枸骨叶冬青 *Ilex aquifolium* **L.**（冬青科）

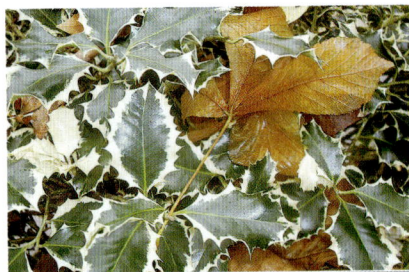

287. 巴拉圭茶 *Ilex paraguaryensis* **St. Hil.**
（冬青科）

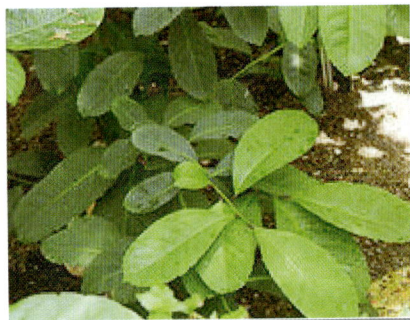

288. 八角茴香
Illicium verum **Hook.f.**
（八角科）

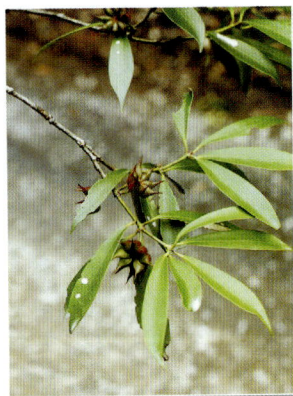

289. 欧前胡 *Imperatoria ostruthium* L.
（伞形科）

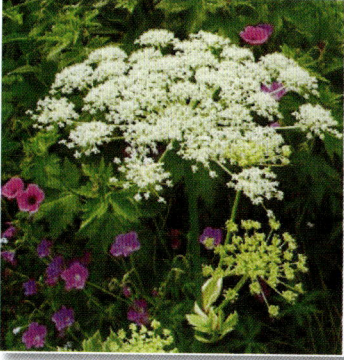

293. 茉莉 *Jasminum officinale* L. var. *grandiflorum*（L.）Kobuski（木樨科）

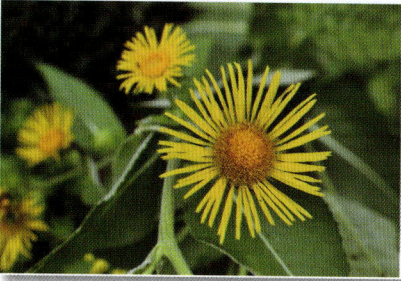

290. 土木香 *Inula helinum* L.（菊科）

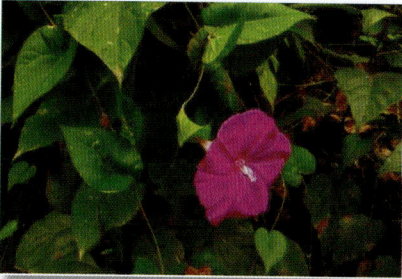

294. 非洲防己 *Jatrorrhiza palmata* (DC.) Miers（防己科）

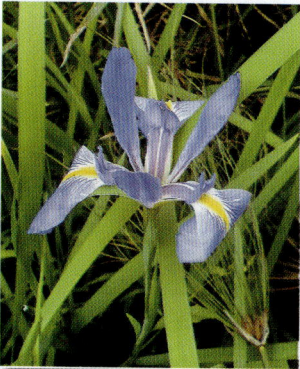

291. 药喇叭 *Ipomoea purga* Hayne（旋花科）

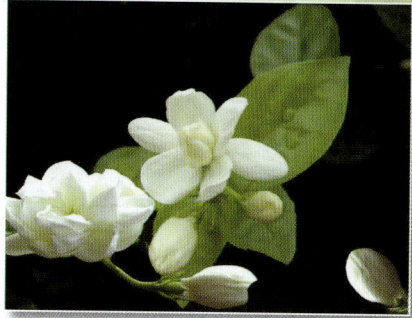

295. 灰胡桃 *Juglans cinerea*（胡桃科）

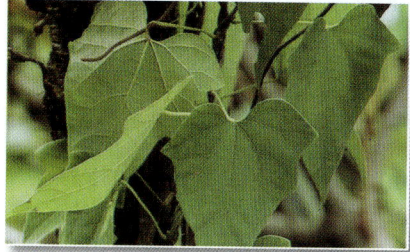

292. 变色鸢尾 *Iris versicolor* L.（鸢尾科）

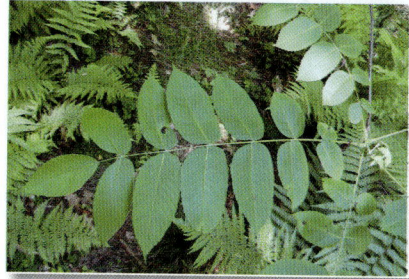

296. 欧洲刺柏 *Juniperus communis* L.
（柏科）

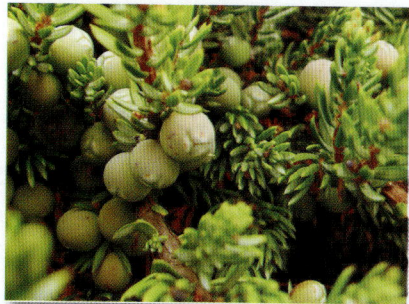

297. 秘鲁拉坦尼 *Krameria triandra* Ruiz. et Paron（刚毛果科 Krameriaceae）

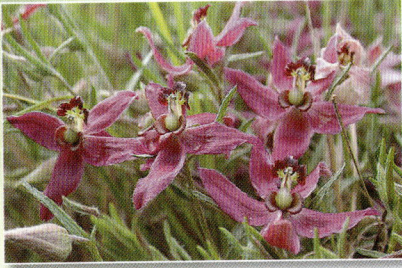

298. 臭莴苣 *Lactuca virosa* L.（菊科）

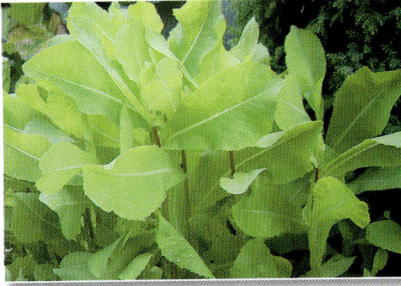

299. 短柄野芝麻 *Lamium album* L.（唇形科）

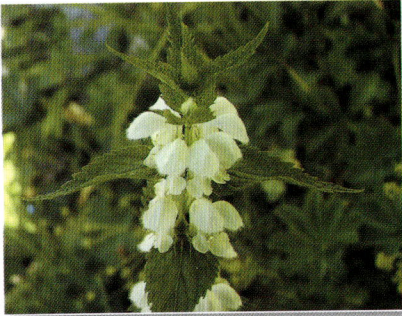

300. 欧洲落叶松 *Larix decidua* Miller（松科）

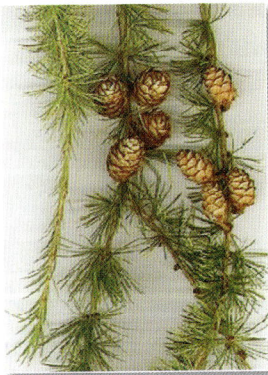

301. 极叉开拉瑞阿 *Larrea divaricata* DC.（蒺藜科）

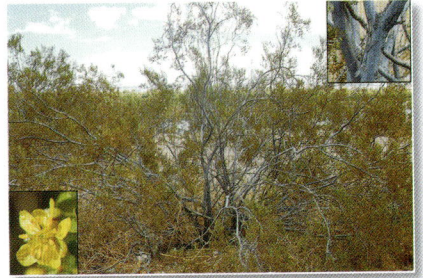

302. 月桂 *Laurus nobilis* L.（樟科）

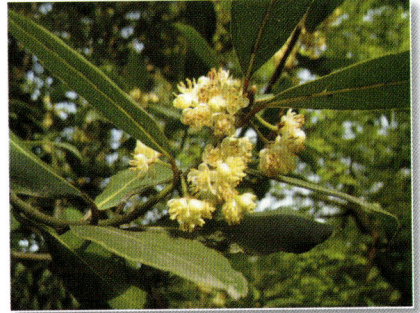

303. 薰衣草 *Lavandula officinalis* Chaix（唇形科）

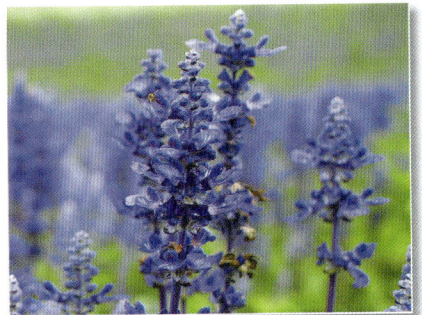

304. 散沫花 *Lawsonia inermis* L.（千屈菜科）

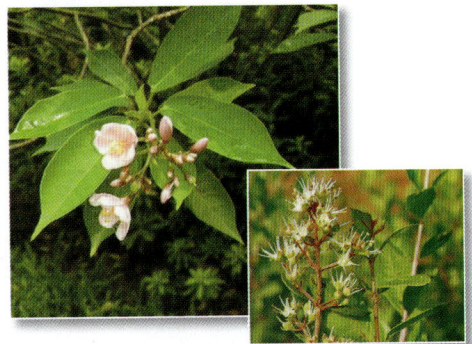

305. 欧益母草
Leonurus cardiaca
L.（唇形科）

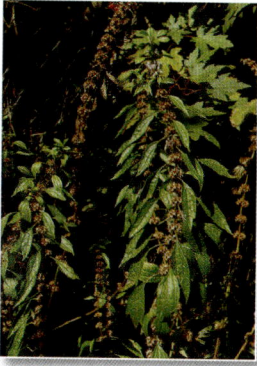

306. 北美独行菜 *Lepidium virginicum* L.
（十字花科）

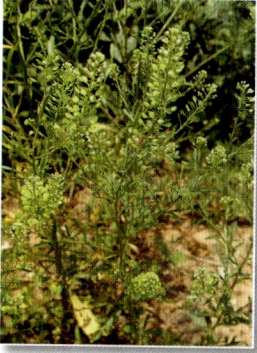

307. 玛咖 *Lepidium meyenii* Walpere
（十字花科）

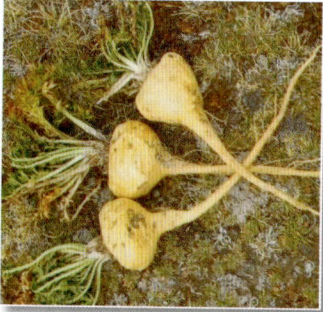

308. 美婆婆纳
Leptandra virginica
L.（玄参科）

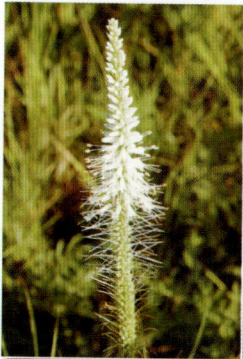

309. 柠檬茶树
Leptospermum
petersonii Bailey
（桃金娘科）

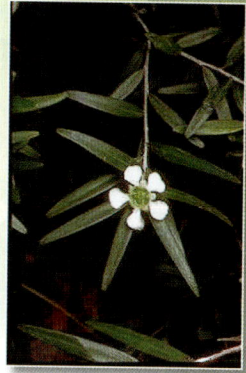

310. 扫帚叶澳洲茶 *Leptospermum*
scoparium J.R.Forst. et G.Forst.（桃金娘科）

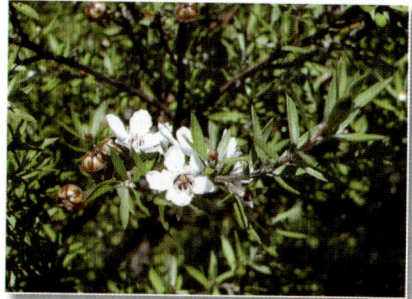

311. 欧当归
Levisticum
officinale Koch.
（伞形科）

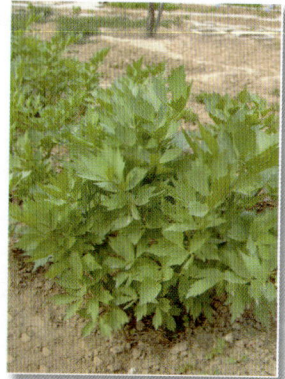

312. 柳穿鱼 *Linaria vulgaris* Mill.
（玄参科）

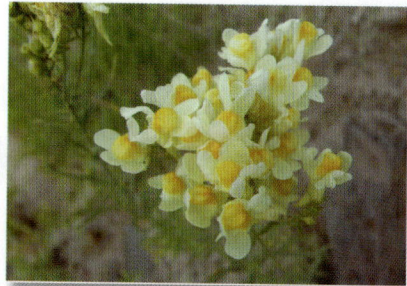

313. 亚麻 *Linum usitatissimum* **L.**（亚麻科）

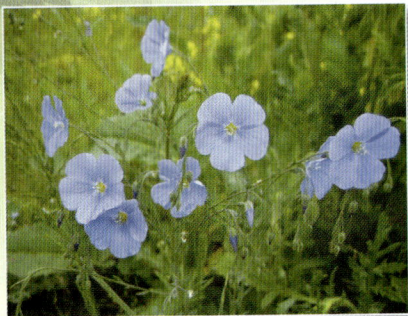

314. 柠檬棘枝 *Lippia citriodora* **H.B.K.**（马鞭草科）

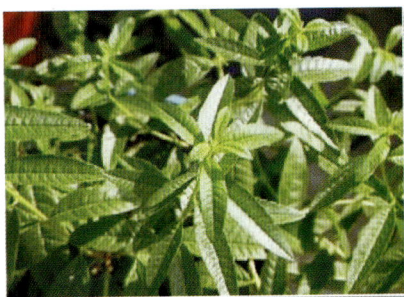

315. 苏合香 *Liquidambar orientalis* **Mill.**（金缕梅科）

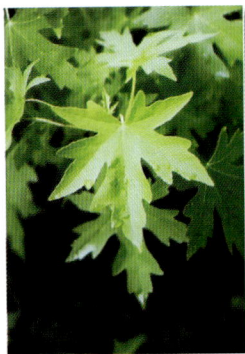

316. 巴西槻槻木 *Liriosma ovata* **Miers**（木犀科）

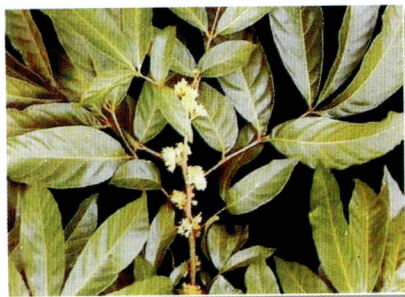

317. 山鸡椒 *Litsea cubeba* **(Lour.) Pers.**（樟科）

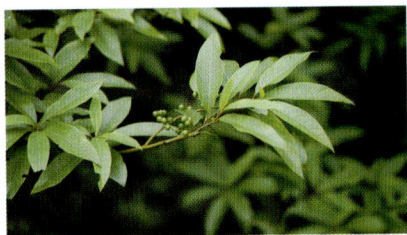

318. 南方肺衣 *Lobaria pulmonaria* **(L.) Hoffm.**（肺衣科）

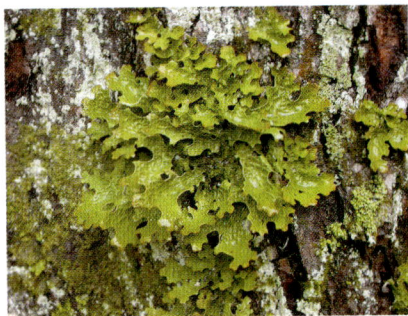

319. 北美山梗菜 *Lobelia inflata* **L.**（桔梗科）

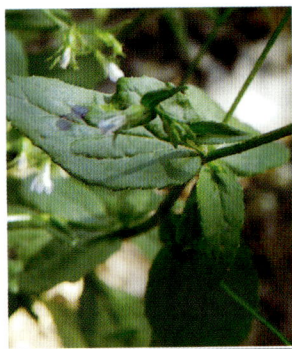

320. 深裂狭缝芹 *Lomatium dissectum* **(Nutt.) Mathias et Constance**（伞形科）

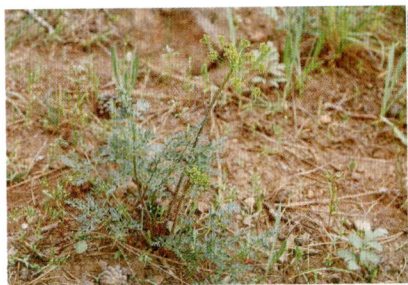

321. 轮叶忍冬 *Lonicera caprifolium* L.
（忍冬科）

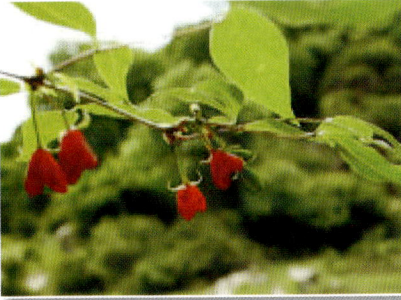

322. 魔根 *Lophophora williamsii* Coulter
（仙人掌科）

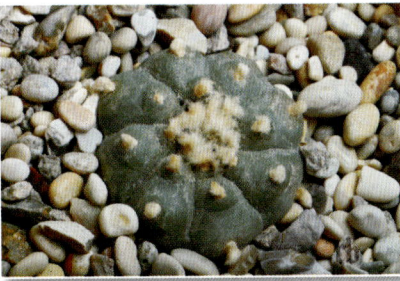

323. 枸杞 *Lycium chinense* Mill.（茄科）

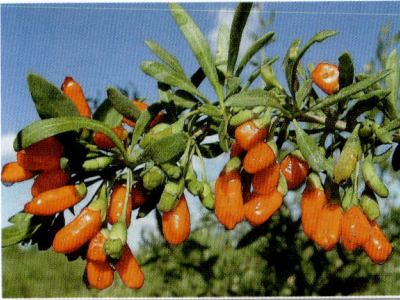

324. 石松
Lycopodium clavatum L.
（石松科）

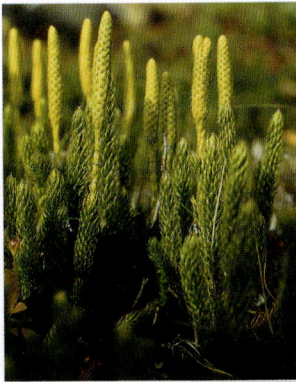

325. 美洲地笋
Lycopus virginicus L.（唇形科）

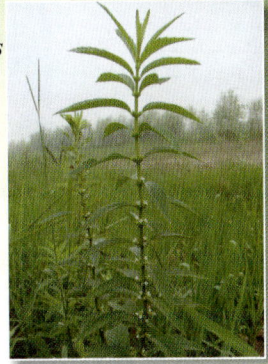

326. 毛黄莲花
Lysimachia vulgaris L.
（报春花科）

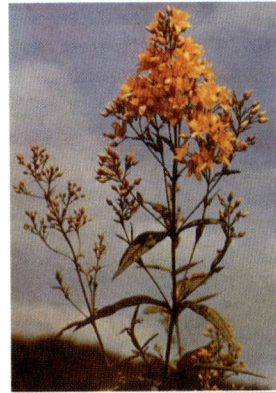

327. 千屈菜 *Lythrum salicaria* L.
（千屈菜科）

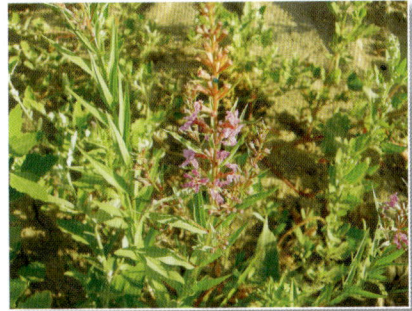

328. 紫荆木 *Madhuca longifolia* Macbride（山榄科）

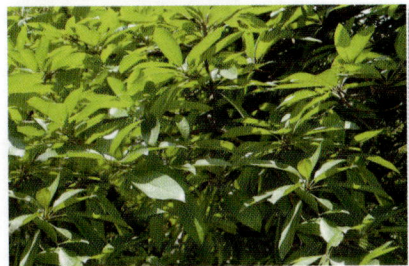

L-M

329.厚朴
Magnolia officinalis
Rehd et Wils.
（木兰科）

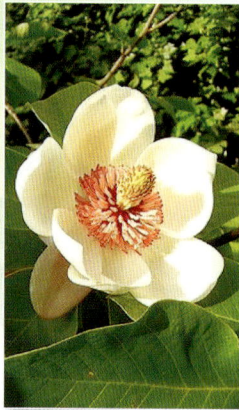

330. 洋苹果 *Malus sylvestris* **Mill.**（蔷薇科）

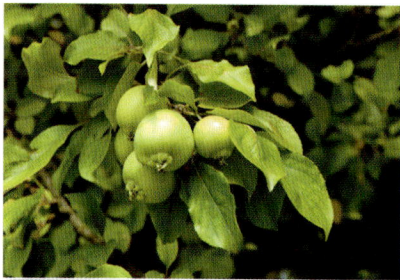

331. 欧锦葵 *Malva sylvestris* **L.**（葵锦科）

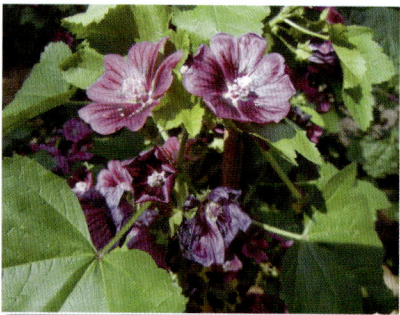

332. 药用茄参
Mandragora officinarum **L.**
（茄科）

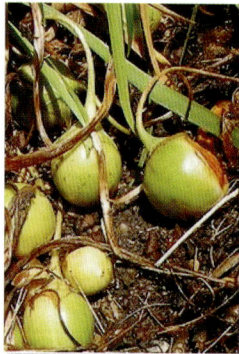

333. 木薯 *Manihot esculenta* **Grantz.**（大戟科）

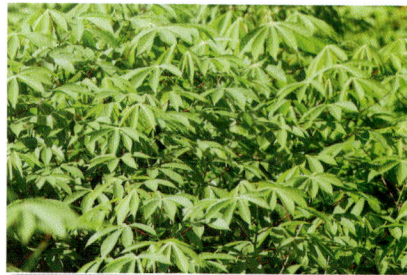

334. 竹芋
Maranta arundinacea **L.**
（竹芋科）

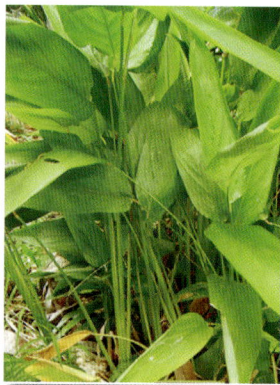

335. 欧夏至草 *Marrubium vulgare* **L.**
（唇形科）

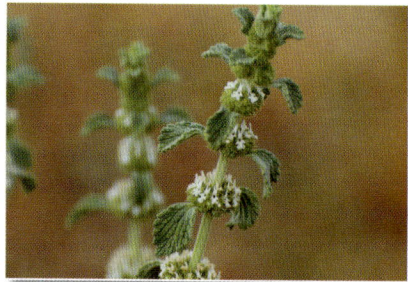

336. 南美牛奶藤 *Marsdenia condurango* **Reich.f.**（萝藦科）

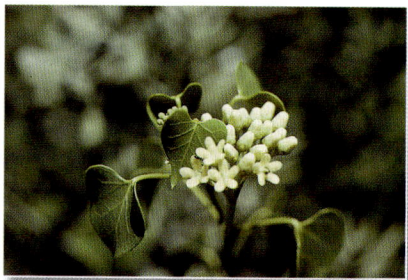

·492·

337. 德国洋甘菊 *Matricaria recutita* L.
（菊科）

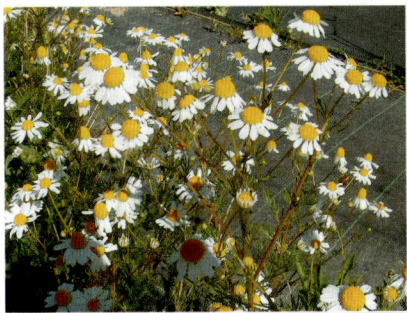

338. 紫苜蓿 *Medicago sativa* L.（豆科）

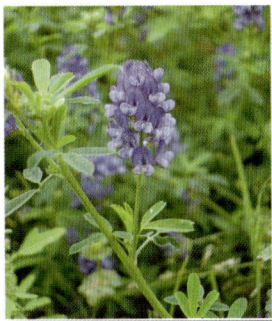

339. 互生叶白千层 *Melaleuca alternifolia* (*Maiden et Betche*) Cheel（桃金娘科）

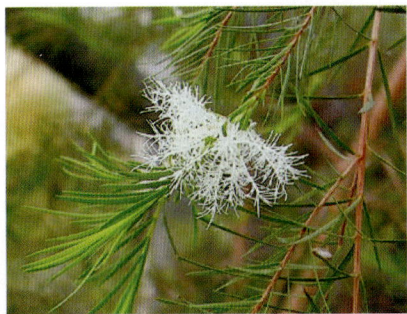

340. 白千层 *Melaleuca leucadendron* L.
（桃金娘科）

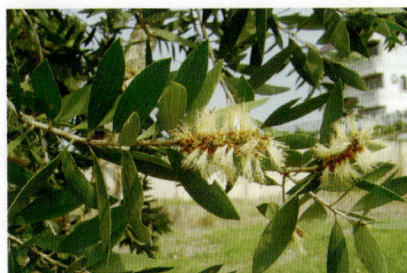

341. 黄香草木犀 *Melilotus officinalis* (L.) Desr.（豆科）

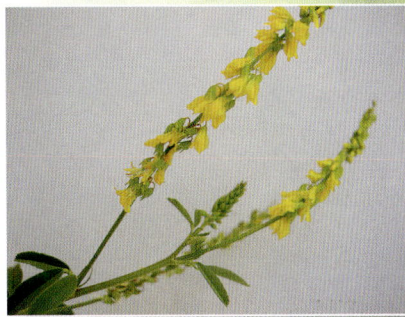

342. 香蜂花 *Melissa officinalis* L.（唇形科）

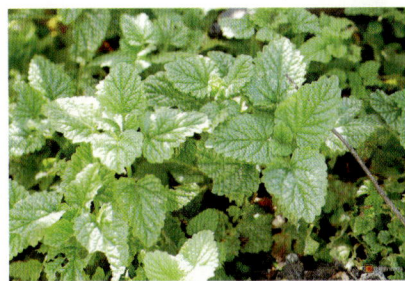

343. 薄荷 *Mentha haplocalyx* Briq.（唇形科）

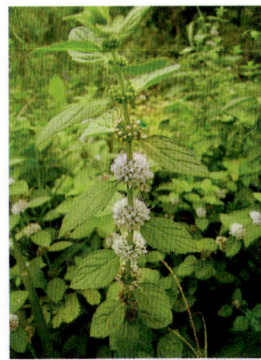

344. 辣薄荷 *Mentha piperata* L.（唇形科）

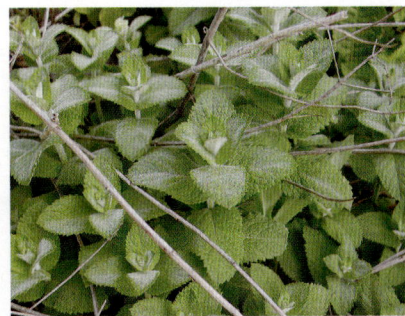

345. 唇萼薄荷 *Mentha pulegium* L.（唇形科）

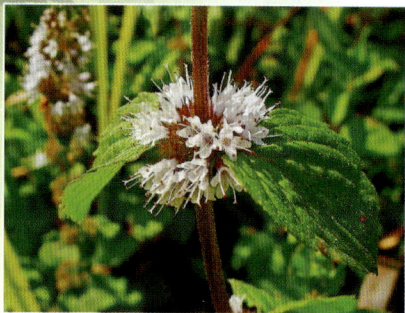

346. 留兰香 *Mentha spicata* L.（唇形科）

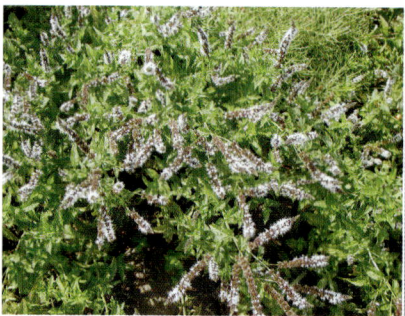

347. 睡菜 *Menyanthes trifoliata* L.（睡菜科）

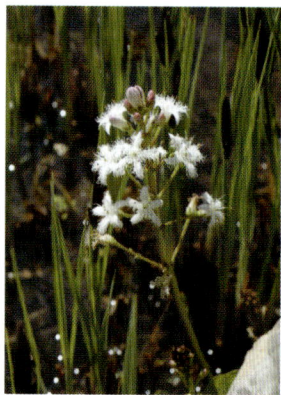

348. 孪果藤 *Mitchella repens* L.（茜草科）

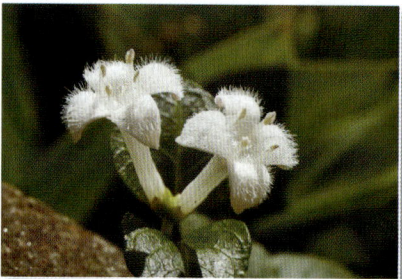

349. 苦瓜 *Momordica charantia* L.（葫芦科）

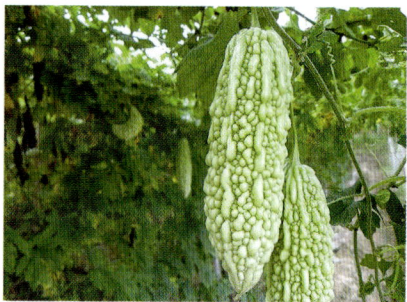

350. 马薄荷 *Monarda punctata* L.（唇形科）

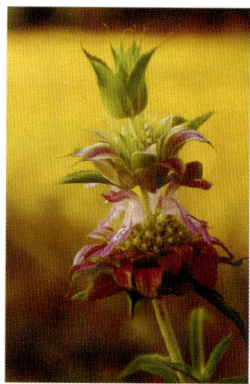

351. 卵叶老鹳草 *Monsonia ovata* L.（牻牛儿苗科）

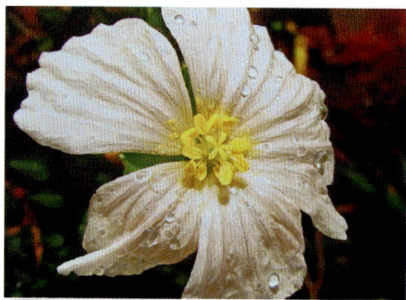

352. 小鸡草 *Montia perfoliata* (Donn) Howell（马齿苋科）

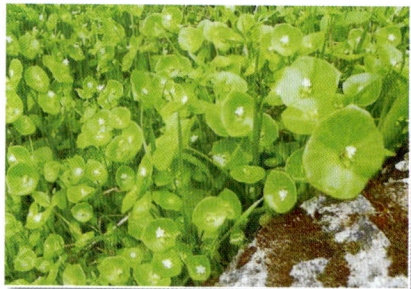

353. 海巴戟 *Morinda citrifolia* L.（茜草科）

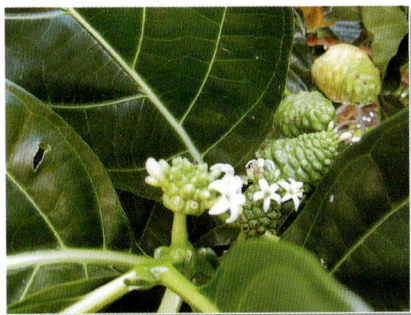

354. 调料九里香 *Murraya koenigii*（L.）Spreng.（芸香科）

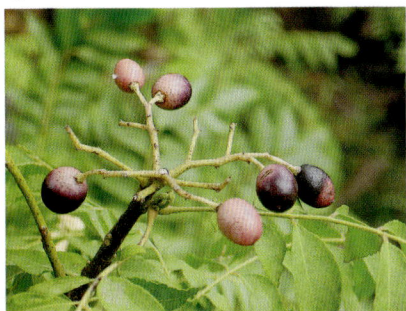

355. 蜡果杨梅 *Myrica cerifera* L.（杨梅科）

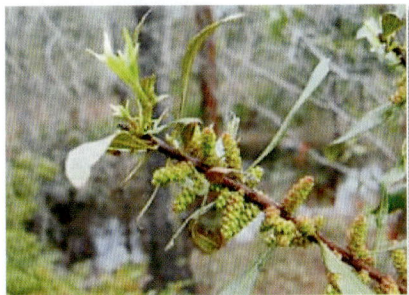

356. 香杨梅 *Myrica gale* L.（杨梅科）

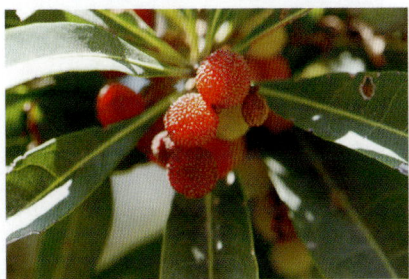

357. 肉豆蔻 *Myristica fragrans* Houtt.（肉豆蔻科）

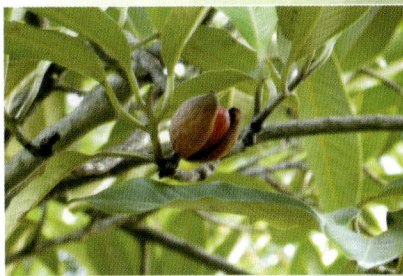

358. 秘鲁香树 *Myroxylon pereirae* (Royle) Klozsch.（豆科）

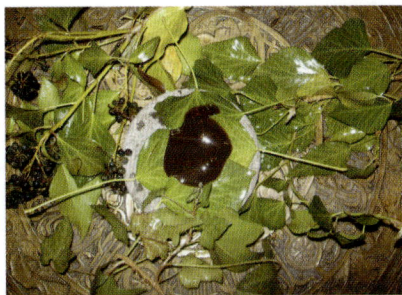

359. 香桃木 *Myrtus communis* L.（桃金娘科）

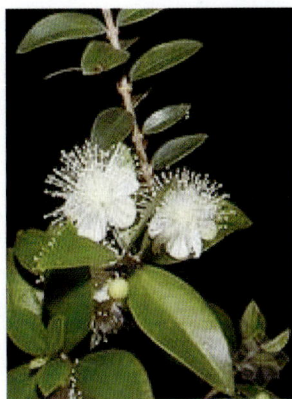

360. 南天竹 *Nandina domestica* Thunb.（小檗科）

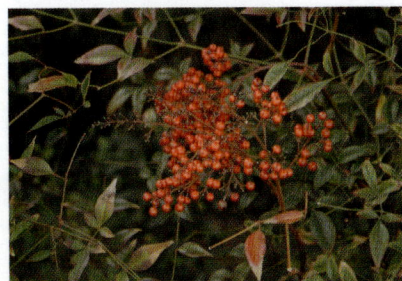

361. 甘松 *Nardostachys chinensis* **Batal.**
（败酱科）

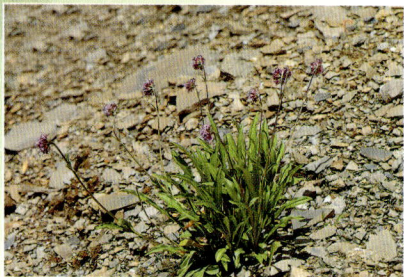

362. 豆瓣菜 *Nasturtium officinale* **R. Brume**
（十字花科）

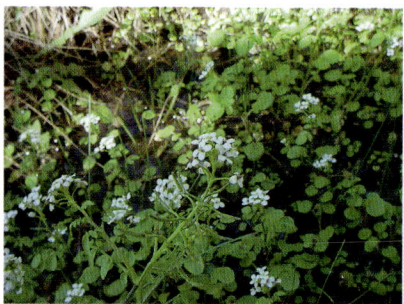

363. 荆芥
Nepeta cataria **L.**
（唇形科）

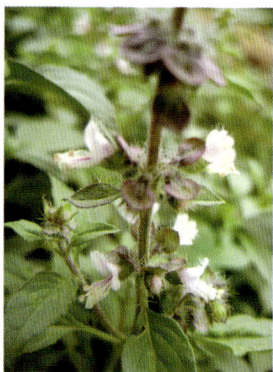

364. 烟草
*Nicotiana
tabacum* **L.**
（茄科）

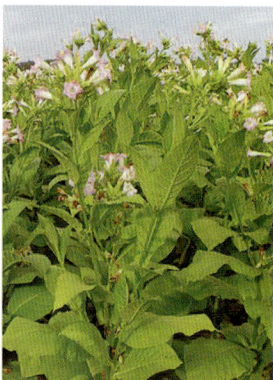

365. 黑种草
Nigella sativa **L.**
（毛茛科）

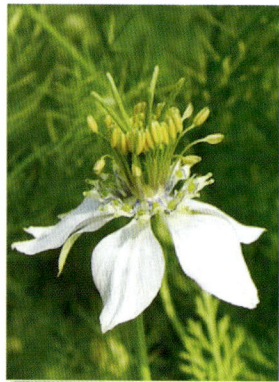

366. 羌活 *Notopterygium incisium* **Ting ex
H.T.Chang**（伞形科）

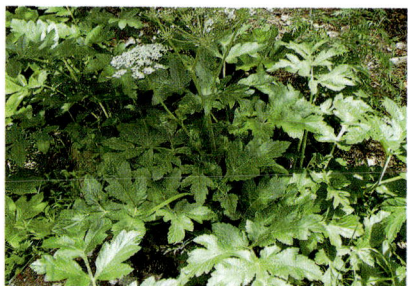

367. 日本萍蓬草
*Nuphar
japonicum* **DC.**
（睡莲科）

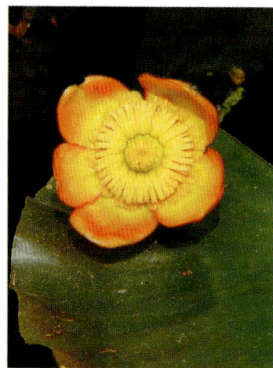

368. 白睡莲 *Nymphaea alba* **L.**（睡莲科）

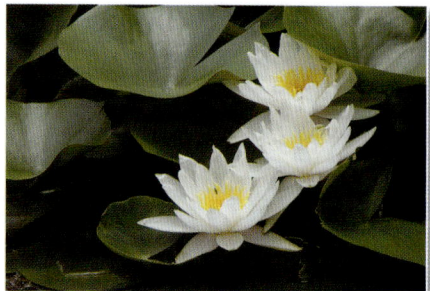

369. 罗勒 *Ocimum basilicum* **L.**（唇形科）

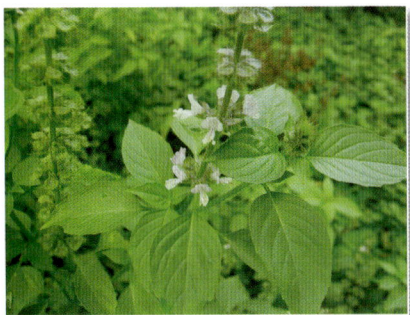

370. 圣罗勒 *Ocimum sanctum* **L.**（唇形科）

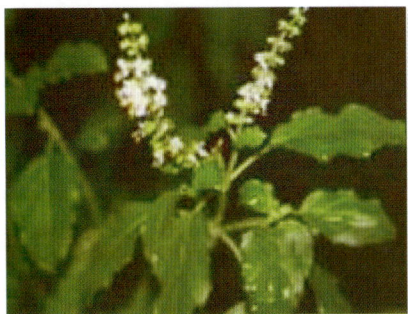

371. 月见草 *Oenothera biennis* **L.**（柳叶菜科）

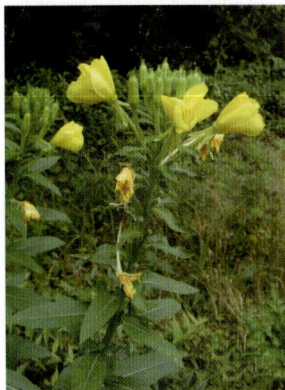

372. 油橄榄 *Olea europaea* **L.**（木犀科）

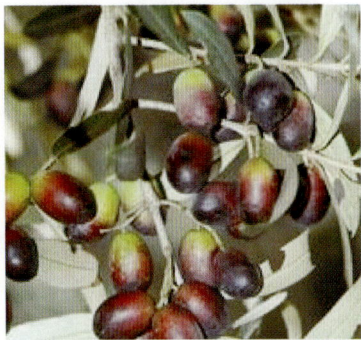

373. 刺芒柄花 *Ononis spinosa* **L.**（豆科）

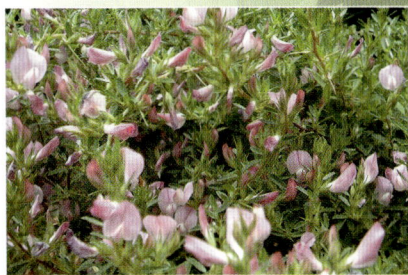

374. 盒果藤 *Operculina turpethum* **(L.) S.Manso**（旋花科）

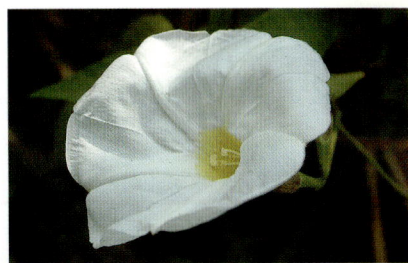

375. 梨果仙人掌 *Opuntia ficus-indica* **Mill.**（仙人掌科）

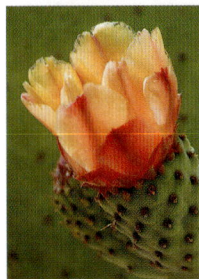

376. 欧牛至 *Origanum majorana* **L.**（唇形科）

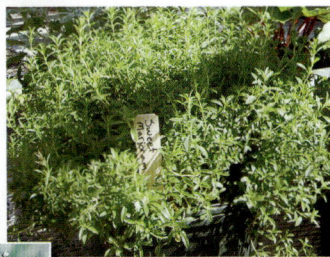

377. 牛至 *Origanum vulgare* **L.**（唇形科）

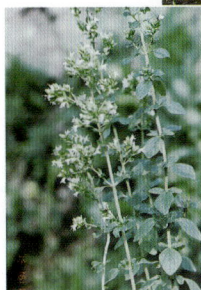

378. 芍药 *Paeonia lactiflora* **Pall.** （毛茛科）

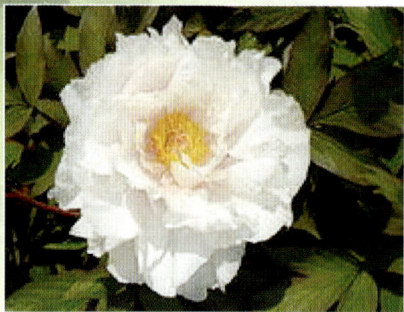

379. 欧芍药 *Paeonia officinalis* **Lour.**
（毛茛科）

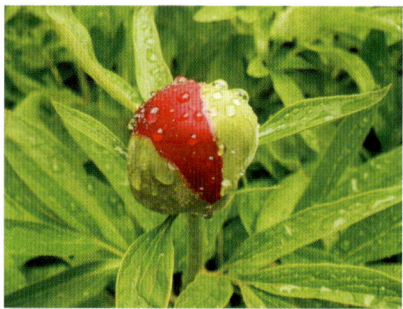

380. 人参 *Panax gingseng* **C. A. Mey**
（五加科）

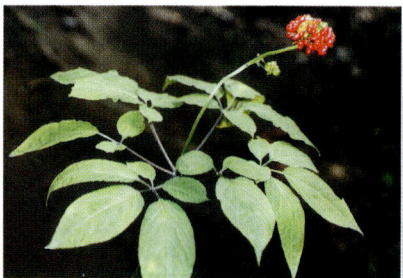

381. 西洋参 *Panax quinquefolium* **L.**
（五加科）

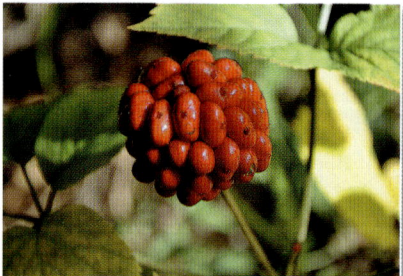

382. 虞美人 *Papaver rhoeas* **L.** （罂粟科）

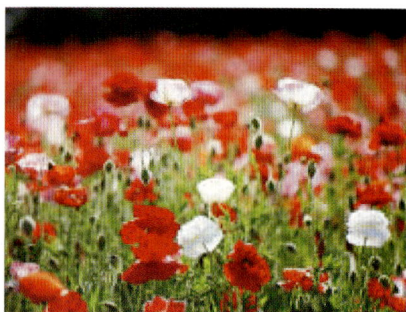

383. 罂粟
*Papaver
somniferum* **L.**
（罂粟科）

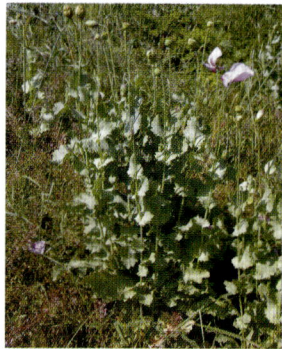

384. 药用墙草 *Parietaria officinalis* **L.**
（荨麻科）

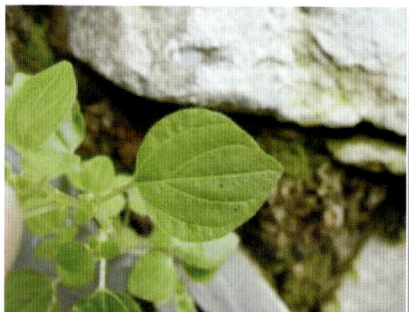

385. 粉色西番莲 *Passiflora incarnata* **L.**
（西番莲科）

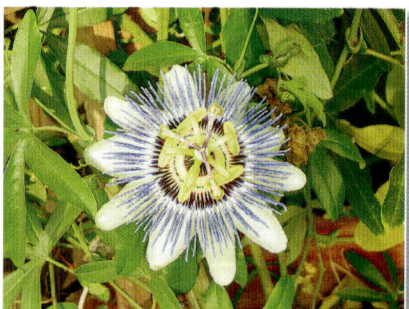

386. 巴西可可 *Paullinia cupana* Kunth. ex H.B.K.（无患子科）

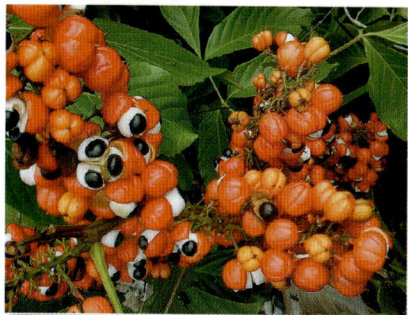

387. 育亨宾 *Pausinystalia yohimbe* K. Schum.（茜草科）

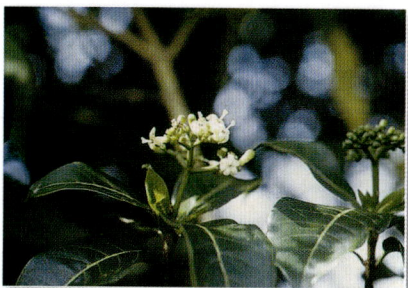

388. 骆驼蓬 *Peganum harmala* L.（蒺藜科）

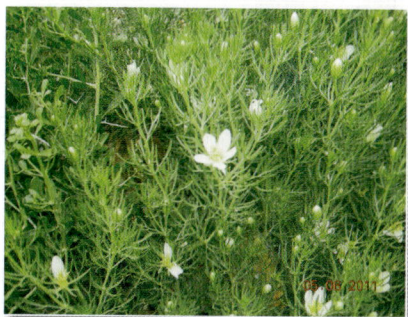

389. 香叶天竺葵 *Pelargonium graveolens* L′ Hérit.（牻牛儿苗科）

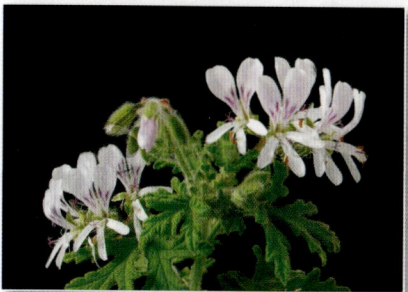

390. 广生紫荆萝藦 *Pergularia extensa* N.E. Brown（萝藦科）

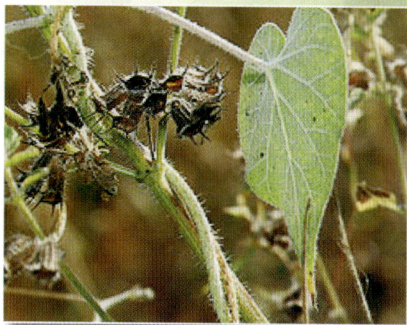

391. 鳄梨 *Persea americana* Mill.（樟科）

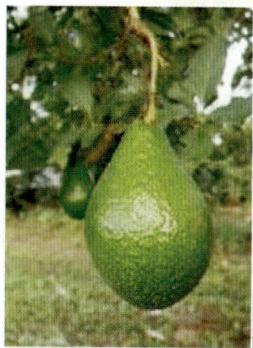

392. 皱叶欧芹 *Petroselinum crispum* (Mill.) Nym.（伞形科）

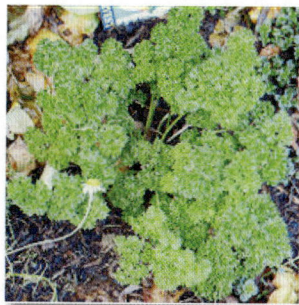

393. 波耳多树 *Peumus boldo* Molina（香材树科）

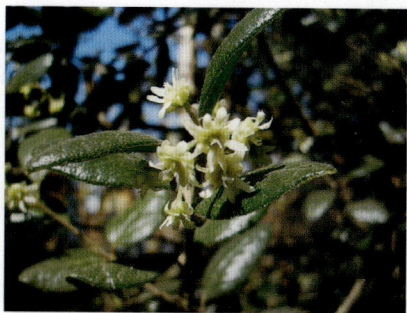

P

394. 巴西人参 *Pfaffia paniculata* (Mart.) Kuntze（苋科）

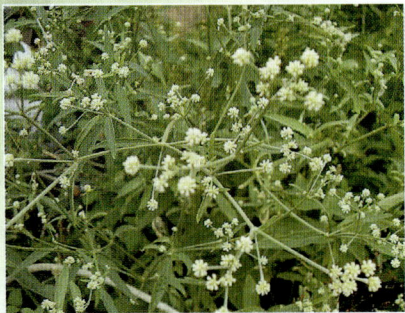

395. 菜豆 *Phaseolus vulgaris* L.（豆科）

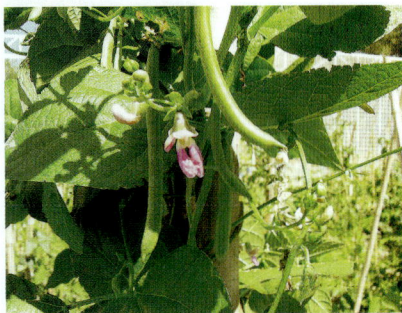

396. 欧亚酸浆 *Physalis alkekengi* L.（茄科）

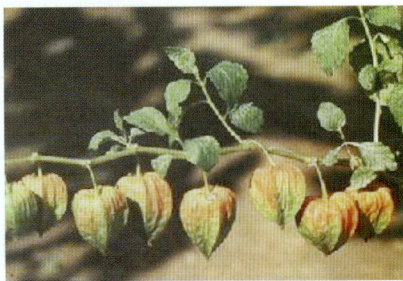

397. 垂序商陆 *Phytolacca americana* L.（商陆科）

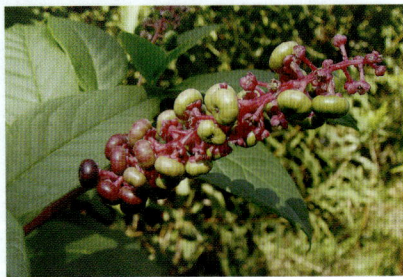

398. 牙买加苦木 *Picrasma excelsa* (Swartz.) Planch.（苦木科）

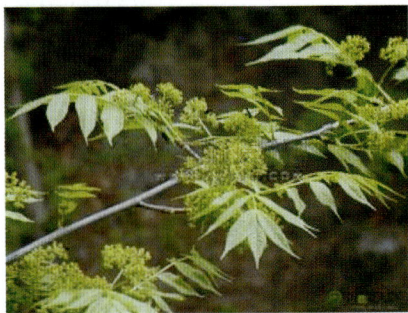

399. 胡黄连 *Picrorhiza kurroa* Royle ex Benth.（玄参科）

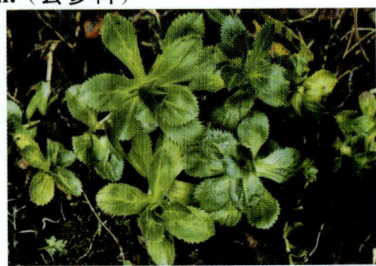

400. 毛果芸香 *Pilocarpus jaborandi* Holmes.（芸香科）

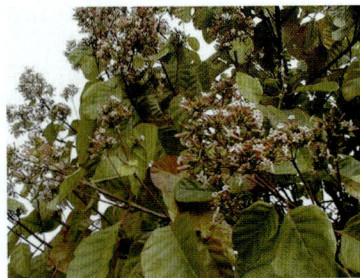

401. 牙买加胡椒 *Pimenta officinalis* Lindl.（桃金娘科）

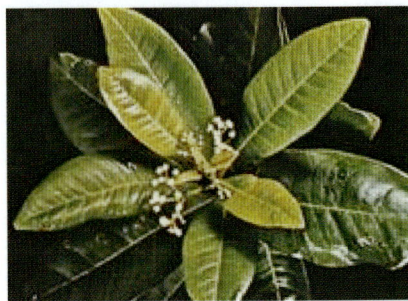

402. 洋茴芹 *Pimpinella anisum* L.（伞形科）

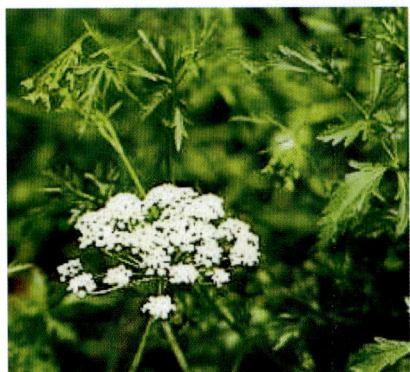

406. 蒌叶
Piper betle L.
（胡椒科）

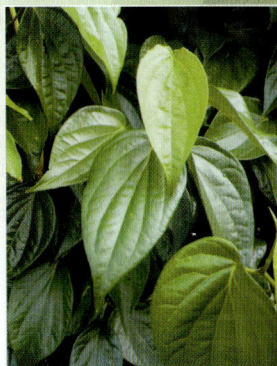

403. 紫花捕虫堇
Pinguicula
vulgaris L.
（狸藻科）

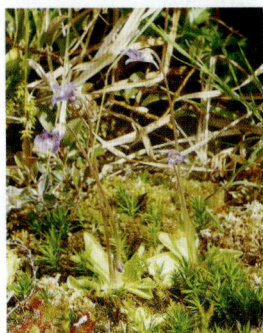

407. 荜澄茄 *Piper cubeba* L.（胡椒科）

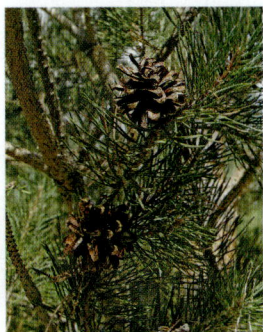

404. 欧洲赤松 *Pinus sylvestris* L.（松科）

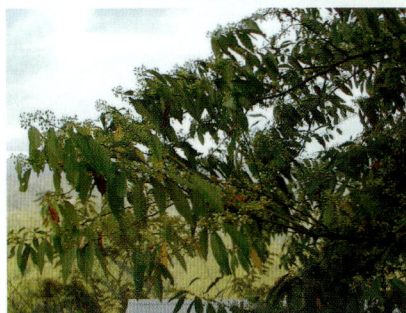

408. 卡瓦胡椒
Piper
methysticum
Forst.
（胡椒科）

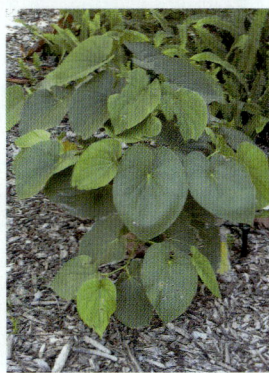

405. 狭叶胡椒 *Piper angustifolium* Vahl.
（胡椒科）

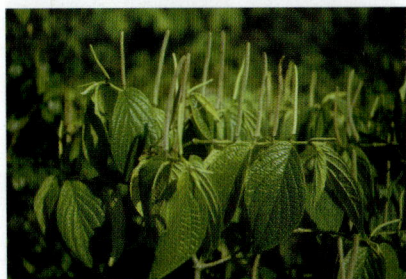

409. 胡椒 *Piper nigrum* L.（胡椒科）

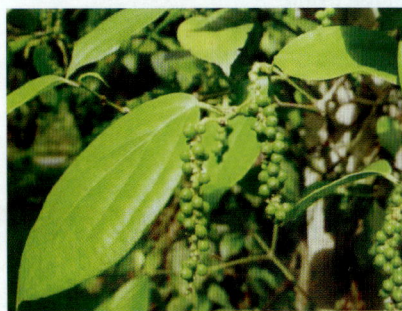

P

410. 牙买加毒鱼豆 *Piscidia erythrina* L.
（豆科）

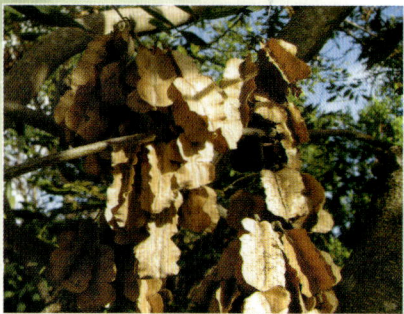

411. 黏胶乳香树 *Pistacia lentiscus* L.
（漆树科）

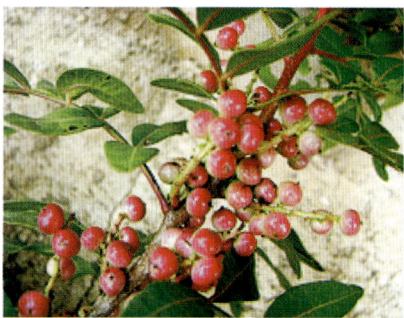

412. 大车前 *Plantago major* L.（车前科）

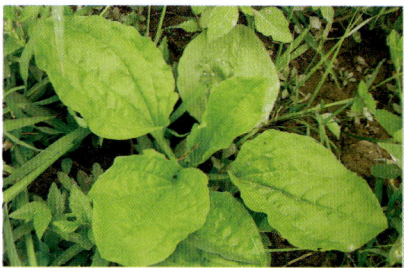

413. 卵叶车前
Plantago ovata
Forsk.（车前科）

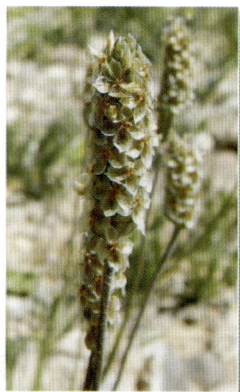

414. 欧车前 *Plantago psyllium* L.（车前科）

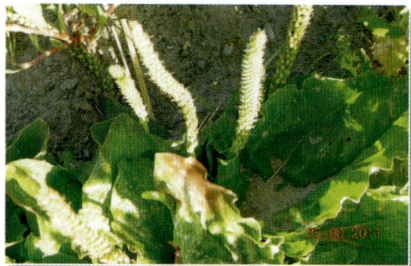

415. 锡兰白花丹 *Plumbago zeylanica* L.
（蓝雪科）

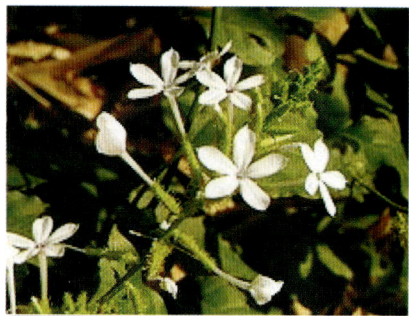

416. 盾叶鬼臼 *Podophyllum peltatum* L.
（小檗科）

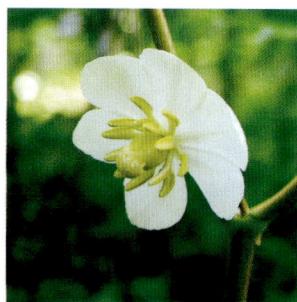

417. 广藿香 *Pogostemon cablin* (Blanco)
Benth.（唇形科）

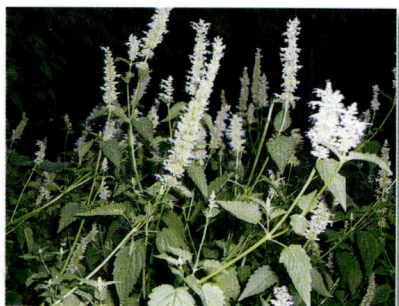

418. 美远志 *Polygala senega* L.（远志科）

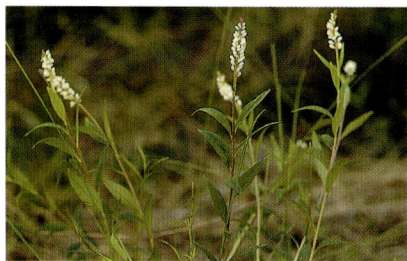

419. 远志 *Polygala vulgaris* L.（远志科）

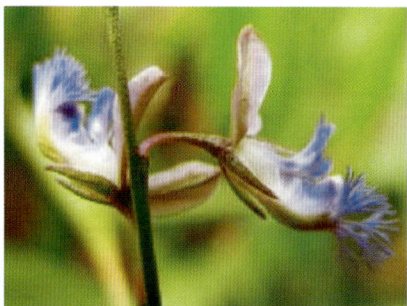

420. 多花黄精 *Polygonatum multiflorum* Hua（百合科）

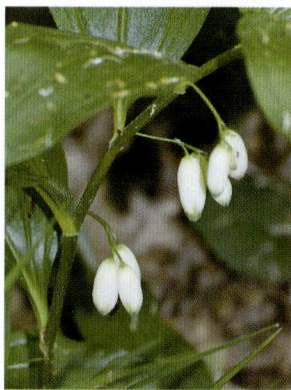

421. 扁蓄 *Polygonum aviculare* L.（蓼科）

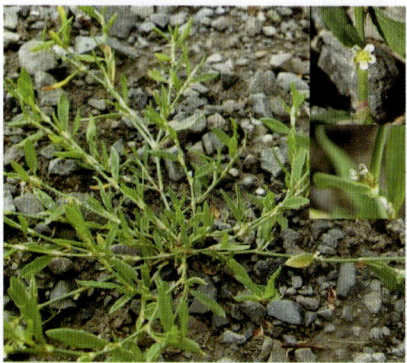

422. 拳参 *Polygonum bistorta* L.（蓼科）

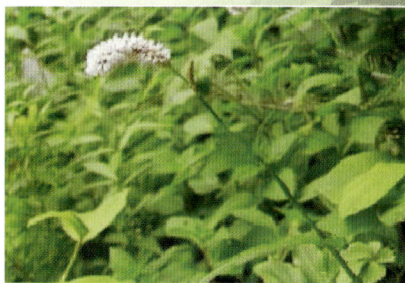

423. 何首乌 *Polygonum multiflorum* Thunb.（蓼科）

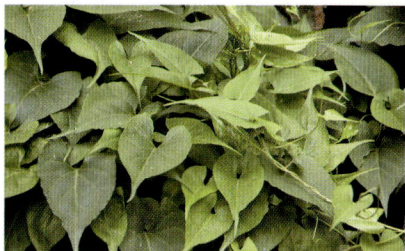

424. 熊脚杯苞菊 *Polymnia uvedalia* L.（菊科）

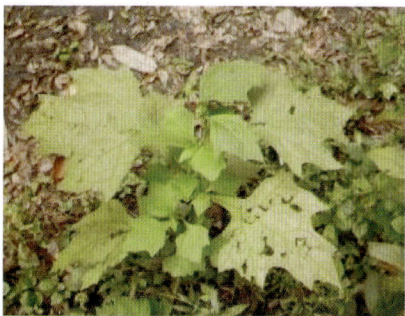

425. 欧亚水龙骨 *Polypodium vulgare* L.（水龙骨科）

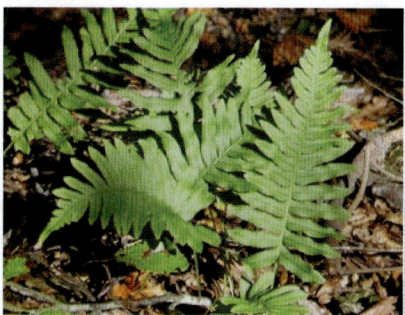

P

426. 椭圆叶安匝木 *Pomaderris elliptica* **Labill.**（鼠李科）

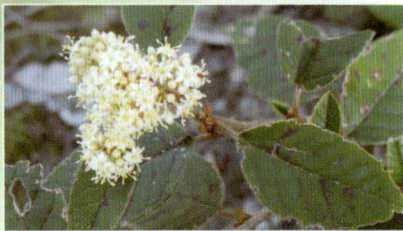

427. 欧洲大叶杨 *Populus candicans* **Aiton**（杨柳科）

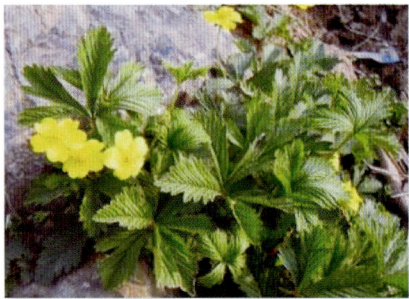

428. 颤杨 *Populus tremuloides* **Michx.**（杨柳科）

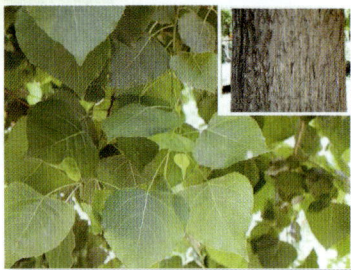

429. 马齿苋 *Portulaca oleracea* **L.**（马齿苋科）

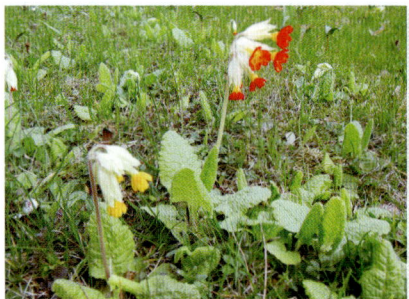

430. 鹅绒委陵菜 *Potentilla anserina* **L.**（蔷薇科）

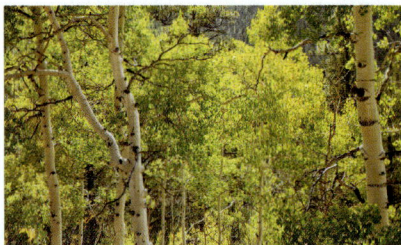

431. 洋委陵菜 *Potentilla erecta* **(L.) Raeusch.**（蔷薇科）

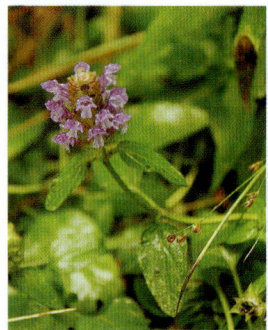

432. 药用报春 *Primula veris* **L.**（报春花科）

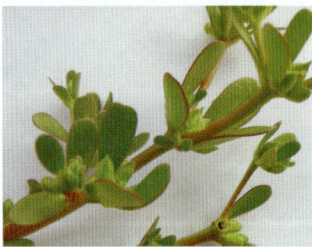

433. 夏枯草 *Prunella vulgaris* **L.**（唇形科）

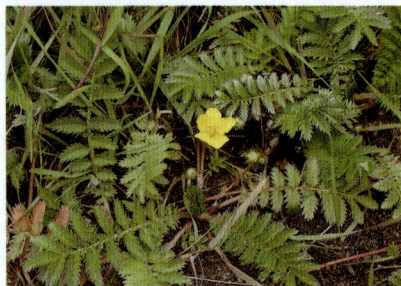

434. 非洲臀果木 *Prunus africana* **(Hook.f.) Kalkman**（蔷薇科）

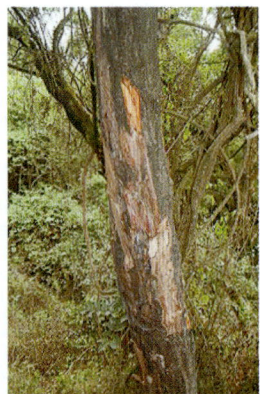

435. 杏
Prunus armeniaca L.
（薔薇科）

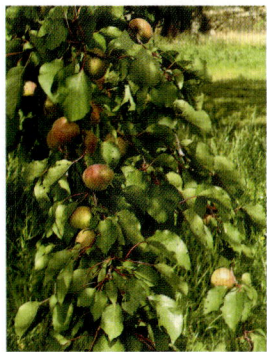

439. 补骨脂
Psoralea corylifolia L.
（豆科）

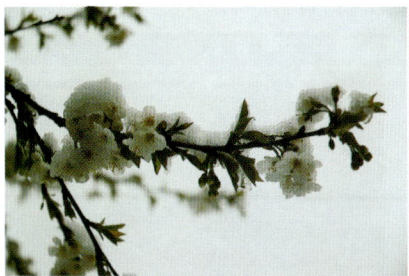

436. 欧洲甜樱桃 *Prunus avium* L.（薔薇科）

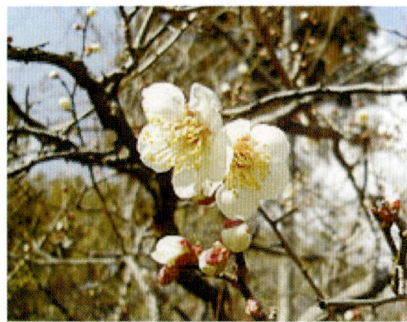

440. 囊状紫檀 *Pterocarpus marsupium* Roxb.（豆科）

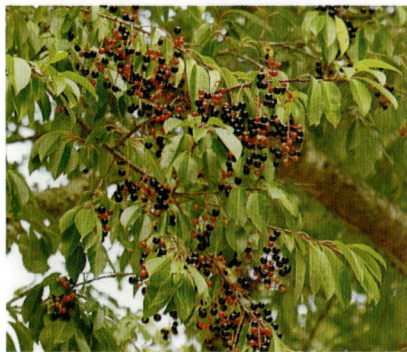

437. 梅 *Prunus mume* Sieb. et Zucc.
（薔薇科）

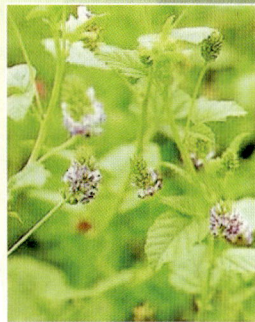

441. 野葛
Pueraria lobata (Wild.) Ohwi
（豆科）

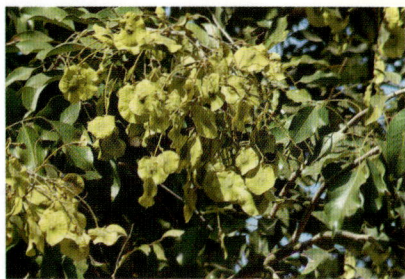

P

438. 黑樱桃 *Prunus serotina* Ehrh.
（薔薇科）

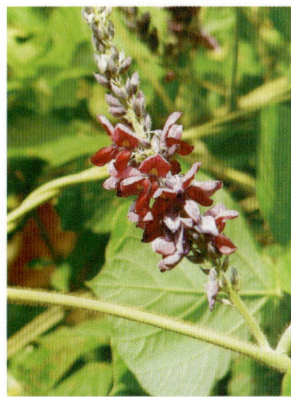

442. 疗肺草 *Pulmonaria officinalis* L.
（紫草科）

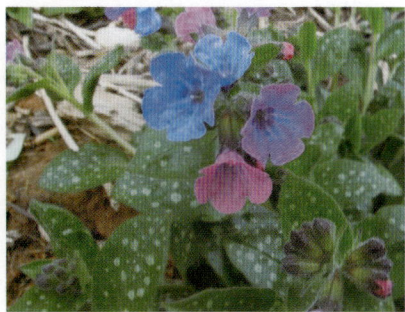

443. 石榴 *Punica granatum* L.（安石榴科）

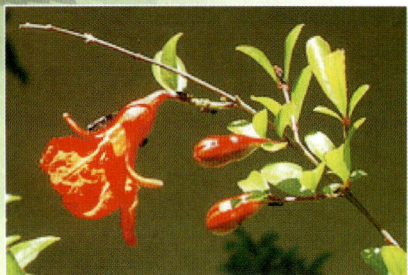

447. 萝卜 *Raphanus sativus* L.（十字花科）

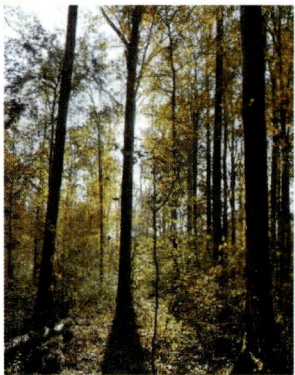

444. 欧洲白栎 *Quercus robur* L.（壳斗科）

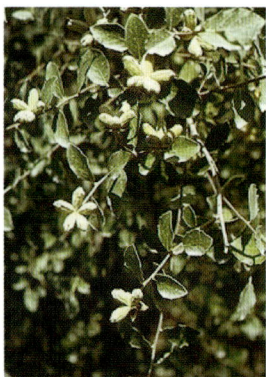

448. 萝芙木 *Rauvolfia serpentina* Benth. ex Kurz.（夹竹桃科）

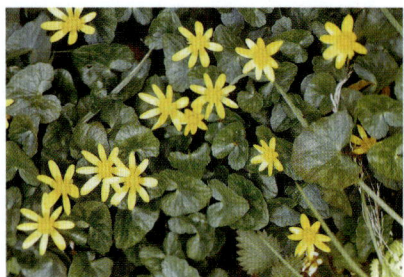

445. 皂树 *Quillaja saponaria* Molina（蔷薇科）

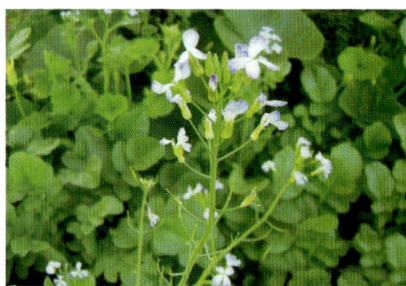

449. 地黄 *Rehmannia glutinosa* (Gaert.) Libosch. ex Fisch. et Mey.（玄参科）

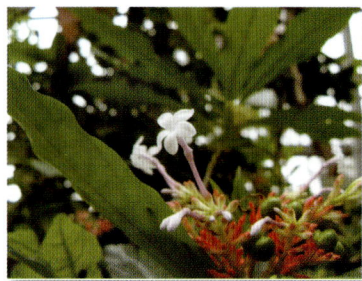

446. 榕叶毛茛 *Ranunculus ficaria* L.（毛茛科）

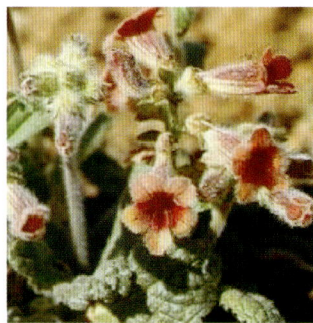

450. 欧鼠李 *Rhamnus frangula* L.（鼠李科）

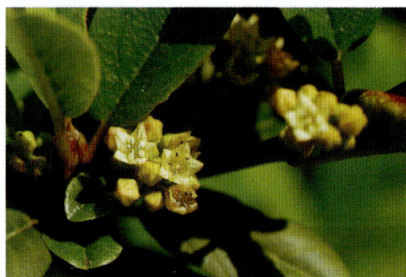

451. 波希鼠李 *Rhamnus purshiana* DC.
（鼠李科）

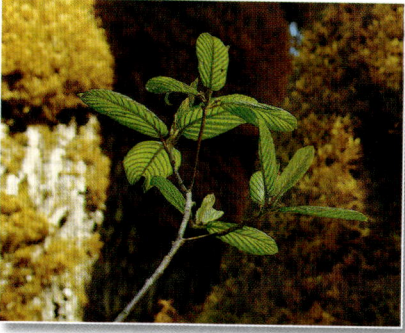

452. 大黄 *Rheum officinale* Baill.（蓼科）

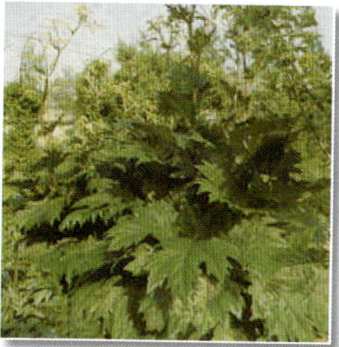

453. 光滑漆树 *Rhus glabra* L.（漆树科）

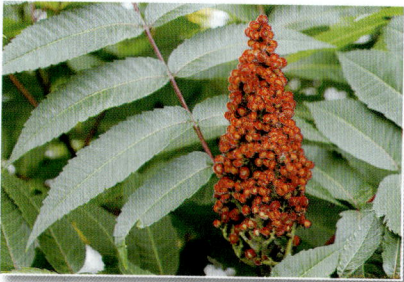

454. 黑茶藨 *Ribes nigrum* L.（虎耳草科）

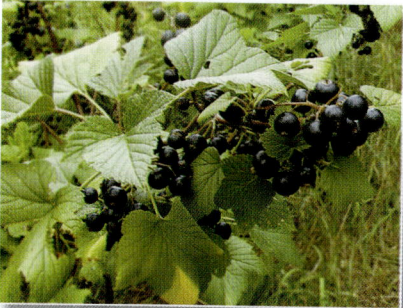

455. 蓖麻 *Ricinus communis* L.（大戟科）

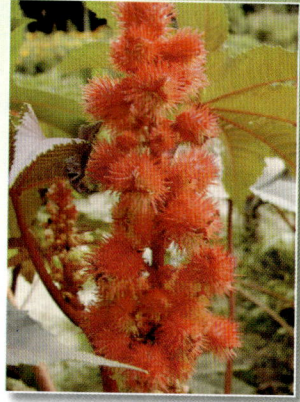

456. 狗牙蔷薇 *Rosa canina* L.（蔷薇科）

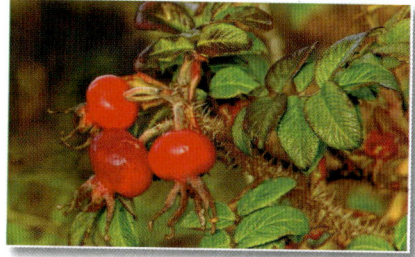

457. 法国蔷薇 *Rosa gallica* L.（蔷薇科）

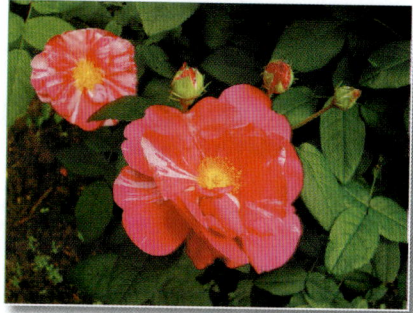

458. 玫瑰 *Rosa rugosa* Thunb.（蔷薇科）

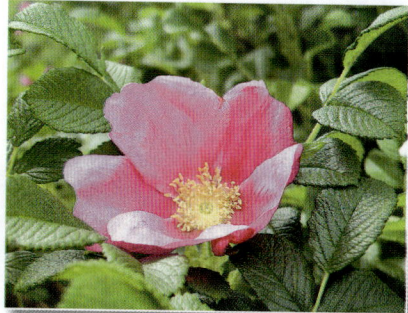

P-R

459. 迷迭香 *Rosmarinus officinalis* L.（唇形科）

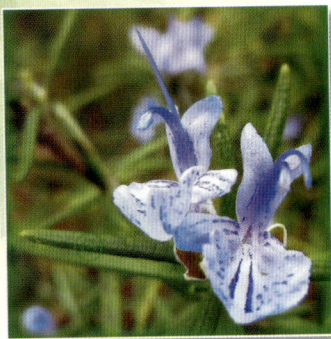

460. 欧茜草 *Rubia tinctorum* L.（茜草科）

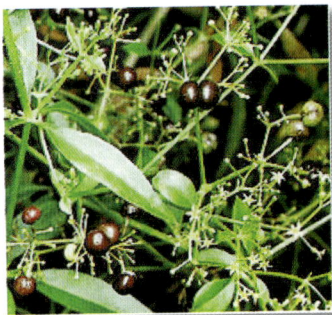

461. 黑莓 *Rubus fruticosus* L.Agg.（蔷薇科）

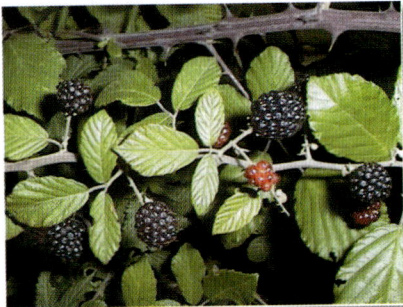

462. 覆盆子 *Rubus idaeus* L.（蔷薇科）

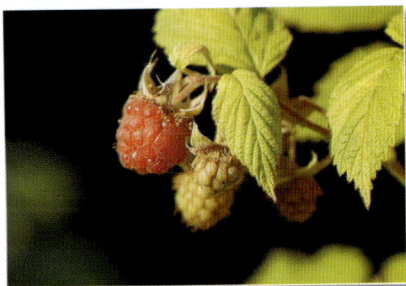

463. 小酸模 *Rumex acetosella* L.（蓼科）

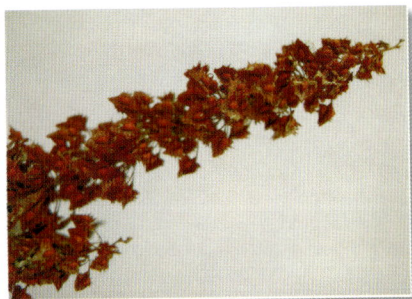

464. 皱叶酸模 *Rumex crispus* L.（蓼科）

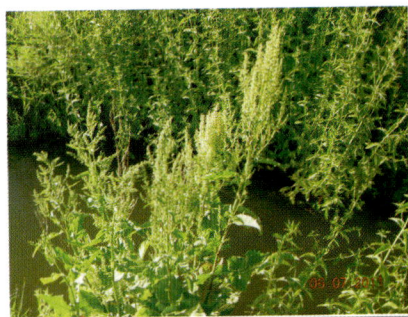

465. 假叶树 *Ruscus aculeatus* L.（假叶树科）

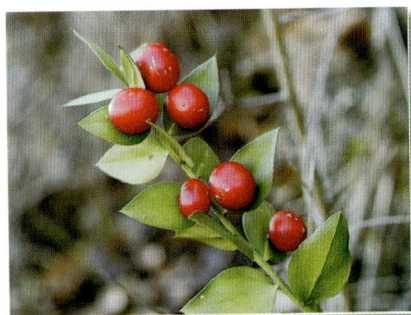

466. 芸香 *Ruta graveolens* L.（芸香科）

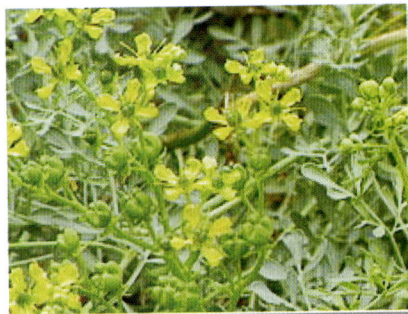

467. 北美圆柏 *Sabina virginiana* (L.)Ant.
（柏科）

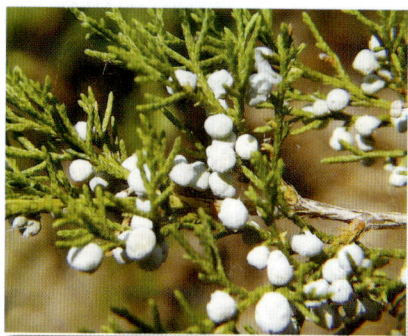

468. 白柳 *Salix alba* L.（杨柳科）

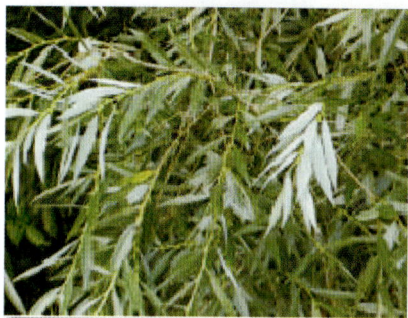

469. 牙刷树 *Salvadora persica* L.（刺茉莉科）

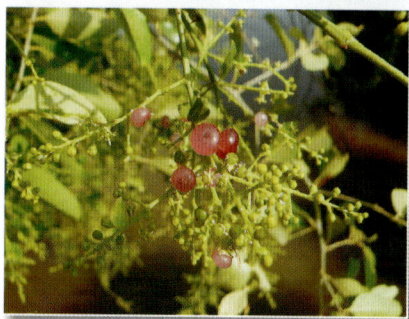

470. 丹参
Salvia miltiorrhiza
Bge.（唇形科）

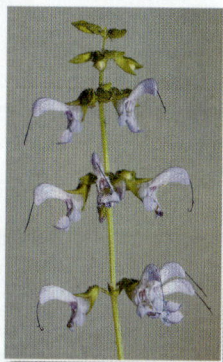

471. 药用鼠尾草 *Salvia officinalis* L.
（唇形科）

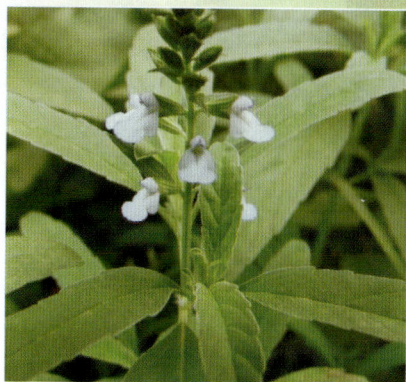

472. 南欧丹参
Salvia sclarea
L.（唇形科）

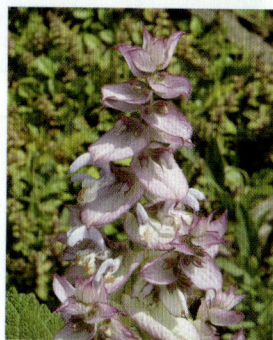

473. 黑接骨木 *Sambucus nigra* L.
（忍冬科）

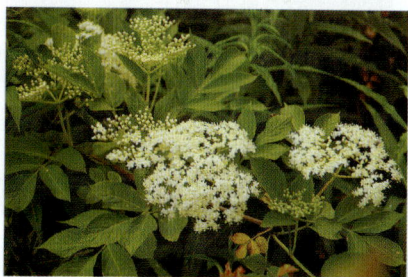

474. 美洲血根草 *Sanguinaria canadensis* L.
（罂粟科）

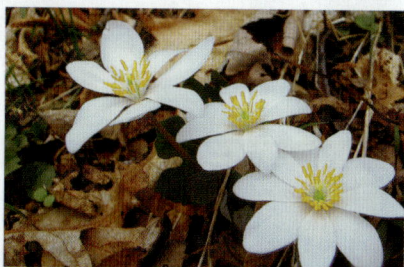

R-S

475. 地榆
***Sanguisorba officinalis* L.**
（蔷薇科）

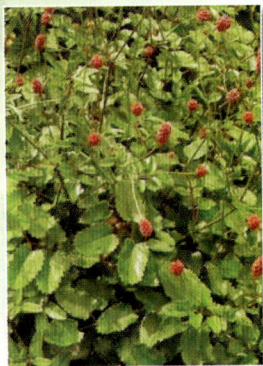

479. 金雀花
***Sarothamnus scoparius* (L.) Wimmer ex Koch.**
（豆科）

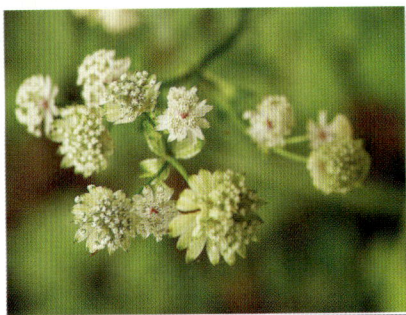

476. 欧洲变豆菜 *Sanicula europaea* L.
（伞形科）

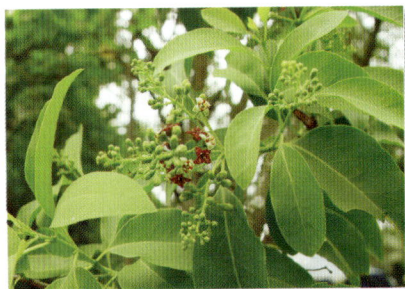

480. 美洲檫木
***Sassafras albidum* Nees**（樟科）

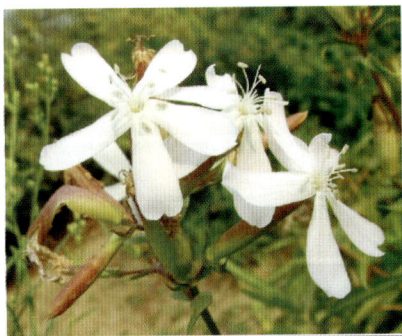

477. 檀香 *Santalum album* L.（檀香科）

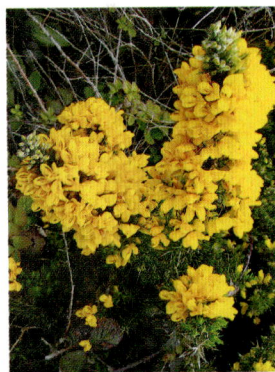

481. 冬香草 *Satureja montana* L.（唇形科）

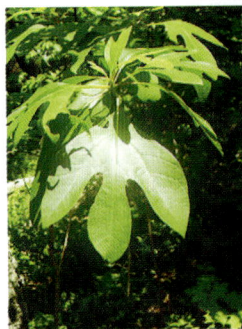

478. 肥皂草 *Saponaria officinalis* L.
（石竹科）

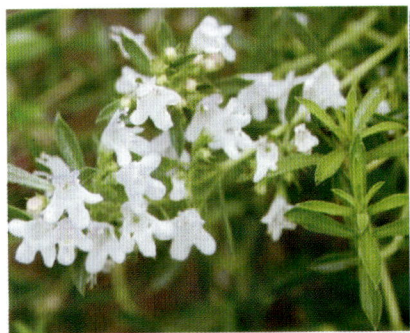

482. 五味子
***Schisandra chinensis* (Turcz.) Baill.**
（木兰科）

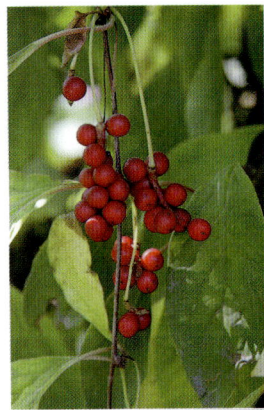

483. 水扒椆 *Scolopendrium vulgare* Sym.
（水龙骨科）

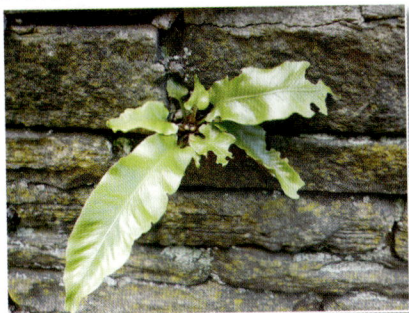

484. 林生玄参 *Scrophularia nodosa* L.
（玄参科）

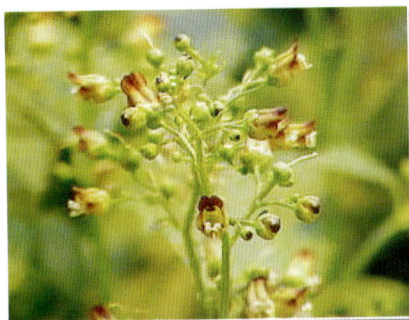

485. 黄芩
Scutellaria
baicalensis
Georgi
（唇形科）

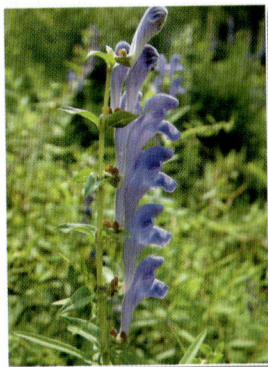

486. 侧花黄芩 *Scutellaria laterifolia* L.
（唇形科）

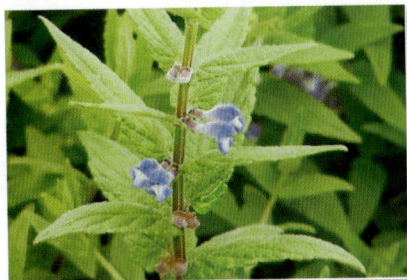

487. 大花月光掌 *Selenicereus grandiflorus*
Britt.et Ros.（仙人掌科）

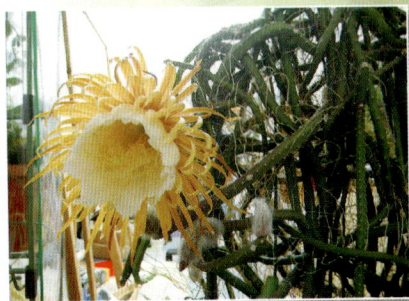

488. 屋顶长生草 *Sempervivum tectorum*
L.（景天科）

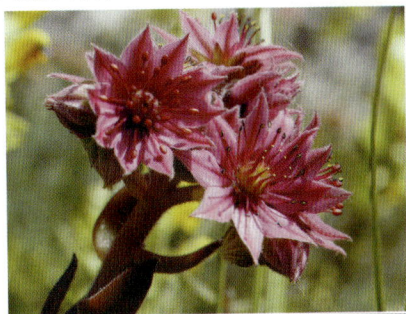

489. 金色千里光 *Senecio aureus* L.（菊科）

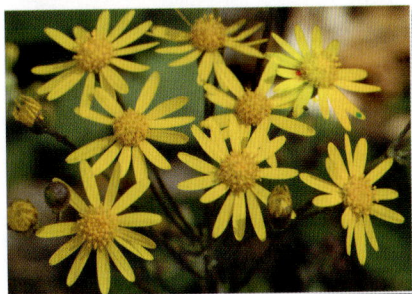

490. 锯叶棕
Serenoa
repens
(Bartr.)
Small.
（棕榈科）

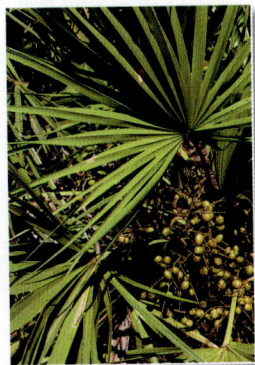

491. 芝麻 *Sesamum indicum* L.（胡麻科）

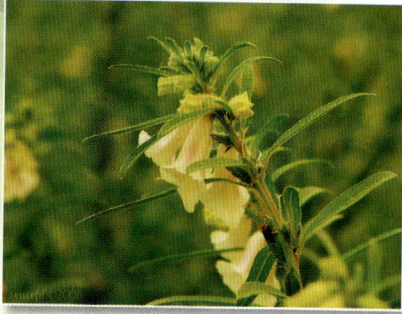

492. 水飞蓟 *Silybum marianum* L.（菊科）

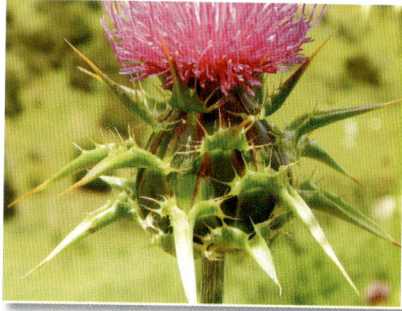

493. 洋菝葜 *Smilax officinalis* Griseb.（百合科）

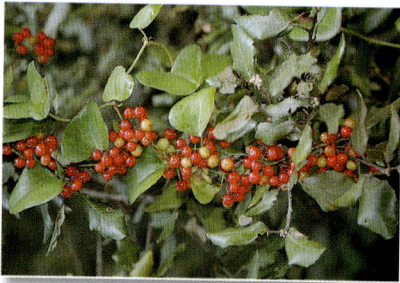

494. 澳洲茄 *Solanum aviculare* Forst.（茄科）

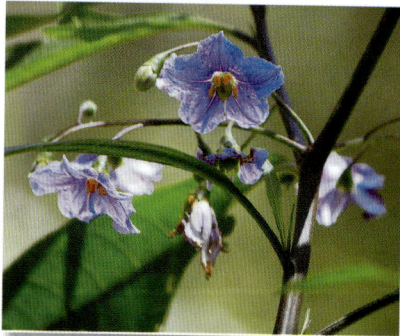

495. 欧白英 *Solanum dulcamara* L.（茄科）

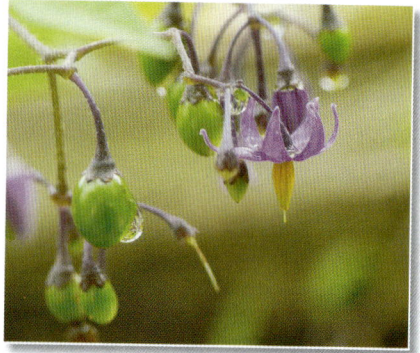

496. 马铃薯 *Solanum tuberosum* L.（茄科）

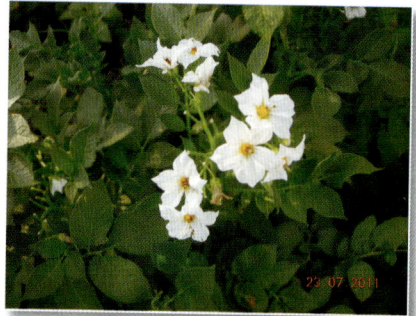

497. 加拿大一枝黄花 *Solidago canadensis* L.（菊科）

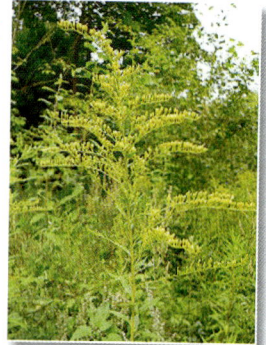

498. 毛果一枝黄花 *Solidago virgaurea* L.（菊科）

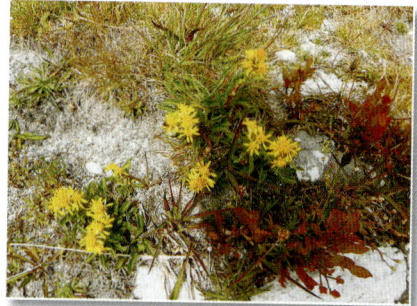

499. 北欧花楸 *Sorbus aucuparia* L.（蔷薇科）

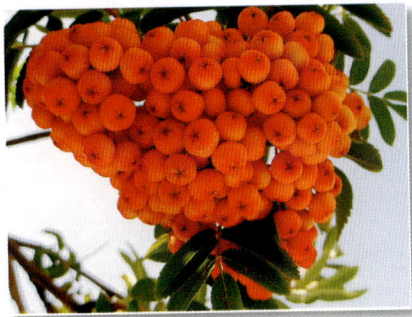

500. 赤根驱虫草 *Spigelia marilandica* L.（马钱科）

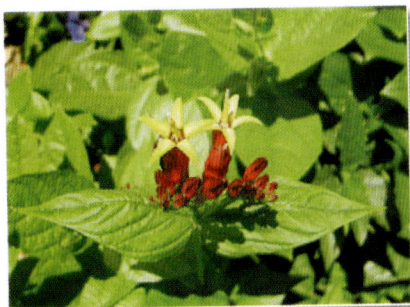

501. 药水苏 *Stachys officinalis* (L.) Trev.（唇形科）

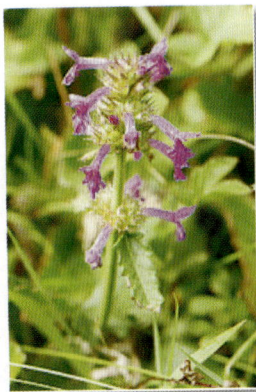

502. 繁缕 *Stellaria media* (L.) Cyr.（石竹科）

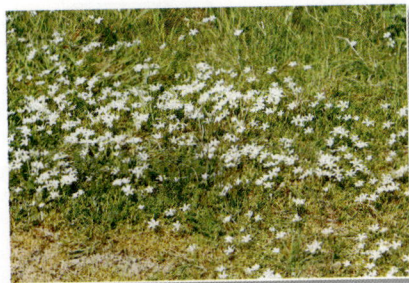

503. 草乌桕 *Stillingia sylvatica* (L.) Will.（大戟科）

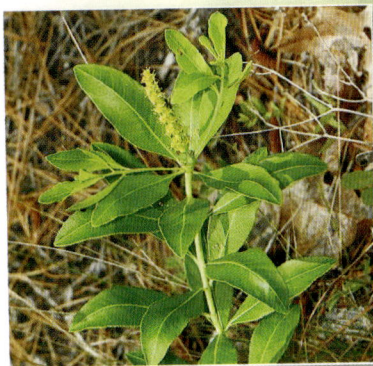

504. 毒毛旋花子 *Strophanthus kombe* Oliv.（夹竹桃科）

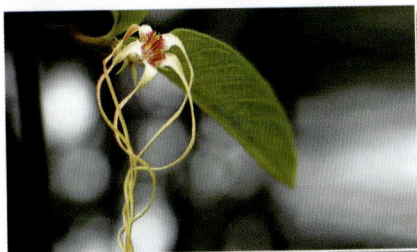

505. 马钱 *Strychnos nux-vomica* L.（马钱科）

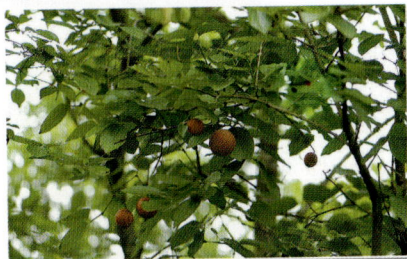

506. 安息香 *Styrax tonkinensis* (Pierre.) Craib. ex Hart.（安息香科）

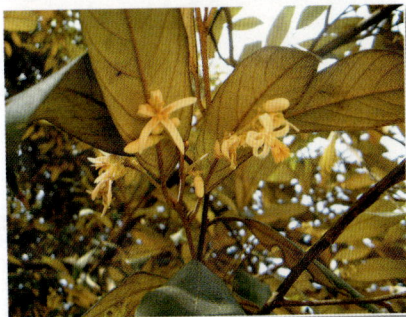

S

507. 印度獐牙菜 *Swertia chirata* Buch.-Ham.
（龙胆科）

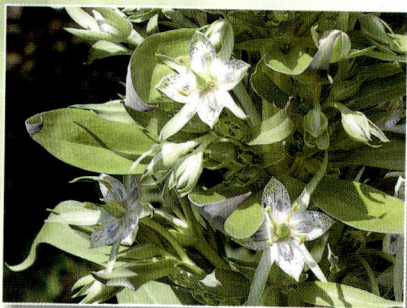

508. 日本当药 *Swertia japonica* (Schult.) Makino（龙胆科）

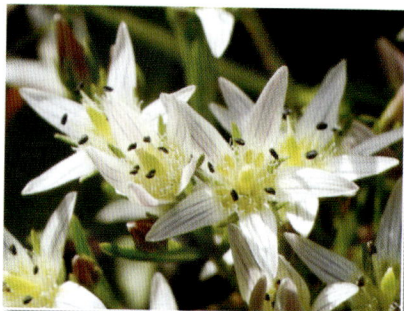

509. 药用聚合草 *Symphytum officinale* L. （紫草科）

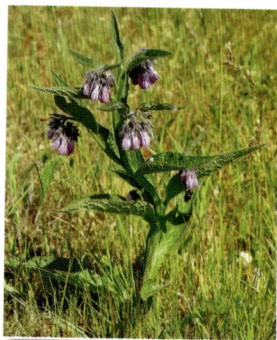

510. 臭菘 *Symplocarpus foetidus* (L.) Salisb. （天南星科）

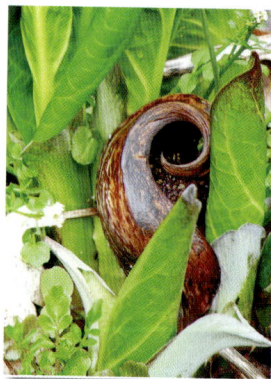

511. 海南蒲桃 *Syzygium cuminii* (L.) Skeels （桃金娘科）

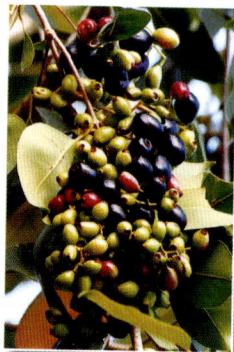

512. 紫色钟花树 *Tabebuia avellanedae* Lorentz ex Griseb.（紫葳科）

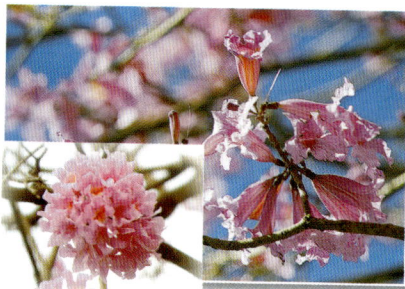

513. 伊博卡 *Tabernanthe iboga* Baill. （夹竹桃科）

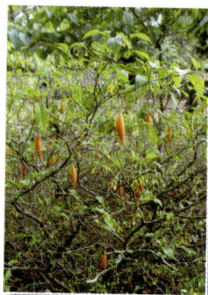

514. 酸角 *Tamarindus indica* L.（豆科）

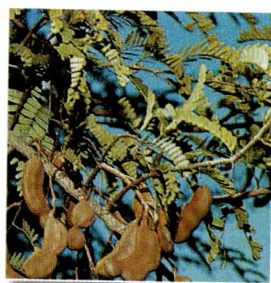

515. 小白菊 *Tanacetum parthenium* (L.) Sch-Bup.（菊科）

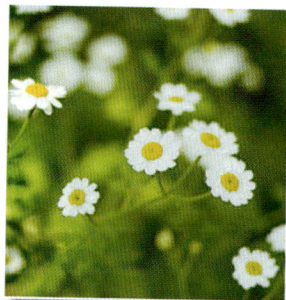

516. 菊蒿
Tanacetum vulgare L.（菊科）

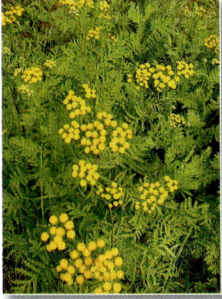

517. 蒲公英
Taraxacum officinale Weber ex Wiggers（菊科）

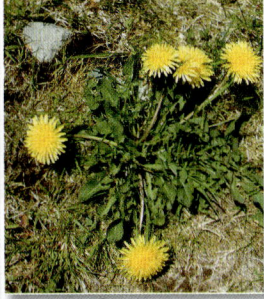

518. 欧洲红豆杉 *Taxus baccata* L.（紫杉科）

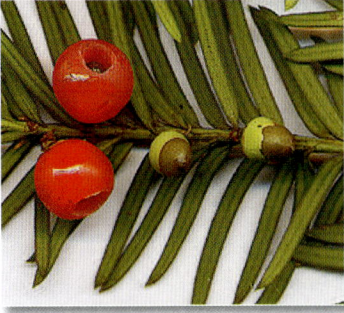

519. 东北红豆杉 *Taxus cuspidata* Sieb. et Zucc.（紫杉科）

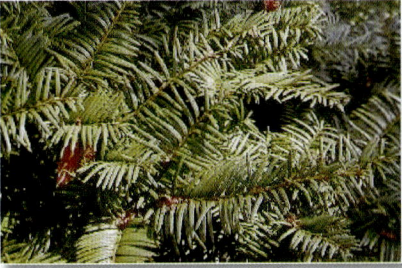

520. 阿江榄仁树 *Terminalia arjuna* (Roxb.) Bedd.（使君子科）

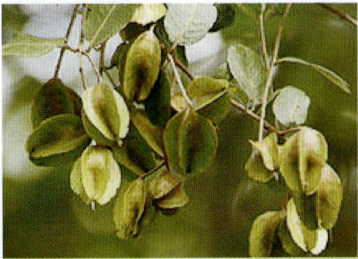

521. 毗黎勒 *Terminalia bellerica* (Gaertn.) Roxb.（使君子科）

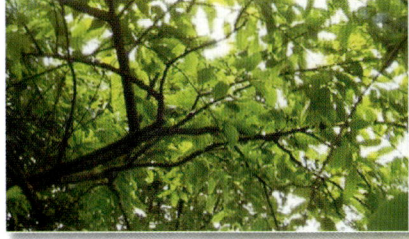

522. 诃子 *Terminalia chebula* Retz.（使君子科）

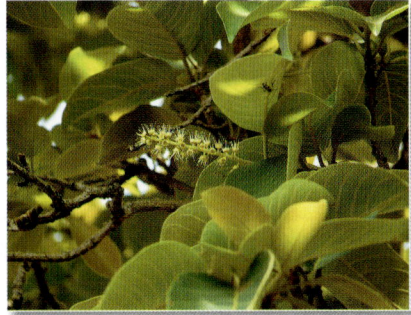

523. 石蚕香科 *Teucrium chamaedrys* L.（唇形科）

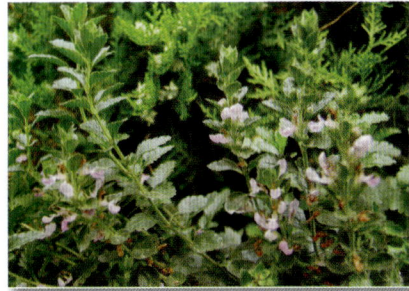

524. 可可树
Theobroma cacao L.（梧桐科）

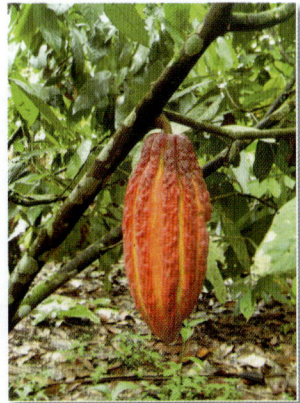

S-T

525. 北美崖柏 *Thuja occidentalis* L.（柏科）

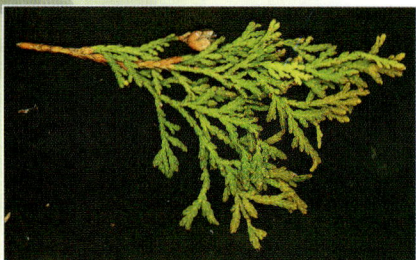

526. 欧百里香 *Thymus serpyllum* L.（唇形科）

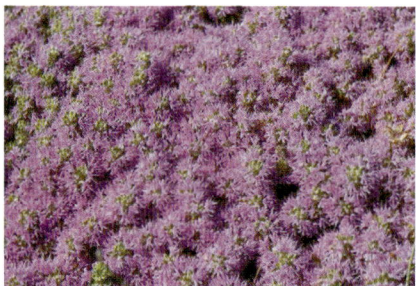

527. 麝香草 *Thymus vulgaris* L.（唇形科）

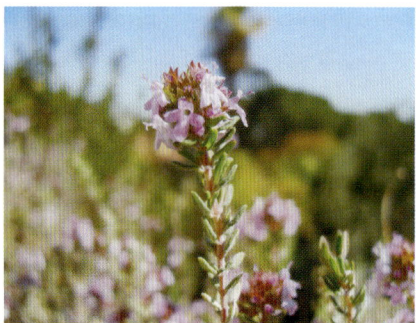

528. 心叶椴 *Tilia cordata* Mill.（椴树科）

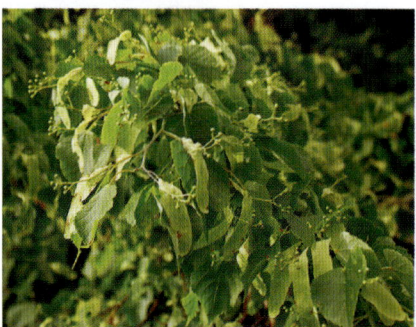

529. 红车轴草 *Trifolium pratense* L.（豆科）

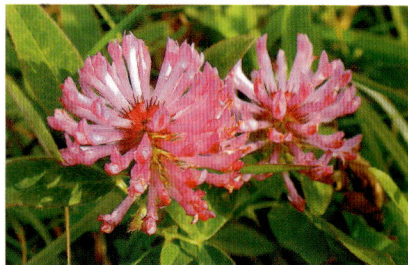

530. 胡芦巴 *Trigonella foenum-graecum* L.（豆科）

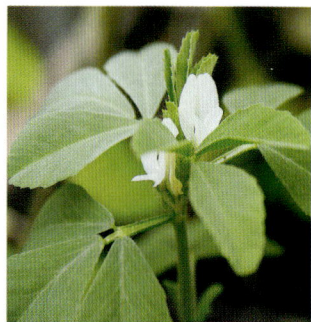

531. 褐花延龄草 *Trillium erectum* L.（百合科）

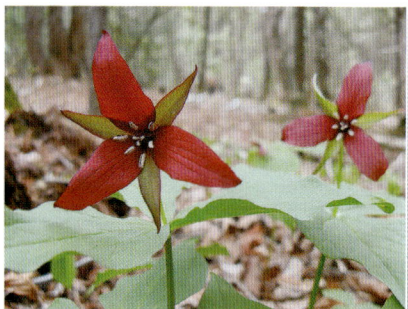

532. 普通小麦 *Triticum aestivum* L.（禾本科）

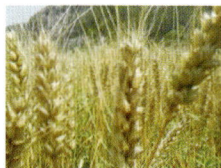

533. 旱金莲 *Tropaeolum majus* L.（旱金莲科）

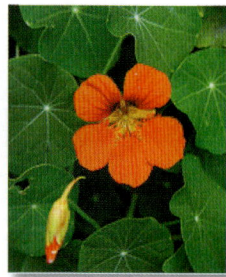

534. 加拿大铁杉 *Tsuga canadensis* **(L.) Carr.**
（松科）

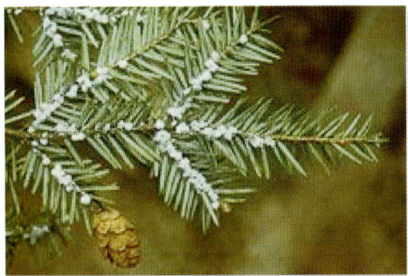

535. 匍匐特纳草 *Turnera diffusa* **Willd.**
（窝籽科）

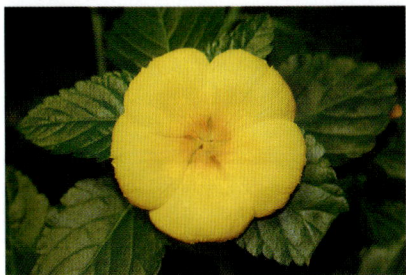

536. 款冬 *Tussilago farfara* **L.**（菊科）

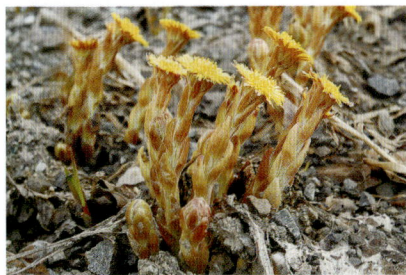

537. 印度娃儿藤 *Tylophora asthmatica*
Wight. et Arn.（萝藦科）

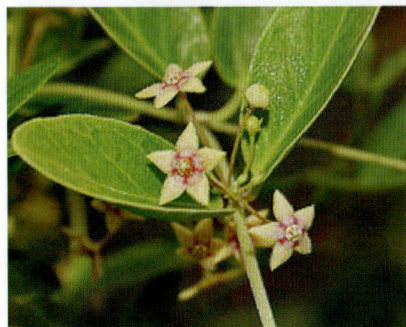

538. 香蒲 *Typha angustifolia* **L.**（香蒲科）

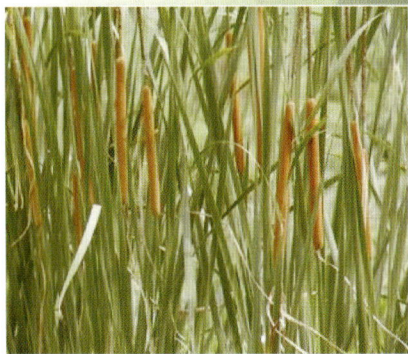

539. 糙枝榆
Ulmus rubra **Muhl.**
（榆科）

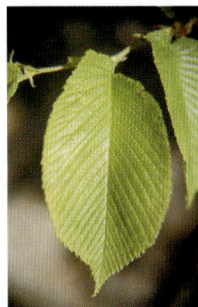

540. 钩藤
Uncaria
rhynchophylla
(Miq.) Miq. ex Havil.
（茜草科）

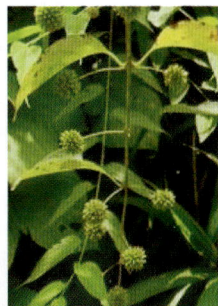

541. 绒毛钩藤
Uncaria
tomentosa
(Willd.) DC.
（茜草科）

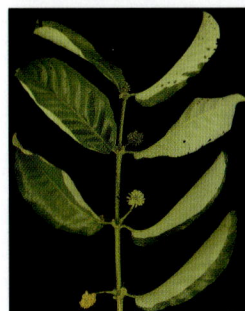

542. 海葱
Urginea
maritima
Baker
（百合科）

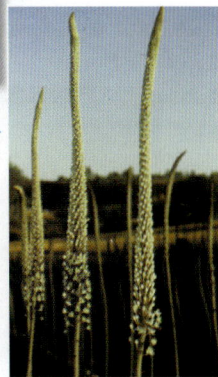

T-U

543. 异株荨麻 *Urtica dioica* L.（荨麻科）

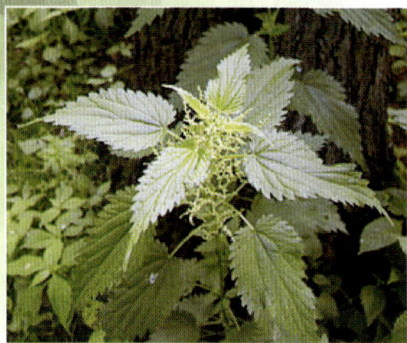

544. 大果越橘 *Vaccinium macrocarpon* Ait.（杜鹃花科）

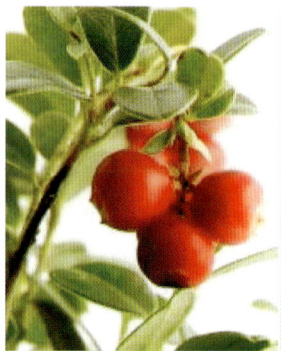

545. 欧洲越橘 *Vaccinium myrtillus* L.（杜鹃花科）

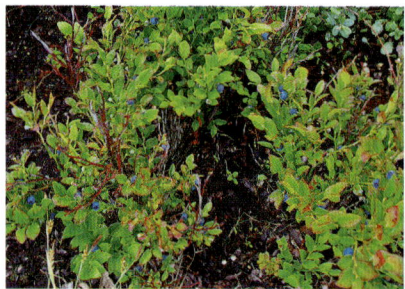

546. 欧缬草 *Valeriana officinalis* L.（败酱科）

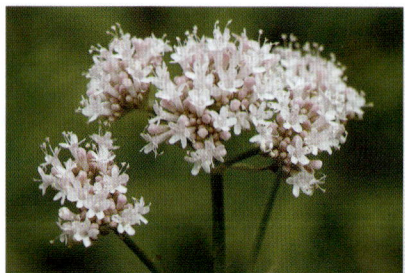

547. 香荚兰 *Vanilla planifolia* Andrews.（兰科）

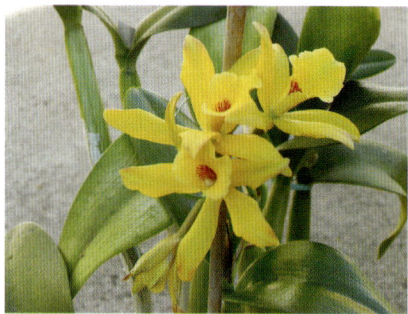

548. 绿藜芦 *Veratrum viride* Ait.（百合科）

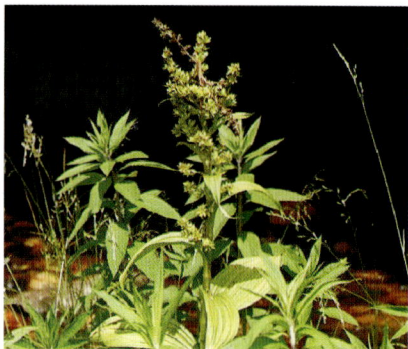

549. 毛蕊花 *Verbascum thapsus* L.（玄参科）

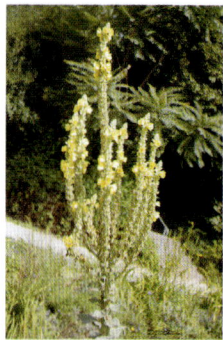

550. 马鞭草 *Verbena officinalis* L.（马鞭草科）

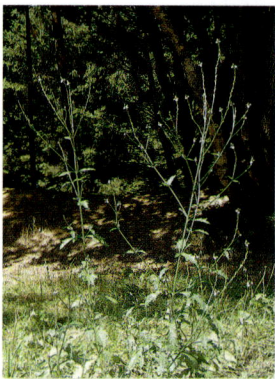

551. 扁桃斑鸠菊 *Vernonia amygdalina* Del.
（菊科）

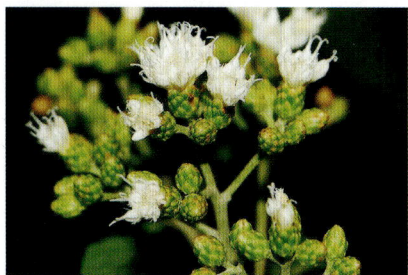

552. 药用婆婆纳 *Veronica officinalis* L.
（玄参科）

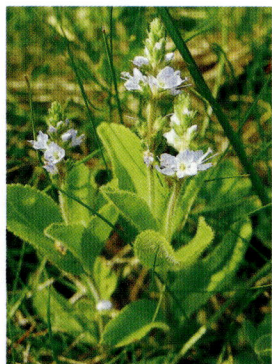

553. 欧洲荚蒾 *Viburnum opulus* L.
（忍冬科）

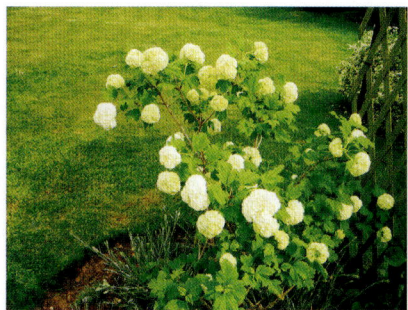

554. 樱叶荚蒾 *Viburnum prunifolium* L.
（忍冬科）

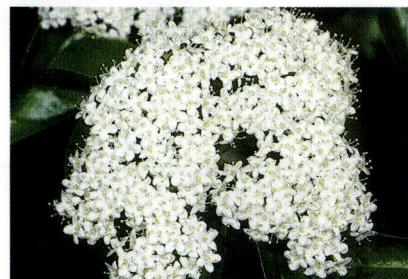

555. 小蔓长春花 *Vinca minor* L.
（夹竹桃科）

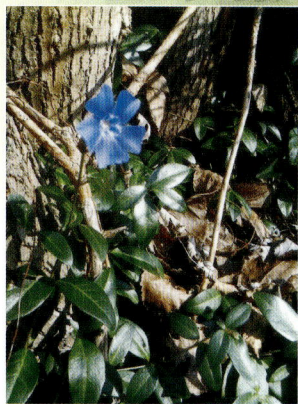

556. 香堇菜 *Viola odorata* L.（堇菜科）

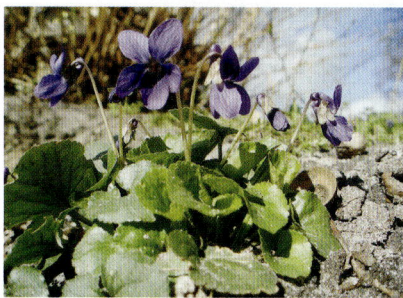

557. 三色堇 *Viola tricolor* L.（堇菜科）

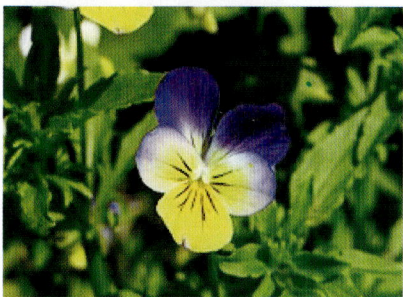

558. 白果槲寄生 *Viscum album* L.（桑寄生科）

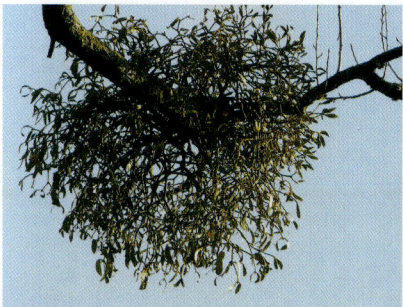

U-V

559. 穂花黄荆 *Vitex agnus-castus* L.
（马鞭草科）

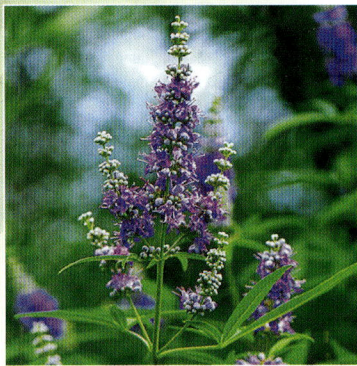

560. 葡萄 *Vitis vinifera* L.（葡萄科）

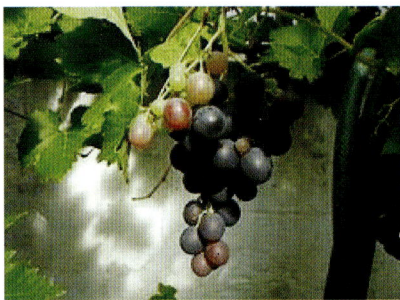

561. 睡茄
Withania somnifera Dunal.（茄科）

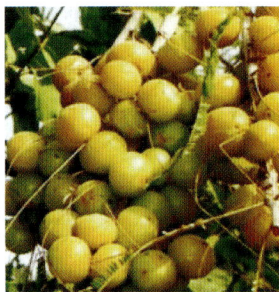

562. 美洲花椒 *Zanthoxylum americanum* Mill.（芸香科）

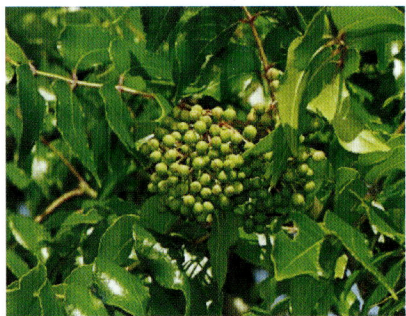

563. 玉蜀黍
Zea mays L.
（禾本科）

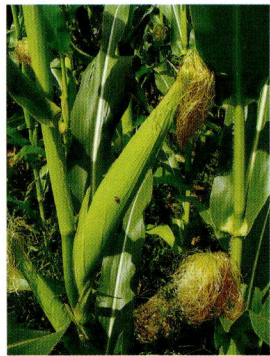

564. 姜 *Zingiber officinale* Rosc.（姜科）

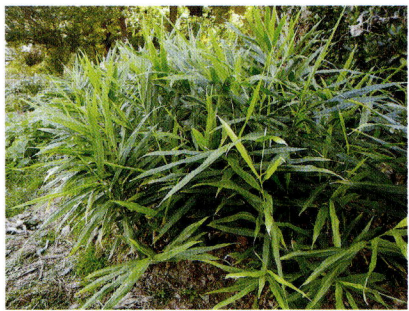

565. 枣
Ziziphus jujuba Mill.
（鼠李科）

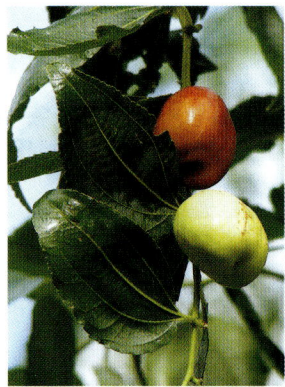